消化系统常见病治疗进展

主编　王京斌　葛迎迎　孔凡好　张坤勇
　　　田瑞龙　张丽梅　王艳洁

黑龙江科学技术出版社

图书在版编目(CIP)数据

消化系统常见病治疗进展 / 王京斌等主编. -- 哈尔滨：黑龙江科学技术出版社, 2024.7. -- ISBN 978-7-5719-2472-0

Ⅰ. R57

中国国家版本馆CIP数据核字第20241GQ115号

消化系统常见病治疗进展

XIAOHUA XITONG CHANGJIANBING ZHILIAO JINZHAN

主　　编	王京斌　葛迎迎　孔凡好　张坤勇　田瑞龙　张丽梅　王艳洁
责任编辑	黄亚平
封面设计	宗　宁
出　　版	黑龙江科学技术出版社
	地址：哈尔滨市南岗区公安街70-2号　邮编：150007
	电话：（0451）53642106　传真：（0451）53642143
	网址：www.lkcbs.cn
发　　行	全国新华书店
印　　刷	黑龙江龙江传媒有限责任公司
开　　本	787 mm×1092 mm　1/16
印　　张	20.5
字　　数	515千字
版　　次	2024年7月第1版
印　　次	2024年7月第1次印刷
书　　号	ISBN 978-7-5719-2472-0
定　　价	198.00元

【版权所有，请勿翻印、转载】

编委会

◎ 主 编
王京斌　葛迎迎　孔凡好　张坤勇
田瑞龙　张丽梅　王艳洁

◎ 副主编
周　昱　周福兵　胡宇寒　马文秀
吴艳玲　杨　琳

◎ 编　委（按姓氏笔画排序）
马文秀（山东省嘉祥县人民医院）
王京斌（德州市陵城区中医院）
王艳洁（山东省庆云县人民医院）
孔凡好（山东省青州荣军医院）
田瑞龙（冠县人民医院）
李　强（枣庄市立医院）
杨　琳（济南市槐荫人民医院）
吴艳玲（淄博一四八医院）
张丽梅（日照市东港区石臼街道社区卫生服务中心）
张坤勇（菏泽市牡丹区中心医院）
周　昱（泰安市妇幼保健院）
周福兵（山东省军区济南第三离职干部休养所）
胡宇寒（贵州医科大学第二附属医院）
葛迎迎（泰安市泰山区人民医院）

前言
FOREWORD

随着我国社会经济的发展和人民生活习惯的变化，以及消化系统疾病危险因素的持续增长，消化系统疾病的发病率和病死率逐年上升，严重危害人民健康。然而近年来消化科学发展迅速，人们对消化系统疾病病因和发病机制的认识逐渐完善，关于消化系统疾病诊疗的新技术也在不断更新。因此，消化科医师需要不断学习、吸收现代医学的先进理论和诊疗技术，提高消化系统疾病诊断正确率，以减少患者痛苦，提高患者生活质量。为了进一步满足消化科相关专业人员的临床需要，编者在参考最新的国内外消化系统疾病诊疗指南和进展的基础上编写了这本《消化系统常见病治疗进展》。

本书首先介绍了消化科的相关基础知识；然后介绍了食管疾病、胃部疾病、肠道疾病等临床常见消化科疾病，针对每个疾病的病因、发病机制、临床表现、诊断与鉴别诊断、治疗和预后都进行了较全面的介绍。本书在广泛参考国内外诊疗指南和先进技术的基础上，集临床专家的工作经验于一体，资料新颖、覆盖面广、详略得当、简明实用，有助于读者在繁忙的工作之余利用有限的时间获得大量实用的信息。本书是一本集科学性、前瞻性和权威性于一体的消化科学参考书，既可以对临床消化科医师的工作进行科学规范的指导，也可作为医学院校学生拓展知识面的参考读物。

由于编者的学识水平和经验有限，加之编写时间仓促，书中难免存在不足之处，恳请广大读者给予批评指正。

《消化系统常见病治疗进展》编委会
2023 年 8 月

目 录
CONTENTS

第一章　消化系统的形态与结构 ··· (1)

　　第一节　食管 ·· (1)

　　第二节　胃 ·· (5)

　　第三节　十二指肠 ·· (7)

　　第四节　肝胆 ·· (10)

　　第五节　胰腺 ·· (17)

第二章　消化系统疾病的实验室检查 ··· (20)

　　第一节　胃液检验 ·· (20)

　　第二节　粪便检验 ·· (23)

　　第三节　肝功能检验 ··· (35)

　　第四节　肝炎病毒检验 ·· (42)

第三章　食管疾病 ·· (52)

　　第一节　食管感染性疾病 ··· (52)

　　第二节　胃食管反流病 ·· (55)

　　第三节　腐蚀性食管炎 ·· (64)

　　第四节　食管裂孔疝 ··· (67)

　　第五节　食管自发性破裂 ··· (71)

　　第六节　食管穿孔 ·· (73)

　　第七节　食管憩室 ·· (74)

　　第八节　弥漫性食管痉挛 ··· (75)

　　第九节　环咽部运动障碍 ··· (77)

　　第十节　贲门失弛缓症 ·· (80)

　　第十一节　食管癌 ·· (81)

第四章 胃部疾病 ·· (92)

第一节 应激性溃疡 ·· (92)

第二节 消化性溃疡 ·· (95)

第三节 急性胃炎 ·· (103)

第四节 慢性胃炎 ·· (106)

第五节 急性胃扩张 ·· (116)

第六节 胃扭转 ·· (120)

第七节 胃平滑肌瘤 ·· (124)

第八节 胃癌 ··· (125)

第五章 肠道疾病 ·· (134)

第一节 功能性便秘 ·· (134)

第二节 溃疡性结肠炎 ··· (137)

第三节 缺血性结肠炎 ··· (141)

第四节 急性出血坏死性小肠炎 ··· (145)

第五节 慢性假性肠梗阻 ·· (149)

第六节 肠结核 ·· (154)

第七节 肠易激综合征 ··· (164)

第八节 短肠综合征 ·· (168)

第九节 克罗恩病 ··· (173)

第十节 结直肠息肉 ·· (183)

第十一节 肠系膜上动脉综合征 ··· (190)

第六章 肝脏疾病 ·· (193)

第一节 药物性肝损伤 ··· (193)

第二节 酒精性肝病 ·· (195)

第三节 自身免疫性肝病 ·· (198)

第四节 病毒性肝炎 ·· (207)

第五节 脂肪肝 ·· (218)

第六节 肝硬化 ·· (227)

第七节 肝性脑病 ··· (238)

第八节 原发性肝癌 ·· (247)

第七章　胆道疾病 ··· (256)

第一节　急性胆囊炎 ··· (256)
第二节　慢性胆囊炎 ··· (260)
第三节　急性梗阻性化脓性胆管炎 ··· (261)
第四节　良性胆管狭窄 ·· (264)
第五节　胆管囊性疾病 ·· (268)
第六节　胆管蛔虫病 ··· (275)
第七节　胆石症 ·· (277)
第八节　胆道肿瘤 ··· (282)

第八章　胰腺疾病 ··· (290)

第一节　急性胰腺炎 ··· (290)
第二节　慢性胰腺炎 ··· (299)
第三节　自身免疫性胰腺炎 ··· (305)
第四节　胰岛素瘤 ··· (308)
第五节　胰腺癌 ·· (309)

参考文献 ··· (314)

第一章 消化系统的形态与结构

第一节 食 管

一、食管的形态和位置

食管是前后扁窄的长管状器官,它是消化管道最狭窄的部分,其长度因年龄及体位的变化而变化。食管上端凭借括约肌装置上接咽,平对第6颈椎下缘,起于环状软骨,沿颈椎前方下行,经胸廓上口入胸腔,向下经上纵隔、后纵隔通过膈的食管裂孔约在第11胸椎水平,止于胃的贲门。

人的食管从门齿或鼻孔开始计算,长36~50 cm,平均40 cm。但随个体胸部的长度不同而有差别。分为颈部、胸部和腹部。

(一)颈部食管

颈部食管长约5 cm,是指食管起始端至胸骨的颈静脉切迹平面间的一段。食管起始部距离门齿约15 cm。它的前方凭借结缔组织与气管后壁相连;后方凭借椎前筋膜与脊柱相隔。其上端两侧与甲状腺的侧叶及甲状旁腺相邻;下端两侧与颈动脉鞘相邻。在食管与气管之间两侧的沟内,分别有左、右喉返神经经过。

(二)胸部食管

胸部食管长18~20 cm,上接颈静脉切迹平面的食管,下止于膈肌的食管裂孔。食管向下行经胸主动脉右前方,该处在X线像有明显的主动脉弓压迹,食管继续向下,紧接着与气管分叉和左支气管相遇。在X线上见此处食管形成支气管压迹,再向下则沿左心房后方,心包之背侧下行,此段食管稍凸向正中线右侧。除在第4胸椎水平面一段外,食管两侧由纵隔胸膜覆盖。在右肺根处,奇静脉经食管前上方汇入上腔静脉。胸段食管的下段,膈肌为底,两侧分别为前方的心包和后方的降主动脉——食管下三角区,具有较重要的解剖价值。

(三)腹部食管

从食管裂孔至贲门是食管最短的一段,长度为2~3 cm,形成食管胃接合部。从食管腔外观察,无明确的食管胃接合部标志。但从胃镜观察,食管下段黏膜呈白色,胃黏膜呈红色,标志从复层鳞状上皮变为单层柱状上皮。前方和右侧邻肝的左叶后缘,左侧有时可以与脾接触。

二、食管的组织结构

(一)食管的构成

1.黏膜

食管黏膜在食管镜下呈淡黄色,平滑,并有7~10条纵向皱襞,有利于食物下滑。光镜下见食管黏膜由上皮层、基膜层、固有膜层和肌层构成。

(1)上皮层:为复层鳞状上皮,在食管胃接合部上方1~2 cm变为柱状上皮,连接胃黏膜,位于最内层。

(2)基膜层:为一透明的网状纤维膜,位于上皮层与固有膜层之间。

(3)固有膜层:富含血管、淋巴管、神经、腺体,由致密结缔组织所构成。

(4)肌层:位于固有膜深面,由平滑肌组成,主要功能是帮助血液循环及腺体分泌。

2.黏膜下层

黏膜下层由疏松结缔组织所构成,含食管主要的血管、淋巴管、神经丛,位于黏膜肌层与肌层之间。

3.肌层

肌层由内环肌、外纵肌两层肌肉组成。横纹肌与平滑肌交替,食管上段以横纹肌为主,下段以平滑肌为主。至食管下段1/3处两层肌肉均为平滑肌。食管镜显示食管胃接合部食管腔呈闭合状态,即所称食管下括约肌。

4.外膜

外膜富含血管、淋巴管和神经的疏松结缔组织。

(二)食管的生理性狭窄

食管正常有3个狭窄。第1个狭窄位于咽与食管的交接处,即食管的起始部,由环咽肌和环状软骨所围成。第2个狭窄在胸段食管入口以下,约平第4胸椎下缘,由主动脉弓从其左壁越过和左主支气管从食管前方越过而形成。有学者将其分成主动脉弓及左主支气管2处食管狭窄,但临床价值不大。第3处狭窄位于食管裂孔处,距门齿约40 cm,受食管下括约肌的作用而形成。3个狭窄处易滞留异物,尤以第2~3狭窄处为食管疾病的多发部位,如瘢痕、挛缩和憩室等。

三、食管的动脉

由于食管是前后扁窄的长管状器官,纵经颈、胸、腹,各段有不同的血液来源。在食管外膜及黏膜下具有广泛的吻合。

(一)颈部食管的动脉

此动脉多从锁骨下动脉发出的甲状腺动脉的食管支供应,为2~8支。右侧甲状腺动脉升支通常有一个重要的气管食管支,与喉返神经伴行,供应气管及食管。

(二)胸部食管的动脉

此动脉主要来源于主动脉弓、胸主动脉和肋间动脉。其中胸部上段(胸骨角平面以上)动脉主要来源于支气管动脉。靠近支气管分叉处的食管的血液供应最丰富。胸部下段(胸骨角平面以下)动脉主要来源于胸主动脉,手术中注意结扎主动脉食管支。

(三)腹部食管的动脉

其主要由腹腔动脉发出的胃左动脉的食管支供应。这些动脉分别沿食管的右前外侧和背侧行走,分支入食管壁。它向上穿入食管裂孔与胸主动脉起始的最下两条食管动脉的分支吻合。除上述动脉外,腹部食管还可以由腹主动脉、脾动脉、腹腔动脉等发出的食管支供应。

(四)食管动脉与手术的关系

(1)食管的动脉进入食管壁后,呈 T 形分布,形成纵向的吻合,在肌层及黏膜下层形成广泛的壁内吻合,因此有很好的血运。

(2)胸部下段动脉主要来源于胸主动脉,压力较大,手术中注意结扎主动脉食管支,以免术后出血。

四、食管的静脉

通常食管的静脉与动脉伴行,回流的毛细血管的血液注入黏膜层的静脉网,黏膜层的静脉网位于固有层内,黏膜肌与环形肌之间,由 10～15 条纵行的静脉组成。这些静脉均匀地围绕食管而分布,纵形静脉间有很多横向吻合支相连胸部。食管的下端,静脉数目增多,但其直径减小,至贲门部,这些静脉显著弯曲,并与胃的黏膜下静脉相通。食管壁内之静脉均经穿静脉向外流向食管外周的静脉,而后伴随迷走神经而行。颈部食管周围的静脉则流入甲状腺下静脉、甲状腺下极静脉丛、椎静脉、颈深静脉及气管周围静脉丛。在胸部食管周围的静脉向左流入半奇静脉,在奇静脉弓水平以上的食管静脉向左流入上位的肋间静脉,胸部食管周围右侧的静脉入奇静脉。它在右肺根之上方注入上腔静脉。由于奇静脉邻近肺门,容易受到中段食管肿瘤的侵犯,手术中钝性剥离时,高度警惕奇静脉的损伤。胸部食管的下部和食管腹部的静脉向下流入胃冠状静脉。当有门静脉高压症时,引起食管下段静脉曲张,此种食管静脉曲张易破裂,造成致命性的出血。

五、食管的淋巴

食管黏膜层、黏膜下层和外膜内的淋巴毛细管交汇成网。黏膜层的淋巴毛细管网位于黏膜固有层内,较稠密。黏膜下层的淋巴液主要在淋巴丛内沿食管纵轴流动。在做活体染料灌注时,淋巴管呈纵行方向扩散达 1～5 cm;但在环周方向上伸展则不到 1 cm,纵行较横行扩散距离大 6 倍左右。故在发现食管癌出现症状时,肿瘤常常已沿管壁纵轴扩散一定距离。由于食管癌在横向无甚扩展,则早期癌多无管腔闭塞现象。一般食管上 2/3 的淋巴多数流向颅侧;下 1/3 的淋巴则流向尾侧。临床胸段食管区分为 3 站淋巴结,1～2 站属于局部淋巴结,1 站为食管旁及贲门旁;2 站为食管周围、气管旁、气管支气管、胃左动脉旁、胃小弯等;3 站属于远处淋巴结,有颈部、肺门、胃大弯、脾门等淋巴结。

食管的肌层内淋巴管较少,外膜内淋巴管主要是纵行分布,但不像黏膜下层的淋巴丛排列规律。食管颈部的局部淋巴结管靠咽部的淋巴管入咽后淋巴结。主动脉以上的食管,其靠上端的淋巴管流入颈深淋巴结群。该群淋巴结位于颈内静脉两侧,其输出管汇入颈淋巴干。左侧者流入胸导管;右侧者流入右淋巴导管。上述两群淋巴结的输出管入支气管纵隔干,并分别注入左侧的胸导管和右侧的右淋巴导管。支气管纵隔干有与胸廓内淋巴管链和颈深淋巴链相吻合者。肺门后方食管的淋巴管注入后纵隔淋巴结。该结位于食管与胸主动脉间,它们的输出管主要流入气管和支气管淋巴结。在食管、胸主动脉背侧和膈之上方有膈淋巴结;在膈下方和贲门所形成的角内有 1～2 个淋巴结,它们的输出管流入气管淋巴结和气管支气管下淋巴结。贲门周围淋巴结属胃上淋巴结的一部分,它们的输出管主要注入腹腔淋巴结和胃胰淋巴结。贲门部的淋巴管可上升经食管裂孔与胸部食管的局部淋巴结相连。食管淋巴的引流是不受食管分部所局限,可以呈现跳跃式的转移,距其较远部位的淋巴结可以受累。食管的淋巴管有不经局部淋巴结而直接入胸导管者。因此,发现和诊治早期食管病变具有重要意义。人们超过40岁以后,则淋巴管壁出现退行性变化;高龄者,该管变薄变硬,脆性增大,外伤或淋巴压力增高时,易致胸导管破裂。胸导管在第4～6胸椎间的一段有1～3个瓣膜,但亦有超过10个瓣膜者。胸导管主要是从肠干输送乳糜池的脂肪进入血液循环。人体摄入的60%～70%的脂肪是经胸导管运入血液循环的,同时胸导管亦是运送血管外血浆蛋白及储于肝脏的蛋白质回流的主要径路。胸导管破裂则形成乳糜胸,故在施行食管手术时,应避免胸导管的损伤。胸导管末端注入左侧静脉角者居多占87%,注入左颈内静脉者次之,再次为注入左锁骨下静脉注入左头臂(无名)静脉者,偶尔亦可注入右侧静脉角。

六、食管的神经

食管由躯体传出、内脏传出和内脏传入的神经分布,主要是交感神经及迷走神经支配,并形成广泛的食管神经丛。

(一)交感神经

胸、颈部脊柱前外侧纵行伸长的交感神经干。它们在交感干内上升或下降一定距离,交感干内神经节中的神经细胞构成突触。交感干内的细胞发出节后纤维,它们离开交感神经干,通常左侧有3支,右侧有4支食管支。分布至胃食管的括约肌和胃近端的交感神经来源于腹腔神经节的节后纤维。

(二)副交感神经

副交感神经起于延髓内迷走神经背运动核,其纤维出延髓形成迷走神经。该神经自颅后窝的颈静脉孔出颅,支配食管内平滑肌的运动。支配咽和食管内横纹肌的躯体传出神经是从延髓内疑核发出。其纤维分别入舌咽和迷走神经内,分别支配咽肌和食管的横纹肌。

(三)迷走神经

迷走神经还接受交感神经来的纤维。迷走神经在颈部被颈血管鞘包围。它位于颈总动脉和颈内静脉之间的后方。右侧迷走神经又分为交感神经和副神经,穿出颈血管鞘进入胸部,在后纵隔内下降,越过肺门偏向内侧,左侧离颈血管鞘经主动脉弓前,先在左头臂(无名)静脉之后,至主动脉弓下缘处,迷走神经主走在胸主动脉和左肺动脉之间,继而至左支气管之后,再分支达食管。右迷走神经的数个食管支,互相交织在食管周围形成食管丛。该丛在食管裂孔的上方,重又形成迷走神经前、后干。食管上1/3迷走神经分布颇少,而以食管的中1/3最丰富。在食管裂孔上方前干清楚可见,后干通常仅有很细的神经束。迷走神经前、后干均穿膈的食管裂孔入腹腔。颈部食管的横纹肌由迷走神经发出的喉返神经支配。右喉返神经发出点较高,从锁骨下动脉之前方,绕其下缘,再从后方上升。左喉返神经发出点较低,在动脉韧带之左侧,从主动脉弓前方,绕其下缘,再由后方上升。左右喉返神经均经气管、食管间之沟内上升。其分支支配食管肌的运动和调节腺体的分泌。迷走神经在肺门处发出分支入肺丛。迷走神经至腹腔内分出胃前支、胃后支、腹腔支和肝支。

根据迷走神经损伤部位不同,在临床上有不同的表现。一般说,迷走神经损伤会出现心悸、恶心、呕吐和呼吸深而慢等症状。如损伤部位较高,还会有咽喉感觉障碍、咽喉声音嘶哑、语言困难、呛咳和吞咽障碍等。如果手术中损伤一侧喉返神经,不仅影响声带的功能,同时可能影响吞咽功能,容易导致吸入性肺炎。如果双侧喉返神经损伤可因声门闭合窒息,则可能导致患者失语,顽固性肺炎,甚至死亡。因此,在做手术时要十分细心,勿损害喉返神经。

(葛迎迎)

第二节 胃

胃是食管末端和十二指肠壶腹之间的膨大部分,约 4/5 在中线的左侧,1/5 在中线的右侧。胃有两个开口,其上端与腹段食管相连处称贲门,贲门相当于第 11 胸椎的高度。胃的下端与十二指肠相连的部分称为幽门,幽门位于第 1 腰椎下端右侧距中线 2 cm 处,其标志为幽门前静脉。胃上缘的凹面称胃小弯,胃下缘的凸面称胃大弯。胃小弯近幽门处有一角切迹,称幽门切迹,根据胃角切迹可将胃分为 3 个部分:①胃底部,位于贲门左侧,高于贲门水平以上部分,是胃的最上部分;②胃体部,胃底与角切迹之间的部分,所占面积最大;③幽门部,角切迹以下部分,胃大弯侧的中间沟分为幽门窦和幽门管两部分。

胃前壁右侧半包括胃小弯被左半肝所覆盖,胃前壁左侧半的上部被横膈所覆盖,而胃底位于左侧膈穹。左侧半的下部直接与腹前壁接触,称为游离面。胃后壁是小网膜囊前壁的一部分,膈腹膜与胰、左肾上腺、脾、横结肠及其系膜及膈脚等相毗邻,所谓胃床即指上述器官。胃后壁与胰腺关系密切,故胃后壁溃疡易与胰腺粘连,有时穿孔入胰腺称为穿通性溃疡。

一、胃的韧带和皱襞

肝门与十二指肠上部及胃小弯之间有肝十二指肠韧带和肝胃韧带,内有肝蒂、胃右动脉、胃左动脉转弯后的一段及其胃壁支,还有胃膈韧带与膈肌相连,内部常有胃后动脉、静脉通过。在肝胃韧带的后方胃小弯的较高处后胃胰皱襞,内有胃左动脉、静脉及迷走神经后干的腹腔支。在胃窦部的后壁与胰头、颈部相连后腹膜皱襞,称为"胃胰韧带"。胃大弯与横结肠之间有胃结肠韧带,即大网膜。它有前两层和后两层,两者之间为小网膜囊。在大网膜前两层之间有胃网膜左、右血管。胃大弯上部与脾之间有胃脾韧带,内有胃短血管。

二、胃的血管

胃的血运极为丰富,血供来自胃左、右动脉和胃短动脉等,它们之间有丰富的吻合支,形成立体网状动脉结构。此外,左膈下动脉分为小支至胃底,供应胃底部的内侧壁。60%~80%的胃标本中可发现来自脾动脉的胃后动脉,供应胃小弯侧的胃体后壁上部。

(一)胃的动脉

胃左动脉一般起自腹腔干,但有少数(2.5%~15%)起自腹主动脉。胃左动脉发出后,向左上方行于胃胰皱襞内,至贲门稍下方发出食管支并弯向右下方靠近胃小弯,在肝胃韧带两层浆膜之间下行,从左至右沿途发出胃前、后壁各 4~6 条胃壁支。其终末支与胃右动脉相吻合,形成胃小弯动脉弓。文献报道有 5%~15%的胃左动脉发出副肝左动脉,分布至肝左外叶等处。据统计,约有 1/4 的标本胃右动脉分为前后 2 支,由此两支动脉发出胃窦部前后壁支。

胃右动脉起源于肝固有动脉,亦有起自肝总、肝左或肝右动脉等处者。胃右动脉的胃壁支的数目、粗细及分布范围等均小于胃左动脉。

胃网膜右动脉是胃十二指肠动脉的主要终末支。在大网膜前叶两层腹膜间沿胃大弯左行,沿途发出多数分支至胃前、后壁和大网膜,其终末支多与胃网膜左动脉相吻合,形成胃大弯动脉弓。胃网膜右动脉分布范围,一般超过胃体部大弯侧右侧半。

胃网膜左动脉是脾动脉或脾动脉下级支的分支。此动脉初在胃脾韧带内,后在大网膜前后两层之间,由左向右沿胃大弯行走,沿途发出多数胃前、后壁支,其终末支与胃网膜右动脉相吻合。此动脉一般较短,分布范围亦小,常限于胃体部大弯侧的左下部。

胃网膜左右动脉向胃壁发出多数小支,每支距离一般在1.5 cm左右,但在两动脉的终末支吻合处附近,不仅各小支的距离增大,且各小支逐渐细小,并呈交叉方向分布于胃壁上。这种解剖标志相当于胃大弯的中点,可作为胃适量切除的参考。

胃短动脉起源于脾动脉主干或其分支,少数起自胃网膜左动脉。一般有4~6支,经胃脾韧带分布于胃底外侧部,胃底内侧部由左膈下动脉的胃底支供应。

(二)胃的静脉

胃的静脉基本与同名动脉伴行,均注入门静脉系统。其中临床意义较大者有胃左静脉和胃后静脉。胃左静脉一般由胃角切迹附近开始,收纳胃壁小静脉支,逐渐向贲门方向汇合,形成1条或2条胃支。在贲门下方2~3 cm处弯向右下方并有食管支汇入形成胃左静脉干,最后多汇入门静脉,其余依次汇入脾静脉或门、脾静脉交角处。胃左静脉位于胃肠壁内,此为胃左静脉的外科标志。施行门、奇静脉断流手术时,如仅结扎胃壁支而未结扎食管支,则食管支的血流量和压力反而相对增加,术后可能更易再出血。

胃后静脉引流区为靠近贲门及胃小弯侧的胃底及胃体后壁的上部。胃后静脉由胃底后壁经胃膈韧带和网膜囊后壁腹膜后方汇入脾静脉,是门静脉系统的属支。门静脉高压症时,胃后静脉可受累扩张,是导致食管胃底静脉曲张及出血的重要血管之一,因此在施行门、奇静脉断流手术时,应将此静脉包括在内予以结扎。

三、胃的神经

分布于胃的神经有交感、副交感神经和内脏感觉神经。

(一)胃的交感神经

胃的交感神经主要来自腹腔神经丛的节后纤维,其神经纤维缠绕于腹腔干分支的表面至胃壁;部分交感神经纤维来自肝丛,经肝胃韧带分布于胃小弯。其功能是抑制胃运动,减少胃液分泌。

(二)胃的副交感神经

胃的副交感神经来自左、右迷走神经,可促进胃运动,增加胃液分泌。

1.迷走神经前干

左迷走神经在食管下端形成迷走神经前干,经膈食管裂孔进入腹腔,行于腹段食管前壁肌层与腹膜之间。从左上向右下走行,约于贲门水平分为肝支和胃前支。胃前支紧贴胃小弯走行,在肝胃韧带内距胃小弯缘0.5~1.0 cm范围与胃左动脉伴行,沿途发出4~6条胃前壁支,下行至胃角切迹处(个别者在切迹上方2.5 cm处),则延续为前"鸦爪"形分支。此支又分为3~4支至幽门管前壁,控制幽门部排空功能。

2. 胃迷走神经后干

右迷走神经在食管下端形成迷走神经后干，一般粗于前干。走行于腹段食管右后壁肌层外层的疏松组织中，较易分离和寻找。在贲门稍下方分为腹腔支和胃后支，胃后支多紧贴胃小弯走行，其次是在肝胃韧带内距胃小弯缘 0.5～1.0 cm，少数位于距胃小弯缘 0.5 cm 的胃后壁上。约有 38% 胃后支缺如，此时胃后壁支与"鸦爪"形分支均由腹腔神经丛腹腔支发出。胃后支发出胃后壁支 2～3 条后，在胃角切迹附近仍延续为后"鸦爪"形分支，控制幽门管排空功能。

另外，前干在分为肝支及胃前支以前，常有 1～2 支自神经干发出至胃的贲门部。约 1/4 标本中可发现，后干在分为腹腔支及胃后支以前，发出 1～2 细支至胃的贲门部。在行胃迷走神经切断术时，此 2 支如果被忽略则可造成手术不彻底。

3. 胃的内脏感觉神经

胃的感觉神经纤维分别随交感、副交感神经进入脊髓和延髓。胃的痛觉冲动主要随交感神经通过腹腔丛、交感干传入脊髓 $T_{6\sim10}$ 节段。胃手术时，封闭腹腔丛可阻滞痛觉的传入。胃的膨胀感和饥饿感冲动则经迷走神经传入延髓，胃手术时应避免过度牵拉或强烈刺激迷走神经。

四、胃的淋巴结

胃黏膜的淋巴液引流至黏膜下层，再穿过肌层、浆膜层，经淋巴管汇流至胃周围淋巴结。一般分为 4 组：①胃上淋巴结，沿胃左、右动脉排列，收纳胃小弯部淋巴液；②胃下淋巴结，沿网膜左、右动脉排列，收纳胃大弯侧下半部及大网膜淋巴液；③幽门淋巴结，其中幽门上淋巴结与胃右动脉相关，幽门下淋巴结与胃网膜右动脉相关，收纳幽门部、十二指肠前段及胰头等处的淋巴液；④胰脾淋巴结，沿脾动脉排列，收纳胃大弯上部的淋巴液。来自以上 4 组的淋巴液均注入腹腔淋巴结，经此入乳糜池，再经胸导管入左颈静脉，因此胃癌淋巴结转移可触及左锁骨上窝肿大的淋巴结。

（周福兵）

第三节 十二指肠

一、十二指肠的解剖

(一)位置与形态

十二指肠是小肠的首段，因其长度相当于本人 12 个手指并列的距离而得名。成年人的十二指肠全长 20～25 cm。其起始端与胃幽门相接，末端至十二指肠空肠曲处于空肠。全段肠管呈"C"字形弯曲包绕胰头。按其行走方向可分为 4 部分。

1. 上部

上部是十二指肠的首段，起自胃的幽门，水平向右后方延伸至肝门下方，十二指肠于胆囊颈附近急转向下形成十二指肠上曲，接续降部，长 4～5 cm，位于 T_{12} 与 L_1 交界处。上部近侧段黏膜平坦，无皱襞，钡餐 X 线下呈三角形阴影，称为十二指肠壶腹，是溃疡穿孔的易发部位。

2.降部

降部始于十二指肠上曲,沿 $L_{1\sim3}$ 椎体和下腔静脉的右侧下降,至 L_3 椎体的下缘处折向左,形成十二指肠下曲,续于水平部,长 7~8 cm。降部为腹膜外位,固定于腹后壁。降部中段前方有横结肠系膜根跨过,将其分为上、下两段,分别与肝右前叶和小肠袢相邻;后方与右肾门及右输尿管起始部相邻,外侧邻结肠右曲,内侧邻胰腺头部及胆总管的胰腺段。降部后内侧壁中、下1/3交界处的黏膜皱襞上有十二指肠大乳头,为肝胰壶腹的开口,距幽门约 8 cm;其左上方 1 cm 处常可见十二指肠小乳头,为副胰管开口处。

3.横部

此为十二指肠的第 3 部,亦称水平部,长 10~12 cm,自十二指肠下曲向左,横过第 3 腰椎前方至其左侧,移行为升部。此部也为腹膜外位。水平部的上方邻胰头和胰十二指肠下血管;前方覆有腹膜,与小肠袢相邻;左侧为小肠系膜根和其中的肠系膜上血管跨过;后方与右输尿管、右睾丸(卵巢)血管、下腔静脉、腹主动脉和脊柱相邻。水平部介于肠系膜上动脉与腹主动脉的夹角中,若系膜上动脉起点过低,可能造成此角过小,导致肠系膜上动脉压迫综合征(Wilkie征)。

4.升部

升部为十二指肠第 4 部,由水平部向左上斜升,至 L_2 左侧折向前下,形成十二指肠空肠曲,续于空肠,长 2~3 cm。十二指肠空肠曲被一束由平滑肌与结缔组织共同组成的十二指肠提肌固定在右膈脚上,临床上称为曲氏(Treitz)韧带,有上提和固定十二指肠空肠曲的作用。

(二)血管

十二指肠的动脉来自胰十二指肠上、下动脉(发自肠系膜上动脉),分别发出前、后支,在胰头与十二指肠降部的前、后面形成胰十二指肠动脉弓,发出分支供应十二指肠上部、降部和水平部。另外,胃十二指肠动脉发出的十二指肠上动脉和十二指肠后动脉,及胃网膜右动脉发出的小支也分布于十二指肠上部;与动脉伴行的静脉,除胰十二指肠上后静脉接汇入门静脉外,其他静脉均先汇入肠系膜上静脉再汇入门静脉。

(三)神经支配

来自腹腔丛和肠系膜上丛。其中交感神经兴奋时,抑制肠管蠕动,减少腺体分泌,促进血管收缩;副交感神经(迷走神经)促进蠕动和腺体分泌。

(四)淋巴引流

十二指肠前壁和后壁的淋巴管在壁内相互通畅吻合,前淋巴管向上输入降部与胰头之间前面的胰十二指肠前淋巴结,其输出管经幽门下淋巴结,最后回流入腹腔淋巴结。后淋巴管经胰头后方淋巴管可流到肠系膜上淋巴结。上部的部分淋巴管可直接输入幽门下淋巴结、肝淋巴结。水平部和升部的部分淋巴管直接输入大肠系膜上淋巴结。

二、十二指肠的组织构造

十二指肠为小肠的起始部,具有小肠的基本形态结构特点。由内至外可将十二指肠分为黏膜、黏膜下层、肌层和外膜 4 层。

(一)黏膜

十二指肠黏膜自距幽门 5 cm 处开始形成环行皱襞。黏膜表面有许多细小的肠绒毛,是由上皮和固有层向肠腔突起形成的,长 0.5~1.5 mm,形态不一,呈叶状,绒毛与小肠其他部分相比更发达。环行皱襞和绒毛使肠腔表面积扩大 20~30 倍。十二指肠黏膜上皮为单层柱状上皮。其中绒毛部上皮由吸收细胞、杯状细胞、内分泌细胞和少量的帕内特细胞、未分化细胞组成。

1. 吸收细胞

吸收细胞为黏膜上皮内最多的细胞，呈高柱状，核椭圆形，位于细胞基部。绒毛表面的吸收细胞游离面在光镜下可见明显的纹状缘，电镜下它是由密集而规则排列的微绒毛构成。每个吸收细胞约有微绒毛1 000根，每根长$1\sim 1.4~\mu m$，粗约80 nm，使细胞游离面积扩大约20倍。小肠腺的吸收细胞微绒毛较少且短，故纹状缘薄。微绒毛表面尚有一层厚$0.1\sim 0.5~\mu m$的细胞衣，它是吸收细胞产生的糖蛋白，内有参与消化吸收的重要部位。微绒毛内有纵行微丝束，它们下延汇入细胞顶部的终末网。吸收细胞胞质内有丰富的线粒体和滑面内质网。滑面内质网膜含有的酶可将细胞吸收的甘油与脂肪酸合成甘油三酯，后者与胆固醇、磷脂及9-脂蛋白结合后，在高尔基复合体形成乳糜微粒，然后从细胞侧面释出，这是脂肪吸收与运动的方式。相邻细胞顶部之间有紧密连接、中间连接等构成的连接复合体，可阻止肠腔内物质由细胞间隙进入组织，保证选择性吸收的进行。

2. 杯状细胞

杯状细胞散在于吸收细胞间，分泌黏液，有润滑和保护作用。在十二指肠内此类细胞较小肠其他段少。

3. 帕内特细胞

帕内特细胞是小肠腺的特征性细胞，位于腺底部，常三五成群。细胞呈锥体形，胞质顶部充满粗大嗜酸性颗粒，内含溶菌酶等，具有一定的灭菌作用。

4. 内分泌细胞

十二指肠内分泌细胞主要有G、I、S共3种。G细胞以胃幽门部分布较多，十二指肠相对较少，分泌的促胃液素对壁细胞的泌酸功能有强烈的刺激作用。I细胞主要分布于十二指肠和空肠，产生的激素兼有促进胰腺外分泌的胰酶分泌和胆囊收缩的作用，故称为缩胆囊素-促胰酶素。S细胞分布特点同I细胞，产生的促胰液素可促进胰导管上皮细胞分泌水和碳酸氢盐，导致胰液分泌量剧增，此外还能与G细胞拮抗，抑制促胃液素的释放和胃酸的分泌。

5. 未分化细胞

未分化细胞位于小肠腺下半部，散在于其他细胞之间。胞体较小，呈柱状，胞质嗜碱性。细胞不断增殖、分化、向上迁移，以补充绒毛顶端脱落的吸收细胞和杯状细胞。绒毛上皮细胞的更新周期为2～4天。一般认为，内分泌细胞和帕内特细胞亦来源于未分化细胞。

十二指肠黏膜固有层为细密的结缔组织，此层中除有大量的小肠腺外，还有丰富的游走细胞，如淋巴细胞、浆细胞、巨噬细胞、嗜酸性粒细胞等。绒毛中轴的固有层结缔组织内有1条或2条纵行毛细淋巴管，称中央乳糜管，它的起始部为盲端，向下穿过黏膜肌进入黏膜下层形成淋巴管丛。中央乳糜管管腔较大，内皮细胞间隙宽，无基膜，故通透性大。吸收细胞释出的乳糜微粒由中央乳糜管输出。此管周围有丰富的有孔毛细血管网，肠上皮吸收的氨基酸、单糖等水溶性物质主要经此入血。绒毛内还有少量来自黏膜肌的平滑肌纤维，可使绒毛收缩，利于物质吸收和淋巴与血液的运行。另外，十二指肠固有层除有分散的淋巴细胞外，尚有孤立淋巴小结。

(二) 黏膜下层

黏膜下层为疏松结缔组织，含较多的血管和淋巴管。其中有丰富的十二指肠腺，为复管泡状的黏液腺，其导管穿过开口于小肠腺底部。此腺分泌碱性黏液(pH 8.2～9.3)，可保护十二指肠黏膜免受酸性胃液的侵蚀。最近研究表明，人十二指肠腺尚分泌尿抑胃素，释入肠腔，具有抑制胃酸分泌和刺激小肠上皮细胞增殖的作用。

(三) 肌层

十二指肠黏膜肌层由内环行与外纵行2层平滑肌组成。

(四) 外膜

十二指肠壶腹和升部其外膜均为浆膜,其余部分后壁为纤维膜。

(周　昱)

第四节　肝　胆

肝脏是人体中最大的实质性腺体,其大小因人而异,一般左右径为25 cm,前后径为15 cm,上下径为6 cm,通常其重在1 200～1 500 g,约占成人体重的1/40。胚胎第4周时,在前肠与卵黄柄交界处的腹侧发生憩室样肝突起,以后其头部衍化为肝脏,尾部形成胆囊和胆囊管,基底部形成胆总管,卵黄静脉形成门静脉和肝静脉,脐静脉与以后形成的门静脉左支吻合,延续为静脉导管和下腔静脉相通,为胎儿与母体间物质交换的主要途径,胎儿出生后,脐静脉和静脉导管闭塞,形成肝圆韧带和静脉韧带。腹系膜前部形成镰状韧带、左右冠状韧带的前页和左右三角韧带的一部分,膜的后部形成肝胃韧带、肝十二指肠韧带、左右冠状韧带的后页和左右三角韧带的一部分。

肝脏的大部分位于右侧季肋部,仅小部分超越前正中线在左位季肋部。肝的上界相当于右侧锁骨中线第5肋间隙,下界与右肋缘平行,后面相当于第6～12肋,前面相当于第6～9软肋,左侧外叶前缘达剑突下2～3 cm,并随呼吸上下移动。肝脏为一不规则的楔形器官,其右侧钝圆,左侧薄。从外观可分膈、脏两面。膈面光滑隆凸,大部分与横膈相连。镰状韧带位于膈面的前部,向后延伸并向左右扩展成冠状韧带,冠状韧带又向左右延伸形成左、右三角韧带。这些韧带将肝脏固定在右上腹。在右冠状韧带前后页间,有部分肝面没有腹膜覆盖,称为肝裸区。肝脏的脏面有两个纵沟和一个横沟,构成H形。右纵沟由胆囊窝和腔静脉沟构成,左纵沟则由肝圆韧带和静脉韧带组成,横沟则连在此两纵沟之间,绝大多数在肝脏之中部,即第一肝门所在。在横沟的右旁常见一侧沟(即右切迹)伸向肝的右下方。从这些沟内很容易分离出门静脉、肝管及肝动脉的分支。在脏面有肝胃韧带和肝十二指肠韧带,前者称小网膜,内含胃左右动脉;后者向上到达横沟,内含门静脉、肝动脉和胆总管等。在右侧肝的脏面还有肝肾韧带和肝结肠韧带。

膈下区是指横膈之下,横结肠及其系膜以上的一个大间隙,肝脏位于其中。肝脏及其韧带又将膈下区分成若干间隙。肝上间隙被镰状韧带分为左、右肝上间隙,后者被右冠状韧带和右三角韧带分为右前肝上间隙和右后肝上间隙。肝下间隙被肝圆韧带和静脉韧带分为右肝下和左肝下间隙,后者被小网膜分成左前肝下间隙和左后肝下间隙。右肝上间隙和右肝下间隙是膈下脓肿好发部位。因心脏不停地跳动和胃的蠕动,左肝上和左肝下间隙不易形成脓肿。

胆管系统发生于胚胎第4周初,在前肠末端腹侧壁内胚层细胞增生,向外长出一囊突起,称肝憩室,为肝、胆囊与胆管的始基。憩室发育增大,末端膨大,分为头、尾两支,发育为肝索,而尾支发育为胆囊和胆管。肝憩室与十二指肠相连接的部分发育为胆管。以左、右肝胆管相汇处为界,胆管系统分为肝内胆管和肝外胆管两部分。肝内胆管包括右肝胆管和肝叶、肝段、尾段胆管分支;肝外胆管包括胆囊、胆囊管、肝总管、胆总壶腹部。

一、肝脏韧带

肝脏除了裸区外均被腹膜覆盖,腹膜反折处形成韧带使肝脏固定在膈和腹前壁。肝周韧带包括镰状韧带、肝圆韧带、冠状韧带、三角韧带、肝胃韧带、肝十二指肠韧带和肝肾韧带与肝结肠韧带。

(一)镰状韧带

镰状韧带上是前腹上壁的腹膜层反折至肝表面形成,并将肝的膈面分成左右两部分,它是左叶间裂表面的标志。其下端与肝圆韧带相连,上端向后延伸与两侧的冠状韧带相连。

(二)肝圆韧带

肝圆韧带起自脐而达肝圆韧带切迹,经镰状韧带游离缘的两层腹膜间达脐静脉窝止于门静脉左支的囊部并与静脉韧带相连,是脐静脉闭锁所形成的纤维索带。门脉高压时,闭锁的脐静脉可再通。

(三)冠状韧带

冠状韧带是肝膈面与脏面被膜反折至膈所形成。有左、右冠状韧带。左冠状韧带分前、后两层,右冠状韧带分上、下两层。两层之间为肝裸区。

(四)三角韧带

三角韧带由左冠状韧带前后两层和右冠状韧带上下两层延伸并汇合而成。左三角韧带有较大血管和迷走胆管,手术切断后要妥善处理。

(五)肝胃韧带

肝胃韧带起自胃小弯,上方与静脉韧带相连,其右缘移行于肝十二指肠韧带。由两层腹膜组成,其内有迷走神经的肝支,胃前支及胃左、右动静脉。有时胃左动脉发出的副肝左动脉经此韧带入肝,供血给左外叶或左半肝。

(六)肝十二指肠韧带

肝十二指肠韧带位于肝门横沟与十二指肠第一段间,左缘与肝胃韧带相连,右缘游离,后方胃网膜孔。由两层腹膜组成,其内有肝固有动脉、门静脉主干、胆总管、神经和淋巴管,称为肝蒂。手术时可在此处阻断肝的血流。

(七)肝肾韧带与肝结肠韧带

肝肾韧带是由右冠状韧带下层绕过右肝的脏面和右肾前面而形成,其内有右肾上腺静脉。肝结肠韧带是连于右肝下缘和横结肠肝曲间的腹膜。

二、肝脏分叶及分段

从外形上看,肝脏为一整体性器官,仅被镰状韧带分为左右两叶,但事实上这一分叶法并不符合肝脏内部的管道分布规律。在肝灌注标本上可见到肝内有若干平面缺少管道的分布,这些平面是肝内分叶的自然界线,称为肝裂。根据肝裂及管道的分布,有多种方法对肝脏进行分叶、分段。目前,国内临床普遍接受的是5叶4段分界法,而国际上则通用的是8分段法。

(一)肝裂

肝脏主要有三个主裂、两个段间裂和一个背裂。

1.正中裂

正中裂起自胆囊窝的中部,向后上方斜行抵于下腔静脉的左缘。正中裂多是斜行的,一般与肝门平面成60°～80°角,开口向左。在正中裂的平面内有肝中静脉经过,因此也有人认为左、右两半肝的分界线可以肝中静脉代替正中裂为界。在一般情况下,正中裂几乎将肝平均分为左、右两半肝,大小大致相等。正中裂通过尾状叶时,通常也将它分成左、右各半,有时正中裂仅将尾状突与尾状叶分开,除尾状突外,整个尾状叶全属于左半肝。

2.左叶间裂

左叶间裂从肝前缘的脐切迹向后上方抵于肝左静脉注入下腔静脉处,在膈面约相当于镰状韧带之左侧,在脏面则以左纵沟为标志。左叶间裂将左半肝分为左外叶和左内叶。在它的平面上有肝左静脉的叶间支经过。

3.右叶间裂

在正中裂的右侧约距肝右缘1/3处,有一接近水平位的斜裂(与水平面成30°～45°角之开口向右侧),起自肝右静脉汇入下腔静脉处,斜向右前方再弯向肝的右下缘,称为右叶间裂。它将右半肝分为右前叶与右后叶,有肝右静脉从其平面上经过,故在肝右前、后叶切除时,沿肝右静脉分离就是右叶间裂的部位。

4.左外叶段间裂

此裂起于肝左静脉回流入下腔静脉处,然后以斜行方向越过左外叶止于肝左缘的后中1/3处,将左外叶分成外上段和外下段,在此裂平面中有肝左静脉的段间支经过。

5.右后叶段间裂

此裂在肝的脏面起于肝门的右切迹,横过右后叶止于右外侧缘之中点附近,将右后叶分成上段与下段,因此右切迹(即横沟)可作为右后叶段间裂在肝表面之标志。

6.背裂

背裂位于肝脏后上缘中部,尾状叶前方,是第二肝门所在。在肝脏上极形成一弧线,将尾状叶隔开。

(二)肝脏的分段

1.肝脏的五叶四段

肝脏按上所述肝裂分成五叶四段,即左外叶、左内叶、右前叶、右后叶和尾状叶,左外叶和右后叶又各分为上下两段。这对于肝脏疾病的定位诊断和开展肝叶切除术有重要意义。

2.肝脏的8段分界法

Couinand以肝裂、门静脉和肝静脉为基础,提出肝脏的功能性分段,将肝脏分为8段。即尾状叶为Ⅰ段,左外叶为Ⅱ段和Ⅲ段,左内叶为Ⅳ段,右前叶为Ⅴ、Ⅷ段,右后叶为Ⅵ、Ⅶ段。1989年,Couinand又以脐静脉为界,将尾状叶分左、右两段,左侧为Ⅰ段,右侧为Ⅸ段。解剖学研究结果证明肝脏是一分段性器官,每一肝段都有它的单独管道系统,可以作为一个外科切除单位。如切除Ⅳ段称为Ⅳ段切除术。为解决肝解剖和手术名称不统一问题,国际肝胆胰协会(IH-PBA)于1998年底组建了一个命名委员会,于2000年5月在澳大利亚正式通过。新命名对肝进行三级划分,将肝脏分为9段。第1级划分称肝中界面,将肝分为左、右半肝,肝中界面以胆囊窝和下腔静脉窝为界,肝中静脉位于其中。第2级划分称区界面,右区界面以肝右静脉为界而将右半肝分为右前区和右后区,左区界面以镰状韧带为界将左半肝分为左内区和左外区。第3级划分称段界面,即各段之间的界面。

三、肝脏的血管

肝脏是由肝实质和一系列管道系统组成，血供非常丰富。肝内有两个不同的管道系统：一个是Glisson系统，另一个是肝静脉系统。前者包含门静脉、肝动脉和肝胆管，三者被包于一结缔组织鞘内，称Glisson系统。肝静脉系统是肝内血液输出道，单独构成一个系统。

（一）门静脉

门静脉是由肠系膜上静脉和脾静脉在胰颈后方汇合而成，相当于第二腰椎水平，经十二指肠升部后到达肝十二指肠韧带内，在胆总管和肝动脉后方进入肝门。成人门静脉长 5.5～8 cm，内径为 1.0 cm。门静脉在形成主干后还接受若干小静脉，如胃冠状静脉、幽门静脉、胰十二指肠上静脉和胆囊静脉。门静脉无静脉瓣，在体内构成独立的循环系统。与体循环有4支主要交通支：①胃冠状静脉和食管下端静脉丛吻合后通过奇静脉入上腔静脉；②肠系膜下静脉经直肠上、下静脉与肛管静脉吻合后经阴部内静脉入下腔静脉；③脐旁静脉与腹壁上下深静脉吻合后分别进入上、下腔静脉；④腹膜后肠系膜静脉分支和下腔静脉分支吻合。门脉高压时，吻合支扩张，大量门静脉血进入体循环，特别是食管下端静脉曲张易引起大出血。门静脉入肝后分左右两支。

1. 门静脉左干

门静脉左干自门静脉主干分出后沿横沟走向左侧称为横部，达左横沟后即弯向前方转为矢状部，其末端稍膨大称为囊部，矢状部与横部转角之处叫角部，其相交之角度一般为90°～130°。整个左半肝及大部分尾状叶的门静脉血管即由此横部、角部、矢状部和囊部发出。横部长2～4 cm，偶尔可达 4～6 cm。分布至尾叶的血管即从横部的上缘发出，通常有1～3支，少数可有4～5支，但有时尾叶之右半部或尾状也可由门静脉右干分出的小支获得若干血供给。有时横部的前下缘也可发出1～3小支分布左内叶。从角部的凸侧面发出的分支，走向左外上方分布至左外叶后上段，称为左外叶后上段支，一般是一个较大的支，也有时另有若干小支，呈扇形分布。从矢状部和囊部内侧发出的2～4支较大的门静脉分支，分布折向前内方和后内方，分布至左内叶的前下部和后上部，称为左内支。最后自囊部外侧发出的一支较大的静脉，称为左外叶前下段支，呈扇形分布于前下段区域内。

2. 门静脉右干

门静脉右干变异较大，有时没有干，其右前叶的门静脉乃自主干直接发出，或来自门静脉左干之横部，而门静脉右支只有右后叶支直接分布到右后叶的上、下段内。自门静脉右干的上缘发出者为1～3支的小静脉分布至尾叶的右半部。在正常情况下，门静脉右干的前缘分出一支大支称为右前支，该支自右干发出后很快分成两组静脉小支，分别分布于右前叶的前下区域和后上区域。从门静脉右干或直接自门静脉主干发出的一支比较大的静脉支分布至右后叶者称右后支；它在右前支起点处之外侧部又分成两个末支，分别分布于右后叶之上段和下段区域内。

（二）肝动脉

肝动脉起源于腹腔动脉，称肝总动脉。肝总动脉在十二指肠上方先后分出胃十二指肠动脉和胃右动脉后称为肝固有动脉，行于肝十二指肠韧带内，再分出肝左右动脉。肝动脉在进入肝门前有很多变异，其中最重要的是迷走动脉。迷走动脉是指起源于腹腔动脉以外的肝动脉，如来源于肠系膜上动脉、腹主动脉和胃左动脉等。如肝脏没有其他动脉供血时，这种异位来源的迷走动脉称为替代肝动脉。如有肝左、右动脉，还有另一支异位起始的迷走动脉，这种迷走动脉被称为副肝动脉。副肝动脉多供给肝脏的一段血液。其中以副肝右动脉起源于肠系膜上动脉和副肝左动脉起源于胃左动脉常见。副肝右动脉的发生率为8%～12%，副肝左动脉发生率为18%～25%。

肝动脉自肝门处进入肝脏后与门静脉、肝胆管并行，外有纤维组织（Glisson鞘）包裹，Glisson系统为肝脏分叶、分段的解剖基础。肝动脉的内径比门静脉小得多，肝动脉供血量占肝脏血供的20%，但肝动脉血氧含量高达85%，而门静脉血氧含量仅20%，故肝脏的氧供大部分来源于肝动脉。

（三）肝静脉

收集各个肝小叶中央静脉血液的血管，逐渐汇合成左、中、右3支肝静脉，在肝的后上缘处（即第二肝门）直接汇入下腔静脉。

1.肝左静脉

肝左静脉接受来自左外叶的全部回血，它起于左外叶的前下缘，向后上方行走，偏在左叶间裂之左侧，于下腔静脉之左壁注入。有时肝左静脉与肝中静脉合并进入下腔静脉，开口在下腔静脉的左前壁。

2.肝中静脉

肝中静脉接受左内叶和右前叶的全部回血，一般由两个大支合成（一支来自左内叶，一支来自右前叶），两支的汇合点约在门静脉主干分叉点的左侧附近。肝中静脉多与肝左静脉合并进入下腔静脉，少数单独开口在下腔静脉的左前壁。

3.肝右静脉

肝右静脉接受右后叶全部回血，是肝静脉中最大的一支。它起于右后叶的外侧缘，沿右叶间裂行走，呈弓形弯向内上方，开口于下腔静脉的前壁（或右壁）；其开口处通常较肝左静脉之开口为低。

此外，另有数支短小肝静脉直接汇入下腔静脉，这些小静脉多引流尾状叶的回血，又称为肝短静脉。

四、肝门解剖

肝脏有3个肝门。第一肝门位于横沟。第二肝门为肝静脉汇入下腔静脉区域。第三肝门为肝短静脉汇入下腔静脉区。

（一）第一肝门

在肝的脏面，有H形的沟，其中部呈横行的沟，称为肝门。其内有肝管、门静脉、肝固有动脉左右支、淋巴管及神经出入。肝管位于右前方，左前方为肝动脉，门静脉位于两者后方。第一肝门前缘为肝方叶，后缘为尾叶，两侧壁为构成肝右叶和肝左叶的肝门结构。

肝是一个节段性器官，各段都有独立的血液供应和引流管道，因而功能上独立的肝段，都有它自己的门，这就是肝门分级的概念。所以提出了三级肝门的概念。第一级肝门相当于肝门横沟左、右端，在该处胆管和血管出入于左右半肝。第二级肝门相当于第二级肝管分之部，在右侧相当于右前、右后肝管分出处，在左侧相当于左内、左外肝管分出处。第三级肝门相当于Couinand肝段的门，如左外上段和左外下段，这是肝脏外科中能切除的最小功能单位。根据肝门分级的概念，可做比较理想的功能性肝切除术，以达到最大限度保留有功能肝组织。

（二）第二肝门

肝静脉离肝汇入下腔静脉区域为第二肝门，其肝外标记是沿镰状韧带向下后方的延长线，此线正对肝左、中静脉共干后入下腔静脉处。3支主要的肝静脉均在下腔静脉窝汇入下腔静脉。以肝左、中静脉共干后汇入下腔静脉多见(46%～66%),肝右、中、左静脉分别汇入下腔静脉少见(33%～53%)。

(三)第三肝门

除上述3支主要肝静脉外,尚有直接汇入下腔静脉的小肝静脉,称为肝短静脉。肝短静脉有3～30支,平均14支。在肝切除时如处理不当可引起大出血,故称为第三肝门。

五、胆系解剖

(一)肝内胆管

肝内胆管起源于肝内毛细胆管,逐渐变粗并合并成小叶间胆管、肝段胆管和左右肝胆管,后者在肝门横沟内汇合成肝总管。肝内胆管与门静脉、肝动脉的分支走行一致,三者均包在称为Glisson系统的结缔组织鞘内。

根据肝脏的分叶,肝内胆管分为左、右肝胆管(第1级分支),右前叶、右后叶、左内叶和左外叶肝胆管(第2级分支),肝段胆管(第3分支),尾状叶亦分左右肝段胆管。

1.左肝胆管

左肝胆管引流左半肝的胆汁,由左外叶、左内叶和尾状叶的肝管汇合而成,与右肝管相比,它较长、较细,且与肝总管形成的角度比右肝管者小,因此左侧肝内结石比右侧多见。

2.右肝胆管

右肝胆管引流右半肝的胆汁,由右前叶和右后叶胆管汇合而成,并连接来自尾状叶的右支段肝管,它比左侧胆管短而粗。

3.尾状叶胆管

尾状叶胆管分为左、右支及尾状突支,引流尾状叶的胆汁。

(二)肝外胆管

肝外胆管包括肝总管、胆囊、胆囊管和胆总管。

1.肝总管

肝总管由左、右肝管汇合而成,位于肝十二指肠韧带右侧缘内,肝固有动脉右侧,门静脉的右前方,下行于十二指肠第一段后方,胰头部后段的胆总管沟内,斜行进入十二指肠第二段后侧内壁而开口于十二指肠乳头。它长约3 cm,直径约5 mm。由黏膜、黏膜下、肌肉和浆膜层组成。黏膜层衬托以单层柱状上皮细胞,黏膜下层含有较多的弹力纤维组织,肌层有括约肌作用,这些肌纤维称为Mirizzi纤维,浆膜层有较多的血管、淋巴管和神经组织。

2.胆囊及胆囊管

胆囊是梨形的囊腔脏器,长5～8 cm,宽2～3 cm,容积30～50 mL,通过结缔组织附着于肝囊窝内。在体表投影上,相当于右侧锁骨中线与右侧第9或10肋软骨交叉处或右侧腹直外缘交界处。胆囊分底、体、颈3部分。底部呈球状,多游离;体部紧靠在胆囊床上,少数情况下,胆囊大部分游离,呈游离胆囊或悬浮胆囊;胆囊体与颈部连接处呈漏斗状,部分囊壁向外凸出形成一个囊袋,称Hartamnn袋,胆囊结石易滞留于此。胆囊颈部与胆囊管相接。

胆囊分外膜、肌层和黏膜3层。底部与体部含有较丰富的平滑肌,并含有黏膜腺,腺管穿过肌层开口于黏膜。胆囊虽有伸缩功能,但其壁较薄,在胆囊内压力较高时可发生穿孔,引起胆汁性腹膜炎。

胆囊管长2～4 cm,直径0.2～0.4 cm,其结构层次与胆囊壁基本相同,在其近胆囊颈的一侧,胆囊管的黏膜呈螺旋瓣样皱襞,称 Heister 瓣,此处易有结石嵌顿;在近胆总管的一侧,内壁较光滑。

3.胆总管

肝总管与胆囊管汇合后形成胆总管,开口于十二指肠乳头部,全长7～8 cm,直径6～8 mm,组织学结构与肝总管相似,但肌层较缺乏。

(1)根据胆总管与邻近器官的关系,将其分为以下4部分。①十二指肠上段:自胆囊管与肝总管结合部始至十二指肠上缘,与胆管一同位于肝十二指肠韧带内,长约3 cm。②十二指肠后段位于十二指肠降部的背面,长1～2 cm,与下腔静脉和门静脉相邻近。③十二指肠下段:亦称胰段,长约3 mm,通过胰头或紧贴胰头后面进入十二指肠,逐渐变细,管腔的黏膜有瓣状皱襞,容易发生结石嵌顿。④十二指肠内段:通过十二指肠壁,开口于肠腔内,也称壁内段。胰管多在该部分与胆总管汇合。该段有括约肌的约束,呈一狭窄的管腔段,其长度变异很大,7～38 mm。胆总管在开口之前内腔常轻度扩大,称 Vater 壶腹或十二指肠壶腹。开口部的十二指肠黏膜处膨隆,称十二指肠乳头。

(2)胆总管末端有纵行和环状肌纤维包绕,称为 Oddi 括约肌,使该段形成一高压带,静止时压力约为1.3 kPa(10 mmHg),在括约肌收缩时可达13.3 kPa(100 mmHg)。它的主要作用是调节胆管的胆汁进入十二指肠,分流胆汁进入胆囊,防止肠内容物反流入胆管。其结构十分复杂,可分为3部分。①胆总管括约肌:位于胆总管的末端,为一作用很强的括约肌,分为胆总管上和下括约肌两部分。胆总管上括约肌居于肠外,包绕胆总管;胆总管下括约肌为一列粗环肌束,位于肠内,有部分环绕壶腹或胰管,该括约肌可控制胆汁的排泄。②胰管括约肌:位于胰管的末端,为一肌环,作用较弱,易变,不恒定,仅见于20%的人。③壶腹部括约肌:见于少数人。它由两种肌纤维组成,一为纵行肌纤维,一为环状或半环肌纤维。它将壶腹末端固定于十二指肠。

Oddi 括约肌为一独立的结构,其结构和功能上的异常,可能是某些"特发性"胰腺炎或胆囊炎的原因。

(三)胆管的血运、淋巴及神经

胆囊管和肝管由胆囊动脉和肝固有动脉分支供血。胆总管的远侧大部分主要由胰十二指肠上后动脉分支供应,其余部分则由肝固有动脉、胆囊动脉、肝右动脉或其他动脉的分支供血。

胆囊动脉常为肝右动脉的分支,70%～80%位于肝、胆囊管和肝总管所形成的胆囊三角(Calot 三角)内。大多数胆囊动脉行至胆囊颈附近时分为两支,分别走向胆囊的游离面和附着面。胆囊动脉起自肝右动脉以外者约占10%,可起始于肝固有动脉、肝左动脉、胃十二指肠动脉或间接起始于肠系膜上动脉。肝内可有一些小动脉分支经胆囊床进入胆囊壁。胆囊上面的一些小静脉经胆囊窝进入肝内的肝静脉,其余静脉在胆囊颈处汇合成1～2支胆囊静脉,与同名动脉伴行,汇入门静脉,少数入门静脉右支。

胆管的淋巴系统较丰富。胆囊的淋巴除部分直接流向肝脏外,多集中于胆囊颈部的淋巴结,然后再回流到胆囊管部位的淋巴结和淋巴管中。胆管上部淋巴,经由肝门部淋巴结、腹腔淋巴结、肠淋巴干、乳糜池,注入胸导管。胆总管下端的淋巴流向胰头淋巴结,再与腹腔淋巴结相连系。

胆管有丰富的自主神经(植物神经)支配,特别是胆总管末端处。胆管的神经来自腹腔神经丛及迷走神经的分支,随肝动脉分支分布于胆囊及胆管。右膈神经的躯体感觉纤维也经肝丛分布于胆囊等处。

(王京斌)

第五节 胰 腺

一、胰腺的大体解剖

胰腺是腹膜后位器官，横贴于腹后壁上部，第1～2腰椎前方。色灰红，质软，长条状；长12～15 cm，宽3～9 cm，厚1.5～2.5 cm，重60～100 g。胰分头、颈、体、尾4部分，其间无明显界限。胰头为胰右端膨大部分，位于第2腰椎前右侧，其上、下及右侧被十二指肠环绕。胰头的后下部向左上方形成的钩状突起，称为钩突。突与头之间的凹陷为胰切迹。胰头的上部与胃幽门、十二指肠上部及横结肠系膜相邻接。钩突前面有肠系膜上动、静脉及神经通过。胰头与十二指肠间的沟内通过胰、十二指肠上、下动脉间吻合支。胰头后面无腹膜，借疏松结缔组织与第12胸椎、第1腰椎及膈右脚相连，且与下腔静脉、门静脉及胆总管邻接，有时胆总管穿行胰头实质内，当胰头因肿瘤或炎症时，可压迫胆总管与门静脉引起阻塞性黄疸或腹水。胰颈长2.5 cm，前上方邻幽门及十二指肠第1段。十二指肠后壁溃疡易与胰粘连，偶有穿透胰组织内。胰体长3～5 cm，多呈三棱形，分前、后、下3个面。体前上隔网膜囊与胃后壁相邻，故胃后壁溃疡时易与胰粘连。前下隔腹膜与十二指肠空肠曲、小肠及结肠左曲相邻。后无腹膜，邻椎体、腹主动脉、左肾、左肾上腺及其血管。胰尾是胰左端狭窄部分，长1.5～3.0 cm，1/3人的胰尾与脾门相接触，2/3的人胰尾与脾门相邻1.0 cm之内。

胰管位于胰实质中，从胰尾部起始，自左向右贯穿胰的全长。胰管由细变粗，达胰头部与胆总管合并，共同开口于十二指肠乳头。副胰管起始胰头上部，与胰管相通，末端开口于十二指肠乳头上方的副乳头。

胰腺的血液供应丰富，来自胃十二指肠动脉的胰十二指肠上动脉和来自肠系膜上动脉的胰十二指肠下动脉，供应胰头、十二指肠降段及下部的血液。来自脾动脉及其数个胰分支供应胰体、尾的血液。胰静脉与相应动脉伴行，胰头和胰颈的静脉血汇入胰十二指肠上、下静脉及肠系膜上静脉。胰体、尾多数支静脉血汇入脾静脉，最后汇入门静脉。

胰腺的淋巴较丰富，小叶间结缔组织内有较多的毛细淋巴管和淋巴管，与小叶间动、静脉伴行，小叶间淋巴管与被膜内淋巴管相通，最终至脏器外注入局部淋巴结。胰的神经是由腹腔神经节换元后的交感神经与迷走神经所支配。交感神经节后纤维分布终止于血管，其兴奋减少腺体的分泌。迷走神经纤维分布终止于腺泡和胰岛，其兴奋有加强胰腺的分泌作用。

二、胰腺的组织结构

胰腺是仅次于肝的第二大消化腺。胰腺表面所包的疏松结缔组织被膜伸入腺实质，将实质分成许多小叶，叶间结缔组织内有血管、淋巴管、神经和导管穿行。胰腺由内分泌部和外分泌部组成。外分泌部为浆液性复管泡状腺，有分泌胰液及多种消化酶的功能。内分泌部即为胰岛，是由多种内分泌细胞组成的细胞团，分布于小叶内腺泡之间，有分泌多种内分泌激素的作用。

(一)胰腺的外分泌部

胰腺的外分泌部由腺泡和导管系统组成。腺泡是外分泌部的分泌单位,由锥体形的腺泡细胞构成,细胞核大,呈圆形,位于细胞的近基底部,有1~2个核仁,胞质内有很多折光性强的嗜酸性分泌颗粒,称酶原颗粒。邻近胰岛的腺泡,其腺细胞较离胰岛远的腺细胞大,酶原颗粒多,染色亦较深。近胰岛周围的腺泡称岛晕,含有较高的淀粉酶。电镜下腺细胞的基底部,可见排列呈板层状粗面内质网,核糖体分布于粗面内质网之间。基底部可见丰富的线粒体纵行排列。高尔基复合体亦很发达。在核上区、内质网附近有很多酶原颗粒和溶酶体。酶原颗粒是包有界膜的圆形颗粒。腺泡细胞游离面有少量微绒毛,相邻的腺细胞间有连接复合体和相嵌连接,可防止胰蛋白酶由腺泡腔漏入细胞间隙和腺泡腔内酶的反流。在腺泡的内壁可见泡心细胞。泡心细胞扁平形,核圆或卵圆形,是闰管末端插入腺泡内的上皮细胞。腺泡细胞的粗面内质网在核糖体上合成酶蛋白前体进入内质网小池,然后运输至高尔基复合体,经其加工浓缩后形成酶原颗粒,脱离高尔基复合体的分泌面,融合成较大的分泌颗粒。酶原颗粒移动至细胞顶部,在腺泡细胞分泌时,颗粒界膜与腔面界膜融合,以胞吐方式将酶蛋白释放入腺泡腔内。导管系统由闰管、小叶内导管、叶间导管和主胰管组成。闰管是与腺泡相连的一段细而长的导管,伸入腺泡的一段为泡心细胞,另一端汇入小叶内导管。小叶内导管出小叶后形成小叶间导管,小叶间导管汇入主胰管。闰管为扁平上皮。小叶内导管为单层立方上皮细胞。小叶间导管为单层柱状上皮,在柱状上皮之间有杯状细胞。主胰管为单层高柱状上皮。胰管上皮有分泌胰液、电解质和黏蛋白的重要功能。胰管上皮与所分泌的黏液,在生理状态下有防止胰蛋白酶及胆汁等反流入胰实质的屏障作用。

(二)胰腺的内分泌部

胰腺的内分泌部即胰岛,为大小不等,形状不一,分布在腺泡之间的细胞群。胰岛以胰尾最多。人的胰岛有10万~200万个,全部胰岛组织占胰总重量的1‰~2‰。胰岛细胞排列成不规则的索状,索间含有孔的毛细血管,细胞朝毛细血管一侧有基膜,且与毛细血管基膜紧密贴连,有利于激素的透过。胰岛细胞无导管,且与胰管不相通,几乎每个胰岛细胞和毛细血管直接接触,细胞释放的激素直接渗入血液。人的胰岛内主要有3种细胞,即A细胞、B细胞、D细胞;A细胞约占胰岛细胞总数的20%,在胰体、尾部的胰岛内较多,分布于胰岛的周边部。电镜下A细胞线粒体较少,高尔基复合体不发达,有少量的粗面内质网,胞质内有较多的分泌颗粒,颗粒外有一层界膜,颗粒与界膜间有一层狭窄的透明膜。A细胞合成分泌胰高血糖素,有促进糖原和脂肪的分解作用,使血糖升高。B细胞约占胰岛细胞数的75%,多位于胰岛的中央部。细胞核较小,呈圆形,胞质内含有大量橘黄色颗粒,线粒体较腺细胞小。高尔基复合体发育一般。粗面内质网均匀的分布于胞质内,当分泌颗粒稀少时,粗面内质网与核糖体较多。B细胞含有5-羟色胺和多巴胺,细胞能摄取5-羟色胺和多巴,使其脱羧。5-羟色胺可能有助于胰岛素的贮存。B细胞主要分泌胰岛素,胰岛素调节血糖的代谢,促使葡萄糖在肝细胞、脂肪细胞和肌细胞内合成糖原,储存能源,同时防止高血糖的发生。D细胞约占胰岛细胞数的5%。散在分布于A、B细胞之间,细胞核卵圆形,细胞器少。D细胞分泌生长抑素,其作用是抑制A、B、PP细胞的分泌功能。另外,胰岛中还有D1、PP等细胞。D1细胞分泌血管活性肠肽(VIP),VIP使胰腺泡细胞分泌,刺激胰岛素和胰高糖素的分泌,抑制胃酶的分泌。PP细胞分布于钩突内的胰岛周边部,分泌胰多肽,胰多肽抑制胰液的分泌,减弱胆囊的收缩,增加胆总管的紧张度,抑制胃窦和小肠的运动等。

胰腺的内分泌部和外分泌部两者的结构及生理功能虽然不同,但关系十分密切。扫描电镜下可见胰岛与胰腺外分泌部有血管吻合,即胰腺小叶内动脉分支入胰岛,形成毛细血管,分布于胰岛细胞索之间,与胰岛细胞紧贴,然后毛细血管汇成数个放射状小血管离开胰岛,至腺泡周围再度形成毛细血管,故称胰岛-腺泡门脉系统。胰岛周围腺泡毛细血管血液内胰岛激素的含量比外周血液高数百倍。胰腺泡细胞膜上发现有胰岛素受体。胰岛分泌的激素有调节和影响腺泡的分泌及代谢活动。

(胡宇寒)

第二章 消化系统疾病的实验室检查

第一节 胃液检验

胃液由胃黏膜各种细胞分泌的消化液及其他成分所组成，主要含有壁细胞分泌的盐酸，主细胞分泌的胃蛋白酶原，黏膜表面上皮细胞、贲门腺、胃底腺和幽门腺颈黏液细胞分泌的黏液等。胃分泌受神经、内分泌及食物和其他刺激因子等调节。胃、十二指肠及全身性疾病均可引起胃分泌功能异常，使胃液的量和成分发生变化。在其诸多成分中，胃酸分泌功能检查具一定实用价值，受到临床重视，而胃蛋白酶、黏液等检测很少应用。

一、胃液的收集

一般经插入胃管收集胃液。食管癌、食管狭窄、食管静脉曲张、心力衰竭、严重冠心病患者不宜插管。检查前停用一切对胃分泌功能有影响的药物，如抗胆碱能药物至少停用48小时，H_2 受体阻滞剂、质子泵抑制剂需停用24小时。禁食12~14小时，患者清晨空腹取坐位或半卧位，经口插入消毒胃管。咽反射敏感者可改经鼻孔插入。操作应敏捷、轻柔，尽量避免诱发咽反射和呕吐。当胃管插至45 cm标记处时，提示管端已抵贲门下，可注入少量空气，使胃壁撑开，避免胃管在胃内打折。然后嘱患者改左侧卧位，继续插管至52~55 cm标记处，管端达大弯侧胃体中部，即胃最低部位。也可借助X线定位。嘱患者饮20 mL水后如能回抽出16 mL以上，说明胃管定位适当。用胶布将胃管固定于上唇部。在患者改变多种体位，如头低左侧卧位、俯卧位等过程中反复抽吸胃液，力求将空腹胃液抽尽；也可使用电动吸引器负压抽吸，压力维持在4.0~6.7 kPa（30~50 mmHg）。然后根据临床需要，进行各种试验。此外，可应用胃液采集器获取微量胃液。方法：空腹时用温开水10 mL吞服胃液采集器。患者取右侧卧位。15分钟后由牵引线拉出采集器，可挤出胃液1.5~2.0 mL，足够用于生化检测。

二、检查内容

(一) 一般性状检查

1.量

正常人空腹12小时胃液量为10~70 mL，不超过100 mL。超过此值视为基础胃液增多，见于：①胃液分泌过多，如十二指肠溃疡、Zollinger-Ellison 综合征等；②胃排空延缓，如胃轻瘫、幽门梗阻等。胃液不足 10 mL 者为分泌减少，主要见于慢性萎缩性胃炎和胃排空亢进。

2.色

正常胃液或为清晰无色，或因混有黏液而呈混浊的灰白色。如为黄色或绿色，为胆汁反流所致；咖啡色胃液提示上消化道出血。

3.气味

正常胃液有酸味。胃排空延缓时则有发酵味、腐臭味；晚期胃癌患者的胃液常有恶臭味；低位小肠梗阻时可有粪臭。

4.黏液

正常胃液中有少量黏液，分布均匀。慢性胃炎时黏液增多，使胃液稠度增大。

5.食物残渣

正常空腹胃液不含食物残渣，如其内混有之，提示机械性或功能性胃排空延缓。

(二) 化学检查

1.胃酸分泌功能测定

(1) 胃液酸度滴定和酸量计算法。胃液中游离酸即盐酸，正常人空腹时为 0～30 mmol/L，平均 18 mmol/L。结合酸指与蛋白质疏松结合的盐酸。总酸为游离酸、结合酸和各种有机酸之总和，正常值 10～50 mmol/L，平均 30 mmol/L。用碱性溶液滴定胃液首先被中和的是游离酸，然后有机酸和结合酸相继离解，直至被完全中和。根据滴定所用碱性溶液的浓度和毫升数，计算出胃液的酸度。以往用两种不同阈值的 pH 指示剂，如 Topfer 试剂（0.5 g 二甲氨偶氮苯溶于 95% 酒精 100 mL 中）在 pH 3.5 时由红色转变为黄色，此时酸度代表游离酸；酚酞 pH 8～10 时变为微红且不褪色，可表示总酸。目前，应用酚红作 pH 指示剂，pH 7.0 变红色；用碱性溶液一次滴定至中性，测定总酸。常用碱性液为 100 mmol/L 或 50 mmol/L 浓度的氢氧化钠溶液。用于滴定的胃液取 10 mL 即可，需预先滤去食物残渣。滴定后按下列公式计算酸度。

酸度 (mmol/L) = NaOH 浓度 (mmol/L) × NaOH 消耗量 (mL) ÷ 被滴定胃液量 (mL)

胃酸分泌试验还常测定每小时酸量或连续 4 个 15 分钟酸量之和。每小时酸量的计算方法如下。

酸量 (mmol/h) = 酸度 (mmol/L) × 每小时胃液量 (L/h)

除上述滴定中和测定胃酸外，还可测定胃液中 Cl^- 浓度和 pH，然后查表求出酸分泌量。

(2) 基础酸量、最大酸量和高峰酸量测定。胃酸分泌功能测定结果一般用下列术语来表示：①基础酸量 (BAO) 为刺激因子刺激前 1 小时分泌的酸量；②最大酸量 (MAO) 为刺激后 1 小时分泌的酸量；③高峰酸量 (PAO) 刺激后 2 个连续分泌最高 15 分钟酸量之和乘以 2，在同一患者 PAO>MAO。刺激因子可选用磷酸组胺或五肽胃泌素。后者是生理性物质，所用剂量为 6 μg/kg 时不良反应较小，故为临床首选。

五肽胃泌素胃酸分泌试验方法如下：在插入胃管后抽尽空腹胃液。收集 1 小时基础胃液，测定 BAO。然后皮下或肌内注射五肽胃泌素，剂量按 6 μg/kg 计算。再收集刺激后 1 小时胃液，一般每 15 分钟装 1 瓶，连续收集 4 瓶。计算每瓶的胃液量和酸量，求出 MAO 和 PAO。

临床意义：BAO 常受神经内分泌等因素影响，变异范围较大。如估计其对个别被测者有诊断价值，则需连续 2～3 小时测定 BAO。壁细胞对胃泌素刺激的敏感性及种族、年龄、性别、体重等因素也可影响 MAO 和 PAO。国内外资料表明，正常人和消化性溃疡患者所测得的胃酸值常有重选,故该项检查已不作为常规应用。在下列情况下该指标有参考价值:①刺激后无酸,且胃液 pH>6,可诊断为真性胃酸缺乏,见于萎缩性胃炎、恶性贫血和胃癌患者。因此有助鉴别胃溃疡为良性抑或恶性。②排除或肯定胃泌素瘤,如果 BAO>15 mmol/L,MAO>60 mmol/L,BAO/MAO比值>60%,提示有胃泌素瘤可能,应进一步测定血清胃泌素。③对比胃手术前后测定结果,如术后 MAO 较术前下降 70%,<3 mmol/L,提示迷走神经切断完全;术后 MAO>19 mmol/L 则切除不完全;如术后 BAO、PAO 逐渐增高,可能发生了吻合口溃疡。④评定抗酸药物的疗效。

2.胰岛素试验

该试验用于迷走神经切断术后,估计迷走神经切断是否完全。其原理为注射胰岛素诱发低血糖,可刺激大脑的迷走神经中枢,引起迷走神经介导的胃酸和胃蛋白酶原分泌增加。据报道,该试验阳性者 2 年以后溃疡发生率可达 65%。

方法:本试验宜在手术 6 个月后进行。插胃管,收集 1 小时基础分泌胃液。然后静脉注射胰岛素 20 U 或 0.15 U/kg 体重。随后每 15 分钟收集一次胃液标本,连续收集 8 次;分别测定每个标本的量和酸量。另外在注射胰岛素前 45 分钟和注射后 90 分钟分别采血,测血糖,以证实注射后发生了低血糖。标准胰岛素试验可诱发严重低血糖,50%以上患者发生心律失常。因此原有心脏病、低血钾、年龄超过 50 岁的患者禁做此试验。试验过程中应密切注意患者出现的低血糖反应。

判断标准:出现下列情况为阳性结果。①注射胰岛素后任何一个标本的酸度较注射前最大酸度增加幅度超过 20 mmol/L;或基础标本胃酸缺乏,而用药后酸度≥10 mmol/L。②在上述标准基础上,用药后第 1 小时呈现早期阳性结果。③注射后任何 1 小时胃液量较基础值增加。④基础酸量>2 mmol/L。⑤注射后任何 1 小时酸量较注射前增加 2 mmol/L。

目前已很少开展迷走神经切断术,而且胰岛素试验危险性较大,故已很少应用之。

3.胃液内因子检测

测定胃液内因子有助诊断恶性贫血。对具有一个或多个维生素 B_{12} 吸收不良病因的患者及怀疑成年和青少年类型恶性贫血的患者,该试验是辅助诊断项目之一。

从刺激后抽出的胃液中取样:先将胃液滴定至 pH=10,使胃蛋白酶失活 20 分钟;在检测或储存前再将其 pH 恢复到 7。用放射免疫法或淀粉凝胶电泳法测其中内因子。正常人胃液中内因子大于 200 ng/h;恶性贫血患者一般低于此值,但有少数患者可在正常范围;而有些吸收维生素 B_{12} 正常的胃酸缺乏患者却不足 200 ng/h。

恶性贫血在我国罕见,该试验很少开展。

4.隐血试验

正常人胃液中不含血液,隐血试验阴性。当胃液呈咖啡残渣样,怀疑上消化道出血时,常需做隐血试验加以证实。隐血试验方法较敏感,即使口腔少量出血或插胃管时损伤了黏膜也可产生阳性结果,临床判断时应加以注意。

5.胃液多胺检测

多胺是一类分子量很小的羟基胺类有机碱,主要有腐胺、精胺和精脒。多胺与恶性肿瘤的发生、消长和复发有一定内在联系,可视为一种恶性肿瘤标志物。胃癌患者胃液中的多胺水平显著升高,检测之对诊断胃癌,估计其临床分期及预后有一定价值,还可作为胃癌术后或其他治疗后随访的指标。

6.胃液表皮生长因子检测

表皮生长因子(EGF)具有抑制胃酸分泌和保护胃肠黏膜的功能。可用放射免疫法测定胃液中 EGF。轻度浅表性胃炎患者基础胃液 EGF 浓度为 (0.65 ± 0.31) ng/mL,排出量为 (31.48 ± 7.12) ng/h;消化性溃疡患者基础胃液及五肽胃泌素刺激后胃液中 EGF 均明显降低。目前该检查尚在临床研究阶段,其意义有待进一步阐明。

7.胃液胆汁酸检测

胃液中混有胆汁酸是诊断胆汁反流性胃炎的依据之一。胆汁酸有去垢作用,可损害胃黏膜。采用高效液相色谱法、紫外分光光度法测定胃液中的二羟胆烷酸、三羟胆烷酸、总胆汁酸等。正常人胃液中胆汁酸的含量极微,胆汁反流、慢性浅表性胃炎、慢性萎缩性胃炎、十二指肠溃疡等患者胃液中胆汁酸明显升高。

8.胃液尿素氮检测

幽门螺杆菌含尿素酶,分解尿素。正常人胃液尿素氮以 1.785 mmol/L 为临界值,低于此值提示幽门螺杆菌感染;在治疗过程中随细菌被清除而逐步升高,故可作为观察疗效的指标之一。肾功能不全或其他原因引起血清尿素氮增高时可影响测定结果。

9.胃液 CEA 检测

检测胃液 CEA 可作为胃癌或癌前期疾病初筛或随访的指标。国内报告用胃液采集器取微量胃液,联合检测其中 CEA、幽门螺杆菌抗体、氨基己糖、总酸、游离酸、胃泌素、pH 和总蛋白等 8 项指标,结果用电子计算机程序进行分析判断,诊断胃癌的准确性达 96.42%。

(三)显微镜检查

由于胃液中胃蛋白酶和盐酸能破坏细胞、细菌,即使标本抽取后立即送验,阳性率仍不高,且意义也不大。脱落细胞检查对诊断胃癌有一定帮助。

(张丽梅)

第二节 粪便检验

一、粪便的理学检验

(一)量

正常成人大多每天排便一次,其量为 100～300 g,随食物种类、食量及消化器官的功能状态而异。摄取细粮及肉食为主者,粪便细腻而量少;进食粗粮特别是多量蔬菜后,因纤维素多致粪便量增加。当胃、肠、胰腺有炎症或功能紊乱时,因炎性渗出,肠蠕动亢进,消化吸收不良,可使粪便量增加。

(二)外观

粪便的外观包括颜色与性状。正常成人的粪便为黄褐色成形便,质软;婴儿粪便可呈黄色或金黄色糊状。久置后,粪便的胆色素被氧化可致颜色加深。病理情况下可见如下改变。

1.黏液便

正常粪便中的少量黏液,因与粪便均匀混合不易察觉,若有肉眼可见的黏液,说明其量增多。

小肠炎时增多的黏液均匀地混于粪便之中；如为大肠炎，由于粪便已逐渐成形，黏液不易与粪便混合；来自直肠的黏液则附着于粪便的表面。单纯黏液便黏液无透明、稍黏稠，脓性黏液则呈黄白色不透明，见于各类肠炎、细菌性痢疾、阿米巴痢疾、急性血吸虫病。

2.溏便

便呈粥状且内容粗糙，见于消化不良、慢性胃炎、胃窦潴留。

3.胨状便

肠易激综合征患者常于腹部绞痛后排出黏胨状、膜状或纽带状物，某些慢性菌痢疾病者也可排出类似的粪便。

4.脓性及脓血便

说明肠道下段有病变。常见于痢疾、溃疡性结肠炎、局限性肠炎、结肠或直肠癌。脓或血多少取决于炎症的类型及其程度，在阿米巴痢疾以血为主，血中带脓，呈暗红色稀果酱样，此时要注意与食入大量咖啡、巧克力后的酱色粪便相鉴别。细菌性痢疾则以黏液及脓为主，脓中带血。

5.鲜血便

直肠息肉、结肠癌、肛裂及痔疮等均都可见鲜红色血便。痔疮时常在排便之后有鲜血滴落，而其他疾病多见鲜血附着于粪便的表面。过多地食用西瓜、番茄、红辣椒等红色食品，粪便亦可呈鲜血色，但很易与以上鲜血便鉴别。

6.柏油样黑便

上消化道出血时，红细胞被胃肠液消化破坏，释放血红蛋白并进一步降解为血红素、卟啉和铁等产物，在肠道细菌的作用下铁与肠内产生的硫化物结合成硫化铁，并刺激小肠分泌过多的黏液。上消化道出血为50～75 mL时，可出现柏油样便，粪便呈褐色或黑色，质软，富有光泽，宛如柏油。如见柏油样便，且持续2～3天，说明出血量至少为500 mL。当上消化道持续大出血时，排便次数可增多，而且稀薄，因而血量多，血红素不能完全与硫化物结合，加之血液在肠腔内推进快，粪便可由柏油样转为暗红色。服用活性炭、铁剂等之后也可排黑色便。但无光泽且隐血试验阴性。

7.稀糊状或稀汁样便

稀糊状或稀汁样便常因肠蠕动亢进或分泌物增多所致，见于各种感染或非感染性腹泻，尤其是急性胃肠炎。小儿肠炎时肠蠕动加速，粪便很快通过肠道，以致胆绿素来不及转变为粪便胆素而呈绿色稀糊样便。遇大量黄绿色的稀汁样便并含有膜状物时应考虑到伪膜性肠炎；艾滋病伴发肠道隐孢子虫感染时也可排出大量稀汁样便。副溶血性弧菌食物中毒可排洗肉水样便，出血性小肠炎可见红豆汤样便。

8.米泔样便

米泔样便呈淘米水样，内含黏液片块，量大，见于重症霍乱、副霍乱患者。

9.白陶土样便

由于各种原因引起的胆管梗阻，进入肠内的胆汁减少或缺失，以致无粪便胆素产生，使粪便呈灰白色，主要见于梗阻性黄疸。钡餐造影术后可因排出钡剂使粪便呈黄白色。

10.干结便

常由于习惯性便秘，粪便在结肠内停留过久，水分过度吸收而排出羊粪便样的硬球或粪便球积成的硬条状粪便。于老年排便无力时多见。

11. 细条状便

排便形状改变,排出细条或扁片状粪便,说明直肠狭窄,常提示有直肠肿物存在。

12. 乳凝块

婴儿粪便中见有黄白色乳凝块,亦可能见蛋花样便,提示脂肪或酪蛋白消化不完全,常见于消化不良、婴儿腹泻。

(三) 气味

正常粪便有臭味,主要因细菌作用的产物如吲哚、粪臭素、硫醇、硫化氢等引起的。

肉食者臭味重,素食者臭味轻,粪便恶臭且呈碱性反应时,乃因未消化的蛋白质发生腐败所致;患者患慢性肠炎、胰腺疾病、消化道大出血、结肠或直肠癌溃烂时,粪便亦有腐败恶臭味。阿米巴性肠炎粪便呈鱼腥臭味,如脂肪及糖类消化或吸收不良时,由于脂肪酸分解及糖的发酵而使粪便呈酸臭味。

(四) 酸碱反应

正常人的粪便为中性、弱酸性或弱碱性。食肉多者呈碱性,高度腐败时为强碱性,食糖类及脂肪多时呈酸性,异常发酵时为强酸性。细菌性痢疾、血吸虫病粪便常呈碱性;阿米巴痢疾粪便常呈酸性。

(五) 病毒

目前研究最多的是轮状病毒和甲型肝炎病毒的检验。有研究报告指出轮状病毒是我国婴幼儿秋冬季节流行性腹泻的主要致病病原,由于这种腹泻没有特征性的病变指标,从大便中检出轮状病毒就是重要的诊断依据。而粪便中甲肝病毒的检出则是该患者具有传染性的可靠依据。由于病毒体积微小、生命形式不完善,这使得普通显微镜和无生命培养基在病毒检验中无用武之地。可用的检验方法有血清学方法、电镜观察与分离培养(用动物接种、组织培养、细胞培养等)等。临床上往往采用免疫学方法进行快速诊断,且准确性和灵敏度都较高。电子显微镜或分离培养的方法比较费时、费事,往往在研究中采用。

(六) 寄生虫

在目视检查和显微镜检查中,已经有大部分寄生虫感染能被检出。蛔虫、蛲虫、带绦虫等较大虫体或其片段肉眼即可分辨,钩虫虫体须将粪便冲洗过方可看到。但是,由于虫卵和虫体在粪便中的分布高度不均一,使得目视检查和普通的涂片镜检结果重复性很差。在高度怀疑寄生虫感染的病例,应采用集卵法以及虫卵孵化实验等以提高检出率和重复性。服驱虫剂后应查找有无虫体,驱绦虫后应仔细寻找其头节。

(七) 结石

粪便中可见到胆石、胰石、粪石等,最重要且最多见的是胆石。常见于应用排石药物或碎石术之后,较大者肉眼可见到,较小者需用铜筛淘洗粪便后仔细查找才能见到。

二、粪便的化学检验

(一) 隐血试验

隐血是指消化道出血量很少,肉眼不见血色,而且少量红细胞又被消化分解致显微镜下也无从发现的出血状况而言。隐血试验对胃癌和大肠癌等消化道肿瘤持续的消化道出血可能是其早期出现的唯一特征,且大便隐血检查属无创检查,试验方便、费用低廉,适合进行长期观察,因而大便隐血试验目前仍旧是能使消化道疾病被早期发现的试验。

1.方法学评价

隐血试验(occult blood test,OBT)目前主要采用化学法。如邻联甲苯胺法、还原酚酞法、联苯胺法、氨基比林法、无色孔雀绿法、愈创木酯法等。其实验设计原理基于血红蛋白中的含铁血红素部分有催化过氧化物分解的作用,能催化试剂中的过氧化氢,分解释放新生态氧,氧化上述色原物质而呈色。呈色的深浅反映了血红蛋白多少,亦即出血量的大小。经上试验方法虽然原理相同,但在实际应用中却由于粪便的成分差别很大,各实验室具体操作细节如粪便取材多少、试剂配方、观察时间等不同,而使结果存在较大差异。多数文献应用稀释度的血红蛋白液对这些方法灵敏度的研究表明,邻联甲苯胺法、还原酚酞法最灵敏,可检测 0.2~1.0 mg/L 的血红蛋白,只要消化道有 1~5 mL 的出血就可检出。还原酚酞法由于试剂极不稳定,放置可自发氧化变红而被摒弃。高度灵敏的邻联甲苯胺法常容易出现假阳性结果,中度灵敏的试验包括联苯胺法、无色孔雀绿法,可检出 1~5 mg/L 的血红蛋白,消化道有 5~10 mL 出血即为阳性。联苯胺法由于有致癌作用而无色孔雀绿法在未加入异喹啉时灵敏度差,需 20 mg/L 血红蛋白,试剂配制和来源均不如拉米洞方法方便。愈创木酯法灵敏度差,需 6~10 mL/L 血红蛋白才能检出,此时消化道出血可达 20 mL 但假阳性很少,如此法为阳性,基本可确诊消化道出血。目前国内外生产应用四甲基联苯胺和愈创木酯为显色基质的隐血试带,使隐血试验更为方便。

以上各种隐血试验化学法虽简单易行,但均基于血红蛋白中的血红素可促使双氧水分解释放新生态氧,使色原物质氧化这一原理,方法上缺乏特异准确性。此外,化学试剂不稳定,久置后可使反应减弱。外源性动物仪器如含有血红蛋白、肌红蛋白,其血红素的作用均可使试验呈阳性,大量生食蔬菜中含有活性的植物过氧化物酶也可催化双氧水分解,出现假阳性反应,所以除愈创木酯法外均要求素食 3 天,为此有人提出将粪便用水做 1∶3 稀释加热煮沸再加冰乙酸和乙醚提取血红蛋白测定可排除干扰。此法虽然可靠,但不适用于常规工作。另外,血液如在肠道停留日久,血红蛋白被细菌降解,血红素不复存在,则会出现与病情不符的阴性结果,患者服用大量维生素 C 或其他具有还原作用的药物,在实验中可使过氧化物还原,不能再氧化色原物质,亦可使隐血试验呈假阴性。除上述干扰隐血试验外亦可由于检验人员取材部位不同,标本反应时间不同,检验员对显色判断不同,故在不同方法的试验中,还可产生误差等,致使目前国内外尚无统一公认的推荐的方法,更谈不到实验的标准化。

为解决传统隐血试验的特异性问题及鉴别消化道出血部位,人们探索了一些新的隐血试验方法,如同位素铬(^{51}Cr)法等同位素法和各种免疫学方法。

(1)同位素方法。

铬(^{51}Cr)法测定大便隐血量。①原理:^{51}Cr-红细胞经静脉注射后,正常不进入消化道,消化道出血时则进入并不被吸收,随大便排出;将大便中的放射性与每毫升血液中放射性比较计算可求出胃肠道出血量。②方法:静脉注射 ^{51}Cr-RBC 7.4 MBq 后,收集 72 小时大便,称重测放射性,并在开始时和收集大便结束时抽静脉血测每毫升放射性计数。按公式计算结果:72 小时出血量(mL)=大便总放射性/每毫升血放射性。

锝标记红细胞法定位诊断胃肠道出血。①原理:当胃肠道出血时,锝标记红细胞或胶体随血液进入胃肠道;②方法:静脉注射显像剂后以 2~5 分钟一帧的速度连续显像 0.5~1.0 小时,必要时延迟显像;③临床应用:适应于活动性胃肠道出血的诊断和大致定位。急性活动出血用锝标胶体显像,间歇出血者用锝标 RBC 显像。诊断准确率在 80% 左右,能够探测出血率高于每分钟 0.1 mL 的消化道出血。

尽管同位素方法的灵敏度和特异性无可非议,甚至还可以对出血点进行准确定位,但临床很难接受将一种应用放射性同位素的、操作复杂的、需要特殊仪器的方法普遍用来进行一个没有特异性的指标的检验。

(2)免疫学方法。

免疫学方法以其特异性和灵敏度而广受临床检验的欢迎,如免疫单扩法、免疫电泳、酶联免疫吸附试验、免疫斑点法、胶乳免疫化学凝聚法、放射免疫扩散法、反向间接血凝法、胶体金标记夹心免疫检验法等。此类试验所用抗体分为两大类,一种为抗人血红蛋白抗体,另一种为抗人红细胞基质抗体。免疫学方法具有很好的灵敏度,一般血红蛋白为 0.2 mg/L、0.03 mg/g 粪便就可得到阳性结果,且有很高的特异性,各种动物血血红蛋白在 500 mg/L 辣根过氧化物酶在 2 000 mg/L 时不会出现干扰,因而不需控制饮食。据赫索格和卡梅隆等研究,正常人 24 小时胃肠道生理性失血量为 0.6 mL,若每天多于 2 mL,则属于病理性出血。由于免疫学方法的高度敏感性,又由于有正常的生理性失血,如此高的灵敏度,要在某些正常人特别是服用刺激肠道药物后可造成假阳性。但免疫学法隐血试验主要检测下消化道的优点,目前被认为是对大肠癌普查最适用的试验。免疫学法隐血试验主要检测下消化道出血,有 40%～50% 的上消化道出血不能检出。原因:①血红蛋白或红细胞经过消化酶降解或消化殆尽已不具有原来免疫原性;②过量大出血而致反应体系中抗原过剩出现前带现象;③患者血红蛋白的抗原与单克隆抗体不配。因此,有时外观为柏油样便而免疫法检查却呈阴性或弱阳性,此需将原已稀释的粪便再稀释 50～100 倍重做或用化学法复检。近年来某些实验室还采用卟啉荧光法血红蛋白定量试验,用紫草酸试剂使血红素变为卟啉进行荧光检测,这样除可测粪便未降解的血红蛋白外,还可测血红素衍化物卟啉,从而克服了化学法和免疫法受血红蛋白降解影响缺点,可对上、下消化道出血同样敏感,但外源性血红素、卟啉类物质具有干扰性,且方法较复杂,故不易推广使用。此外,免疫学的方法也从检测血红蛋白与人红细胞基质扩展到测定粪便中其他随出血而出现的带有良好的抗原性而又不易迅速降解的蛋白质,如清蛋白、转铁蛋白等,灵敏度达 2 mg/L。

为了使免疫学方法在检测粪便潜血时尽可能简便,以适应大规模大肠癌普查的需要和临床快速报告的要求,有的公司已经推出单克隆抗体一步法试验,如美国万华普曼生物工程有限公司。他们所采用的粪便潜血免疫一步法是一种快速简便、无嗅无味的三明治夹心免疫检验法。具有特异性强、高灵敏度(0.03 mgHb/g 粪)、检验快速(1～5 分钟)、操作简单(一步检验)、试剂易保存(室温)和结果简单易读的优点,在诊断和治疗引起肠胃道出血的疾病有重要意义。特别是消化道癌肿患者 87% 大便隐血为阳性。

(3)其他方法。

近年来某些实验室还采用卟啉荧光法血红蛋白定量试验,用紫草酸试剂使血红素变为卟啉进行荧光检测,这样除可测粪便未降解的血红蛋白外,可对上、下消化道出血同样敏感,但外源性血红素、卟啉类物质具有干扰性,且方法较复杂,故不易推广使用。

2.临床意义

粪便隐血检查对消化道出血的诊断有重要价值。消化性溃疡、药物致胃黏膜损伤(如服用吲哚美辛、糖皮质激素等)、肠结核、克罗恩病、溃疡性结肠炎、结肠息肉、钩虫病及胃癌、结肠癌等消化肿瘤时,粪便隐血试验均常为阳性,故须结合临床其他资料进行鉴别诊断。在消化性溃疡时,阳性率为 40%～70%,呈间断性阳性。消化性溃疡治疗后当粪便外观正常时,隐血试验阳性仍可持续 5～7 天,此后如出血完全停止,隐血试验即可转阴。消化道癌症时,阳性率可达 95%,呈持续性阳性,故粪便隐血试验常作为消化道恶性肿瘤诊断的一个筛选指标。尤其对中老年人早期发现消化道恶性肿瘤有重要价值。此外,在流行性出血热患者的粪便中隐血试验也有84%的阳性率,可作为该病的重要佐证。

(二)粪胆色素检查

正常粪便中无胆红素而有粪胆原及粪胆素。粪胆色素检查包括胆红素、粪胆原、粪胆素检查。

1.粪胆红素检查

婴儿因正常肠道菌群尚未建立或成人因腹泻致肠蠕动加速,使胆红素来不及被肠道菌还原时,粪便可呈金黄色或深黄色,胆红素定性试验为阳性,如部分被氧化成胆绿素。为快速检测粪便中的胆红素可用 Harrison 法,如呈绿蓝色为阳性。

2.粪胆原定性或定量

粪便中的粪胆原在溶血性黄疸时,由于大量胆红素排入肠道被细菌还原而明显增加;梗阻性黄疸时由于排向肠道的胆汁少而粪便胆原明显减少;肝细胞性黄疸时粪胆原则可增加也可减少,视肝内梗阻情况而定。粪便胆原定性或定量对于黄疸类型的鉴别具有一定价值。无论定性或定量均采用 Ehrlich 方法,生成红色化合物,正常人每 100 g 粪便中胆原量为 75~350 mg。低于或高于参考值可助诊为梗阻性或溶血性黄疸。

3.粪胆素检查

粪便胆素是由粪便胆原在肠道中停留被进一步氧化而成,粪便由于粪胆素的存在而呈棕黄色,当胆管结石、肿瘤而致完全阻塞时,粪便中因无胆色素而呈白陶土色。可用氯化汞试剂联合检测胆红素及粪便胆素,如粪便悬液呈砖红色表示粪胆素阳性,如显绿色则表示有胆红素被氧化为胆绿素,如不变色,表示无胆汁入肠道。

(三)消化吸收功能试验

消化吸收功能试验是一组用以检查消化道功能状态的试验。近年来由于采用了各种放射性核素技术而取得了很大进展,这组试验包括脂肪消化吸收试验,蛋白质消化吸收试验和糖类消化吸收试验等,但操作技术复杂,不便常规使用。因此更要强调在粪便一般镜检中观察脂肪小滴,以此作为胰腺功能不全的一种筛选指标。

此外,还可做脂肪定量测定,即在普通膳食情况下,每人每 24 小时粪便中的总脂肪为 2~5 g(以测定的总脂肪酸计量)或为干粪便的 7.3%~27.6%。粪便脂质主要来源是食物,小部分系来源于胃肠道分泌、细胞脱落和细菌的代谢的产物。在疾病情况下,由于脂肪的消化或吸收能力减退,粪便中的总脂量可以大为增加,若 24 小时粪便中总脂量超过 6 g 时,称为脂肪泻。慢性胰腺炎、胰腺癌、胰腺纤维囊性变等胰腺疾病,梗阻性黄疸,胆汁分泌不足的肝胆疾病,小肠病变如肠性脂质营养不良病,蛋白丧失性肠病时均可引起脂肪泻。

脂肪定量可协助诊断以上疾病。常用的方法有称量法和滴定法。称量法是将粪便标本经盐酸处理后,使结合脂肪酸变为游离的脂肪酸,再用乙醚萃取中性脂肪及游离脂肪酸,经蒸发除去乙醚后在分析天平上精确称其重量。滴定法原理是将粪便中脂肪与氢氧化钾溶液一起煮沸皂化,冷却后加入过量的盐酸使脂皂变为脂酸,再以石英钟油醚提取脂酸,取一份提取液蒸干,其残渣以中性乙醇溶解,以氢氧化钠滴定,计算总脂肪酸含量。

利用脂肪定量也可计算脂肪吸收率,以估计消化吸收功能。具体做法是在测定前 2~3 天给予脂肪含量为 100 g 的标准膳食,自测定日起,仍继续给予标准膳食连续 3 天,每天收集 24 小时晨粪便做总脂测定。

脂肪吸收率(%)=(膳食总脂量－粪便总脂量)/膳食总脂量×100%。

正常人每天摄入脂肪100 g,其吸收率在95%以上,脂肪泻量明显减低。

目前检测有无胰蛋白缺乏的试验有X线胶消化法。由于该法准确度和精密性都很差,而很少应用。

三、粪便的显微镜检验

粪便直接涂片显微镜检查是临床常规检验项目。可以从中发现病理成分,如各种细胞、寄生虫卵、真菌、细菌、原虫等,并可通过观察各种食物残渣以了解消化吸收功能。为此,必须熟悉这些成分的形态。

一般采用生理盐水涂片法,以竹签取含黏液脓血的部分,若为成形便则取自粪便表面,混悬于载有一滴生理盐水的载玻片上,涂成薄片,厚度以能透视纸上字迹为度,加盖玻片,先用低倍镜观察全片有无虫卵、原虫胞囊、寄生虫幼虫及血细胞等,再用高倍镜详细检查病理成分的形态及结构。

(一)细胞

1.白细胞

正常粪便中不见或偶见,多在带黏液的标本中见到,主要是中性分叶核粒细胞。肠炎一般少于15/HP,分散存在。具体数量多少与炎症轻重及部位有关。小肠炎症时白细胞数量不多,均匀混于粪便内,且因细胞部分被消化而不易辨认。结肠炎症如细菌性痢疾时,可见大量白细胞或成堆出现的脓细胞,亦可见到吞有异物的吞噬细胞。在肠易激综合征、肠道寄生虫病(尤其是钩虫病及阿米巴痢疾)时,粪便涂片还可见较多的嗜酸性粒细胞,可伴有夏科-莱登结晶。

2.红细胞

正常粪便中无红细胞。肠道下段炎症或出血量可出现,如果痢疾、溃疡性结肠炎、结肠癌、直肠息肉、急性吸虫病等。粪便中新鲜红细胞为草黄色、稍有折光性的圆盘状。细菌性痢疾红细胞少于白细胞,多分散存在且形态正常;阿米巴痢疾者红细胞多于白细胞,多成堆存在并有残碎现象。

3.巨噬细胞(大吞噬细胞)

巨噬细胞为一种吞噬较大异物的单核细胞,在细菌性痢疾和直肠炎症时均可见到。其胞体较中性粒细胞为大,或为其3倍或更大,呈圆形、卵圆形或不规则形,胞核为1~2个,大小不等,常偏于一侧。无伪足伸出者,内外质界限不清。常含有吞噬的颗粒及细胞碎屑,有时可见含有红细胞、白细胞、细菌等,此类细胞多有不同程度的退化变性现象。若其胞质有缓慢伸缩时,应特别注意与溶组织内阿米巴滋养体区别。

4.肠黏膜上皮细胞

整个小肠、大肠黏膜的上皮细胞均为柱状上皮,只有直肠齿状线处由复层立方上皮未角化的复层鳞状上皮所被覆。生理情况下,少量脱落的柱状上皮多已被破坏,故正常粪便中见不到。结肠炎症时上皮细胞增多,呈卵圆形或短柱形状,两端钝圆,细胞较厚,结构模糊,夹杂于白细胞之间,伪膜性肠炎的肠黏膜小块中可见到成片存在的上皮细胞,其黏液脓状分泌物中亦可大量存在。

5.肿瘤细胞

取乙状结肠癌、直肠癌患者的血性粪便及时涂片染色,可能见到成堆的具异形性的癌细胞。

在进行细胞镜检时,至少要观察10个高倍镜视野,然后就所见对各类细胞的多少给予描述,报告方式见表2-1。

表2-1 粪便涂片镜检时细胞成分的报告方式

10个高倍视野(HP)中某种细胞所见情况	报告方式(某种细胞数/HP)
10个高倍视野中只看到1个	偶见
10个高倍视野中有时不见,最多在一个视野见到2~3个	0~3
10个高倍视野中每视野最少见5个,多则10个	5~10
10个高倍视野中每视野都在10个以上	多数
10个高倍视野中细胞均匀分布满视野,难以计数	满视野

(二)食物残渣

正常粪便中的食物残渣均系已充分消化后的无定形细小颗粒,可偶见淀粉颗粒和脂肪小滴等未经充分消化的食物残渣,常见有以下几种。

1.淀粉颗粒

一般为具有同心性纹或不规则放射线纹的大小不等的圆形、椭圆形或棱角状颗粒,无色,具有一定折光性。滴加碘液后呈黑蓝色,若部分水解为糊精者则呈棕红色,腹泻者的粪便中常易见到,在慢性胰腺炎、胰腺功能不全、碳水化合物消化不良时可在粪便中大量出现,并常伴有较多的脂肪小滴和肌肉纤维。

2.脂肪

粪便中的脂肪有中性脂肪、游离脂肪酸和结合脂肪酸三种形式,中性脂肪亦即脂肪小滴,呈大小不一、圆形折光强的小球状。用苏丹Ⅲ染色后呈朱红色或橘色。大量存在时,提示胰腺功能不全,因缺乏脂肪酶而使脂肪水解不全所致见于急、慢性胰腺炎,胰头癌,吸收不良综合征,小儿腹泻等。游离脂肪酸为片状、针束状结晶,加热溶化,片状者苏丹Ⅲ染为橘黄色,而针状者染色,其增多表示脂肪吸收障碍,可见于阻塞性黄疸,肠道中缺乏胆汁时,结合脂肪酸是脂肪酸与钙、镁等结合形成不溶性物质,呈黄色不规则块状或片状,加热不溶解,不被苏丹Ⅲ染色。

正常人食物中的脂肪经胰脂肪酶消化分解后大多被吸收,粪便中很少见到。如镜检脂肪小滴>6个/高倍视野,视为脂肪排泄增多,如大量出现称为脂肪泻,常见于腹泻患者。此外,食物中脂肪过多,胆汁分泌失调,胰腺功能障碍也可见到,尤其在慢性胰腺炎患者排出有特征性的粪便:量多,呈泡沫状,灰白色有恶臭,镜检有较多的脂肪小滴。

3.肌纤维

日常食用的肉类主要是动物的横纹肌,经蛋白酶消化分解后多消失。大量肉食后可见到少量肌纤维,但在一张盖片范围内(18 mm×18 mm)不应超过10个,为淡黄色条状、片状、带纤维的横纹,如加入伊红可染红色。在肠蠕动亢进、腹泻或蛋白质消化不良时可增多,当胰腺外分泌功能减退时,不但肌肉纤维增多,且其纵横纹均易见,甚至可见到细胞核,这是胰腺功能严重不全的佐证。

4.胶原纤维和弹性纤维

胶原纤维和弹性纤维为无色或微黄色束状边缘不清晰的线条状物,正常粪便中很少见到。

有胃部疾病而缺乏胃蛋白酶时可较多出现。加入30%醋酸后,胶原纤维膨胀呈胶状而弹性纤维的丝状形态更为清晰。

5.植物细胞及植物纤维

正常粪便中仅可见少量的形态多样化。植物细胞可呈圆形、长圆形、多角形、花边形等,无色或淡黄色、双层细胞壁,细胞内有多数叶绿体,须注意与虫卵鉴别。植物纤维为螺旋形或网格状结构。植物毛为细长、有强折光、一端呈尖形的管状物,中心有贯通两端的管腔。肠蠕动亢进、腹泻时此类成分增多,严重者肉眼即可观察到粪便中的若干植物纤维成分。

(三)结晶

在正常粪便中,可见到少量磷酸盐、牙齿酸钙、碳酸钙结晶,均无病理意义。夏科-莱登结晶为无色透明的菱形结晶。两端尖长,大小不等,折光性强,常在阿米巴痢疾、钩虫病及过敏性肠炎粪便中出现,同时可见到嗜酸性粒细胞。血晶为棕黄色斜方形结晶,见于胃肠道出血后的粪便内。不溶于氢氧化钾溶液,遇硝酸呈蓝色。

(四)细菌

1.正常菌群与菌群失调

正常菌群与菌群失调粪便中细菌极多,占干重1/3,多属正常菌群。在健康婴儿粪便中主要有双歧杆菌、拟杆菌、肠杆菌、肠球菌、少量芽孢菌(如梭状菌属)、葡萄球菌等。成人粪便中以大肠埃希菌、厌氧菌和肠球菌为主要菌群,约占80%;产气杆菌、变形杆菌、铜绿假单胞菌等多为过路菌,不超过10%。此外,尚可有少量芽孢菌和酵母菌。正常人粪便中菌量和菌谱处于相对稳定状态,保持着细菌与宿主间的生态平衡。若正常菌群突然消化或比例失调,临床上称为肠道菌群失调症。其确证方法需通过培养及有关细菌学鉴定。但亦可作粪便涂片,行革兰染色后油浸镜观察以初步判断。正常粪便中球菌和杆菌的比例大致为1:10。长期使用广谱抗生素、免疫抑制剂及慢性消耗性疾病患者,粪便中球/杆菌比值变大,若比值显著增大,革兰阴性杆菌严重减少,甚至消失,而葡萄球菌或真菌等明显增多,常提示有肠道菌群紊乱或发生二重感染,此种类型菌群失调症称伪膜性肠炎,此时粪便多呈稀汁样,量很大,涂片革兰染色常见培养证明为金黄色溶血性葡萄球菌,其次为假丝酵母菌。由厌氧性难辨梭状芽孢杆菌引起的伪膜性肠炎近年来日渐增多,应予以重视。

2.霍乱弧菌初筛

霍乱在我国《急性传染病管理条例》中列为甲类,其发病急、病程进展快,因此要求快速、准确报告。霍乱弧菌肠毒素具有极强的致病力,作用于小肠黏膜引起的肠液大量分泌,导致严重水、电解质平衡紊乱而死亡。用粪便悬滴检查和涂片染色有助于初筛此菌。取米泔样粪便生理盐水悬滴检查可见呈鱼群穿梭样运动活泼的弧菌,改用霍乱弧菌抗血清悬滴检查,即做制动试验时呈阳性反应弧菌不再运动。粪便黏液部分涂片革兰染色及稀释苯酚品红染色后,油浸镜观察若见到革兰阴性红色鱼群样排列,呈现逗点状或香蕉样形态的弧菌,则需及时报告和进行培养与鉴定。

3.其他致病菌分离培养

目前已认识到的能从粪便中发现的病原微生物达数十种之多,如沙门氏菌属、志贺氏菌属、酵母菌以及致病性大肠埃希菌和绿脓杆菌等。要从大便标本的大量菌群中分离这几十种致病菌,检验科一般采用选择性培养基如SS琼脂、GN增菌液、麦康凯琼脂等。但是目前没有一种能用于所有致病菌的选择培养基(事实上很难或不可能做到),因此临床上往往采用多种选择性培养基联用以提高检出率。

(五)肠道真菌

1.普通酵母菌

普通酵母菌是一种环境中常见的真菌,可随环境污染而进入肠道,也可见于服用酵母片后。胞体小,常呈椭圆形,两端略尖,微有折光性,不见其核,如繁殖可见侧芽,常见于夏季已发酵的粪便中。其形态有时与微小阿米巴包囊或红细胞相混合但加入稀醋酸后不消失,而红细胞则被溶解。在菌群失调症患者,尚需与白色假丝酵母菌相区别,后者须见到假菌丝与厚膜孢子方可诊断,否则只能报告酵母菌。

2.人体酵母菌

人体酵母菌为一种寄生于人体中的真菌,亦称人体酵母菌。呈圆形或卵圆形,直径 5～15 μm,大小不一。内含一个大而透明的圆形体,称为液泡。此菌幼稚期液泡很小,分散于胞质之中,成熟时液泡聚合成一个大球体,占细胞的大部分。在液泡周围的狭小的胞质带,内有数颗反光性强的小点。此菌有时易与原虫包囊,特别有人芽囊原虫和白细胞相混淆,可用蒸馏水代替生理盐水进行涂片,此时人体酵母菌迅速破坏消失而原虫包囊及白细胞则不被破坏。水代替生理盐水进行涂片,此时人体酵母菌迅速破坏消失而原虫包囊及白细胞则不被破坏。亦可用碘染色,液泡部分不着色,胞质内可见 1～2 核,此菌一般无临床意义。大量出现时可致轻微腹泻。

3.假丝酵母菌

正常粪便中极少见,如见到首先应排除由容器污染或粪便在室温放置过久引起的污染,病理粪便中出现的假丝酵母菌以白色假丝酵母菌最为多见,常见于长期使用广谱抗生素、激素、免疫抑制剂和放、化学治疗(简称化疗)之后。粪便中可见卵圆形、薄壁、折光性强、可生芽的酵母样菌,革兰染色阳性,可见分支状假菌丝和厚壁孢子。

(六)寄生虫卵

从粪便中检查寄生虫卵,是诊断肠道寄生虫感染的最常用的化验指标。粪便中常见的寄生虫的卵有蛔虫卵、钩虫卵、鞭虫卵、蛲虫卵、华支睾吸虫卵、血吸虫卵、姜片虫卵、带绦虫卵等。寄生虫卵的检验一般用生理盐水涂片法,除华支睾吸虫需用高倍镜辨认外,其他均可经低倍镜检出。在识别寄生虫卵时应注意虫卵大小、色泽、形态,卵壳的厚薄、内部结构特点,认真观察予以鉴别,观察 10 个低倍视野,以低倍镜所见虫卵的最低数和最高数报告。为了提高寄生虫卵的检出阳性率,还可采用离心沉淀法,静置沉淀集卵法,通过去除粪渣,洗涤沉淀后涂片镜检,此种集卵法适用于检出各种虫卵,也可采用饱和盐水浮聚法,此法适用于检查钩虫卵、蛔虫卵及鞭虫卵。

(七)肠寄生原虫

肠寄生原虫肠寄生原虫包括阿米巴原虫、隐孢子虫、鞭毛虫、纤毛虫和人芽囊原虫。

1.肠道阿米巴

肠道阿米巴包括溶组织内阿米巴、脆弱双核阿米巴和结肠内阿米巴等。检查阿米巴时可直接用生理盐水涂片查滋养体,用碘染色法查包囊。溶组织内阿性痢疾病者粪便中可见大滋养体;带虫者和慢性间歇型阿米巴痢疾粪便中常见小滋养体、包囊前期及包囊,应注意与结肠内阿米巴鉴别。脆弱双核阿米巴通常寄生在人体结肠黏膜腺窝里,只有滋养体,尚未发现包囊,具有一定的致病力,可引起腹泻,易与白细胞混淆,应注意鉴别。结肠内阿米巴寄生在大肠腔,为无致病性共生阿米巴,对人感染较溶组织阿米巴普遍,无论滋养或包囊均需与后者区分。

2. 隐孢子虫

属肠道完全寄生性原虫。主要寄生于小肠上皮细胞的微绒毛中。目前至少存在着大型种和小型种两种不同形态的种别，在人体和多种动物体内寄生的均属小型种，即微小隐孢子虫。自1982年为获得性免疫缺陷综合征的重要病原。已列为艾滋病重要检测项目之一。人体感染隐孢子虫其临床表现因机体免疫状况而异，在免疫功能健全的人主要为胃肠炎症状，呕吐、腹痛、腹泻，病程1~2周可自愈；在免疫功能缺陷或AIDS患者则有发热、嗳气、呕吐，持续性腹泻，排稀汁样大便，每天多达70多次，排水量每天达12~17 L，导致严重脱水、电解质紊乱和营养不良而死亡。隐孢子虫病的诊断主要靠从粪便中查该虫卵囊。由于卵囊直径仅为4.5~5.5 μm，且透明反光，不易识别，需用比重1.20蔗糖水浓集法于600倍放大条件下始可看到，换用1 000~1 500倍放大，易于看到内部结构（有4个弯曲密迭的子孢子及一个圆形的球状残体）。吉姆萨染色卵囊呈淡蓝色，伴有红色颗粒状内含物。用相差显微镜观察时效果更佳。

3. 鞭毛虫和纤毛虫

人体常见的鞭毛虫及纤毛虫有蓝氏贾第鞭毛虫、迈氏唇鞭毛虫、人肠毛滴虫、肠内滴虫、中华内滴虫和结肠小袋纤毛虫等。蓝氏贾第鞭毛虫寄生在小肠内（主要在十二指肠），可引起慢性腹泻；如寄生在胆囊，可致胆囊炎。结肠小袋纤毛虫寄生在结肠内，多呈无症状带虫状态。当滋养体浸入肠壁可引起阿米巴样痢疾。人肠毛滴虫一般认为列致病性，迈氏唇鞭毛虫及中华肠内滴虫较少见，一般不致病，除人肠毛滴虫仅见到滋养体外，其他鞭毛虫、纤毛虫都可见到滋养体与包囊。在粪便直接涂片观察时要注意它们的活动情况，并以鞭毛、波动膜、口隙、细胞核等作为鉴别的依据，必要时可在涂片尚未完全干燥时用瑞特染色或碘液、铁苏木精染色进行形态学鉴别。

4. 人芽囊帮原虫

人芽囊帮原虫于1912年由Brumpt首先命名，其后分类位置一直很乱。1967年以前曾被误认为酵母菌、鞭毛虫的包囊等。目前认为人芽囊原虫是寄生在高等灵长类动物和人体消化道内的原虫。可引起腹泻。其形态多样，有空泡型、颗粒型、阿米巴型和复分裂型虫体，只有阿米巴型为致病性虫体。

四、粪便的基因检验

(一) 粪便基因筛检的分子生物学基础

分子生物学研究表明，肿瘤的产生是多能干细胞向正常细胞增殖、分化的过程中，受环境因素和遗传因素的影响，相关基因发生改变的结果。肿瘤细胞的基因与基因表达与正常细胞有显著区别，因此如能检出这种基因改变就能为肿瘤的诊断和预防提供条件。肿瘤不是单基因疾病，肿瘤的发生发展是肿瘤相关基因的多阶段积累的改变过程，涉及多种癌基因激活和多种抑癌基因失活。如能在早期检出基因突变信息，就可以获得细胞癌变的信号，从而对肿瘤的早期诊断和预防带来积极意义。

目前认为一种肿瘤的产生需要4~5个相关癌基因的改变；与大肠癌相关的癌基因主要有 *ras*、*c-myc*、*c-erb2* 等，与大肠癌相关的抑癌基因主要有 *APC/MCC*、*DCC*、*p53* 及 *RB* 等。在大肠癌形成过程中，*ras*、*c-myc* 癌基因和 *APC*、*MCC* 抑癌基因的改变是早期事件。*ras* 基因改变主要发生在12、13或16密码子，大约50%的大肠癌和50%的大肠腺癌（直径>1 cm）发现有 *ras* 基因突变。等位基因的丢失最常见于17p染色体等位基因的缺失。虽然这种缺失在大肠腺瘤的各个时期都很少见到，但有人发现17p等位基因丢失与腺瘤向癌转变有关。17p染色体等位基因丢失的常见部位为 $p53$ 基因，$K\text{-}ras$、$p53$ 基因是人类癌症最常见的突变基因，两者的检出对大肠癌的诊断很有帮助。包含 APC 基因和 MCC 基因的 5q 等位基因的缺失占散发性大肠癌的 35%。这些基因的特异性改变可成为诊断肿瘤的标记。

人们很早就发现，结肠黏膜上皮不断脱落入肠腔随粪便排出，其更新周期约为每小时 1%，整个大肠黏膜 3~4 天即可重新更换一次，而生长旺盛的肿瘤组织更新更快。虽然这些黏膜细胞脱落后很快从粪便中排出，但由于粪便物质的存在，用脱落细胞学手段难以发现异常细胞。要进行细胞学分析，只有从直肠、结肠的灌洗液中才能得到比较干净的细胞，这无疑又增加了方法的难度和患者的痛苦。然而，应用分子生物学技术检测粪便中的相关基因突变，则不受粪便其他物质的影响，且可以批量筛查，可望成为大肠癌的筛选和早期诊断的一种敏感而有效的方法。

（二）粪便基因突变检测方法

有学者于 1992 年首次阐述可以从大肠癌粪便脱落细胞检出 $K\text{-}ras$ 基因突变，但他所采用的方法比较复杂，因而不能用于常规例行诊断。目前检测粪便基因突变的方法主要有免疫组织化学检测（IHC）、印迹杂交、DNA 直接测序、PCR 产物单链 DNA 泳动变位技术和错配 PCR 技术。传统的印迹杂交和 DNA 直接测序，虽然可准确地确定突变的类型及部位，但操作复杂、技术要求高、时间长、费用较高，不适用于临床筛检基因突变。目前多采用的是免疫组织化学法检测癌相关基因产物，如检测 p53 蛋白、ras 基因的 p21 蛋白及 $c\text{-}myc$ 的 p62 蛋白。虽然该技术简单，但有相当一部分基因改变检测不到，且运用不同的抗体需要不同的解释标准，临床意义也不同。用 IHC 检测 p53 蛋白和用 PCR-SSCP 检测 $p53$ 基因突变发现，IHC 对大肠癌的 p53 蛋白检测率为 23%，而 PCR-SSCP 分析技术检出 $p53$ 基因突变率为 39%，两者的符合率为 68%，不符合率为 32%，说明 p53 蛋白积累不能代表有 $p53$ 基因突变，反之亦然。有研究者认为 p53 蛋白免疫组化阳性并不一定是突变的 $p53$ 积累，还可能是稳定的野生型 p53 蛋白在起作用。因为当正常细胞的 DNA 受损害时，野生型 p53 蛋白也会过量表达。在其他种类的癌组织中也发现 p53 蛋白增加并没有相应的 $p53$ 基因突变。

PCR 及其相关技术的迅速发展也为快速、简便、灵敏地筛选突变基因带来了可能。其中 PCR 产物的单链 DNA 泳动变位技术（mobility shifls）在诊断基因突变方面有满意的敏感性（90%~100%）并能筛选大量样本。该技术包括变性梯度凝胶电泳（DGGE）、温度梯度凝胶电泳（TGGE）、限制性片段多态性分析（RFCP）、单链构象多态性分析（SSCP），其中，DGGE 和 TGGE 法价格昂贵，其临床应用受限制。

目前，PCR-SSCP 是最受重视的分析技术，该技术利用相同长度的单链 DNA 在非变性的凝胶电泳中不同迁移位置仅取决于单链二级空间构象——碱基排列结构，从而将突变基因片断与正常基因片断区分开来。其优点如下：①操作简单，不需要特殊仪器，技术容易掌握；②实验周期短，最快可在 24 小时内得到检测结果，并不受 PCR 扩增差错的影响；③不仅可检查出单碱基置换，还可检出数个碱基插入或缺失；④可采用放射性同位素标记，使其更容易在临床上推广使用。日本学者于 1996 年开始对粪便标本中的 $p53$ 基因进行 PCR-SSCP 分析，结果发现在 11 例有 $p53$ 基因突变的手术标本中有 7 例在粪便中查出 $p53$ 基因突变；在 5 例潜血试验阳性的患者中有 3 例粪便标本检出 $p53$ 基因突变，故认为利用 PCR-SSCP 对粪便肿瘤脱落细胞的基因突变进行分析可在临床推广应用。但该技术易产生假阳性，为其不足之处。这可能是由于在扩增的片断中，大部分为正常的基因片段，突变的基因片段较少，因此在电泳泳动变位上显示不佳。为了确定 PCR-SSCP 检测的敏感性，将肿瘤细胞混以正常细胞，浓度依次由 0%~90% 递增，然后进行 PCR-SSCP 分析,结果发现当采用放射性标记时肿瘤细胞浓度须达 5%,PCR-SSCP 分析才能检出 $p53$ 基因突变,而当用非放射性标记时肿瘤细胞浓度必须达到 10%～15% 才能显示出阳性结果。

在大肠癌患者粪便中,特别是早期癌患者的粪便中,正常的 DNA 片断常超出异常 DNA 片段 100～1 000 倍,使用 SSCP 分析时肿瘤相关基因的泳动变位不清楚。

近年有人用特异等位基因 PCR 扩增(ASA)可以解决这一难题。其主要原理是当特异性引物与模板之间出现错配(mismatch),特别是 3' 末端碱基与模板之间出现错配时,由于 TagDNA 聚合酶缺乏 3'-5' 核酸外切酶活性,因此对错误配对的碱基不能进行修改,故该引物的 PCR 扩增速率将急剧下降甚至扩增中断。有人设计出一个能与突变的基因片段正常配对而与正常片段错误配对的引物,主要是在 3' 末端的碱基进行修改。该方法的优点是敏感性、特异性很高,可以从 10 000 个正常和不正常细胞中检出一个突变细胞。此外,该技术不需要限制性酶消化及与特异性等位基因相结合的寡核苷酸,也不需要对 PCR 产物进行测序分析。由该原理还可产生其他方法,如 misnatched PCR/ARMS(amplificatation refraitory mulation system)、mutent enriched PCR。该技术对单基因疾病如遗传病效果好,但肿瘤涉及到多基因改变,并且每个基因有多种突变,例如 $p53$ 突变种类达 350 种,因此目前该技术主要应用于对 K-ras 基因突变的检测。因为 K-ras 基因的突变几乎总是发生于三个密码中的一个,所以设计检出 K-ras 基因的敏感试验要设计检出其他肿瘤相关基因改变要简单得多。德国学者于 1996 年彩突变体富集 PCR 技术检测粪便中 K-ras 基因的 12、13 密码子的基因改变,16 例大肠癌手术标本经用 PCR-SSCP 分析后证实无 K-ras 突变的患者粪便中,经突变体富集 PCR 技术检测有 2 例 K-ras 突变,通过对手术标本再次作 PCR-SSCP 分析检测发现,确有 1 例手术标本中有 K-ras 突变。该作者认为该技术具有简便、灵敏性、特异性高等优点,临床上可用于检测粪便中的 K-ras 突变,有助于大肠癌的早期诊断。

除在粪便中检出基因突变以期早期诊断大肠癌外,人们还开始在尿液、胰液、痰液、支气管肺泡灌洗液、CSF 等排泄物、分泌物中查找相关基因突变,以便能早期诊断相关部位癌症。相信随着技术的改进,应用分子生物学技术检测肿瘤特异性基因将成为诊断肿瘤的重要方法。

(张丽梅)

第三节　肝功能检验

目前用于了解肝脏合成、代谢、排泄等功能及判断肝脏病变情况的肝脏功能检查多种多样,只有依据病情仔细选择,并综合判断,才能真实反映肝脏功能,正确做出诊断。现将目前国内外常用的肝功能检查叙述于下。

一、胆红素代谢试验

(一)血清总胆红素测定

正常参考值 2～17 $\mu mol/L$。血清总胆红素在 <25.6 $\mu mol/L$ 时,肉眼看不到黄疸,称隐性黄疸,大于 25.6 $\mu mol/L$ 则称显性黄疸。由于正常肝脏对胆红素的代谢有很大的储备能力,因此血

清胆红素并非肝脏功能的敏感指标,即使严重溶血,血清胆红素浓度一般不超过85 μmol/L,如超过此值,常表示有肝细胞损害或胆管阻塞。临床主要用于了解黄疸情况、肝细胞损害程度,判断预后,指导治疗。

(二)血清直接胆红素测定

正常参考值0～4 μmol/L。结合胆红素能与重氮磺胺酸起直接反应,因此又称直接胆红素。常用反应1分钟时的胆红素量代表,故又称1分钟胆红素。血清直接胆红素/总胆红素比值,在胆汁淤积性黄疸常大于60%,肝细胞性黄疸常在40%～60%,而在发生非结合胆红素升高血症时,不超过20%,在黄疸鉴别诊断上有一定参考价值,但这是指平均值,并非绝对。

(三)尿胆红素测定

正常人尿中无胆红素存在。因只有结合胆红素能溶于水,从尿中排出,故尿胆红素阳性表明血清结合胆红素升高。而尿胆红素阴性的黄疸患者表示为非结合胆红素升高。在血清胆红素升高以前,尿中胆红素即可查到,故可用于病毒性肝炎的早期诊断。

(四)尿中尿胆原测定

正常人尿中仅有少量尿胆原。增高主要见于胆红素生成过多(如溶血)和肝细胞损害(如肝炎、肝硬化、肝中毒、肝缺血等),减少主要见于胆管阻塞。持续黄疸伴尿中尿胆原消失,提示恶性胆管梗阻,而间歇性常提示胆石症。病毒性肝炎早期肝细胞损害,尿胆原增加,高峰期因肝内胆汁淤积,尿中尿胆原可一过性减少,恢复期可再度增加,至黄疸消退后,才逐渐恢复正常。故有利于判断病情。

二、蛋白质代谢

除免疫球蛋白外,血浆内几乎所有的蛋白质均在肝脏合成,如清蛋白,酶蛋白,运载蛋白,凝血因子Ⅰ、Ⅱ、Ⅴ、Ⅶ、Ⅸ、Ⅹ等。除支链氨基酸在肌肉内分解外,大多数必需氨基酸均在肝内分解。肝脏还可将蛋白质代谢产物氨转化为尿素,由肾脏排出体外。故肝脏在蛋白质代谢过程中起着重要的作用。测定血浆蛋白水平、进行凝血试验、测定血氨及氨基酸水平,就可以反映肝脏功能。

(一)血浆蛋白测定

1.总蛋白

总蛋白正常参考值为68～80 g/L。肝病时,清蛋白合成减少,但γ-球蛋白常增加,故而血清总蛋白量一般无明显变化。一般来说,血清总蛋白小于60 g/L时,表明预后不良。

2.清蛋白

清蛋白正常参考值35～55 g/L。清蛋白仅由肝脏制造,正常人每天合成约10 g,清蛋白半衰期较长,约20天,因此不是反映肝脏损害的敏感指标。清蛋白减少是慢性肝病尤其是肝硬化的特征,反映肝脏合成代谢功能和储备能力,是估计预后的良好指标,小于25 g/L时表示预后不良。另外,营养不良、代谢加速、蛋白丢失过多及高γ-球蛋白血症均可出现低清蛋白血症,应予鉴别。

3.前清蛋白

前清蛋白亦由肝细胞合成,半衰期1.9天。因半衰期短,肝病时变化敏感,反映近期肝损害比清蛋白要好。采用改良缓冲液在酯纤电泳上可以分出前清蛋白,参考值0.28～0.35 g/L。

4.球蛋白

球蛋白蛋白电泳可将球蛋白分为 α_1、α_2、β、γ-球蛋白。①α_1-球蛋白:在肝实质细胞破坏,如肝坏死、肝硬化时,α_1-球蛋白减少,与清蛋白减少相平行,对判断肝病病情和预后有参考意义。因 α_1-球蛋白中含有许多急性期反应蛋白和甲胎蛋白,故而在急性反应和肝癌时升高。②α_2 和 β-球蛋白:在慢性胆汁淤积伴高脂血症时,两者平行升高,而在肝细胞严重损害时则降低。③γ-球蛋白:为免疫球蛋白,在肝脏疾病时升高。持续增高提示疾病转为慢性。如电泳时形成 β-γ 桥,提示肝硬化,用以鉴别慢性肝炎与肝硬化。

但应注意,血清蛋白改变可见于许多非肝脏疾病,如急慢性炎症、肿瘤、营养不良、肾病等,严格地说血清蛋白测定不能算作一项特异的肝功检查项目。

(二)蛋白质代谢产物测定

1.血氨

血氨正常参考值 13～57 μmol/L。肝脏利用血液中的氨合成尿素,经肾脏排出体外,在肝功不全或门体分流时血氨升高。在诊断肝性脑病中有重要地位,多数肝性脑病患者血氨增高,但不是一个绝对可靠的诊断指标。

2.游离氨基酸测定

游离氨基酸测定正常时支链氨基酸(BCAA)与芳香族氨基酸(AAA)的比 BCAA/AAA=3.0～3.5(即 Fischer 比率)。严重肝病时,由肝脏代谢的 AAA 浓度升高,而主要由肌肉代谢的 BCAA 则因肝病时血中胰岛素浓度升高而大量进入肌肉组织,血 BCAA 浓度下降,故比值下降,可降到 1 以下。有研究中认为其与肝性脑病的发生有关,有助于判断预后,并有治疗意义,输注支链氨基酸可改善部分肝性脑病症状。

(三)凝血因子与凝血试验

纤维蛋白原,凝血酶原因子Ⅱ、Ⅴ、Ⅸ、Ⅹ、Ⅶ,纤溶酶原,抗纤溶酶,抗凝血酶Ⅲ等均在肝脏合成,因肝脏贮备能力很大,故而只有严重肝病时,才会出现出血与凝血障碍。测定凝血因子可以了解肝脏功能,临床应用较多的是凝血试验。

1.凝血酶原时间(PT)

常用 Quick 法测定,正常参考值 14～17 秒,比对照延长 3 秒有意义。PT 与因子Ⅶ、Ⅹ、Ⅱ、Ⅴ、Ⅰ活性有关,是测定外源性凝血过程的试验。这些凝血因子的血浆半衰期均短于 1 天,故 PT 在监视急性肝病的病理时特别有用。急性肝病时,PT 明显延长预示暴发性肝坏死的发生,当 PT 活动度即 $k/(pt-\gamma)$,其中 $k=303$,$\gamma=8.7$ 为常数,正常时为 80%～100%,下降至正常对照的 10% 以下时,提示预后恶劣。因子Ⅱ、Ⅶ、Ⅸ、Ⅹ为维生素 K 依赖性因子,当胆汁淤积、脂肪泻等出现时维生素 K 吸收减少,从而维生素 K 依赖性因子减少,PT 延长,此时肌内注射足量维生素 K 后 PT 可恢复正常,可以此鉴别肝细胞性黄疸和胆汁淤积性黄疸。

2.部分凝血活酶时间(PTT)

为内源性凝血系统的过筛试验,正常参考值 60～85 秒,较对照延长 10 秒以上为延长,提示因子Ⅷ、Ⅸ、Ⅺ、Ⅻ缺乏或活性减低,也可见于因子Ⅰ、Ⅱ、Ⅴ、Ⅹ缺乏或活性减低。严重肝病或 DIC 时延长。

3.凝血酶时间(TT)

反映血浆纤维蛋白原的反应性,正常参考值 16～18 秒,较对照延长 3 秒为延长,见于严重肝病、纤溶亢进,血中类肝素抗凝物质存在时。

三、肝脏负荷试验

本组试验原理是向体内输入主要在肝内代谢的物质,测定其代谢速度,可反映肝脏功能。

(一)药物代谢试验

常用安替比林口服检测其血浆清除率或半衰期,该试验是慢性乙型肝炎活动性的良好指标。应用^{14}C氨基比林(二甲基氨基安替比林)在肝中代谢最后生成$^{14}CO_2$从呼吸中排出,计算一定时间内呼气中排出的^{14}C的百分比。此呼气试验可方便地反映肝内药物代谢动力学。研究表明肝炎和肝硬化患者呼出$^{14}CO_2$减少,异常程度与凝血酶原时间、清蛋白、空腹血清胆汁酸等具有良好的相关性,而胆汁淤积病例本试验正常或轻度异常。^{13}C-美沙西汀呼气试验也可用于反映肝实质细胞损害情况。

(二)半乳糖廓清试验

半乳糖进入肝内后迅速磷酸化,用一次性静脉注射法测定血中半乳糖清除速率,或用^{14}C-半乳糖呼气试验测定呼气中的$^{14}CO_2$量,可以判断肝脏功能,其最大价值在于随访肝病经过和判断疗效。

(三)尿素合成最大速率测定

本测定主要用于预测肝硬化患者能否代谢氮负荷,是否需调整饮食结构,预防肝性脑病。还用于门-体分流术后估计发生肝性脑病的危险,但本试验敏感性差,未广泛应用于临床。

(四)色氨酸耐量试验

空腹静脉注射色氨酸 4 mg/kg 体重,45 分钟时测定游离色氨酸与总色氨酸(F/T)比值,正常人F/T<0.14,肝损害时比值增加,耐量减退。

四、肝脏排泄试验

肝脏是重要的排泄器官,除可排泄内源性物质,如胆汁酸、胆固醇、胆红素,还可排泄外源性物质如药物、色素、毒物等。测定肝脏排泄能力,可反映肝脏功能。

(一)色素排泄试验

1.磺溴酞钠(BSP)试验

因 BSP 偶可发生严重变态反应,又有 ICG 试验可将其取代,故已废除 BSP 试验。

2.靛氰绿(ICG)试验

将 ICG 注射于患者静脉后,一定时间内采取血样,测定 ICG 在血中的含量,了解 ICG 排泄情况。15 分钟血中潴留率 R_{15} ICG 正常值$(7.83\pm4.31)\%$,每增加 5 岁,潴留率可增加 0.2%~0.6%,上限为12.1%。ICG 注入血液后,迅速与清蛋白和 α_1-球蛋白结合,分布于全身血管,几乎全部被肝细胞摄取,再逐步排入胆汁中。它没有肝外清除,不从肾排泄,不参与肝肠循环,以游离形式排入胆汁,是一种单纯的排泄试验,ICG 几乎无毒性及变态反应。影响 ICG 清除的主要因素是肝血流量、功能肝细胞总数、胆汁的排泄和胆管通畅程度,黄疸对 ICG 无影响。ICG 潴留率主要反映肝细胞贮备功能,在测定肝血流量和对慢性肝病的肝功能方面,目前认为是最有价值、最实用的色素,但其费用昂贵限制了应用。

(二)血清胆汁酸代谢试验

肝脏在胆汁酸的生物合成、分泌、摄取、加工转化中占重要地位,因而血清总胆汁酸可以较特异地反映肝细胞功能,在严重肝病时,其比胆红素更敏感地反映肝损害。对肝硬化有特别的诊断参考价值,阳性率高于 ALT,且可用于判断预后。在急慢性肝炎胆汁淤积时均可升高。本试验虽然有重要的理论意义,但在临床上还没有把它列入常规肝功能检查项目。目前主要用于先天性和溶血性高胆红素血症的鉴别诊断,此两者血清胆汁酸正常,且有助于随访肝病经过和判断疗效。

五、肝脏疾病的酶学标志

(一)反映肝细胞损害的标志

1.转氨酶

临床上常用谷丙转氨酶(ALT)和谷草转氨酶(AST)。ALT 在肝内含量最多,仅存在于肝细胞质内,而 AST 在心肌中含量最高,在肝中存在于肝细胞线粒体(AST 线粒体同工酶,m-AST)和细胞质(AST 细胞质同工酶,c-AST)中。当肝细胞病变引起细胞膜通透性改变时或肝细胞破坏时,ALT 和 AST 可从细胞逸出进入血流,由于肝细胞内转氨酶浓度比血清高 $10^3 \sim 10^4$ 倍,故肝细胞损坏时,血清转氨酶浓度敏感地升高。其中 ALT 比 AST 更为敏感和特异。正常参考值 ALT(改良赖氏法)2~40 U/L,AST 4~40 U/L、AST/ALT 正常约 1.15。在急性病毒性肝炎、中毒性肝坏死、肝缺氧时转氨酶可明显升高,但升高幅度与肝细胞损伤严重程度不一定平行。如急性重型肝炎时,肝细胞大量坏死,不能合成转氨酶,可出现"酶胆分离"的现象,ALT 可见轻度升高或下降,而黄疸升高明显,提示预后恶劣。肝硬化活动期、肝癌、肝脓肿、胆管阻塞时,转氨酶可轻至中度升高。AST/ALT 比值在轻度肝损害时可降到 1 以下,而在严重肝损害时,则因线粒体中 AST 也释放入血,使血清 AST 升高幅度较 ALT 为大,比值升高,如乙醇性肝炎时 AST/ALT>2.0。因 ALT 在体内分布广,许多肝外病变时亦可升高,需加以鉴别。

2.乳酸脱氢酶(LDH)及其同工酶

LDH 广泛存在于人体组织中,缺乏特异性。用电泳法可分离出 5 种同工酶区带($LDH_1 \sim LDH_5$),LDH_5 主要来自肝脏及横纹肌,在肝病及恶性肿瘤时 LDH_5 升高,而心梗时 LDH_1 升高,故分析血清 LDH 同工酶有助于病变定位。正常参考值:LDH 比色法 190~310 U。

3.谷氨酸脱氢酶(GLH)

主要分布于肝细胞线粒体内,尤以小叶中央区为主。而酒精性肝病及缺血性肝炎主要累及这些部位,故血清 GLH 活性可作为酒精性肝损害的标志,在缺血性肝炎,诊断价值高于转氨酶。非肝胆疾病很少升高。GLH 明显升高说明肝细胞有坏死病变。正常参考值 4.5 U/L。

4.血清谷胱甘肽 S 转移酶(GST)

肝细胞损害时,活性升高,GST 变化与肝脏病理变化有良好的一致性,在反映肝细胞损伤方面,其较 ALT 更为敏感。正常参考值(13.6±5.8)U/L。

5.腺苷脱氨酶(ADA)

正常参考值<25 U(改良 Morrtinek 法)。在急性肝实质细胞损伤时,ADA 和 ALT 往往同时升高。在慢活肝和肝硬化时 ALT 可不升高,而 ADA 升高较明显。在阻塞性黄疸时,ADA 活性很少升高,可与肝细胞性黄疸相鉴别。

(二)反映胆汁淤积的酶类

1.碱性磷酸酶(ALP)及其同工酶

正常血清中的 ALP 及其同工酶的主要来自骨和肝,正常参考值为 25~90 U/L。肝脏疾病时,ALP 浓度升高,主要是肝细胞过度制造 ALP 释放入血。肝内外胆管阻塞时,胆汁淤积,胆汁酸诱导肝细胞合成 ALP 增加并可将 ALP 从肝细胞内脂质膜上渗析出来,故血清 ALP 升高最显著。黄疸患者同时测定 ALP 和 ALT 或 AST 有助于鉴别诊断。肝炎、肝硬化时血清 ALP 轻至中度升高。肝硬化患者血清 ALP 浓度大于正常值 3 倍时应怀疑原发性肝癌。血清 ALP 升高亦见于各种骨骼疾病。ALP 同工酶测定有助于鉴别不同来源的 ALP。用聚丙烯酰胺凝胶梯度电泳,可将血清 ALP 分出活性带Ⅰ~Ⅶ。ALPⅠ诊断原发性肝癌敏感性差,但特异性很高,且与 AFP 间无相关性。ALPⅦ见于肝外阻塞性黄疸和转移性肝癌,用于鉴别诊断。而 ALPⅢ则主要见于骨病。

2.γ-谷氨酰转肽酶(γ-GT、GGT)

γ-GT 广泛分布于人体组织中,如肾、胰、肝内,正常人血清 γ-GT 主要来自肝脏,正常值 <40 U/L。急性病毒性肝炎时,γ-GT 明显升高;慢性肝炎活动期 γ-GT 活力常增高,故可作为反映慢性肝病活动性的指标之一,慢性迁延性肝炎则多正常。肝内外阻塞性黄疸时 γ-GT 均可升高,原发性肝癌及酒精中毒者,γ-GT 也可明显升高。用聚丙烯酰胺梯度凝胶电泳可分离出肝癌特异性区带 γ-GTⅡ,对肝细胞癌的敏感性为 80%~90%,特异性为 90%,且与甲胎蛋白无相关性,故可与其联合诊断肝癌。由于 γ-GT 敏感性太高,在多种肝病及多种肝外疾病,如心肌梗死、胰腺疾病、糖尿病、风湿性关节炎、肺疾病等时均可升高,故可作为肝脏疾病的筛选试验。

3.5'-核苷酸酶(5'-NT)

血清 5'-NT 升高见于肝胆疾病及正常妊娠。对于肝胆疾病其诊断意义与 ALP 相似,但骨病时不升高,故主要临床价值在于判断血清 ALP 升高是由肝胆系统疾病还是骨骼疾病引起。正常参考值 2~17 U/L。

4.亮氨酸氨基肽酶(LAP)

与 5'-NT 一样,血清 LAP 升高仅见于肝胆疾病和妊娠。胆管阻塞时酶活性明显升高,尤以肝外恶性胆管梗阻时更为显著,骨病时正常。也可用于确定 ALP 升高是否来源于肝胆。正常参考值:男 306~613 nmol/(s·L),女 272~488 nmol/(s·L)。

(三)反映肝纤维化的酶类

1.单胺氧化酶(MAO)

肝硬化时 MAO 常明显升高,MAO 活力与肝脏表面结节形成的进程相平行。当肝内形成桥状纤维结缔组织时,约 80% MAO 升高;当假小叶形成时,MAO 活力几乎均增高。肝坏死时,肝细胞线粒体内 MAO 释放,血清 MAO 也可增高。MAO 同工酶可区别两种来源,MAO_1、MAO_2 主要来自线粒体,MAO_3 主要来自结缔组织,后者对肝硬化诊断有意义。MAO 正常参考值:12~40 U。

2.脯氨酰羟化酶(PH)

PH 是胶原合成酶,可用夹心酶联法测定血清免疫反应性脯氨酸羟化酶 β-亚单位(SIR-β-PH),普遍认为 SIR-β-PH 含量可以反映肝纤维增生的活动程度,但尚未常规应用。

3.胆碱酯酶同工酶(CHE)

有报道,在肝纤维化时,CHE1、2、3 相对减少,CHE5 相对升高,有利于诊断。

六、肝纤维化的血清学标志

纤维化是一个极其复杂的动态过程。目前临床上对肝纤维化的诊断仍以肝活检为主,但它具有创伤性,难以动态观察,所以肝纤维化的血清学诊断成为目前研究的一个热点。目前,已发现许多肝纤维化的血清学标志物,一般认为应联合不同类型的指标进行综合判断。酶学标志见前述,现将临床上已应用的其他标志简述如下。

(一)Ⅲ型前胶原肽(PⅢP)

PⅢP已广泛应用于临床。其含量反映肝中活动性纤维增生,是诊断肝纤维化或早期肝硬化的良好指标,对慢性肝病预后判断有一定意义。正常人血清PⅢP含量为7.0~9.9 ng/mL。肝硬化晚期因纤维合成已不活跃,PⅢP可降低。另外,在急性肝炎和肝癌患者PⅢP也可升高。

(二)Ⅲ型原胶原(PCⅢ)

PCⅢ与PⅢP有相似的临床意义,能反映肝纤维化程度,但肝脏炎症对PCⅢ影响较小,有研究者认为其较PⅢP诊断肝纤维化价值更高。

(三)Ⅳ型胶原($C_{Ⅳ}$)

Ⅳ型胶原正常值为$(99.3±24.8)$ ng/mL,是构成基底膜的一种成分。肝纤维化时基底膜增生,$C_{Ⅳ}$是最早增生的胶原。$C_{Ⅳ}$可敏感地反映肝纤维化的程度,是判断肝纤维化尤其是早期肝纤维化的指标。可将$C_{Ⅳ}$分离为TS胶原和NC_1片断,其中血清TS与肝纤维化程度正相关,是诊断肝纤维化的良好指标。

(四)层粘连蛋白(LN)

LN是基底膜的主要成分,与$C_{Ⅳ}$构成基底膜的骨架。已有研究证明,血清LN水平与肝纤维化程度及门静脉高压间呈正相关。此外,原发性肝癌患者血清LN也可增高。正常值为0.81~1.43 U/mL。

(五)透明质酸(HA)

HA是细胞外间质的重要成分,可反映已形成的肝纤维化程度,对判断肝病严重程度及预后有一定临床意义。正常参考值2~110 ng/mL。肝硬化患者>350 ng/mL。

(六)纤维连接蛋白受体(FNR)

血清FNR水平与肝纤维化程度高度正相关,是一种较好的肝纤维化标志物。

(七)其他

组织金属蛋白酶抑制剂(TIMP-1)有助于诊断活动性肝纤维化。转化生长因子-$β_1$($TGF-β_1$)是众多细胞因子中,对肝纤维化最重要的因子,其活性能较好地反映肝纤维化的进展情况,并可用于判断预后及疗效。

七、肝癌标志

(一)甲胎蛋白(AFP)及其异质体

AFP对肝细胞癌(HCC)具有确立诊断、早期诊断和鉴别诊断的价值,其动态变化比绝对值意义更大。正常参考值<25 ng/mL。诊断HCC标准:血清AFP>500 ng/mL持续4周或AFP在200~500 ng/mL持续8周者,在排除其他引起AFP增高的因素外,结合定位检查,即可做出肝癌诊断。许多亚临床肝癌或小肝癌血清AFP浓度在200~500 ng/mL,注意观察此范围AFP的动态变化有助于早期诊断。AFP低浓度持续阳性(低持阳)是指连续2月查AFP 3次以上,均在50~200 ng/mL。AFP低持阳患者是肝癌高发人群,其中部分已是亚临床肝癌,应密切随访。AFP是肝癌最重要的血清学标志,但诊断肝细胞癌有一定的假阳性和假阴性,影响了其诊断价值。AFP假阳性可见于肝炎、肝硬化等非癌性肝病,以及胚胎癌、孕妇等。在肝炎、肝硬化时常伴有ALT升高,随病情好转AFP可下降,且AFP多<200 ng/mL。AFP假阴性可见于不合成

AFP 的细胞株较多的肝细胞癌、小肝癌、分化较好或分化程度极低的肝癌,假阴性率约 30%。AFP 异质体的研究提高了 AFP 的诊断价值。用亲和电泳和层析技术可分为 LCA 结合型和 LCA 非结合型 AFP,LCA 结合型有利于早期诊断肝细胞癌,尤对 AFP 低浓度者特别适用。另外,AFP 单克隆抗体对肝癌的早期诊断和病情监护均有较高价值,已在研究之中。人们正在不断探索 AFP 以外的其他肝癌标志,与 AFP 互补诊断,也取得了一些进展。

(二)诊断价值肯定、常与 AFP 联检的标志

(1)γ-谷氨酰转肽酶 Ⅱ(γ-GT Ⅱ):如前所述,γ-GT Ⅱ 是 γ-GT 的肝癌特异性区带,且与 AFP 浓度无关,可与 AFP 联检。

(2)酸性同工铁蛋白(HTFA):肝癌细胞合成、释放 HIFA,肝细胞癌时 HIFA 明显升高,优于常规 SF 测定价值,并有助于疗效观察。正常参考值(火箭电泳法)16~210 mg/L。

(3)异常凝血酶原(AP):在 AFP 低浓度和阴性的肝细胞癌患者中阳性率可达 67%~69%,与 AFP 联检可使肝细胞癌检出率明显提高。

(4)5'-核苷酸磷酸二酯酶同工酶 V(5'-NPDV):聚丙烯酰胺电泳时,病理情况下可出现 5'-NPD 的 V 带,诊断肝细胞癌的敏感率为 84%,特异性仅为 48%,但测定快速同工酶带迁移率时,特异性明显提高。

(5)碱性磷酸酶同工酶:用聚丙烯酰胺凝胶梯度电泳,可将血清 ALP 分出活性带 Ⅰ~Ⅷ,ALP1 诊断肝细胞癌特异性达 98.6%,但敏感性差。用等电聚焦电泳法(IEF)分出 ALP 1~5 条区带,其中 ALP3 检测肝细胞癌敏感性、特异性均较好。

(三)其他有参考价值的标志

有 α-L-岩藻糖苷酶(AFU)、α_1 抗胰蛋白酶(α_1-AT)、醛缩酶-A(ALD-A)、丙酮酸激酶同工酶-M_2(Pyk-M_2)、α_1-抗糜蛋白酶(α_1-AC)、铜蓝蛋白(CP)等。这些标志在肝癌时均可升高,诊断肝癌的特异性多在 90% 以上,敏感性多在 70%~80%,其中 AFU 水平和血清 AFP 值及肝癌大小无关。α_1-AT 用刀豆素 A 亲和双向免疫电泳时峰值的变化可作为判断良恶性肝病的参考。ALD-A 在肝癌时水平增高,且与 AFP 水平无关。AAC 在肝癌组升高,而慢性良性肝病时降低,故研究者认为其较 α_1-AT 更有利于良恶性肝病的鉴别。

多种血清标志物联检可互补诊断,尤其可提高 AFP 阴性肝癌的诊断率。国内报道,AFP 与 γ-GT Ⅱ 联检率达 94.4%,认为 γ-GT Ⅱ 是另一亚于 AFP 的肝癌标志,建议首先联检此二者用于诊断肝癌。AFP 联检 SF 阳性率为 92.3%~93.9%,两者同时阴性可排除肝癌。另外,还有用 AⅢ、α_1-AT、AFU、AFP 异质体与 AFP、GGTⅡ 联检,指标增多,联检率也提高,可提高肝癌的诊断率。

(张丽梅)

第四节　肝炎病毒检验

一、甲型肝炎病毒

(一)生物学特性

甲型肝炎病毒(HAV)呈二十面体,病毒颗粒形成五聚物前体,十二个五聚物前体再以浓度依赖方式聚合成空衣壳。氯化铯浮力密度为 1.32～1.35 g/cm³,沉降系数 156S。

HAV 的抵抗力较其他小 RNA 病毒强,耐热、耐酸、耐碱。60 ℃加热 10～12 小时后仍具有感染性,70 ℃加热 4 分钟可以灭活,85 ℃加热立即灭活。在 pH 2～10 能稳定存在,但当 pH 大于 10 时,病毒可被灭活。该病毒对乙醚、氯仿具有抵抗力,氯铵 T、过氧乙酸不能使其灭活,而浓度 1 mg/L 次氯酸 30 分钟可以灭活病毒。此外,次氯酸钠、碘和高锰酸钾可以去除 HAV 的传染性。

目前世界上分离的 HAV 均为一个血清型,与肠道病毒特异性单克隆抗体或 cDNA 探针不发生反应,这对病毒抗原检测十分有利。人 HAV 毒株分为四个基因型(Ⅰ、Ⅱ、Ⅲ、Ⅶ),类人猿属于另外三种基因型(Ⅳ、Ⅴ和Ⅵ)。人中和性多克隆抗体与类人猿株存在交叉反应,所以认为来源于血清型(人)株的灭活疫苗或减毒疫苗具有保护和抵抗所有的人、猿 HAV 毒株的感染。

自然条件下,甲型肝炎病毒主要宿主为人类、黑猩猩、鹰面猴、短尾猴及南美绒猴等灵长类动物,灵长类动物感染 HAV 的自然反应过程与人类相似,临床表现较轻,病毒及其抗原通常可以在血清、肝、胆囊及粪便中检出。

(二)致病性

HAV 主要通过粪-口传播,传染源多为患者,HAV 随患者粪便排出体外,污染水源、食物、海产品(如牡蛎、毛蚶等),可造成散发或大流行。甲肝的潜伏期为 15～50 天,平均 28 天。病毒在患者血清转氨酶升高前 5～6 天就存在于患者的血液和粪便中。粪便排毒可持续 2～3 周,随着血清中特异性抗体的产生,血清和粪便的传染性逐渐消失。典型的甲型肝炎常有明显的黄疸前期、黄疸期及恢复期,甲型肝炎预后良好,不转成慢性肝炎,急性重型肝炎少见。IgM 在感染急性期和恢复早期出现,IgG 在恢复后期出现,并可维持多年,且对同型病毒再感染有免疫力。

(三)微生物学检测

1.标本的采集、处理和保存

采用标准的血清分离和储存方法能够保证 HAV-IgM、HAV 总抗体检测的准确性。4 ℃保存 3 周,抗体滴度可保持稳定。须在症状出现前 2 周至症状出现后数天采集粪便标本。在少数情况下,特别是在婴儿,粪便排毒时间可能延长。粪便标本可用含 0.02% 叠氮钠的磷酸盐缓冲液配制成 20% 的匀浆。肝活检标本可用于免疫荧光或电镜检测 HAV 抗原或者病毒颗粒,也可收集唾液或胆汁用于检测病毒抗体。

2.标本直接检测

(1)电镜检测病毒颗粒:应用电镜直接检测病毒在临床上并不实用,因为粪便标本中的病毒浓度极低,且容易被其他颗粒性物质掩盖而干扰电镜的观察。采用琼脂糖浓缩病毒法、聚乙二醇沉淀法和超速离心浓缩法可提高标本中的病毒浓度,从而提高病毒的检出率。一般认为,标本液中达到每毫升 10^7 个病毒颗粒时,电镜检查最为合适。

免疫电镜技术(IEM)利用特异性抗体与病毒颗粒表面抗原结合,通过标记的抗体或形成病毒-抗体免疫聚集物,从而区分病毒成分与形态上相似的颗粒。免疫电镜的敏感性为每毫升 10^5～10^6 个病毒颗粒,因而成为鉴定 HAV 的首选方法。

(2)抗原检测:最早使用的是放射免疫技术(RIA),由于放射免疫技术需要特殊的设备以及有核素的污染等问题,现基本上已被酶联免疫技术所取代。采用硝基纤维素膜(NC)作为非特异性抗原捕获的高效固相载体,即 NC-ELISA 法,可以提高 HAV 抗原的检测水平,能检测 1 ng 的 HAV 蛋白,相当于 $1.5×10^4$ 个病毒颗粒。此外,可以应用免疫荧光法测定组织培养细胞中的

HAV抗原,能对组织细胞中的抗原进行鉴定和定位。

(3)检测核酸:①核酸杂交,核酸杂交方法检测 HAV RNA 比 RIA 或 ELISA 检测 HAV 抗原的敏感性高出 4~10 倍。HAV 特异性单股 RNA 探针的点杂交技术已经用于检测环境中的HAV;②RT-PCR,通过对扩增后的 PCR 产物进行分析后发现,来自不同地方的分离株在 RNA 序列上存在 15%~25% 的差异,而将各分离株分为 7 个基因亚型。

3.抗体检测

(1)HAV-IgM 的检测:HAV-IgM 的检测是目前急性甲型肝炎最为常用和可靠的血清学诊断方法。目前临床上较常用的是捕获法,该法可以消除血清中 IgG 的干扰,敏感性和特异性均较高。

(2)HAV 总抗体的测定:所测定的免疫球蛋白包括 IgM、IgG 和 IgA。HAV 总抗体在急性期为阳性并持续呈阳性,若 HAV-IgM 阴性而 HAV 总抗体阳性表明既往有 HAV 感染,并获得免疫力。在新近接受输血患者、新生儿(6 个月以内)以及频繁使用免疫球蛋白者体内都有可能出现 HAV 总抗体阳性。采集患者早期和恢复期的血清,采用 ELISA 或其他方法检测双份血清中 HAV-IgG 或总抗体,如果特异性抗体的效价有明显升高,也表明近期感染。

二、乙型肝炎病毒

乙型肝炎病毒(HBV)是引起人类乙型肝炎的病原体,属嗜肝病毒科,正嗜肝病毒属。

(一)生物学特性

电镜检测感染 HBV 的人血清,可观察到三种不同的病毒形态。

(1)球形颗粒

球形颗粒为非传染性颗粒,直径为 17~25 nm,由 S 区编码包膜蛋白,即乙型肝炎病毒表面抗原(HBsAg)组装而成,在血清中含量最多,在某些血清中可达到 10^{13}/mL。

(2)管状或丝状颗粒

管状或丝状颗粒长度差异较大,但直径与球形颗粒相近,主要由 HBsAg 组成,但也有少部分带有前 S2 及极少前 S1 抗原。

(3)Dane 颗粒

Dane 颗粒是 HBV 的完整形态,具有双层衣壳,直径为 40~48 nm,是由 David Dane 于 1970 年首先发现。其外衣壳相当于包膜,由脂质双层和蛋白质组成,约为 7 nm,HBsAg 镶嵌在脂质双层中,核衣壳是一个直径为 25~27 nm 的高电子密度的核心,含有核心抗原(HBcAg),部分双链 DNA 以及 DNA 聚合酶。患者血清中含量为 10^4~10^9/mL。

完整的病毒颗粒在 CsCl 中的密度为 1.22 g/cm³,球形颗粒为 1.18 g/cm³。HBV 对理化因素有较强的抵抗力,病毒在 30~32 ℃可存活 6 个月以上,-20 ℃可存活 15 年。在煮沸大于 2 分钟、121 ℃高压 20 分钟或 160 ℃干热 1 小时可以破坏病毒的感染性。0.25% 的次氯酸钠作用 3 分钟可以破坏 HBsAg 的抗原性和感染性。但是 HBV 的感染性并不一定和其抗原性相一致,在乙醇、酸(pH 2.4 至少 6 小时)和加热(98 ℃1 分钟或 60 ℃10 小时)作用后,病毒的感染性被破坏而免疫原性和免疫反应性仍然完好。

HBV 有 10 种主要的血清型。我国汉族则以 adr 为主,而少数民族则多为 ayw 型。HBV 亚型在感染后不发生改变,因此进行亚型测定有助于追踪传染源。

HBV 感染宿主具有明显的种属特异性,人 HBV 的易感宿主只局限于人、黑猩猩及恒河猴等高级灵长类动物。以黑猩猩建立的动物模型在研究病毒的灭活、疫苗的安全性和有效性、免疫病理及血清流行病学方面起了重要的作用。目前人们已经初步建立了人原代肝细胞和肝癌细胞以及 HBV 转染细胞系的体外细胞模型。

(二)致病性

HBV 是引起慢性肝炎、肝硬化和肝癌的主要原因，其在全世界广泛流行。据 WHO 预测全世界约有 20 亿人口曾经感染过乙肝，以亚洲和非洲人占绝大部分。

HBV 通过破损的皮肤和黏膜侵入机体，传染源是 HBV 的携带者和乙型肝炎患者的血液、唾液、精液和阴道分泌物。HBV 的传播途径大致可分为血液、血制品、性及母婴传播。HBV 感染的潜伏期较长，大多数为 6～16 周。80%～90% 的人感染 HBV 后不出现临床症状。少数感染者首先出现 HBsAg 抗原血症，然后出现急性肝炎的临床症状。大部分的感染者 6 个月内清除病毒，但有 5%～10% 的感染者成为持续感染者或慢性肝炎。有部分 HBV 持续感染者可发展为原发性肝癌。

(三)微生物学检测

1. 标本的采集、处理和保存

对于乙肝患者，临床上常采集血液标本。HBV 的血清标志物稳定性好，一般无需特殊处理。如果测定在 5 天内进行，应于 24 小时内分离血清或血浆，存放于 2～8℃。如果测定要在 5 天后进行，则分离的血清或血浆必须冻存。肝素化或者溶血的标本有时会引起酶免疫反应(EIA)假阳性反应，应予避免。

用作核酸分析的标本，应在 6 小时内处理，在 24 小时内检测，否则应存放于-70℃。血清更适合 PCR 试验，但枸橼酸盐或 EDTA 抗凝血浆同样适用。肝素抗凝血浆不适合用作 PCR 测定，因为肝素会和 DNA 结合，干扰 Taq 聚合酶作用，抑制逆转录反应，导致 PCR 假阴性。当只有肝素抗凝标本时，可用肝素酶对标本进行处理(每微克 DNA 加入 1～3 U 肝素酶 I，在 5 mmol/L Tris pH 7.5 和 1 mmol/L $CaCl_2$ 中 25℃作用 2 小时)，可以保持样本能够成功地进行 PCR 扩增。

经过处理的标本或者未分离血清的标本，如果能在 24 小时内送达，则可在室温下运送，但在干冰下更好。HBV 具有高度的感染性，在标本的采集、处理和运送时务必加以充分防护。

2. 血清标志物的检测

临床实验室目前主要依靠血清学的方法检测 HBV 血清学标志物，包括 HBsAg 和抗 HBs、HBeAg 和抗 HBe 以及抗 HBc，即俗称"两对半"，诊断 HBV 感染。血清学方法以 RIA 和 ELISA 最为敏感，由于 RIA 存在核素污染问题，目前 ELISA 更为常用(表 2-2)。

表 2-2 HBV 血清标志物的检测原理

血清学方法	检测原理(RIA 或 EIA)	支持系统类型	吸附的试剂	标记或结合
HBsAg	夹心法	小珠，微孔	抗 HBs	抗 HBs
HBeAg	夹心法	小珠，微孔	抗 HBe	抗 HBe
抗 HBe	夹心法	小珠，微孔	HBsAg	HBsAg
HBc-IgM	夹心法(改良)	小珠，微孔	抗 IgM	抗 HBc
抗 HBc	竞争结合法	小珠，微孔	HBcAg	抗 HBc
抗 HBe	竞争结合法	小珠，微孔	抗 HBe	抗 HBe

3. 前 S1 抗原检测

目前主要采用 ELISA 方法检测前 S1 抗原。前 S1 抗原是 HBV-DNA S 区的 *Pre*-S1 基因编码产物,具有高度的免疫原性和特异性,前 S1 抗原不仅是 HBV 感染的标志,还是 HBV 复制的标志,在 HBV 感染、复制的早期即可检出。在部分发生 Pre-C 区变异导致 HBeAg 阴性的血清仍可检出前 S1 抗原,其检出灵敏度高于 HBeAg,且比 HBeAg 更敏感地反映 HBV 复制。前 S1 抗原可用于献血员的常规筛选检测,以减少输血后肝炎的发生。

4. 核酸检测

血清中存在 HBV-DNA 是诊断 HBV 感染的最直接证据,可采用核酸杂交法或 PCR 法定性或定量检测。

斑点印迹杂交作为一种杂交技术可用于分析人血清和组织的 HBV-DNA 序列,可以在 24 小时内检测到 0.1~1.0 pg 的 HBV-DNA。

采用 PCR 技术可以在 HBsAg 出现前 2~4 周检出 HBV-DNA,可检测出低至每毫升 10 个 HBV-DNA 血清。目前临床上较常见的方法是实时定量 PCR。PCR 检测不仅可诊断 HBsAg 阴性的 HBV 感染,对于 HBV 感染者的传染性判断、研究 HBV 基因变异以及抗病毒治疗疗效的评价等都具有重要意义。

5. 基因型和变异检测

(1) HBV 基因型检测。HBV 的基因型可能与感染的慢性化及感染后病情的转归有一定的关系。根据 HBV 全基因序列差异≥8% 或 S 区基因序列差异≥4%,将 HBV 分为 A-H 8 个基因型。HBV 基因分型常用的方法:①基因型特异性引物 PCR 法;②限制性片段长度多态性分析法(RFLP);③线性探针反向杂交法;④PCR 微量板核酸杂交酶联免疫法;⑤基因序列测定法等。

(2) HBV 变异检测。HBV 的 P 基因区存在基因变异(如 YMDD、YIDD 及 YVDD 变异等)。某些药物治疗可促进变异产生,从而产生耐药性。HBV 耐药变异株常用检测方法:①HBV 聚合酶区基因序列分析法;②限制性片段长度多态性分析法;③荧光实时 PCR 法;④线性探针反向杂交法等。

6. 病原体直接检测

免疫荧光、免疫组化和薄膜电子显微镜等方法虽然不适用于临床实验室常规开展,但已经被广泛应用于检测 HBV 相关抗原或病毒颗粒,HBcAg 存在于靶细胞核内和胞质中,目前的检测技术尚不能在血清中检出 HBcAg,而免疫组化等方法可在组织切片上检测到。

7. 检测结果的分析

(1) 血清中 HBsAg 的存在表明有急性或慢性乙肝或为无症状携带者。在典型的 HBV 感染中,HBsAg 在 ALT 水平发生异常的前 2~4 周和出现症状或黄疸的前 3~5 周即可检出,而 HBV-DNA 可在 HBsAg 出现之前检出。若 HBsAg 出现 6 个月以上则认为已向慢性乙肝转化。

(2) 抗-HBs 是 HBV 感染后主要的保护性抗体,它的出现说明病毒基本清除,是乙肝痊愈的临床标志。检测结果分析(表 2-3)。(3) 抗 HBc 主要是 IgM 抗体,通常在 ALT 水平开始升高时出现,其抗体滴度的相对升高(大于 1:1 000)为急性感染的证据。随后,不论疾病痊愈或转为慢性,升高的滴度则均会降低。

表 2-3　HBV 血清标志物的检测结果

HBsAg	抗 HBs	抗 HBc	HBeAg	抗 HBe	解释	血液传染性
+	−	−	+	−	潜伏期或者急性乙肝早期(症状前期)	高
+	−	+	+	−	急性或慢性感染,以 HBc-IgM 鉴别	高
+	−	+	−	+	乙肝后期或者慢性感染	低
−	+	+	−	+	痊愈或者恢复期,有免疫力	无
−	+	−	−	−	痊愈,或免疫力	无
−	−	+	−	−	过去感染,但无法检出抗 HBs;"低水平"慢性感染;恢复早期	未知
−	+	−	−	−	疫苗接种或者前感染过	无

（4）HBeAg 是 HBV 复制指标之一,在潜伏期与 HBsAg 同时或在 HBsAg 出现数天后就可在血清中检出。HBeAg 持续存在的时间一般不超过 10 周,如超过则提示感染转为慢性化。HBeAg 转阴一般表示病毒复制水平降低、传染性下降,但 *Pre-C* 基因突变可产生 HBeAg 阴性的 HBV 感染。

（5）抗 HBe 可呈阳性,病毒仍复制活跃,病变持续进展。对于 HBsAg 阴性的暴发型肝炎应特别注意抗 HBc-IgM 和 HBV-DNA 的检查。

三、丙型肝炎病毒

丙型肝炎病毒(HCV)作为一种肠道外传播的非甲非乙肝炎病毒(PT-NANB)于 1974 年由 Golafield 首先报告。由于 HCV 基因组在结构和表型特征上与人黄病毒和瘟病毒相类似,1991 年国际病毒命名委员会将其归为黄病毒科丙型肝炎病毒属。

(一)生物学特性

HCV 病毒体呈球形,直径小于 80 nm(在肝细胞中为 36～40 nm,在血液中为 36～62 nm),该病毒沉降系数为 140 S,在蔗糖中浮力密度为 1.15 g/mL,HCV 与黄病毒相似,对有机溶剂氯仿(10%～20%)敏感,甲醛(1∶6 000)处理、60 ℃加热 10 小时或煮沸、紫外线等可使其灭活。

HCV 基因组有明显的变异,而将 HCV 分为 6 个基因型和 80 多个亚型,不同基因型的致病性不同,我国的香港和澳门以 6 型为主。

人是 HCV 的天然宿主,体外培养尚未找到敏感有效的细胞培养系统,但黑猩猩对 HCV 很敏感,并可在其体内连续传代,因此黑猩猩成为目前唯一的理想动物模型。

(二)致病性

HCV 感染面广,呈全世界分布,发展中国家感染率高于发达国家。我国 HCV 感染率为 3.2%,欧美国家感染率为 0.5%～2.0%。HCV 感染的传播途径主要是经血液传播,也可能存在其他传播途径如母婴传播、性传播和家庭内接触传播,但是有将近半数的感染传播途径不明确。HCV 病程复杂,既可有急性输血后肝炎,又可呈慢性无症状携带,还可与其他肝炎病毒混合感染,其重要特征是感染极易慢性化并可发展为肝硬化,与原发性肝癌有密切关系。

(三)微生物学检测

1.标本的采集、处理和保存

HCV 抗体检测可以用血清或者血浆,标本只要常规处理即可。收集血浆标本可用 EDTA、枸橼酸盐或肝素钠,但是用于 PCR 检测的标本应避免使用肝素钠抗凝,因为肝素会干扰 Taq 酶活性,影响 PCR 结果。由于血液中存在高水平的 RNA 酶,采集到标本应尽快将血清或血浆从血液中分离出来,去除粒细胞等对病毒 RNA 的降解作用,分离后的血清或血浆应在 4～6 小时内冷藏或冻存,最好是-70 ℃冻存。

2.核酸检测

(1)RT-PCR 检测 HCV-RNA:先将从被检标本中提取的 HCV-RNA 逆转录成 cDNA,以 cDNA 为模板,用外引物进行第一次扩增,再用第一次 PCR 扩增产物作为模板,用内引物进行第二次扩增,即可使标本中极其微量的 HCV 检出,此称巢式 PCR。RT-PCR 具有较好的敏感性,用于 HCV 的定性。

(2)bDNA 法测定 HCV-RNA:利用固定的寡聚核苷酸探针捕捉靶 RNA,随后与支链 DNA(bDNA)二级探针杂交。bDNA 与酶联三级探针结合,随后加入酶底物,产生的化学发光信号强度与靶 RNA 的量成正比。bDNA 法属于信号扩增,易于操作,适合定量检测 HCV-RNA。

3.HCV 抗体的检测

HCV 感染的患者由于血液中病毒含量很低,一般为 $10^2 \sim 10^3/mL$,常规的方法不易检出 HCV 抗原。抗 HCV 是 HCV 感染后出现的特异性抗体,是 HCV 感染的标志,故检测抗 HCV 可用于 HCV 的病原学诊断。主要方法有 ELISA 和条带免疫法,其中条带免疫法是确认试验。

4.检验策略及结果分析

用来自 HCV 基因组克隆的抗原,以 EIA 或条带免疫法检测特异性抗体可进行 HCV 感染的诊断。如果两种方法呈阳性,HCV 感染的可能性很高,应进一步进行肝酶水平测定或肝活检。患者标本中发现 HCV-RNA 可以提示 HCV 活动性感染。在血清抗体阳转和 ALT 水平高峰出现之前,病毒感染量就达到高峰。血清产生抗体之后,血清病毒载量降低,经常可低于 RT-PCR 可检测的最低限。因此,EIA 或条带免疫法血清学检测阳性而 HCV-RNA 阴性不能排除 HCV 感染,应该随访。HCV-RNA 检测也可用于条带免疫法结果不能确定的 HCV 感染。抗体阳性而多次 RNA 检测阴性提示感染已经消除,在 HCV 感染患者中有 10%～20% 的发生率。

四、丁型肝炎病毒

丁型肝炎病毒(HDV)属于沙粒病毒科 δ 病毒属,于 1977 年由意大利学者 Rizzetto 发现,曾被称为 δ 因子。丁型肝炎病毒是一种缺陷病毒,复制时需要有嗜肝病毒如人乙型肝炎病毒的参与。

(一)生物学特性

HDV 为单股环形负链 RNA 病毒,直径为 35～37 nm 的球形颗粒,外壳为嗜肝病毒的表面包膜蛋白抗原,核心含 HDV-RNA 及两种特异的丁型肝炎病毒抗原(HDAg),分别是 214 个氨基酸、分子量 27 kd 的 P27 和 195 个氨基酸、分子量 24 kd 的 P24。单独 HDAg 被 HBsAg 包装后可形成不含 HDV-RNA 的"空壳颗粒"。HDV 病毒颗粒在 CsCl 中的浮力密度为 1.25 g/cm^3,沉降系数介于 HBsAg 和完整的 HBV 颗粒之间。HDV 可被甲醛溶液灭活,其灭活条件与 HBV 相同。

对全世界 HDV 分离株的遗传分析表明,至少存在 3 个遗传树特征的基因型,并有不同的地理分布和相关的疾病谱。我国 HDV 株属于基因型Ⅰ。

除人以外,HDV 还能引起黑猩猩、美洲旱獭、东方土拨鼠和鸭子的一过性感染。我国的一项研究利用HDV/HBV阳性血清感染体外培养的人胚胎肝细胞,建立了HDV/HBV感染人胎肝细胞的体外培养系统。

(二)致病性

HDV是引起与HBV相关的急性和慢性肝病的亚病毒病原体。HDV感染和疾病的模式在不同的流行地区有所不同。在美国,HDV流行率低,传播途径主要通过静脉吸毒;在希腊和意大利的部分地区,流行率高,主要通过家庭传播;在发展中国家,20%或以上的HBsAg携带者感染HDV。由于HDV是一种缺陷病毒,只有在HBV存在于肝内或同时侵入肝内才能建立感染。根据与HBV感染的关系,可将HDV感染分为同步感染和重叠感染两种类型。

(三)微生物学检测

1. HDAg的检测

在急性丁型肝炎的早期,HDAg滴度高,血清中也可检测到HDAg。HDAg外被HBsAg包裹,当用去污剂裂解后才被释放出来。HDAg主要存在感染者的肝细胞核和胞质内,可用免疫组化检测。

此外,HDAg可用免疫印迹法进行检测,此方法比RIA和EIA敏感。

2. HDV RNA的检测

HDV RNA的检测可用核酸杂交和RT-PCR法。检测HDV-RNA最敏感的方法依赖于PCR方法进行扩增,其基本方法与检测HCV-RNA的方法相同,该方法可测出0.1 pg肝组织内的HDV-RNA。

3. HDV-IgM和HDV-IgG的检测

用EIA或RIA检测血清中的抗HDV,包括IgM、IgG和HDV总抗体,以协助急、慢性丁型肝炎的诊断。一般情况下,同步感染时HDV-IgM呈一过性阳性,随后出现HDV-IgG,或者是出现一过性HDV-IgM而后不产生HDV-IgG。重叠感染时则为持续HDV-IgM阳性和产生持续高效价的HDV-IgG,或者是随肝组织损害程度而出现HDV-IgM的波动。最好的方法是当患者有急性肝炎,其血清中有HBsAg和抗HDV时,测定抗HBc的抗体类别有助于区别同步感染和重叠感染。因为在同时有急性HBV和HDV感染时,能检出HBcAg-IgM,而在慢性HBV感染之后,再发生急性HDV感染时,抗HBc主要是IgG类。

HDV感染的实验诊断方法特点及评价(见表2-4)。

表2-4 HDV感染的实验诊断特点

标志物	检测方法	评价
肝组织HDAg	免疫组化染色	诊断金标准
血清HDAg	Western blotting,RIA,EIA	仅用于研究用于急性丁型肝炎诊断
血清HDV RNA	Northern杂交,RT-PCR	非常敏感的标志物
肝组织HDV RNA	Northern杂交,RT-PCR,原位杂交,原位PCR	仅用于研究
HDV总抗体	EIA,RIA	如果存在,具有诊断价值
HDV-IgM	EIA,RIA	急性期效价高于慢性期

五、戊型肝炎病毒

戊型肝炎病毒(HEV)是目前经肠道传染的戊型肝炎的病原体,发现于20世纪70年代末期。最新的国际病毒分类系统将HEV的分类地位确定为野田村病毒科中的戊型肝炎病毒属。

(一)生物学特性

电镜观察HEV有两种颗粒:空心颗粒和实心颗粒。前者为一种缺陷的不含完整的戊型肝炎病毒基因组的病毒颗粒,后者为完整的病毒颗粒。HEV病毒表面有锯齿状缺蚀和突起,形似杯状。也有学者观察到HEV表面无突起,具有羽毛状外表,呈二十面对称体。HEV的沉降系数为165~183 S,在CsCl中的浮力密度为1.36 g/cm³,HEV性状不稳定,对高盐、氯仿等敏感,在-70~-80 ℃条件下保存不稳定,在液氮中能长期保存,在中性偏碱环境中较稳定,Mg^{2+}和Mn^{2+}对其有保护作用。

根据不同地区各克隆株核酸、氨基酸的同源性及遗传距离将世界上已经发现的HEV病毒株分为七个主要基因型。

目前,用于实验性感染HEV的动物主要有非人灵长类动物,其中较常用的:黑猩猩、绒猴、恒河猴等。体外细胞培养不易获得成功。

(二)致病性

HEV主要通过粪-口途径传播,可能也会通过性传播和母婴垂直传播。该病毒能引起世界范围内戊型肝炎散发或暴发流行,戊型肝炎是自限性疾病,病情严重程度不一,急性重型肝炎并不多见,但在孕妇中例外,且死亡率达10%~20%。

(三)微生物学检测

1.标本的采集、处理和保存

(1)粪便标本:在疾病的早期收集,最迟也应当在出现黄疸的第一周内采集。标本应尽可能冷藏,干冰(-70 ℃)和液氮(-120 ℃)适合于可疑含HEV标本的保存和转运。

(2)血清标本:急性期血清中HEV-IgM最高,恢复期收集的血清,可用于检测HEV-IgG,标本在4 ℃可保存数天,-20 ℃可使病毒不被破坏,含HEV的标本应保存于-70 ℃以下。

2.检测方法

(1)ELISA:采用夹心法。急性期血清HEV-IgM阳性或恢复期血清HEV-IgG滴度比急性期血清高4倍以上,提示HEV感染。

(2)免疫电子显微镜:用于检测急性期患者的粪便及胆汁中病毒抗原,因需要特殊设备且敏感度低,临床较少使用。

(3)免疫荧光法:用荧光素标记从患者恢复期血清中提纯的HEV-IgG,可检测肝组织中戊肝病毒抗原。

(4)免疫印迹法:应用基因重组病毒多肽作为抗原建立蛋白印迹试验检测血清抗HEV。本法的敏感性和特异性较其他方法高,可用作戊型肝炎的确诊手段。

(5)逆转录聚合酶链反应法(RT-PCR)和套式逆转录聚合酶链反应(NRT-PCR):检测胆汁、血清和粪便中戊肝病毒核糖核酸(HEV RNA)。

3.结果的解释

在做出急性、新近或者过去HEV感染时,应考虑以下几点。

(1)临床标本(粪、胆汁、血清)中存在HEV,表示HEV急性感染(主要在潜伏期末或黄疸的第1周)。如未检出HEV,不能排除急性感染,因为许多患者检测不到病毒。对于戊型肝炎病毒感染低危区区的患者,须慎重解释阳性PCR结果,特别注意检测中污染的可能性。

(2)抗HEV、HEV-IgM表明急性或近期感染(感染几个月内)。用重组的多肽酶免疫技术检测 HEV-IgM，暴发区的许多患者结果阴性，因此，没有检出这些抗体不能排除急性感染。以重组多肽抗原检测抗 HEV，其特异性还不完全清楚。HEV-IgG 是 HEV 感染唯一的特异性标志，它们几乎在所有的急性感染患者中均可检测到，但不能确定感染何时发生。在急性戊型肝炎期间，抗 HEV 的抗体效价几乎总是最高，很少出现急性期和恢复期之间抗体水平的升高。没有检出抗 HEV 不能排除过去感染。

六、庚型肝炎病毒的检测

(一) 生物学特性

庚型肝炎病毒 (Hepatitis G virus，HGV) 是单股正链 RNA 病毒，基因组全长为 9.1~9.4 kb，目前暂定为黄病毒科丙型肝炎病毒属成员，与 HCV 的氨基酸序列有 27% 的同源性。HGV 颗粒的直径为 50~100 nm，包括两种类型，一种为极低密度 (1.07~1.09 g/cm^3) 病毒颗粒，另一种为密度为 1.18 g/cm^3 的核衣壳颗粒。根据基因差异分析，一般将庚型肝炎病毒分为 5 个基因亚型，其中多数为Ⅲ型。目前对 HGV 的理化性质了解甚少。

(二) 致病性

HGV 主要经血传播，但也可能存在着其他非肠道传播的途径。有关 HGV 的致病性目前仍有较大争议。HGV 感染常合并 HBV、HCV 或其他病毒感染，故有学者认为 HGV 可能是一种辅助病毒。多数临床病理研究表明，肝脏可能不是病毒复制的主要场所，HGV 可能不是专一嗜肝病毒。

(三) 微生物学检测

1. 标本的采集、处理和保存

HGV 的采集、处理和保存方法可参考 HCV。

2. 检测方法

检测方法主要有两种：一种是 ELISA 法检测 HGV 抗体，采用 CHO 细胞表达的 HGV-E2 包膜抗原的 EIA 试剂已经开始应用于临床，另一种是用 RT-PCR 法检测 HGV-RNA，探针和引物来源于 5'-UTR、NS3 和 NS5a，两套引物的 PCR 平行检测可消除病毒变异而引起的假阳性。

大多数 EIA 抗体阳性患者 HGV-RNA 阴性，反之亦然，提示两者呈负相关。检测血清中 HGV-RNA 可以诊断急性和慢性感染。疾病的康复与 RNA 的消失以及 HGV-E2 抗体出现有关。

(张丽梅)

第三章 食管疾病

第一节 食管感染性疾病

食管感染在普通人群中比较少见,多见于免疫缺陷人群中。Ⅰ型单纯疱疹病毒(HSV-1)、巨细胞病毒(CMV)、白念珠菌是最常见的3种病原体。主要表现为不同程度的吞咽痛,常可伴吞咽困难、体重下降、消化道出血等,部分患者可无明显症状。一般预后良好,如治疗不及时,可引发并发症。

一、危险因素与病原体

(一)食管感染的常见危险因素

包括:①恶性肿瘤,接受放射治疗(简称放疗)或抗肿瘤药物治疗者;②器官移植、接受免疫抑制剂治疗;③人类免疫缺陷病毒(HIV)感染或先天性免疫功能缺陷患者;④某些慢性病,如糖尿病或再生障碍性贫血;⑤长期广谱抗生素或类固醇激素使用;⑥反流性食管炎,食管黏膜有明显糜烂或溃疡者;⑦酗酒;⑧年龄。

(二)食管感染的常见病原体

1. 真菌性食管炎

最常见的真菌是白念珠菌。白念珠菌是咽喉部的共生菌,在某些诱发因素下,如免疫抑制、糖尿病、大量使用抗生素等,可成为致病菌引发食管炎。患者通常没有明显症状。

2. 病毒性食管炎

Ⅰ型单纯疱疹病毒、水痘-带状疱疹病毒(HZV)、巨细胞病毒、人乳头瘤病毒和EB病毒等均可引发,以HSV-1及CMV最常见,在食管感染性疾病中仅次于白念珠菌。HSV-1及CMV感染主要见于免疫缺陷患者,其中HSV-1感染亦可见于部分免疫功能正常的患者中,如胃食管反流或食管医疗器械操作损伤食管黏膜。幽门螺杆菌感染可无明显症状,是食管鳞状细胞癌的危险因素之一。

3. 细菌性食管炎

通常发生于免疫抑制宿主,常见病原体有乳酸菌和β-溶血性链球菌。在严重的粒细胞缺乏和肿瘤患者中,因患者可合并其他病原体如病毒和真菌感染,细菌感染经常会被忽视。

4.其他病原体

梅毒性食管炎又称食管梅毒,由梅毒螺旋体感染引起,极为罕见。

二、临床表现

(一)食管表现

吞咽痛或吞咽困难、咽喉部异物感、自发性胸骨后疼痛或烧灼感、舌或咽喉部白斑或溃疡。

(二)口腔损害

口腔损害通常也能为食管炎诊断提供依据,特别是在 AIDS 患者中,鹅口疮可见于大部分患有食管念珠菌病的 AIDS 患者;口咽部疱疹或溃疡很可能提示伴随食管 HSV 感染或阿弗他溃疡。

(三)全身表现

全身表现主要为体重下降和胃肠道出血等,也有表现为发热、恶心、呕吐或腹痛,经内镜检查证实有食管炎症。

(四)并发症表现

并发症表现如食管狭窄、食管支气管窦道形成、食管穿孔等。

三、辅助检查

(一)影像学检查

影像学检查有助于感染性食管炎的诊断,但诊断价值有限。

部分患者 X 线吞钡检查可为正常表现,或为非特异的异常,如斑块、溃疡、瘘或肿块等。不同病原体引起的食管感染在 X 线中的表现可相对特异,如黏膜呈长绒毛状提示念珠菌感染;无数小火山形小溃疡可提示 HSV 感染;线性深溃疡则提示 CMV 或 HIV 感染。

CT 扫描可以反映食管炎患者的食管壁厚度。放射学检查主要可以作为不适用内镜检查患者的协助诊断。

(二)内镜检查

内镜检查对于感染性食管炎的诊断非常重要。

1.念珠菌性食管炎

该病可见充血和散在的黏附紧密的黄白色斑,内含微生物、炎症细胞与黏膜坏死组织,周围可有红斑水肿表现。损伤多位于远端 1/3 食管,可进展至线性融合、大片融合斑块、溃疡、管腔狭窄和坏死、食管穿孔。确诊依赖内镜下直接刷取和活检。

2.HSV 食管炎

该病起初表现为无数疱疹,以后表现为很多小的火山样浅溃疡(通常<2 cm),由疱疹破溃形成。病变主要累及食管下半部分,亦可累及全食管甚至胃。确诊应在内镜检查时做刷拭、活检和病毒培养或 PCR 技术检测病毒核酸。

3.CMV 食管炎

该病出现大而深的线性溃疡(通常>2 cm),单独或多发,位于食管中远端,溃疡边缘清晰,溃疡之间的黏膜相对正常。组织病理学是最可信的诊断方法,从溃疡边缘和基底部取黏膜和黏膜下标本行常规 HE 染色,可发现肿大内皮细胞和成纤维细胞含有大的、致密的核内包涵体。

4.EB 病毒性食管炎

该病见于广泛性溃疡,累及食管上中 1/3,在食管组织中行 PCR 可检出 EB 病毒 DNA。

5.幽门螺杆菌感染

幽门螺杆菌感染相关病变常位于中下端食管,表现为红色斑点、白色斑点、结节状或分叶状隆起。活检后组织病理学检测及免疫组织化学染色可帮助诊断。

四、诊断与鉴别诊断

详细的病史询问、体格检查及咽拭子检查等可基本诊断疾病。确诊需要内镜检查和相应的刷拭、活检和病原体培养等。

诊断需与以下疾病鉴别:胃食管反流病、贲门失弛缓症、食管白斑、食管癌、裂孔疝、食管良性肿瘤、食管内异物等。

五、药物治疗

(一)针对病原体的特定治疗

1.抗真菌药物

氟康唑是治疗念珠菌属感染的首选药物,但耐药现象普遍,也可选择伊曲康唑、伏立康唑、泊沙康唑、两性霉素 B、卡泊芬净等。

2.抗病毒药物

可选择阿昔洛韦、更昔洛韦、万乃洛韦和伐昔洛韦等,其中阿昔洛韦和更昔洛韦是具有高度活性的广谱抗病毒药物,对病毒性食管炎,尤其是 CMV 食管炎疗效明显。

3.激素和免疫调节剂

泼尼松和沙利度胺对 HIV 患者的口腔和食管阿弗他溃疡治疗有效。

(二)根据基础疾病及免疫抑制程度给予个体化治疗

1.HSV 食管炎

轻型无须抗病毒药物治疗,若症状持久,可试用阿糖腺苷静脉注射,如存在 HSV 口腔炎或唇炎或食管症状很严重时,需要使用阿昔洛韦静脉滴注,每 8 小时 1 次,每次 5 mg/kg;或口服阿昔洛韦,每天 4 次,每次 800 mg,多在 1 周内起效,但大的溃疡愈合及被覆上皮修复则需要较长时间,疗程可延长至 2~3 周或更长时间。

2.伴有免疫缺陷的 CMV 食管感染

静脉滴注更昔洛韦,每天 1 次或 2 次,每次 5 mg/kg,疗程 10~14 天;或静脉注射膦甲酸钠,每 8 小时或 12 小时 1 次,每次 90 mg/kg,疗程持续至溃疡愈合。

3.非 AIDS 患者的食管念珠菌病

可口服制霉菌素或克霉唑片剂口内融化,如患者发热且中性粒细胞减少(每微升<1 000 个),经验性抗真菌药应足量全身用药。

4.同种异体骨髓移植受体

如果移植前存在中性粒细胞减少,需预防性应用抗病毒治疗直到移植物移入。食管感染通常发生于移植完成约 6 周后,此时如果中性粒细胞计数尚处于正常范围,该类人群中 CMV 和 HSV 感染几乎和念珠菌属一样常见,治疗药物依据病原诊断结果选择。

5.实体器官移植受体

食管炎的治疗应取决于内镜下表现和病原。真菌感染比较常见,治疗药物可选唑类、棘白菌素类,或两性霉素 B 类,必要时可以联合用药。需注意抗真菌药物与免疫抑制剂的药物间相互作用,如氟康唑或伊曲康唑可能导致他克莫司和环孢素血药浓度升高,故需监测后者的血药水平。

6.幽门螺杆菌感染

小病灶无须特殊治疗,较大的病变可行内镜下切除。

六、预后

尽早诊断,积极治疗原发病,及时合理使用抗生素治疗,食管感染一般预后良好。但如果患者得不到及时有效的治疗,可能引发并发症,如食管运动功能障碍、贲门失弛缓症、食管瘢痕形成及狭窄、食管憩室、食管-支气管窦道等。

(孔凡好)

第二节 胃食管反流病

胃食管反流病(gastroesophageal reflux disease,GERD)是指胃内容物反流入食管,引起不适症状和/或并发症的一种疾病。胃食管反流病的临床表现轻重不一,主要的临床症状是反酸、胃灼热、胸骨后疼痛,但有的患者表现为食管以外的症状,而忽视了对本病的诊断。

一、流行病学

GERD 在西方国家很常见,人群中 7%~15% 有胃食管反流症状,发病随年龄增加而增加,40~60 岁为发病高峰。反流性食管炎(reflux esophagitis,RE)发病年龄和检出率随年代变迁逐步上升,随年龄增长 RE 检出率升高、病变程度加重。这种情况的发生可能与人们生活方式改变、饮食结构逐步西化、人口老龄化,以及随年龄增长食管下段括约肌(LES)张力下降、唾液分泌减少、食管上皮修复能力下降和食管裂孔疝发病率增加有关。与国外报道相似,男性 RE 检出率高于女性,中老年人多见,轻度的(A、B 级)占大多数(82.5%)。虽然总的 RE 检出率男性高于女性,但随着年龄的增长,女性 RE 检出率增长幅度高于男性。伴食管裂孔疝的 RE 发生率随年龄增长而增高,女性高于男性。随年龄增长 LES 张力下降是食管裂孔疝形成的一个主要因素,较高的食管裂孔疝发病率是中老年人,特别是中老年女性 RE 发病率大幅增长的原因之一。

老年人 RE 临床症状多不典型,多表现为嗳气、厌食、食欲缺乏、吞咽困难及消化道出血,而反酸、胃灼热、胸骨后疼痛等典型 RE 症状表现较少,其原因可能为老年人食管、胃肠神经末梢感觉迟钝,对食管扩张产生的疼痛敏感度下降,对食管酸碱灌注缺乏敏感性有关。有研究显示,RE 的发生率和严重度随年龄增长而增加,而有胃灼热、反酸症状者并不增加。

研究发现老年人 RE 并存疾病种类多,病情较重。易并发食管裂孔疝、萎缩性胃炎、胃溃疡、

二、危险因素

国内外资料显示,GERD 发病的危险因素包括年龄、性别、吸烟、体重指数(BMI)增加、过度饮酒、阿司匹林、非甾体抗炎药、抗胆碱能药物、体力劳动、社会因素、身心疾病、家族史等。近年来,关于 RE 和幽门螺杆菌感染关系的研究很多,但是结果差异很大。有研究显示,幽门螺杆菌感染与 RE 无关;还有人认为,幽门螺杆菌可能是 RE 的致病因素。国内外较多的学者认为,幽门螺杆菌感染是唯一与食管炎严重程度呈负相关的因素。我们的研究在排除了干扰因素后采用了灵敏度及特异度较好的检测幽门螺杆菌的方法,结果显示老年组和非老年组 RE 患者幽门螺杆菌感染率之间差异无统计学意义。老年人 RE 患病率与幽门螺杆菌的关系可能与非老年人相似。

三、病因及发病机制

胃食管反流病是食管抗反流的防御机制下降和反流物对食管黏膜的攻击作用增强,保护因子与攻击因子建立的动态平衡被打破所致的结果。主要表现为 LES 压力降低、一过性食管下括约肌松弛(TLESR)过度等。GERD 的主要损伤因素为过多的胃内容物(主要是胃酸)反流入食管,引起食管黏膜损伤,胆汁和消化酶也可造成食管黏膜损伤。

(一)食管抗反流屏障功能下降

正常时,胃食管交界的特殊解剖结构有利于抗反流,它包括 LES、膈肌、膈食管韧带、食管和胃之间的锐角等,其中主要是 LES。LES 在抗胃食管反流屏障中起关键作用。LES 是指食管末端 3～4 cm 长的环形高压区。正常 LES 静息压为 1.3～4.0 kPa(10～30 mmHg),构成了防止胃食管反流的压力屏障。LES 的舒缩受多种因素的影响,如某些激素(如缩胆囊素、胰升糖素、血管活性肠肽等)、食物(如脂肪、咖啡、巧克力等)、药物(如钙通道阻滞剂、多巴胺、地西泮)等。引起胃食管反流抗屏障功能下降的机制有三种。

1. LES 压力降低

正常人静息状态下的 LES 保持张力性收缩(高于胃内压),如 LES 压力降低<0.8 kPa(6 mmHg)会造成胃内容物自由反流至食管,中重度食管炎患者 LES 压力降低明显。GERD 患者 LES 压力降低多见,但无解剖结构异常。

2. 一过性食管下括约肌松弛(TLESR)增多

TLESR 是与吞咽无关的 LES 松弛,为 LES 压力正常时反流发生的最常见机制。GERD 患者 TLESR 频繁发生,多为酸反流,而正常人气体反流为多。胃扩张、腹内压增加可通过迷走神经诱发 TLESR 的发生。胃食管反流病患者 TLESR 较频,持续时间长,是目前认为引起胃食管反流的主要原因。

3. 胃食管交界处结构改变

胃食管交界处的膈肌脚、膈食管韧带、食管和胃之间的 His 角等是抗反流功能的重要保证。最常见的异常为食管裂孔疝,它是指部分胃经过膈肌的食管裂孔进入胸腔,相当多的食管裂孔疝患者有 RE。

(二)食管对反流物廓清能力降低

胃反流物中胃酸和胃蛋白酶是损害食管黏膜最强的致病因子。除了胃酸和胃蛋白酶外,反流物中还常混有含胆汁和胰酶的十二指肠液,由这类物质引起的食管黏膜损害又称为碱性反流性食管炎。胆酸、胰酶能增加食管黏膜的渗透性,加重胃酸、胃蛋白酶对食管黏膜的损害作用。正常食管对反流物的廓清能力包括容量清除和化学清除两部分。容量清除指正常时食管内容物通过重力作用,一部分排入胃内,大部分通过食管体部的自发和继发推进性蠕动将食管内容物排入胃内,是食管廓清的主要方式。化学清除指唾液的中和作用。GERD 时食管体部蠕动减弱,如同时有唾液分泌的减少,则不仅对反流物的容量清除下降,且对反流物的化学清除作用也降低。

(三)食管黏膜的屏障功能减弱

在 GERD 中,仅有 48%~79% 患者发生食管炎症,而另一部分患者反流症状虽突出,却不一定有明显的食管黏膜损害,提示食管黏膜的损害是攻击因子和黏膜本身作用的结果。食管黏膜对反流物有防御作用,这种防御作用被称为食管黏膜的屏障功能。包括上皮前屏障,即食管黏膜上皮附着的黏液,对胃蛋白酶起着屏障作用,黏膜表面的能中和一部分反流的 H^+;上皮屏障:在结构上有紧密排列的多层鳞状上皮细胞,不具有渗透和吸收作用,使反流物难以通过,且能中和进入上皮细胞内的 H^+,减轻 H^+ 对黏膜的损害作用;上皮后屏障:指黏膜下毛细血管提供的血液供给等保护作用。

(四)胃排空障碍

胃食管反流多发生在餐后,在 GERD 患者中有 1/2 的胃排空延缓,研究显示餐后胃扩张可引起 LES 松弛,促进反流。反流的频率与胃内容物的含量、成分、胃排空情况有关。

(五)胃食管感觉异常

部分患者有食管感觉过敏,特别是非糜烂性反流病(NERD)患者食管对球囊扩张感知阈和痛阈降低、酸敏感增加,抗酸治疗后食管对酸的敏感降低。

(六)其他因素

婴儿、妊娠、肥胖易发生胃食管反流,而硬皮病、糖尿病、腹水、高胃酸分泌状态也常有胃食管反流。十二指肠胃反流可增加胃容量,十二指肠液(胆盐和胰酶)对食管有消化作用。

四、GERD 的分类

GERD 可分为非糜烂性反流病(non-erosive reflux disease,NERD)、糜烂性食管炎(erosive esophagitis,EE)和 Barrett 食管(Barrett's esophagus,BE)三种类型,也可称为 GERD 相关疾病。大多数学者认为 GERD 的三种类型相对独立,相互之间不转化或很少转化,但有些学者则认为这三者之间可能有一定相关性。

NERD 是指存在反流相关的不适症状,但内镜下未见 BE 和食管黏膜破损。EE 是指内镜下可见食管远端黏膜破损。BE 是指食管远端的鳞状上皮被柱状上皮所取代。在 GERD 的三种疾病形式中,NERD 最为常见,EE 可合并食管狭窄、溃疡和消化道出血,BE 有可能发展为食管腺癌。这三种疾病形式之间相互关联和进展的关系需作进一步研究。

(一)NERD

NERD 主要依赖症状学特点进行诊断,典型的症状为胃灼热和反流。患者以胃灼热症状为主诉时,如能排除可能引起胃灼热症状的其他疾病,且内镜检查未见食管黏膜破损,可作出 NERD 的诊断。内镜检查对 NERD 的诊断价值在于可排除 EE 或 BE 以及其他上消化道疾病,如溃疡或胃癌。便携式 24 小时食管 pH 监测可测定是否存在病理性酸反流,但仅 50%~75% 的 NERD 患者达到阳性标准。结合症状指数可判断酸反流是否与胃灼热症状相关,症状指数系指与酸反流(pH<4)相关的胃灼热症状发生次数占胃灼热发作总次数的比例,超过50%为阳性。质子泵抑制剂(PPI)试验是目前临床诊断 NERD 最为实用的方法。PPI 治疗后,胃灼热等典型反流症状消失或明显缓解提示症状与酸反流相关,如内镜检查无食管黏膜破损的证据,临床可诊断为 NERD。症状不典型的 NERD 患者,如上腹痛、腹胀、非心源性胸痛、慢性咳嗽、哮喘或慢性咽喉痛等,需行与反流相关证据的检查,明确症状与胃食管反流的关系。

NERD 应与功能性胃灼热鉴别。根据罗马Ⅲ标准,功能性胃灼热的诊断标准为患者有胃灼热症状,但缺少反流引起该症状的证据,如:①内镜检查无食管黏膜损伤;②24 小时食管 pH 监测示食管酸反流阴性;③症状指数<50%。PPI 试验阴性提示胃灼热症状与酸反流的关系不密切,并非 GERD,但因其特异性不高,故阳性结果不能排除功能性胃灼热。

(二)EE

1994 年洛杉矶会议提出了明确的 EE 分级标准,根据内镜下食管病变的严重程度分为 A~D 级。A 级:≥1 个食管黏膜破损,最大长径<5 mm;B 级:≥1 个黏膜破损,最大长径>5 mm,破损黏膜无融合;C 级:≥1 个黏膜破损,有融合,但<75%的食管周径;D 级:≥1 个黏膜破损,有融合,并≥75%的食管周径。

(三)BE

BE 本身通常不引起症状,临床主要表现为 GERD 的症状,如胃灼热、反流、胸骨后疼痛、吞咽困难等。但约 25%的患者无 GERD 症状,因此在筛选 BE 时不应仅局限于有反流相关症状的人群,行常规胃镜检查时,对无反流症状的患者也应注意有无 BE 存在。

1.BE 的诊断

主要根据内镜检查和食管黏膜活检结果。目前国际上对 BE 的诊断存在两种见解:①只要食管远端鳞状上皮被柱状上皮取代即可诊断为 BE;②只有食管远端化生柱状上皮存在肠上皮化生时才能诊断。鉴于我国对 BE 的研究还不够深入,因此,以食管远端存在柱状上皮化生作为诊断标准较为稳妥,但必须详细注明组织学类型和是否存在肠上皮化生。除内镜下诊断外,还必须有组织学诊断、内镜与病理诊断相结合,有助于今后对 BE 临床诊断的进一步深入研究。

内镜检查明确区分鳞、柱状上皮交界(SCJ)和食管胃交界(EGJ)对识别 BE 十分重要:①SCJ 内镜标志,为食管鳞、柱状上皮交界处构成的齿状 Z 线;②EGJ 内镜标志,为管状食管与囊状胃的交界处,其内镜下定位的标志为最小充气状态下胃黏膜皱襞的近侧缘和/或食管下端纵行栅栏样血管末梢;③BE 内镜下典型表现为 EGJ 近端出现橘红色柱状上皮,即 SCJ 与 EGJ 分离。BE 的长度测量应从 EGJ 开始向上至 SCJ。内镜下亚甲蓝染色有助于对灶状肠化生的定位,并能指导活检。

2.BE 病理学诊断

活检取材推荐使用四象限活检法,即常规从 EGJ 开始向上以 2 cm 的间隔分别在 4 个象限取活检;对疑有 BE 癌变者应向上每隔 1 cm 在 4 个象限取活检;对有溃疡、糜烂、斑块、小结节狭窄和其他腔内异常者,均应取活检行病理学检查。组织分型如下。①贲门腺型:与贲门上皮相似,有胃小凹和黏液腺,但无主细胞和壁细胞;②胃底腺型:与胃底上皮相似,可见主细胞和壁细胞,但 BE 上皮萎缩较明显,腺体较少且短小,此型多分布于 BE 远端近贲门处;③特殊肠化生型:化生的柱状上皮中可见杯状细胞为其特征性改变。

BE 的异型增生:①低度异型增生(low grade dysplasia,LGD),由较多小而圆的腺管组成,腺上皮细胞拉长,细胞核染色质浓染,核呈假复层排列,黏液分泌很少或不分泌,增生的细胞可扩展至黏膜表面;②高度异型增生(high grade dysplasia,HGD),腺管形态不规则,呈分支或折叠状,有些区域失去极性。与 LGD 相比,HGD 细胞核更大、形态不规则且呈簇状排列,核膜增厚,核仁呈明显双嗜性,间质无浸润。

3.分型

(1)按化生柱状上皮长度分类:长段 BE(long segment Barrett's esophagus,LSBE)指化生柱状上皮累及食管全周,且长度≥3 cm;短段 BE(short segment Barrett's esophagus,SSBE)指化生柱状上皮未累及食管全周或虽累及全周,但长度<3 cm。

(2)按内镜下形态分类:可分为全周型(锯齿状)、舌型和岛状。

(3)按布拉格 C&M 分类法进行记录:C(circum-ferential metaplasia)代表全周型化生黏膜长度,M(maximal proximal extent of the metaplastic segment)代表化生黏膜最大长度。如 C3-M5 表示食管圆周段柱状上皮为 3 cm,非圆周段或舌状延伸段在 EGJ 上方 5 cm;C0-M3 表示无全周段化生,舌状伸展为 EGJ 上方 3 cm。

4.监测和随访

鉴于 BE 有发展为食管腺癌的危险性,因此应对 BE 患者进行定期随访,目的是早期发现异型增生和癌变。随访周期:内镜检查的时间间隔应根据异型增生的程度而定。无异型增生的 BE 患者应每 2 年复查一次内镜,如两次复查均未检出异型增生和癌变,可酌情放宽随访时间间隔;对伴有轻度异型增生的患者,第一年应每 6 个月复查一次内镜,如异型增生无进展,可每年复查一次;对重度异型增生的 BE 患者应建议行内镜下黏膜切除术或手术治疗,并密切监测随访。

五、临床表现

(一)主要的临床症状

GERD 的临床表现轻重不一,主要的临床症状是反酸、胃灼热、胸骨后疼痛。胃灼热是 GERD 的最常见症状,约 50%的患者有此症状。胃灼热是指胸骨后或剑突下烧灼感,常在餐后出现,饮酒、甜食、浓茶、咖啡可诱发;肢体前屈、卧位或腹压增高时加重,可向颈部放射。胃灼热是由于酸反流刺激了食管深层上皮感觉神经末梢所致。胸骨后疼痛常发生在胸骨后或剑突下,向胸部、后背、肩、颈、下颌、耳和上肢放射,此时酷似心绞痛。部分患者不伴有胃灼热、反酸症状,给临床诊断带来了一定困难。胃内容物在无恶心和不用力情况下涌入口腔,空腹时反胃为酸性胃液反流,称为反酸,但此时也可有胆汁和胰液溢出。部分患者有吞咽困难,可能由于食管痉挛或食管动力障碍所致,症状呈间歇性,进食固体或液体食物时均可发作。少数患者因食管瘢痕形成而狭窄,吞咽困难呈进行性加重。有食管重度糜烂或并发食管溃疡的患者可见吞咽疼痛。

(二)食管外症状

食管外症状有如慢性咳嗽、咽喉炎、哮喘等。随着流行病学和病理生理学研究的深入,GERD 引起的食管外表现越来越受到各学科重视。常见的食管外表现如下。

1.反流性喉炎综合征

胃内容物反流至喉部引起损伤和炎症,继而产生的临床综合征称为反流性喉炎综合征或喉咽反流(LPR)。约 10%的耳鼻喉门诊患者的症状和反流相关。对于慢性难治性咽喉炎患者,在排除其他原因且常规治疗疗效较差时,应考虑反流的存在。多数 LPR 患者没有 GERD。LPR 和 GERD 的症状特点有较大差异:前者多发生在白天、直立位,而后者多发生在夜间、平卧位。喉镜诊断 LPR 的敏感性和特异性较差,目前尚无诊断 LPR 的统一标准。

2.反流性哮喘综合征

目前研究认为反流并非哮喘的主要致病因素,但反流可诱发或加重哮喘。有研究显示,哮喘患者存在GERD症状的比例高于普通人群(59.2% vs.38.1%),而GERD患者合并哮喘的比例也高于非GERD患者(4.6% vs.3.9%),具有夜间反流症状患者的哮喘发生率更高。虽然临床上较难甄别反流性哮喘综合征,但这类患者常对哮喘常规治疗的反应欠佳,而使用泵离子抑制剂(PPI)可缓解部分患者的哮喘症状。因此在临床上,对成年发病、夜间发作频繁、进餐、运动和卧位时易诱发,以及常规治疗效果不佳的哮喘,均应考虑胃食管反流的存在。GERD和哮喘的关系相当复杂,两者在发病机制上相互促进,但通过抑酸治疗抑制哮喘发作可能只适用于少数哮喘患者。

3.反流性咳嗽综合征

反流性咳嗽综合征曾被称为"胃食管反流性咳嗽",是慢性咳嗽最常见三大原因之一(另两个为哮喘和鼻后滴流综合征),占20%左右。多数反流性咳嗽综合征患者没有胃灼热、反酸等GERD典型症状和糜烂性食管炎表现。临床常使用24小时食管pH监测诊断该病。最近随着阻抗技术在食管监测中的应用,反流监测的敏感性有所提高。

4.反流性牙侵蚀症

当胃酸反流至口腔且pH<5.5时,牙齿表层的无机物可发生溶解而引起反流性牙侵蚀症。流行病学研究提示83%的牙侵蚀症患者具有病理性胃食管酸反流,40%具有典型反流症状或病理性胃食管酸反流的患者患有或曾经患有牙侵蚀症。GERD患者患牙侵蚀症的可能性是普通人群的3~8倍。反流性牙侵蚀症没有特异性的临床表现。早期诊断较困难,可仅表现为轻度釉质表面脱矿而失去光泽,往往牙本质暴露时才被察觉。反流性牙侵蚀症病变分布有一定特点,常在舌面、颊面和颌面,且后牙的侵蚀程度比前牙严重。而外源性牙侵蚀症的病变常发生在唇面且前牙侵蚀程度比后牙严重。24小时食管pH监测显示食管近端酸反流增多,且牙侵蚀程度同食管远端、近端pH<4的时间百分比呈正相关。

六、GERD的诊断及辅助检查

(一)诊断

根据GERD症状群作出诊断:①有典型的胃灼热和反流症状,且无幽门梗阻或消化道梗阻的证据,临床上可考虑为GERD;②有食管外症状又有反流症状,可考虑是反流相关或可能相关的食管外症状,如反流相关的咳嗽、哮喘;③如仅有食管外症状,但无典型的胃灼热和反流症状,尚不能诊断为GERD,宜进一步了解食管外症状发生的时间、与进餐和体位的关系以及其他诱因。需注意有无重叠症状(如同时有GERD和肠易激综合征或功能性消化不良)、焦虑、抑郁状态、睡眠障碍等。

(二)上消化道内镜检查

对拟诊GERD患者一般先行内镜检查,特别是症状发生频繁、程度严重、伴有报警征象或有肿瘤家族史的患者。上消化道内镜检查有助于确定有无反流性食管炎以及有无合并症和并发症,如食管裂孔疝、食管炎性狭窄、食管癌等,有助于NERD的诊断。

(三)诊断性治疗

对拟诊GERD患者或疑有反流相关食管外症状的患者,尤其是上消化道内镜检查阴性时,可采用诊断性治疗。质子泵抑制剂(PPI)诊断性治疗(PPI试验)已被证实是行之有效的方法。

建议服用标准剂量 PPI,一天 2 次,疗程 1～2 周。服药后如症状明显改善,则支持酸相关 GERD 的诊断;如症状改善不明显,则可能有酸以外的因素参与或不支持诊断。PPI 试验不仅有助于诊断 GERD,同时还启动了治疗。PPI 试验阴性有以下几种可能:①抑酸不充分;②存在酸以外因素诱发的症状;③症状不是反流引起的。PPI 试验具有方便、可行、无创和敏感性高的优点,缺点是特异性较低。

(四)胃食管反流证据的检查

1.X 线和放射性核素检查

传统的食管钡餐检查将胃食管影像学和动力学结合起来,可显示有无黏膜病变、狭窄、食管裂孔疝等,并显示有无钡剂的胃食管反流,因而对诊断有互补作用,但敏感性较低。放射性核素胃食管反流检查能定量显示胃内放射性核素标记的液体反流,胃食管交界处(EGJ)屏障功能低下时较易出现阳性结果,但阳性率不高,应用不普遍。

2.24 小时食管 pH 监测

24 小时食管 pH 监测的意义在于证实反流存在与否。24 小时食管 pH 监测能详细显示酸反流、昼夜酸反流规律、酸反流与症状的关系以及患者对治疗的反应,使治疗个体化。其对 EE 的阳性率＞80%,对 NERD 的阳性率为 50%～75%。

(五)食管测压

食管测压不直接反映胃食管反流,但能反映 EGJ 的屏障功能。在 GERD 的诊断中,食管测压除帮助食管 pH 电极定位、术前评估食管功能和预测手术外,还能预测抗反流治疗的疗效和是否需长期维持治疗。因而,食管测压能帮助评估食管功能,尤其是对治疗困难者。

(六)食管胆汁反流测定

部分 GERD 患者的发病有非酸性反流物质因素参与,特别是与胆汁反流相关。可通过检测胆红素以反映是否存在胆汁反流及其程度。但多数十二指肠内容物反流与胃内容物反流同时存在,且抑酸治疗后症状有所缓解。因此胆汁反流检测的应用有一定局限性。

(七)其他

对食管黏膜超微结构的研究可了解反流存在的病理生理学基础;无线食管 pH 测定可提供更长时间的酸反流检测;腔内阻抗技术的应用可监测所有反流事件,明确反流物的性质(气体、液体或气体液体混合物),与食管 pH 监测联合应用可明确反流物为酸性或非酸性以及反流物与反流症状的关系。

七、并发症

(一)食管狭窄

长期的胃食管反流,引起食管黏膜充血、水肿、糜烂、溃疡,纤维组织增生,瘢痕形成,食管壁的顺应性降低而狭窄。有 8%～20% 的严重性食管炎患者发生食管狭窄。

(二)消化道出血

反流性食管炎可引起少量渗血;弥漫性食管炎或食管溃疡时可发生较大量出血,表现为呕血和/或黑便。

(三)癌变

BE 是食管腺癌的主要癌前病变,合并食管腺癌比一般人群高 30～50 倍。

八、鉴别诊断

(1)胃灼热的患者在 PPI 试验性治疗无效时多考虑功能性胃灼热或非酸反流。

(2)以胸痛为主要症状的应与冠心病鉴别。

(3)吞咽困难应考虑是否有食管运动紊乱、食管癌、贲门失弛缓症、嗜酸性粒细胞性食管炎等。

(4)内镜下食管下段炎症和溃疡须与真菌感染、药物、克罗恩病、结核或白塞病等所致者鉴别。

(5)症状不典型的患者,应排除原发性咽喉或肺部疾病。

九、GERD 的治疗

GERD 的治疗目标为治愈食管炎,缓解症状,提高生活质量,预防并发症。治疗包括以下几方面的内容。

(一)改变生活方式

抬高床头、睡前 3 小时不再进食、避免高脂肪食物、戒烟、戒酒、减肥等生活方式的改变可能使部分 GERD 患者从中受益,但这些改变对于多数患者而言并不足以控制症状。目前尚无关于改变生活方式与 GERD 治疗的对照研究,亦缺乏改变生活方式对患者生活质量潜在负面影响的研究资料。

(二)药物治疗

用抑酸药物抑制胃酸分泌是目前治疗 GERD 的基本方法。抑制胃酸的药物包括 H_2 受体阻滞剂(H2RA)和质子泵抑制剂(PPI)等。

1.初始治疗

西咪替丁、雷尼替丁、法莫替丁和尼扎替丁治疗 GERD 的临床试验结果显示 H2RA 缓解轻、中度 GERD 症状的疗效优于安慰剂,疗效为 60%~70%。但 6 周后大部分患者出现药物抵抗,长期疗效不佳。提示 H2RA 仅适用于轻、中度 GERD 的初始治疗和短期缓解症状。

PPI 治疗 GERD 的疗效已在世界各国得到认可。目前临床上使用的 PPI 主要包括埃索美拉唑镁肠溶片、奥美拉唑、泮托拉唑钠、雷贝拉唑钠、艾普拉唑等。EE 患者中、短期应用 PPI 的临床试验表明,PPI 治愈食管炎和完全缓解胃灼热症状的速度较 H2RA 更快。标准剂量的各种 PPI 治疗 EE 的疗效基本相同。PPI 对 H2RA 抵抗的 EE 患者同样有疗效。PPI 治疗 EE 4 周和 8 周时的内镜下愈合率分别为 80% 和 90% 左右。

基于 PPI 在疗效和症状缓解速度上的优势,治疗 EE 应首选标准剂量的 PPI。部分患者症状控制不满意时可加大剂量。多项临床试验已证实,PPI 缓解 NERD 患者胃灼热症状的疗效低于 EE 患者,但在改善症状方面的疗效优于 H2RA 和促动力药。对于 NERD 患者,应用 PPI 治疗的时限尚未明确,但已有研究资料显示其疗程应大于 4 周。

GERD 的食管外症状,如反流性咽喉炎等,应用 PPI 治疗对大部分患者有一定疗效。

2.维持治疗

GERD 具有慢性、复发性的特点,据欧美国家报道,停药半年复发率为 70%~80%,故应进行维持治疗,避免 GERD 反复发作及由此引起并发症。PPI、促胃肠动力药均可作为维持治疗的药物长期使用,其中 PPI 疗效肯定。维持治疗应注重个体化,根据患者的反应,选择适合个体的药物和剂量。以 PPI 标准剂量维持治疗，随访半年后 80% 以上的患者仍可维持正常。按需治疗是间歇治疗的一种，即只在症状出现时服用药物，持续使用至症状缓解。

目前尚无对 NERD 患者行 PPI 维持治疗的多中心、随机、双盲对照研究资料。已有的文献显示按需治疗对 NERD 患者也有效。

促动力药物治疗：在 GERD 的治疗中，促动力药可作为抑酸药物治疗的辅助用药。目前临床主要用药如莫沙必利。

黏膜保护剂：目前临床主要用药如硫糖铝等。铝碳酸镁对食管黏膜也有保护作用，能吸附胆酸等碱性物质，保护黏膜。

（三）手术治疗

抗反流手术在缓解症状和愈合食管炎方面的疗效与药物治疗相当。手术并发症发生率和死亡率与外科医师的经验和技术水平密切相关。术后常见的并发症包括腹胀（12%）、吞咽困难（6%），相当一部分患者（11%～60%）术后仍需规则用药。研究表明抗反流手术并不能降低食管腺癌的风险。因此，对于是否行抗反流手术治疗，应综合考虑患者个人意愿和外科专家的意见后再作决定。抗反流手术治疗适应证主要为：①内科治疗有效，但无法长期服用 PPI；②持续存在与反流有关的咽喉炎、哮喘，内科治疗无效；③LES 压力降低，食管体部动力正常。手术方式主要为胃底折叠术，合并食管裂孔疝应行修补术。抗反流手术十年复发率为 62%，并发症发生率 5%～20%。对已证实有癌变的 BE 患者，原则上应行手术治疗。

（四）内镜治疗

短期初步研究提示内镜治疗可改善 GERD 症状评分，提高患者满意度和生活质量，并可减少 PPI 用量。然而，目前尚无内镜治疗与药物治疗直接比较的数据。此外，也观察到一些少见但严重的并发症（包括穿孔、死亡等）。由于内镜治疗尚有许多问题未得到解决，包括远期疗效、患者的可接受性和安全性、对 GERD 不典型症状是否有效等，因此建议训练有素的内镜医师可谨慎开展内镜治疗。内镜治疗方法包括射频能量输入法、注射法和折叠法等。PPI 治疗有效的患者不主张用该类方法。禁忌证有 C 级或 D 级食管炎、BE、>2cm 的食管裂孔疝、食管体部蠕动障碍等。

伴有异型增生和黏膜内癌的 BE 患者，超声内镜检查排除淋巴结转移后，可考虑内镜切除术。

综上所述，大多数 GERD 患者的症状和食管黏膜损伤可通过药物治疗得到控制。药物治疗无效时，应重新考虑诊断是否正确。适时调整药物和剂量是提高治疗 GERD 疗效的重要措施之一。手术和内镜治疗应综合考虑后再慎重作出决定。

十、预后

大多数 GERD 病例呈慢性复发性，终止治疗后复发，NERD 对治疗的反应较差，长期病程对患者生活质量影响很大。与食管炎有关的死亡率极低，但 BE 有发生腺癌的倾向。随着治疗方法的不断改进和深入研究，RE 治愈率逐渐提高，严重并发症的发生率趋向减少。

（孔凡好）

第三节 腐蚀性食管炎

腐蚀性食管炎为摄入化学腐蚀物而引起的食管损伤,早期发生管壁组织水肿、溃疡、坏死甚至穿孔,晚期可形成管腔狭窄。致病的化学腐蚀剂品种繁多,一般可分为碱和酸两大类。腐蚀性食管炎多为意外事故,常发生于3岁以下小儿,各种化学腐蚀剂易被小儿误服。在成人多为企图自杀,往往吞服强酸或强碱等化学腐蚀剂而造成食管严重损伤而引起,用盛饮料或酒类的容器存放强酸、碱而不慎被误服的病例也屡见不鲜。另外,临床药物所引起的食管炎亦越来越受到关注。常见的引起腐蚀性食管炎的药物有四环素及其衍生物、抗胆碱能药、氯化钾、奎尼丁、阿司匹林及非甾体抗炎药(NSAID)等,其发病机制各异。四环素及其衍生物的水溶液可直接损伤黏膜;氯化钾具有高渗性,可使与之接触的黏膜脱水;抗胆碱能药可加重胃食管的反流;阿司匹林和NSAID破坏黏膜屏障及内源性黏膜保护机制。

腐蚀性食管炎的严重程度与腐蚀剂的种类、浓度和数量等密切相关。强碱能与脂肪起皂化作用并使蛋白质溶解,引起黏膜肿胀、坏死和溃疡,导致食管壁深层甚至食管周围组织和器官的损害。强酸引起食管黏膜的凝固性坏死,即刻在黏膜浅表发生凝固坏死并形成焦痂,限制了病损向深层进展,故不易损害食管壁的深层,但较易引起胃、十二指肠的损害。另外,化学腐蚀剂与食管壁接触的时间及患者的年龄、食管的功能状态也影响着病变的程度。

一、临床表现

服入化学腐蚀物后立即会出现口腔、咽喉及胸骨后、上腹剧烈烧灼痛,可伴吞咽疼痛、吞咽困难、流涎、恶心、呕吐等,如发生剧烈胸痛、皮下气肿、感染症状或休克,提示食管穿孔;出现上腹痛、呕血表明胃可能被波及;剧烈腹痛可能因胃穿孔所致。损伤呼吸道者可有呼吸困难、咳嗽。严重者还可有高热、大量呕血、休克、昏迷等表现。生存者约1周后临床症状可渐缓解。起病后4～6周,因食管瘢痕形成而致吞咽困难常持续或更趋明显,也有部分患者延迟至数月后才出现吞咽困难。

急性期口咽部黏膜损伤的体征,可因吞服的腐蚀剂不同而有差别,如吞服硫酸可见黑色痂,硝酸为黄色痂,盐酸为灰棕色痂,醋酸呈白色痂,强碱造成黏膜明显水肿,呈红或棕色并有溃疡。但口腔的烧伤程度与食管损伤程度不一定平行。药物引起的食管炎也可有急性症状,如胃灼热、吞咽困难和吞咽痛等。停药或换用剂型,经一般处理后症状可在1周内缓解。少数患者发生呕血、黑便。

二、实验室检查

当腐蚀性食管炎合并食管穿孔、出血或呼吸道感染时可见血白细胞计数升高,血红蛋白含量降低。

三、辅助检查

(一)放射学检查

X线检查应在急性炎症消退后,能吞服流食后方可行食管造影检查,急性期不宜做X线钡剂检查,此时食管壁水肿、痉挛,难以判断结果。如有食管瘘或穿孔,造影剂可流入呼吸道,必要时采用碘油造影。如怀疑食管穿孔,应摄立位胸、腹 X 线片。依据病变发展的不同阶段及损伤程度不同,X 线检查可分为三度。

1. 轻度

早期为食管下段继发性痉挛,黏膜纹理尚正常,也可轻度增粗、扭曲;后期瘢痕、狭窄不明显。

2. 中度

食管受累长度增加,继发性痉挛显著,黏膜纹理不规则,呈锯齿状或串珠状。

3. 重度

管腔明显缩小,甚至呈鼠尾状。CT 扫描对估计灼伤程度及深度的价值尚待评价。

(二)内镜检查

内镜检查是评估食管壁损伤范围及严重程度的最准确、可靠的方法,除休克或穿孔者外,应争取在发病后 24 小时内尽早施行,以判断病变范围,防止因狭窄而形成梗阻。但操作需倍加小心。应注意下列事项:①临床表现提示已经发生或可能发生穿孔者应禁忌检查;②检查过程中应尽量少注气;③在条件许可下,力争检查到十二指肠;④如黏膜有明显黑色、棕色、灰色溃疡,且视野不清时,避免勉强通过;⑤尽量避免翻转镜身;⑥检查过程中保证气道通畅。

根据内镜所见,可对腐蚀性食管炎的严重程度进行分级。

(1) 0 级:黏膜外观正常。

(2) 1 级:黏膜充血,血管扩张,上皮脱落,轻度水肿,可形成小溃疡。

(3) 2a 级:黏膜发白,脆性增加,出血、糜烂、渗出、水疱,可见浅表溃疡形成。

(4) 2b 级:2a 所见伴散在或环壁深溃疡。

(5) 3 级:外观呈棕黑色或灰色,多发性深溃疡和坏死组织。

0 级、1 级和 2a 级黏膜可完全无痂愈合,炎症消散后不留任何后遗症。2b 级和 3 级的患者中,约 3/4 因管壁很快形成肉芽组织、纤维细胞浸润、新生血管生成,在 3 周内即可有胶原纤维形成,收缩后引起食管狭窄。6 周内重新生成上皮,长出致密纤维膜,导致管腔进一步狭窄,甚至完全阻塞或形成瘘管。3 级损伤常为穿壁性,内镜下难以估计其深度,管壁发黑提示组织坏疽、即将穿孔,患者有死亡的危险,这些重度患者应在 6 周时复查内镜。以后则根据需要,继续定期复查,直至病变完全愈合或证实狭窄已形成为止。

药物所致食管炎在内镜下偶见特征性的不连续的黏膜溃疡,有时位于相对的管壁上,形成"对吻"溃疡,以食管生理狭窄处最为好发。

由于食管癌的发病率比正常食管要高,尤其是强碱所致而形成的食管狭窄,内镜定期的复查很有必要,并能定期扩张狭窄的食管。

四、诊断及鉴别诊断

腐蚀性食管炎一般根据其病史、症状及体征不难诊断,且常与腐蚀性胃炎并存。但在临床中应注意是否合并食管的其他病变。对于中老年男性患者而言,还需注意与食管癌的鉴别,食管癌以吞咽困难、消瘦等为主要表现,病情呈进行性加重,X 线及胃镜结合活组织检查可明确诊断。

五、治疗

(一)早期处理

立即终止与致病物质接触,停用可疑药物,并促进已吸收的毒物排出。根据毒物的性质,可考虑选择应用相应的解毒药,如强酸中毒时可采用弱碱、肥皂水、氢氧化铝凝胶、蛋清及牛奶等中和。强碱可用弱酸中和,常用稀醋、果汁等。但也有研究结果表明,采用中和疗法其疗效并不可靠,因为腐蚀性食管炎常发生于食管壁与强酸、强碱接触之瞬间,使用中和或解毒药多已为时过晚。

除以上治疗外,补充血容量、预防感染及其他支持疗法亦很必要。另外,要注意避免洗胃或催吐,以防已进入胃内的化学腐蚀物再次与食管、气管接触而加重损伤。抗酸药、H_2 受体阻滞剂、硫糖铝、质子泵抑制剂等可能有助于控制化学品引起的食管炎,但确切效果有待进一步研究证实。亦有学者主张在急性期置入鼻胃管,既可以给予鼻饲营养支持,并为日后的扩张食管起到引导作用。

(二)晚期食管狭窄的治疗

多采用探条扩张,其目的是防治食管腔狭窄,一般在4~6周进行扩张。亦可采用激光、微波等方法。如若上述治疗仍不满意,则应行外科手术治疗,行食管切除和食管胃吻合,或用结肠代食管以恢复消化道的功能。

六、并发症

吞服腐蚀物质后的并发症可以分为局部和全身两类。

(一)全身并发症

服毒量较多,则有全身中毒现象,重者在数小时内或1~2天死亡。

(二)局部并发症

(1)出血:在服毒后数天内可出现少量呕血,但大量出血则多为坏死组织脱落所致,常出现于1~2周,严重者可致死亡。

(2)食管穿孔:一般碱性腐蚀物较酸性者更易发生食管穿孔,多在食管下端破裂至左侧胸腔,有时穿至气管,形成气管食管瘘。

(3)腐蚀性胃炎、胃穿孔和腹膜炎:以酸性腐蚀物者为多,可呈急腹症表现,病情危重。

(4)呼吸系统并发症:喉水肿、吸入性肺炎、肺脓肿等可以并发于腐蚀性食管炎急性期和瘢痕狭窄时期,尤易发于儿童患者。

(5)食管瘢痕狭窄:常为难以避免的晚期并发症,胃瘢痕狭窄也常并发于吞咽酸性腐蚀物的患者中。

七、预后

轻度腐蚀性食管炎损伤的患者可无并发症。重度患者易出现食管穿孔、出血、气管食管瘘等急性并发症,病死率高。2级或3级腐蚀性食管炎患者70%以上可发生食管狭窄。碱类腐蚀损伤所致食管狭窄患者发生食管鳞癌的危险性是对照人群的1 000倍,所以先前有腐蚀性食管炎病史的患者其症状发生变化时,应注意合并食管癌的可能。

(孔凡好)

第四节 食管裂孔疝

食管裂孔疝(hiatal hernia,HH)是指腹腔内脏器(主要是胃)通过膈食管裂孔进入胸腔所致的疾病。食管裂孔疝在膈疝中最常见,达90%以上。食管裂孔疝与反流性食管炎可同时也可分别存在。该病可发生于任何年龄,但发病率随着年龄的增高而增加,40岁以下人群发病率不到9%,而70岁以上则可高达70%。因该病多无症状或症状轻微,故难以得出其确切的发病率。该病在一般人群普查中发病率为0.52%,而在有可疑食管裂孔疝症状者的常规胃肠X线钡餐检查中,食管裂孔滑疝的检出率为11.8%。近年来,在X线检查时采用特殊体位加压法,其检出率可达80%。

一、病因及发病机制

食管裂孔疝可分为先天性和后天性。

(一)先天性发育异常

先天性发育异常约占45%。正常情况下,胃和食管周围有较坚韧的结缔组织(膈食管韧带、膈胃韧带、胃悬韧带)使之与周围紧密连接,对贲门起固定作用,食管被锚定在横膈上,胃和食管保持正常位置,腹腔脏器位于横膈以下。如果膈食管韧带、膈胃韧带、胃悬韧带等发育不良,尤其是膈食管韧带与食管周围失去紧密连接,食管腹腔段失去控制和稳定性,当膈肌运动时由于腹腔食管活动性强,易向上进入胸腔形成疝。

(二)后天性因素

后天性因素约占25%。随着年龄增长,食管裂孔周围组织和膈食管韧带弹力组织萎缩退变而逐渐变薄、变弱,食管周围其他筋膜退变、松弛,逐渐失去其将食管下端和贲门固定于正常位置的功能。随着年龄的增长,食管裂孔疝的发病率逐渐增加。同时,老年人因为更多地合并慢性便秘、慢性咳嗽等情况使腹压增加,更易导致食管裂孔疝的发生。

(三)疾病因素

疾病因素约占10%。慢性食管炎、食管下段憩室、溃疡、肿瘤浸润、强烈的迷走神经刺激等可引起食管痉挛,在长期向上牵拉的作用下,食管下段和贲门逐渐进入膈上。

(四)物理因素

物理因素约占5%。严重的胸腹部损伤,手术所致的食管、胃与膈食管裂孔正常位置的改变,或由手术牵引导致的膈食管韧带和膈食管裂孔的松弛,亦能引起食管裂孔疝。

二、分型

食管裂孔疝的分型方法较多,常用的有Shinner分型和Barrett分型,由于Barrett分型更简单、实用,被国内外普遍采用。

(一)Shinner分型

依据解剖缺陷和临床表现,食管裂孔疝分为四种类型。

1. Ⅰ型(滑动型食管裂孔疝)

食管裂孔肌肉张力减弱,食管裂孔扩大,对贲门起固定作用的韧带松弛,在腹压增高时,贲门和胃底通过食管裂孔进入胸腔,在腹压降低时,疝入胸腔的结构可回纳入腹腔。有不同程度的胃食管反流。

2. Ⅱ型(食管旁疝)

较少见,食管-胃连接部仍位于膈下并保持锐角,一部分胃在食管左前方通过增宽松弛的裂孔进入胸腔。很少发生胃食管反流。

3. Ⅲ型(混合型)

滑动性食管裂孔疝与食管旁疝同时存在,有胃食管反流。

4. Ⅳ型(多器官型)

突破食管裂孔的是其他脏器,如部分结肠、小肠、网膜等。

(二)Barrett 分型

Barrett根据食管裂孔发育缺损的程度,突入胸腔的内容物的多寡,病理生理及临床改变,将食管裂孔疝分为三型。

1. Ⅰ型(食管裂孔滑动疝)

疝环为开大的食管裂孔,疝内容物为食管腹腔段、贲门和胃底,无真正的疝囊,当卧位或腹压增加时,食管腹腔段、贲门和胃底可由开大的食管裂孔疝入膈上;腹压减低或立位胃空虚时,食管、贲门滑回正常位置,多数食管腹腔段变短,食管胃角(His角)变钝,由于胃食管连接处及胃底进入后纵隔,下段食管暴露在胸腔内负压之下,其括约肌功能丧失,易发生胃食管反流。

2. Ⅱ型(食管旁疝)

胚胎早期食管两侧各有一隐窝,如在发育过程中未能消失而形成薄弱环节,以及膈肌发育不良导致食管裂孔扩大,胃底可由此缺损或薄弱部位突向膈上、食管后方,形成食管旁疝,此时,贲门仍位于膈下,食管胃角(His角)不变,食管腹腔段保持一定的长度,下食管括约肌功能无异常并保持良好的防反流机制,因此,本型无胃食管反流现象。当胃大弯与部分胃体或全胃疝入胸腔,也可构成巨大食管旁疝。如全胃沿着贲门及幽门长轴方向翻转疝入胸腔,可导致胃扭转、梗阻,随着全胃进入纵隔后吞咽空气不能排出,胃膨胀加重,可逐渐发生血运障碍,绞窄坏死、穿孔,发生严重胸、腹腔感染和中毒性休克。

3. Ⅲ型(混合性疝)

食管韧带明显松弛不能固定食管、贲门,致使其在食管裂孔上下滑动,同时由胃底疝入胸腔,既有食管胃角(His角)变钝,下食管括约肌功能丧失,胃食管反流,又可发生胃疝入胸腔,扭转。

三、临床表现

本病临床表现多样,缺乏特异性。概括来说,主要包括以下几点。

(一)**胃食管反流症状**

典型反流症状如胃灼伤、反流、胸痛和食管外症状如咽喉部异物感、慢性咳嗽、哮喘等。该类症状以滑动型裂孔疝多见。

(二)**压迫症状**

当疝囊较大时可压迫心肺,产生心悸、咳嗽、胸闷、气短等症状。压迫食管时可发生进食时有哽噎、下咽不顺或有食物停滞在胸骨后方,初为间歇性,久之可呈持续性。

(三)并发症症状

1.疝囊嵌顿

食管裂孔疝患者若突然上腹剧痛伴呕吐,无法吞咽或同时出现大出血,提示发生急性嵌顿。多见于食管旁疝。

2.出血

食管炎和疝囊炎可致出血,多为慢性少量渗血。

3.食管狭窄

伴反流的食管裂孔疝患者中,少数可因反流造成食管的器质性狭窄,从而出现吞咽疼痛、吞咽困难等症状。成年人食管裂孔疝发生反流患者的食管狭窄发生率为20%,儿童为35%,尤其是以60~80岁的老年患者最高。

有学者曾对136例老年性食管裂孔疝患者进行分析,发现这些老年食管裂孔疝患者因为多种多样的症状就诊于多个科室,最常就诊的前五名科室为消化内科(35.29%)、心内科(17.65%)、普外科(14.71%)、胸外科(12.5%)、呼吸科(8.82%);从具体症状来说,从常见到少见依次为反酸、胃灼伤、腹痛、恶心呕吐、腹胀、吞咽困难、呃逆、呕血、胸闷、黑便和胸痛。

四、诊断

本病缺乏特异性症状和体征,诊断有一定的难度。面对多种多样的症状,要善于从一些细节中联想到食管裂孔疝的可能性,如患者年龄较大、肥胖、症状与体位相关、长期便秘或慢性咳嗽史、伴有胃食管反流症状等,结合病史、症状和体征,最后需要借助一些检测方法来确诊。诊断食管裂孔疝相关的检查有以下几种。

(一)上消化道钡餐检查

上消化道钡餐检查是诊断食管裂孔疝的主要方法,可以全面了解胃的形状、位置、食管裂孔大小及胃蠕动改变等。

1.滑动疝的影像特点

(1)食管末段,胃食管连接处,部分胃经食管裂孔疝至膈上,而其他部位位于左膈下。

(2)疝入膈上的胃及贲门呈伞状,或上方膨大明显,黏膜皱襞增粗。

(3)胃底和贲门在膈肌中央随体位改变而上下移动。

(4)食管腹腔段缩短、变直、His角变钝。

(5)有食管痉挛,贲门松弛增宽等食管炎X线征象,或胃食管反流。

(6)晚期患者可显示食管狭窄。

(7)食管扩张,食管裂孔张大。

(8)一般卧位出现而立位消失,尤其是一些小的食管滑动疝,患者的体位常常是显示疝的决定因素,因小的食管滑动疝在立位时多能还纳,而且吞咽的钡剂在立位时很快通过食管、贲门进入胃内,比较难以显示疝,可采用头高脚低位并在上腹部稍微加压力,多能使食管下段、胃滑入胸腔,一时难以确诊者可反复X线检查,多能确诊。

2.食管旁疝的影像特点

(1)食管末段位于膈肌下、腹腔内,贲门固定位于膈下正常位置。

(2)胃底多在食管左侧经扩大的裂孔疝入膈肌上方、后纵隔下部,呈现膈上疝囊征(胸内胃),钡餐检查时左侧膈上可见疝囊影,呈圆形或椭圆形,一般直径>5 cm,疝囊的出现与食管蠕动无关,膈上出现粗大的胃黏膜影,并经增宽的食管裂孔延续至膈下胃底部,而且膈上疝囊与食管影不在一条延长线上。

(3)因疝入的胃压迫,食管内钡剂通过障碍。

(4)可显示疝内胃溃疡龛影。

(5)巨大的食管旁疝可见大部分胃或全胃经食管裂孔突入膈上,胃扭转后可见胃大弯在上,小弯在下,呈倒转状。

3.混合型疝的影像特点

除上述有关征象外,可显示食管旁疝伴贲门口上移,或食管滑动疝的胃底在贲门口之上,钡剂反流入膈上疝囊内。

(二)内镜检查

内镜下食管裂孔疝患者可有如下表现。

(1)食管下段齿状线升高,食管裂孔压迹至齿状线距离增大。

(2)食管腔内有潴留液。

(3)贲门口扩大和/或松弛。

(4)His角变钝。

(5)胃底变浅。

(6)食管内可见胃黏膜疝入,或可见食管炎并存。

(三)食管测压检查

近年来,高分辨率食管测压对食管裂孔疝的诊断能力提高,高分辨率食管测压下根据胃食管连接处的形态可诊断滑动型食管裂孔疝。高分辨率食管测压在未吞咽时正常食管可见两条压力带时,上方的压力带为上食管括约肌,下方为下食管括约肌(low esophageal sphincter,LES)压力带,即胃食管连接处。而食管裂孔疝患者在测压时可见三条压力带,在LES下方可见一个压力呈一定节律增强和减弱的压力带,其特点是吸气时压力增强,此为膈肌的压力。高分辨率食管测压下LES与膈肌分离达到2 cm,即为Ⅲ型胃食管连接处(滑动型食管裂孔疝)的表现。

(四)CT扫描

与胸部X线片相比,CT扫描能准确判断疝的内容物,特别是常规胸片不易发现的网膜或系膜及实质性脏器;能发现食管裂孔的大小及形态,可为制订治疗方案提供依据;能清楚区别充气肠曲与含气囊肿,口服造影剂后可更清晰地显示造影剂充盈的胃肠道,因此,当胸部平片检查发现胸腔内异常阴影并怀疑食管裂孔疝时,除常规X线胃肠造影检查外,应行CT检查,CT平扫不但能明确诊断,而且可明确疝入器官,如怀疑疝内容物为大网膜、肝、脾、肾等脏器时,可做增强扫描;如考虑疝内容物为胃肠等器官时,可在增强扫描前口服造影剂。

五、鉴别诊断

食管裂孔疝主要由其并发症引起的临床症状需与其他疾病进行鉴别。这些临床症状主要包括胸痛、胸骨后不适、吞咽困难、反流和/或反酸、胃灼伤、上腹部疼痛、上腹部不适、心悸、食欲减退等。一些文献陆续报道了老年食管裂孔疝患者误诊的情况,对老年患者而言,主要需与下列疾病鉴别。

(一)冠心病

食管裂孔疝和冠心病均好发于老年人,伴有胸痛或胸部不适的患者其症状特点与冠心病相似,如可放射至左肩和左臂,含服硝酸甘油亦可缓解症状。从机制上来说,食管裂孔疝发作时可刺激迷走神经引起冠状动脉反射性痉挛,导致冠脉血灌注不足,引发症状。因而这两种疾病可以并存。在临床诊治时,需考虑上述情况。从鉴别而言,一般食管源性的胸痛常可伴反酸、胃灼伤、反流等,症状多于饱餐后和平卧时发生。

(二)食管与贲门肿瘤

当裂孔疝过大,压迫食管或者当重度食管炎引发食管狭窄时,患者可出现吞咽困难,需与食管或贲门肿瘤鉴别。

(三)消化性溃疡

消化性溃疡的反酸及上腹部烧灼感与食管裂孔疝引起的反流及相关症状相似,且抑酸治疗效果均明显,但消化性溃疡疼痛多呈规律性,而裂孔疝患者多于体位改变或腹压增高时出现。内镜检查可鉴别。

(四)肺部肿瘤

肺部肿瘤的误诊主要由放射医师或临床医师对食管裂孔疝患者胸部 X 线片的表现不能良好鉴别所致。

六、治疗

部分食管裂孔疝患者无症状,大多数患者的症状轻微,而且,出现嵌顿和绞窄的可能性很小。所以,主要是采用内科治疗。可通过下列措施来降低腹腔内压力与减少胃液反流。常用的具体措施包括以下几点。①饮食调节:控制饮食量,避免过饱、饮酒及服用刺激胃酸分泌的食物,如辣椒、葱蒜及酸性、油脂或糖含量高的食品。②适当减肥:有利于降低腹腔压力。③避免抬重物或弯腰、扎过紧的宽腰带、穿着紧身衣服等增加腹腔压力的因素。④抬高床头睡眠:睡眠时将床头抬高 20°～30°,以防止胃液反流。⑤应用制酸剂和促进胃动力的药物:常用组胺 H_2 受体阻滞剂和多潘立酮等胃动力药,通过减少胃酸和促进胃的排空,可以减少反流,缓解症状。

个别病例症状严重,影响工作和正常生活,或严重的反流性食管炎引起黏膜溃疡出血、反复吸入性肺炎或合并食管下段瘢痕性狭窄,应考虑手术治疗。如果并发疝的嵌顿绞窄,应急诊手术治疗。手术效果多数满意。

(孔凡好)

第五节 食管自发性破裂

食管自发性破裂是指完全正常的食管因腔内压力骤然增加而发生全层撕裂,Boerhaave 于 1724 年首先描述此病,因此又称为 Boerhaave 综合征。

一、病因和发病机制

任何原因引起的剧烈呕吐都可引起食管破裂,好发部位多在食管下段的后内侧壁,在贲门上方 2.5～7.5 cm,裂口常呈纵行或线状,长度 1～4 cm,多发生于大量饮酒后,剧咳、顽固性呃逆、早孕剧吐、分娩时用力憋气等。其发病机制是在上述各种病因导致腹肌、膈肌强烈收缩使胃内压力骤然增加,导致食物和其他胃内物流入食管腔内,此时如果食管完全通畅和开放,其内容物即经口呕吐;如果呕吐动作发生共济失调,上食管括约肌不松弛或食管痉挛,则胃内容物不能吐出,致使食管内压力升高,从而引起破裂。

二、临床表现

症状与穿孔的部位、大小及距离穿孔的时间有关,疼痛是最突出的症状,多发生在干呕或呕吐之后,颈段食管穿孔常诉胸痛,中段穿孔主诉腹痛,胸腹段穿孔发生腹痛和背痛,疼痛极为剧烈甚至吗啡也不能止痛。吞咽或呼吸时疼痛加重,伴吞咽困难,呼吸困难和口渴感,由于剧烈疼痛,缺氧和失血,患者迅速陷入休克,表现为躁动不安,面色苍白,皮肤湿冷,脉搏细速,血压下降。由于破裂处出血,可呕出少量鲜血。腹部检查可发现上腹部压痛伴腹肌紧张,肝浊音界不缩小。食管破裂后导致纵隔炎、纵隔气肿、气胸、胸腔积液和脓胸(后三者常在左侧,亦可累及双侧),呼吸困难加剧伴有发绀。由于气体和液体积存于纵隔软组织内,随着心跳和呼吸运动牵引纵隔软组织而产生的摩擦音(Hamman 杂音),在心前区可听到一种与心跳同步的嘎吱声。由于纵隔气肿,气体自纵隔进入颈部的皮下组织,按之有典型的捻发音,部分患者可能无典型症状和体征,极少数病例首先表现为因继发性中枢性感染而致的脑膜炎。

三、诊断

(一)年龄

以 50~60 岁中年居多,婴幼儿及青年较少见,男性明显多于女性,约为 1∶5。

(二)病史

详细询问病史非常重要。凡大量饮酒或饱食后突然出现胸痛或上腹部剧痛,均应疑有本病的可能。Barrett 三联征:呼吸急促、腹部压痛、颈部皮下气肿,对诊断具有重要的价值。

(三)X 线检查

X 线检查是最重要的检查手段,不仅可以确定有无穿孔,而且可以对穿孔进行定位。X 线检查发现纵隔气肿、左侧气胸、胸腔积液、液气胸时可能确诊,在胸部平片未能确诊有无穿孔时,可予吞服小量水溶性造影剂,若发现有造影剂外溢,即可确诊并随即定位。

四、鉴别诊断

需要与之相鉴别的疾病有胸膜炎、自发性气胸、主动脉夹层动脉瘤、急性心肌梗死、急性胰腺炎、消化性溃疡穿孔、胆石症、肠梗阻、肺栓塞等,其他原因所致纵隔气肿的胸痛不受吞咽运动的影响。

五、治疗

一般认为迅速确诊并进行手术修补是抢救成功的关键,手术时将食管裂口缝合,进行纵隔和胸腔引流。但是近年来也有应用内科保守治疗获得成功的病例,即在穿孔的早期应用自膨式金属支架进行填塞,如已有胸腔积液或纵隔积液则在 B 超引导下穿刺置管引流,同时应用广谱抗生素尤其是第三代头孢菌素和新型喹诺酮类药物,应用甲硝唑有助于治疗合并厌氧菌感染者,加强支持治疗特别是静脉全营养疗法的适当应用对加快食管穿孔的愈合有着积极的作用。

(孔凡好)

第六节 食管穿孔

食管穿孔是指由于创伤或者食管本身病变引起食管壁全层穿破。按其发病部位分为颈段食管穿孔、胸段食管穿孔和下段食管穿孔。

一、病因和发病机制

(一)医源性创伤

各种医源性创伤包括食管扩张治疗、麻醉插管、食管静脉曲张硬化剂治疗、内镜检查(包括胃镜及十二指肠镜)用力粗暴、内镜下取异物及手术时误伤等,此外纤支镜检查及插胃管也可能引起食管穿孔意外。食管扩张治疗以气囊扩张治疗贲门失弛缓症时容易发生食管穿孔,而内镜引导下探条扩张治疗器质性狭窄引起食管穿孔也非少见,一般来说,贲门失弛缓症在扩张时要达到治疗目的则必须使气囊内压力能使部分肌层撕裂,从术者的直觉来讲就是镜下见有少量出血,但是其程度则往往不易掌握,如果并发有食管裂孔疝或膈上憩室者在扩张时较易发生穿孔;食管静脉曲张硬化剂治疗出现穿孔常危及生命,曲张血管内大量注射无水乙醇以及乙氧硬化醇等硬化剂使食管穿孔的可能性大大增加,但血管内注射组织黏合剂一般并不会出现穿孔;内镜下取异物特别是较大且锐利的异物较易引起穿孔;三腔二囊管压迫止血引起的穿孔较多见,其与食管囊过度充气及压迫时间过长有关。

(二)食管异物

常见的有鱼骨、鸡骨以及牙签、金属异物的误吞,发生在食管生理性狭窄部位较多见。

(三)食管病变

食管化学性、物理性灼伤,食管癌,食管急性炎症,食管癌慢性穿孔可能并发食管-支气管瘘。

二、临床表现

食管穿孔主要表现为胸骨后痛、腹痛、发热、吞咽困难、皮下气肿、黑便甚至呕血,部分患者可无明显症状,下段穿孔者患者可能表现有腹肌强直,伴有胸腔积液者胸部叩诊呈实音。

三、诊断

食管穿孔的预后与及早采取相应的治疗方法有关,因此早期诊断十分重要。

(一)食管异物穿孔

异物通常较长,早期症状并不典型,部分病例可能并发食管-胸主动脉瘘,胸部X线检查可能无特异性发现,内镜检查时必须小心轻柔,食管造影对诊断极有帮助。

(二)食管扩张治疗穿孔

内镜下食管气囊扩张后须仔细检查食管下段及贲门处黏膜撕裂状态,一般患者在扩张术中会有胸骨后疼痛等不适症状,如果患者在扩张术后胸痛呈进行性加重,要考虑是否食管已经发生穿孔,此类患者术后严密观察非常重要。

(三)食管静脉曲张硬化治疗

发生率较低,一旦患者术后出现胸痛、发热时要注意警惕食管穿孔。

(四)食管造影检查

食管造影特异性较高,一般以水溶性造影剂较为理想,因其对纵隔刺激性较小,造影剂外泄是确诊的直接依据,但是应警惕有少数食管穿孔者尤其是尖锐异物引起的穿孔常常会出现无造影剂外溢等假阴性现象。

(五)胸部CT检查

胸部CT检查能证实有否纵隔积气,并能揭示穿孔的部位及是否有积液或积脓等。

(六)内镜检查

虽可明确食管穿孔特别是异物损伤的部位,但要切记操作勿粗暴,勿过度充气,否则可能会使穿孔加重。

(七)其他检查

出现胸腔积液时可口服亚甲蓝,此时若胸穿抽液发现亚甲蓝染色可立即确诊。

四、治疗

对于易发生医源性穿孔的操作,操作前要严格禁食,常规应用抗生素有助于改善其预后,诊断一经确立,要立即采取措施,根据不同的基本情况采取内科保守治疗、内镜治疗或者手术治疗。

(一)内镜治疗

对于穿孔较小,出血量不大及周围无明显感染者首选内镜治疗,有学者应用自制自膨式金属支架成功治疗了良性食管狭窄气囊扩张术后穿孔,对食管癌慢性穿孔并发支气管瘘者应当选用带膜金属支架。

(二)内科保守治疗

适用于症状较轻,继发感染不明显或者单纯性穿孔者,内科治疗时要注意严密观察生命体征、严格禁食,静脉应用抗生素特别是第三代头孢菌素和新型氨基糖苷类抗生素、应用强效H_2受体阻滞剂(如法莫替丁、雷尼替丁等)或质子泵抑制剂(奥美拉唑、潘妥拉唑等)、肠道外营养,鼻胃管引流有一定的帮助,要注意适当应用止吐药防止穿孔周围继发感染,对于伴有胸腔积液者应在B超引导下穿刺引流。随着抗生素及全胃肠外营养疗法的进展,可选择保守治疗的条件比以前更宽:①新近发生的穿孔或食管壁外周被包裹者;②食管穿孔被充分地包裹在纵隔内或在纵隔和壁层胸膜之间,没有造影剂漏入邻近的体腔;③穿孔后的液体被充分地引流回食管中,仅伴有轻微的胸膜感染;④在穿孔发生后至就诊时未进食;⑤穿孔部位无外伤,近端无梗阻性病变;⑥患者无明显的临床症状;⑦无明显的败血症症状和明显的生理学改变。

(孔凡好)

第七节 食管憩室

食管憩室一般病史较长,发展缓慢,属良性病变。不同部位的食管憩室,临床表现各异。通过X线钡餐和内镜检查可以发现食管憩室和假性憩室。多不需要手术切除憩室。可以行狭窄扩张术、抗反流治疗及应用钙通道阻滞剂。

一、咽食管憩室

在食管憩室中最常见，是由于咽食管连接区的黏膜在环状软骨近侧的咽后壁肌肉缺陷处膨出而成。当吞咽时下咽部压力增加，局部黏膜自环咽肌薄弱处膨出从而形成咽食管憩室。

上消化道钡餐检查时的发现率为0.1%，其中70%发生于70岁以上者。男性约占2/3，多位于左颈部咽食管连接区。患者中食管裂孔疝的发病率明显高于正常人群。

初期憩室很小，可无任何症状，随着憩室逐步增大，临床表现为轻度吞咽困难，潴留在憩室里的食物可反流入口腔。饭后及睡眠时易发生呛咳。晚期表现有喉返神经受压引起的声嘶，饮水时有气过水声及反复发作的吸入性肺炎。体检时可在锁骨上方颈根部发现面团样肿块，按压时发出气过水声。

X线钡餐侧位检查有助诊断。憩室内发生癌肿者，需手术治疗。

二、食管中段憩室

食管中段憩室较少见，为牵拉性的真性憩室。憩室一般不大，直径多在1~2 cm，呈锥形，无颈。多数无症状，部分病例出现胸骨后疼痛、胃灼热感，少数有吞咽困难，极少数发生纵隔脓肿或食管气管瘘。无症状者不需要手术治疗。

三、膈上食管憩室

膈上食管憩室在食管憩室中最少见，男性多见，常发生在贲门食管连接之处上方，食物易潴留，不易排出。常伴食管痉挛、贲门痉挛、反流性食管炎或食管裂孔疝。诊断依赖X线检查，CT扫描可鉴别纵隔肿瘤、脓肿。无症状者不需治疗，有明显症状如吞咽障碍、胸骨后疼痛及癌变者需作手术切除。

四、食管壁内假性憩室

多因黏膜下腺体炎症，炎症细胞浸润压迫腺体造成腺体阻塞，扩张形成吸袋，多继发于食管痉挛、胃食管反流和念珠菌病等。憩室常有规则地分布于整个食管，憩室很小，常为1~3 mm。由于炎症及病情逐渐进展，70%~90%存在食管狭窄。大部分患者表现为间歇性吞咽困难，并伴有胸骨后疼。

（孔凡好）

第八节　弥漫性食管痉挛

弥漫性食管痉挛（diffuse esophageal spasm，DES）是食管的一种不协调收缩运动，是食管源性胸痛的病因之一。临床主要表现为吞咽困难、反食和非心源性胸痛。女性多见，小儿罕见，随年龄增加而增加，一般症状较轻，常与胃食管反流性疾病（GERD）混淆。在进行食管测压的患者，DES占5%左右。

一、病因及发病机制

食管由内环、外纵两层肌肉组成。上食管括约肌(DES)、食管体部和下食管括约肌(LES)的协调运动是食管完成食物运输的关键。在 DES 时食管因内环、外纵两层肌肉和食管体部、LES 等不协调运动,可使食管中下段发生强烈的非推进性持续性或者重复性收缩运动。但 DES 的病因尚不明了,目前认为 DES 可能与食管神经肌肉变性、精神心理因素、感觉异常、食管黏膜刺激、炎症及衰老等因素有关。

二、临床表现

(一)食管源性胸痛

胸痛可向后背放射,也可以向颈部和左手臂放射。疼痛可从闷痛、隐痛到酷似心绞痛。有时常与冠心病相混淆,但食管源性胸痛与进食生冷、坚硬的食物、吞咽等有关,而与体力活动等无关。

(二)吞咽困难

吞咽困难常与胸痛同时存在,但也可单独发生。DES 的吞咽困难常呈间歇发作,而发作时不论是进食液体或固体食物都会产生吞咽困难,这一点可以与食管癌等器质性病变相鉴别。

(三)反食

当吞咽困难发生时食物反流到口腔和鼻腔称反食。这时反流食物多是刚刚咽下不久的食物,这种食物常无胃内的酸味,可与呕吐相鉴别。

(四)体格检查

常无异常发现。

三、辅助检查

食管钡剂造影和食管压力测定常有一定帮助。

(一)食管钡剂造影

对 DES 确诊有很大的帮助,吞钡后可见食管呈多发痉挛性收缩,将冰、酸等加入钡剂中,可刺激食管产生痉挛性收缩。食管下段蠕动性收缩减弱。严重时食管中下段可见食管呈螺旋状、串珠状或卷曲状改变。

(二)CT 检查

食管呈多发痉挛性收缩,食管肌层可增厚。

(三)食管压力测定

典型的 DES 在 10 次吞咽中看见两次以上的不协调收缩波,但收缩幅度可以正常或升高。可有食管中下段的同步收缩波的出现。LES 松弛不完全,LES 压力可升高。而贲门失弛缓症时,虽然有 LES 松弛不完全,LES 压力可升高的存在,但这时食管体部的收缩波是同步低幅或正常收缩。

(四)胃镜

胃镜对 DES 的确诊帮助不大,但可除外器质性疾病。

四、诊断与鉴别诊断

由于临床症状没有特异性,所以诊断困难。许多患者虽然在食管测压和食管造影表现异常,但可以没有临床症状。与吞咽有关的胸痛、呈间歇性的吞咽困难和反食是弥漫性食管痉挛的主要症状。通过食管钡剂造影和食管压力检测可确诊。目前认为食管测压是诊断弥漫性食管痉挛最好的方法。

需与胃食管反流病、贲门失弛缓症、冠心病、心包炎、胸膜炎等相鉴别。

五、治疗

(1)钙通道阻滞剂可减低食管的收缩幅度和收缩频度。常用的有:硝苯地平10 mg,3次/天,硫氮酮30~90 mg,3次/天。也可选用高选择性胃肠钙通道阻滞剂,奥替溴铵(斯巴敏)40 mg,3次/天,匹维溴铵(得舒特)50 mg,3次/天,马来酸曲美布汀(舒丽启能)100 mg,3次/天。

(2)硝酸酯类药物可使血管和食管平滑肌舒张,特别是在急性胸痛发作时可明显缓解症状。可口含硝酸甘油0.6 mg,或硝酸异山梨酯10 mg,3次/天。

(3)三环类抗抑郁药,如丙咪嗪100 mg,3次/天,阿米替林150 mg,2次/天。

(4)用肉毒杆菌毒素封闭受体,可减少神经末梢乙酰胆碱的释放。可通过胃镜在下食管括约肌上方注射,出现症状后可重复注射。

(5)虽然气囊扩张主要用于贲门失弛缓的治疗,但在DES时也考虑使用。

(6)在内科治疗效果不佳时,可选择食管肌肉切开术或者食管切除术。

弥漫性食管痉挛多为良性疾病,一般不影响寿命。然而严重的弥漫性食管痉挛可影响患者的生活质量。由于对该病的认识不同,误诊为冠心病或者食管肿瘤等疾病,可对患者的身心造成不必要的压力。所以,要正确地认识弥漫性食管痉挛。在治疗上应首选精神心理治疗和口服药物相结合,必要时再选择介入治疗或者外科手术治疗。

(孔凡好)

第九节 环咽部运动障碍

环咽部运动障碍是以吞咽障碍为主要表现的临床常见病症。但过去对该病的认识所知甚少,对它的关注程度远不如弥漫性食管痉挛和贲门失弛缓症。近年来,随着人类寿命的延长和现代医学模式的转变,该症的发生率明显上升,已经引起西方国家的高度重视,同时,也引起国内有识之士关注和深入研究。

一、病因

环咽部运动障碍是以环咽肌、上食管括约肌与其他吞咽肌功能不协调造成的以咽部吞咽困难为特征的病症。食物进入口腔后的吞咽过程,正常时是在神经和相关肌肉的精确协调下完成的。吞咽动作开始时是随意的,但紧随其后的是反射性或自主性运动。如果支配环咽部肌群的神经或肌肉本身发生障碍,必将引起环咽部运动障碍。例如失弛缓、张力减低或运动不协调。

(一)神经系统疾病

1.中枢神经系统疾病

如帕金森病、脑血管卒中、延(脊)髓灰质炎、脑干肿瘤、假性延髓性麻痹、肌萎缩性侧索硬化、延髓空洞症、颅底肿瘤等。

2.外周神经病

如破伤风、酒精中毒性脑病、铅中毒等。

(二)肌源性疾病

原发性肌炎、肌营养不良、皮肌炎、重症肌无力、代谢性肌炎、淀粉样变性、多发性硬化及甲状腺功能亢进性肌病等。

(三)上食管括约肌运动功能障碍性疾病

上食管括约肌失弛缓症及低张力性上食管括约肌运动障碍、环咽肌失弛缓症、咽食管憩室等。上食管括约肌运动障碍可以是原发性,也可为继发性。

(四)局部病变

咽食管段炎症、先天性畸形、食管异物及外伤,或肿瘤、甲状腺肿大和颈椎增生等外部挤压性病变。

(五)医源性病变

药物不良反应(如抗呕吐药)造成的缓慢性运动失调和锥体外系症状、手术后神经性吞咽障碍如颈部手术、后颅窝手术、头颈部放疗等。

(六)特发性环咽部运动障碍

除以上病因以外不明原因的口咽性吞咽困难。

二、临床表现

环咽部运动障碍以中年及老年人多见,但其他年龄也可发生,其临床表现以环咽肌失弛缓症最为典型和最具代表性,先天性环咽肌失弛缓症多在出生后立即出现症状。口咽性吞咽困难又称口咽性咽下困难,食物从口咽或咽部进入食管困难是其最主要的症状,常在吞咽的1秒以内发生,使患者感觉不能启动吞咽,常需反复吞咽才能将食物吞下,典型者对液体食物的吞咽困难较固体食物重,有时食物下咽时可在颈部听到气过水音,患者可准确说出食物滞留的部位,常伴有食物鼻腔反流、呛咳和误吸。因此,常引起肺部并发症,如咳嗽、间歇性声嘶、反复肺部感染等。重症患者无法吞咽或气管误吸而摄食少或拒绝饮食,导致营养不良表现。

三、诊断

环咽部运动障碍在临床上常被忽视。根据病史中主诉的吞咽困难特征,应考虑到本病,并通过下列检查方法加以证实或排除。

(一)影像学检查

1.颈部X线正侧位摄片

对软组织块定位或发现骨、软骨异常有帮助。

2.X线钡餐检查

可以排除诸如咽部憩室、肿瘤或狭窄等造成吞咽困难的解剖学原因。一侧有麻痹或被肿瘤占位时,钡剂的下降呈不对称性;帕金森病者可见到反复做吞咽动作。检查过程中应重点注意口咽部造影剂的运行、咽部的收缩、咽食管段的松弛以及吞咽时气道保护的动力学改变。X线钡餐常可发现环咽肌部充盈缺损、钡剂误入鼻咽部或气管内、造影剂不能进入食管、钡剂落入舌会厌皱襞,可呈现两个新月形阴影,这提示有环咽肌功能障碍。

钡剂检查时最好进行连续 X 线摄影或录像,它是唯一能够记录吞咽时口咽相发生的快速变化和上食管括约肌动态变化如开放延缓、提前关闭、不完全松弛、不协调、反流入后鼻腔和误入气管的方法,是对环咽部运动障碍诊断的"金标准"。

(二)咽食管段测压检查

压力测定的作用不如放射学检查。常规的水灌注导管系统不适于检测咽食管段功能。腔内微型传感系统的灵敏度远超过水灌注系统,适用于观察吞咽期的吞咽情况。通过测压检查可发现环咽肌松弛不全、环咽肌超前收缩或咽部压力不足等。有人认为凡下咽部压力超过 8.0 kPa (60 mmHg),且持续时间较长(超过0.5秒),可诊断环咽部功能障碍。

(三)其他检查

直接检查口咽部及颈部,用间接喉镜、纤维喉镜检查咽喉部和用食管镜检查食管可发现或排除局部病变,如肿瘤、肌无力或麻痹等,食管镜检查还可发现上段食管的紧缩感。头颈部的 CT 或 MRI 检查可发现或排除有关器质性病变,排查相关原发性疾病。环咽肌肌电描记和环咽部录像胶囊检查可能对诊断有帮助。

四、治疗

(一)饮食指导及护理

单纯为口咽性吞咽困难者,宜给予半固体食物,多数患者的症状可得到改善。对有些患者,最好改变不良的进食习惯,避免边吃边谈或食物填满口腔内等。有气管误吸者,尽量减少进食,指导患者进食时速度要慢,注意力要集中,并做好口腔护理,保证呼吸道畅通,防止误吸和窒息。

(二)病因治疗

(1)首先要查明病因,然后针对不同病因给予相应治疗,是最根本的治疗措施。

(2)针对某些病因,特殊的药物治疗有效:胆碱酯酶抑制剂(溴新斯的明、依酚氯铵、氢溴酸加兰他敏等)对重症肌无力的吞咽困难有效;普鲁卡因胺对紧张性肌营养不良者可缓解症状;左旋多巴可显著改善帕金森病患者的吞咽困难;控制甲状腺功能亢进的药物(如丙硫氧嘧啶等)和补充钾剂可改善甲亢性肌病造成的吞咽困难;肾上腺皮质激素治疗皮肌炎的吞咽困难有效。

(3)对环咽肌失弛缓症,平滑肌松弛剂包括硝酸盐(如硝酸甘油)和钙通道阻滞剂(如硝苯地平)等的应用可缓解部分患者的症状。但由于这些药物伴有食管下括约肌松弛效应,可加重与胃食管反流有关的症状。最近有人报道应用地西泮(有镇静和肌肉松弛作用)和 B 族维生素(维生素 B_1、维生素 B_6)治疗 2 例环咽肌痉挛有效。

(三)内镜下介入治疗

1.内镜下环咽肌切断术

最近有应用内镜下环咽肌切断术治疗环咽肌痉挛取得成功的报道。其大致方法为:在全麻下用短的食管镜检查下咽和食管上段,以排除其他异常。随后插入双叶 Werda 食管镜,可发现从咽后壁向前膨出的环咽肌的膨胀部。用 2~4 W 二氧化碳激光微光将膨胀部呈矢状位从前面软组织向后达椎体前筋膜全层切开,用电凝止血。在咽食管术腔内放置 7 号引流管,从一侧前鼻孔引出,第二天拔除引流管后可进流质饮食,5 天后逐渐改为正常饮食。

2.内镜下肉毒杆菌毒素注射治疗

肉毒杆菌 A 型毒素可阻滞乙酰胆碱从神经末梢的释放而扩张痉挛的括约肌。内镜下肉毒杆菌毒素注射治疗环咽肌痉挛已有报道,结果表明安全,有效率为 75%~91.7%,症状缓解时间平均为 3.8 个月。该方法可作为不适宜手术治疗的患者或作为药物的辅助治疗。

(四)营养支持及对症治疗

对治疗效果不好或无法用上述方法治疗、不能经口进食的患者,必须进行营养支持治疗,并维持水、电解质和酸碱平衡。经肠肠营养支持是主要的方法,可根据情况采用经胃管鼻饲、X线透视下经皮穿刺胃造瘘术或经皮穿刺经胃镜胃造瘘术以维持足够的营养。对并发肺部感染者应行抗感染等治疗。

(孔凡好)

第十节 贲门失弛缓症

贲门失弛缓症又称贲门痉挛,该症是由食管下端括约肌(LES)高压和吞咽时松弛不良,使食物入胃受阻。本病多发生于 20~40 岁,男女发病率相等。病因尚不明确,认为本病属神经源性疾病,食管壁内神经丛损害退行性变,自主神经功能失调,或血管活性肠肽在食管括约肌降低,致食管平滑肌张力增加,引起贲门失弛。

一、病因、发病机制与病理

病因尚不明确。研究发现本病时食管壁肌间神经丛和 LES 内神经节细胞变性、数量减少甚至完全消失,脑干背侧迷走神经核亦有类似表现,迷走神经干变性。LES 压力明显增高,在吞咽后也不降低。同时,食管蠕动也发生障碍,变得弱而不协调,不能有效地推进食物。LES 对促胃液素的敏感性增强,这可能与 LES 的去神经有关。

病理上,食管扩张,管壁变薄,黏膜常见炎性改变,有时可见溃疡。组织学检查食管壁肌间神经丛变性,神经节细胞减少或缺如。LES 一般并不肥厚。

二、诊断

(一)临床表现

吞咽困难是常见最早出现的症状,早期呈间歇性,时轻时重,后期转为持续性,咽下固体和液体食物同样困难。常因情绪波动、进食过冷、过快或刺激性食物而诱发。可出现胸骨后及中上腹隐痛或剧痛,并可放射至胸背部、心前区和上肢,有时酷似心绞痛,常有食物反流,出现呕吐;呕吐物混有大量黏液和唾液,平卧时尤为明显。入睡后反流有时可并发吸入性肺炎。后期因食管极度扩张可引起干咳、气急、发绀、声嘶等。可继发食管炎症,出现糜烂、溃疡、出血等。

(二)实验室及辅助检查

1.X 线检查

食管扩张明显时,胸部 X 线平片显示纵隔增宽,并可见液平面。吞钡检查,钡剂进入食管后不能顺利通过贲门。食管下端变细,呈漏斗状,亦有称鸟嘴状,边缘光滑。食管体部扩张,严重者因食管弯曲、延长而形成乙字状。X 线钡餐检查为本病的主要检查方法,并可与癌肿、食管裂孔疝、反流性食管炎等其他疾病相鉴别。

2.食管测压

正常人吞咽后,食管体部出现由上向下传导的推进性蠕动波,同时 LES 完全松弛。贲门失弛症患者吞咽后,食管体部出现低幅同步收缩波,而非推进性的蠕动波;LES 压力非但不降低,反而升高。食管内压高于胃内压力。食管测压可以在疾病的早期、X 线检查尚无典型改变之前就出现异常,具有早期诊断价值。

3.内镜检查

内镜检查可见食管体部扩张或弯曲变形,其内可存留有未消化的食物和液体。食管黏膜可有充血、糜烂。LES 持续关闭,但镜身不难通过,以此可与器质性狭窄相鉴别。结合活组织检查,可以排除由食管癌或贲门癌所致者。

三、治疗

(一)内科疗法

1.一般治疗

少食多餐,避免进食过快及过冷、过热或刺激性食物,解除精神紧张,必要时可予以镇静剂。

2.药物治疗

发作时舌下含硝酸甘油 0.3～0.6 mg,或口服双环维林 30 mg,可使痉挛缓解;溴丙胺太林(普鲁苯辛)20～40 mg 静脉滴注,可促进食物排空;也可试用硝苯地平、苯哒嗪、前列腺素 E。

3.插管吸引

食管极度扩张者应每晚睡前行食管插管吸引。

(二)扩张治疗

用探条或囊式扩张器扩张,可缓解梗阻症状,但常需反复扩张。

(三)内镜下括约肌内注射

在食管下括约肌呈现玫瑰花环处,即鳞状细胞和柱状细胞连接处,用注射硬化剂治疗针注入含 20 U 肉毒杆菌毒素的盐水 1 mL,总量 80 U,术后当天稍候即可进食。

(四)手术治疗

内科治疗无效或食管下段重度收缩者,及并发良性狭窄或食管癌时,应采取手术治疗,常用食管贲门黏膜下肌层纵行切开术。

(孔凡好)

第十一节 食 管 癌

我国是食管癌的高发国家,又是食管癌病死率最高的国家。中华人民共和国成立以后,进行了肿瘤流行病学调查,基本查清了全国食管癌的发病、死亡情况及地区分布,并对食管癌高发区进行了多学科的综合考察和研究。1970 年以后已建立了 6 个现场防治点,开展了食管癌的病因流行病学研究和防治工作,尤其是对食管癌的癌前期疾病进行中西医结合治疗,对降低发病率起了有益的作用。

我国食管癌手术切除率已达 80%～95%,手术病死率仅为 2%～3%,术后 5 年生存率为

25%～30%。在食管癌的高发区,由于早期病例增加,5年生存率已达44%,Ⅰ期食管癌的生存率高达90%以上。

近年来,对食管癌的分段有了新的认识,多数胸外科医师对气管分叉丛下食管癌采用左侧开胸进行肿瘤切除,气管分叉以上以右侧开胸切除率较高,食管胃吻合口应在颈部进行。吻合技术的先进、吻合器的应用已使吻合口瘘的发生率有明显降低。

高能射线的应用、食管癌定位技术和照射技术的改进及放射敏化剂的研究和应用,使食管癌的放疗效果有所提高。术前放疗的随机分组前瞻性研究肯定了术前放疗的意义,并在许多医院推广。

但食管癌的疗效仍不够理想,提高疗效的关键在于早期发现、早期诊断和早期治疗。相信食管癌的流行病学、病因学研究将为食管癌的防治带来进展,对食管癌的综合治疗将进一步提高其远期疗效。

一、病因学

(一)烟和酒

长期吸烟和饮酒与食管癌的发病有关。有人研究,大量饮酒者比基本不饮酒者发病率要增加50余倍,吸烟量多者比基本不吸烟者高7倍;酗酒嗜烟者的发病率是既不饮酒又不吸烟者的156倍。一般认为饮烈性酒者患食管癌的危险性更大。根据日本一项研究,饮用威士忌和当地的土酒危险性最大,而啤酒最小。非洲特兰斯凯地区,用烟斗吸自己种的烟叶的人食管癌发病率比吸纸烟者高。

(二)食管的局部损伤

长期喜进烫的饮食也可能是致癌的因素之一。如新加坡华裔居民讲福建方言的人群有喝烫饮料的习惯,其食管癌发病率比无此习惯讲广东方言人群高得多。哈萨克族人爱嚼刺激性很强含有烟叶的"那司",可能和食管癌高发有一定关系。在日本,喜吃烫粥烫茶的人群发病率亦较高。

各种原因引起的经久不愈的食管炎,可能是食管癌的前期病变,尤其伴有间变细胞形成者癌变危险性更大。有学者报道,食管炎和食管癌关系十分密切,食管炎往往比食管癌早发10年左右。食管炎也好发于中胸段食管,在尸检中食管炎往往和癌同时存在。

(三)亚硝胺

亚硝胺类化合物是一种很强的致癌物。中科院肿瘤研究所在人体内、外环境的亚硝胺致癌作用研究中发现,食管癌高发区林县居民食用的酸菜中和居民的胃液、尿液中,除有二甲基亚硝胺(NDMA)、二乙基亚硝胺(NDEA)外,还存在能诱发动物食管癌的甲基苄基亚硝胺(NMBZA)、亚硝基吡咯烷(NPYR)、亚硝基胍啶(NPIP)等,并证明食用的酸菜量与食管癌发病率成正比。此前报道用NMBZA诱导人胎儿食管癌获得成功,为亚硝胺病因提供了证据。汕头大学医学院报道,广东南澳县的生活用水、鱼露、虾酱、咸菜、萝卜干中,亚硝酸盐、硝酸盐、二级胺含量明显升高,这些居民常食用的副食品在腌制过程中常有真菌污染,霉菌能促使亚硝酸盐和食物中二级胺含量增加。

(四)霉菌作用

河南医科大学从林县的粮食和食品中分离出互隔交链孢霉261株,它能使大肠埃希菌产生多种致突变性代谢产物,其产生的毒素能致染色体畸变,主要作用于细胞的S和G_2期。湖北钟祥市的河南移民中食管癌病死率为本地居民的5倍,移民主食中真菌污染的检出率明显高于本地居民,移民食用的酸菜中以黄曲霉毒素检出率最高。用黄曲霉毒素、交链孢属和镰刀菌等喂养Wistar大鼠,能使大鼠食管乳头状瘤变和癌变已得到实验证实。

(五)营养和微量元素

综观世界食管癌高发区,一般都在土地贫瘠、营养较差的贫困地区,膳食中缺乏维生素、蛋白质及必需脂肪酸。这些成分的缺乏,可以使食管黏膜增生、间变,进一步可引起癌变。有些地区如新疆哈萨克族,以肉食为主,很少吃新鲜蔬菜,米面粮食吃得很少,营养供给极不平衡,维生素明显缺乏,尤其是维生素C及维生素B_2缺乏。瑞典在食管癌高发区粮食中补充了维生素B_2后,明显降低了发病率。微量元素铁、钼、锌等的缺少也和食管癌发生有关。钼的缺少可使土壤中硝酸盐增多。调查发现河南林县水土中缺少钼,可能和食管癌的高发有关。文献报道,高发区人群中血清钼、发钼、尿钼及食管癌组织中的钼都低于正常水平。钼的抑癌作用已被美国等地学者们所证实。

(六)遗传因素

人群的易感性与遗传和环境条件有关。食管癌具有比较显著的家族聚集现象,高发地区连续3代或3代以上出现食管癌患者的家族屡见不鲜。如伊朗北部高发区某一村庄中有12个家庭共63人,其中患食管癌者14人,而13人是一对夫妻的后裔。由高发区移居低发区,即使长达百余年,也仍保持相对高发。

(七)其他因素

进食过快、进食粗硬食物可能引起食管黏膜损伤,反复损伤可以造成黏膜增生间变,最后导致癌变。某些食管先天性疾病,如食管憩室、裂孔疝,或经常接触石棉、铅、矽等可能和食管癌的发病有一定联系。癌症经放疗数年后,在放射范围内又可诱发另一癌症的报道也不罕见。

二、诊断

(一)临床表现

1.早期症状

在食管癌的始发期和发展早期,局部病灶处于相对早期阶段,出现症状可能是由于局部病灶刺激食管引起食管蠕动异常或痉挛,或因局部炎症、肿瘤浸润、食管黏膜糜烂、表浅溃疡所致。发生的症状一般比较轻微而且时间较为短暂,其间歇时间长短不一,常反复出现,时轻时重,间歇期间可无症状,可持续1~2年甚至更长时间。主要症状为胸骨后不适、烧灼感或疼痛,食物通过时局部有异物感或摩擦感,有时吞咽食物在某一部位有停滞或轻度梗阻感。下段食管癌还可引起剑突下或上腹不适、呃逆、嗳气。上述症状均非特异性,也可发生在食管炎症和其他食管疾病时,唯食管癌的症状常与吞咽食物有关,进食时症状加重,而食管炎患者在吞咽食物时这些症状反而减轻或消失。

2.中晚期症状

(1)吞咽困难:是食管癌的典型症状。由于食管壁具有良好的弹性及扩张能力,一般出现明显吞咽困难时,肿瘤常已侵犯食管周径2/3以上,此时常已伴有食管周围组织的浸润和淋巴结转移。吞咽困难在开始时常是间歇性的,可以由于食物堵塞或局部炎症水肿而加重,也可以因肿瘤坏死脱落或炎症的水肿消退而减轻。但随着病情的发展,总的趋向是进行性加重且呈持续性,其发展一般比较迅速,多数患者如不治疗可在梗阻症状出现后1年内死亡。吞咽困难的程度与病理类型有关,缩窄型和髓质型病例较为严重,其他类型较轻。也有约10%的患者就诊时并无明显吞咽困难。吞咽困难的严重程度与肿瘤大小、手术切除率和生存率等并无一定的关系。

(2)梗阻:严重者常伴有反流,持续吐黏液,这是由于食管癌的浸润和炎症反射性地引起食管腺和唾液腺分泌增加所致。黏液积存于食管内可以反流,引起呛咳甚至吸入性肺炎。

(3)疼痛:胸骨后或背部肩胛间区持续性钝痛常提示食管癌已有外浸,引起食管周围炎、纵隔炎,但也可以是肿瘤引起食管深层溃疡所致。下胸段或贲门部肿瘤引起的疼痛可以发生在上腹部。疼痛严重不能入睡或伴有发热者,不但手术切除的可能性较小,而且应注意肿瘤穿孔的可能。

(4)出血:食管癌患者有时也会因呕血或黑便而来院诊治。肿瘤可浸润大血管特别是胸主动脉而造成致死性出血。对于有穿透性溃疡的病例特别是CT检查显示肿瘤侵犯胸主动脉者,应注意出血的可能。

(5)声音嘶哑:常是肿瘤直接侵犯或转移淋巴结压迫喉返神经所引起,但有时也可以是吸入性炎症引起的喉炎所致,间接喉镜有助于鉴别。

(6)体重减轻和厌食:因梗阻进食减少,营养情况日趋低下,消瘦、脱水常相继出现,但患者一般仍有食欲。患者在短期内体重明显减轻或出现厌食症状常提示肿瘤有广泛转移。

3.终末期症状和并发症

(1)恶病质、脱水、衰竭:为食管梗塞致滴水难入和全身消耗所致,常同时伴有水、电解质紊乱。

(2)肿瘤浸润:穿透食管侵犯纵隔、气管、支气管、肺门、心包、大血管等,引起纵隔炎、脓肿、肺炎、肺脓肿、气管食管瘘、致死性大出血等。

(3)全身广泛转移引起的相应症状,如黄疸、腹水、气管压迫致呼吸困难、声带麻痹、昏迷等。

(二)病理

1.早期食管癌的大体病理分型

近20多年来对早期食管癌的研究,尤其是对早期食管癌切除标本的形态学研究,可将早期食管癌分成4个类型。

(1)隐伏型:在新鲜标本上,病变略显粗糙,色泽变深,无隆起和凹陷。标本固定后,病灶变得不明显,镜下为原位癌,是食管癌最早期阶段。

(2)糜烂型:病变黏膜轻度糜烂或略凹陷,边缘不规则呈地图样,与正常组织分界清楚,糜烂区内呈颗粒状,偶见残余正常黏膜小区。在外科切除的早期食管癌中较为常见。

(3)斑块型:病变黏膜局限性隆起呈灰白色斑块状,边界清楚,斑块最大直径<2 cm。切面质地致密,厚度在3 mm以上,少数斑块表面可见有轻度糜烂,食管黏膜纵行皱襞中断。病理为早期浸润癌,肿瘤侵及黏膜肌层或黏膜下层。

(4)乳头型或隆起型:肿瘤呈外生结节状隆起,乳头状或息肉状突入管腔,基底有一窄蒂或宽蒂,肿瘤直径1~3 cm,与周围正常黏膜分界清楚,表面有糜烂并有炎性渗出,切面灰白色均质状。这一类型在早期食管癌中较少见。

有学者对林县人民医院手术切除的100例早期食管癌标本作大体病理分型研究,早期食管癌除上述4个类型外,可增加2个亚型:①表浅糜烂型为糜烂型的一个亚型,特点是糜烂面积小而表浅,一般不超过2.5 cm,病变边缘无下陷,周围正常黏膜无隆起,表浅糜烂常多点出现,一个病灶内可见几个小片状糜烂近于融合,病理为原位癌或原位癌伴浸润或黏膜内癌。②表浅隆起型是从斑块型中分出的一个亚型,特点是病变黏膜轻微增厚或表浅隆起,病变范围较大,周界模糊,隆起的黏膜粗糙,皱襞紊乱、增粗,表面似卵石样或伴小片浅表糜烂。病理为原位癌,少数为微小浸润癌。

2.中晚期食管癌的大体病理分型

(1)髓质型:肿瘤多累及食管周径的大部或全部,大约有一半病例超过 5 cm。肿瘤累及的食管段明显增厚,向管腔及肌层深部浸润。肿瘤表面常有深浅不一的溃疡,瘤体切面灰白色,均匀致密。

(2)蕈伞型:肿瘤呈蘑菇状或卵圆形突入食管腔内,隆起或外翻,表面有浅溃疡。切面可见肿瘤已浸润食管壁深层。

(3)溃疡型:癌组织已浸润食管深肌层,有深溃疡形成。溃疡边缘稍有隆起,溃疡基部甚至穿透食管壁引起芽孔,溃疡表面有炎性渗出。

(4)缩窄型:病变浸润食管全周,呈环形狭窄或梗阻,肿瘤大小一般不超过 5 cm。缩窄上段食管明显扩张。肿瘤切面结构致密,富于增生结缔组织。癌组织多浸润食管肌层,有时穿透食管全层。

(5)腔内型:肿瘤呈圆形或卵圆形向腔内突出,常有较宽的基底与食管壁相连,肿瘤表面有糜烂或不规则小溃疡。腔内型食管癌的切除率较高,但远期疗效并不佳。

3.分期

1987 年,国际抗癌联盟(UICC)对食管癌的 TNM 分期进行了修订。首先对食管的分段进行了修改。以往食管的分段为颈段食管从食管入口(下咽部)到胸骨切迹,上胸段从胸骨切迹到主动脉弓上缘(T_6 下缘),中胸段从主动脉弓上缘到肺下静脉下缘(T_8 下缘),下胸段从肺下静脉下缘到贲门入口(包括膈下、腹段食管)。这一分段方法的缺点是 X 线片上不能辨认肺下静脉,主动脉弓随年龄老化屈曲延长而上移,使胸段食管分割不均等。新的分段方法是颈段食管分段如旧,上胸段食管以气管分叉为下缘标志,即从胸骨切迹至气管分叉为上胸段,气管分叉以下至贲门入口再一分为二,分成中胸段和下胸段。如此分段分割均等,易于在 X 线片上确定标志点。临床上,上胸段食管手术以经右胸为好,而中、下段食管癌大多可经左胸手术,因此更有实际意义。

UICC 制定的 TNM 国际食管癌分期如下。

(1)原发肿瘤(T)分期如下。

T_X:原发肿瘤不能评估。

T_0:原发肿瘤大小、部位不详。

T_{is}:原位癌。

T_1:肿瘤浸润食管黏膜层或黏膜下层。

T_2:肿瘤浸润食管肌层。

T_3:肿瘤浸润食管外膜。

T_4:肿瘤侵犯食管邻近结构(器官)。

(2)区域淋巴结(N)分期如下。

N_X:区域淋巴结不能评估。

N_0:区域淋巴结无转移。

N_1:区域淋巴结有转移。

区域淋巴结的分布因肿瘤位于不同食管分段而异,对颈段食管癌,锁骨上淋巴结为区域淋巴结;对中、下胸段食管癌,锁骨上淋巴结为远隔淋巴结,如有肿瘤转移为远处淋巴结转移。同样对下胸段食管癌,贲门旁、胃左动脉旁淋巴结转移为区域淋巴结转移;对颈段食管癌,腹腔淋巴结均为远处转移。

(3)远处转移(M)分期如下。

M_X:远处转移情况不详。

M_0:无远处转移。

M_1:有远处转移。

(4)TNM 分期。

0 期:$T_{is}N_0M_0$。

Ⅰ期:$T_1N_0M_0$。

Ⅱa 期:$T_2N_0M_0$;$T_3N_0M_0$。

Ⅱb 期:$T_1N_1M_0$;$T_2N_1M_0$。

Ⅲ期:$T_3N_1M_0$;T_4,任何 N,M_0。

Ⅳ期:任何 T,任何 N,M_1。

(三)实验室及其他检查

1.食管功能的检查

食管功能检查分为食管运动功能检查和胃食管反流情况的测定两大类。此类检查在国外已开展30多年,近年来国内亦相继开展,简单介绍如下。

(1)食管运动功能试验:①食管压力测定,本法适用于疑有食管运动失常的患者,即患者有吞咽困难或疼痛症状而 X 线钡餐检查未见器质性病变者,如贲门失弛缓症、食管痉挛和硬皮病等,还可对抗反流手术的效果进行评价或作为食管裂孔疝的辅助诊断。食管测压器可用腔内微型压力传感器或用连于体外传感器的腔内灌注导管系统。测定时像放置鼻胃管那样将测压器先置于胃内,确定胃的压力曲线后,将导管往回撤,分别测定贲门部(高压带)、食管体部、食管上括约肌和咽部等处的压力曲线,分析这些压力曲线的改变即可了解食管压力的变化,对食管运动功能异常做出诊断。②酸清除试验,用于测定食管体部排除酸的蠕动效率,方法是测试者吞服一定浓度酸 15 mL 后,正常情况下经 10~12 次吞咽动作后即能将酸全部排入胃内,需要更多的吞咽动作才能排除或根本没有将酸排除,则视为食管的蠕动无效,也就是说食管运动存在障碍。

(2)胃食管反流测定:胃食管反流的原因很多,如贲门的机械性缺陷、食管体部的推进动作不良、胃无张力、幽门功能失常、胃排空延滞等及食管癌手术后。胃内容物(特别是胃酸)反流食管使食管黏膜长期与胃内容物接触,引起食管黏膜损伤,患者常有胃灼热、反呕、胸骨后疼痛等症状。下列试验有助于胃食管反流的测定。①食管的酸灌注试验:测试者取坐位,以每分钟 6 mL 的速度交替将生理盐水和 0.1 mol/L 盐酸灌入食管中段,以测定食管对酸的敏感性。灌酸时患者出现胃灼热、胸痛、咳嗽、反呕等症状,而灌生理盐水后症状消失为试验阳性。灌酸 30 mL 不发生症状为试验阴性。②24 小时食管 pH 监测:将 pH 电极留置于下段食管高压带上方,连续监测 pH 24 小时,以观察受试者日常情况下的反流情况。当 pH 降至4 以下算是一次反流,pH 升至 7 以上为碱性反流。记录患者在各种不同体位、进食时的情况,就能对患者有无反流、反流的频度和食管清除反流物的时间做出诊断。③食管下括约肌测压试验:食管下括约肌在消化道生理活动中起着保证食物单方向输送的作用,即抗胃食管反流作用。食管下括约肌的功能如何,不仅取决于它在静止时的基础压力,也取决于胸、腹压力的影响,及它对诸如胃扩张、吞咽、体位改变等不同生理因素的反应。另一决定食管下括约肌功能的因素是它在腹内的长度。可由鼻孔插入有换能器的导管至该部位进行测定。

2.X线钡餐检查

该法是诊断食管及贲门部肿瘤的重要手段之一,由于其检查方法简便,患者痛苦小,不但可用于大规模普查和食管癌的临床诊断,而且可追踪观察早期食管癌的发展演变过程,为研究早期食管癌提供可靠资料。食管钡餐检查时应注意观察食管的蠕动状况、管壁的舒张度、食管黏膜改变、食管充盈缺损及梗阻程度。食管蠕动停顿或逆蠕动,食管壁局部僵硬不能充分扩张,食管黏膜紊乱、中断和破坏,食管管腔狭窄、不规则充盈缺损、溃疡或瘘管形成及食管轴向异常均为食管癌重要的X线征象。早期食管癌和食管管腔明显梗阻狭窄者,低张双重造影检查优于常规钡餐造影。X线检查结合细胞学和食管内镜检查,可以提高食管癌诊断的准确性。

(1)早期食管癌X线改变:可分为扁平型、隆起型和凹陷型。①扁平型:肿瘤扁平无蒂,沿食管壁浸润,食管壁局限性僵硬,食管黏膜呈小颗粒状改变或紊乱的网状结构。②隆起型:肿瘤向食管腔内生长隆起,表现为斑块状或乳头状隆起,中央可有溃疡形成。③凹陷型:肿瘤区有糜烂、溃疡发生,呈现凹陷改变。侧位为锯齿状不规则状,正位为不规则的钡池,内有颗粒状结节,呈地图样改变,边缘清楚。

(2)中晚期食管癌的X线表现:①髓质型,在食管片上显示为不规则的充盈缺损,上下缘与食管正常边界呈斜坡状,管腔狭窄。病变部位黏膜破坏,常见大小不等龛影。②蕈伞型,在食管片上显示明显充盈缺损,其上下缘呈弧形,边缘锐利,与正常食管分界清楚。病变部位黏膜纹中断,钡剂通过有部分梗阻现象。③溃疡型,在食管片上显示较大龛影,在切线位上见龛影深入食管壁内甚至突出于管腔轮廓之外。如溃疡边缘隆起,可见"半月征"。钡剂通过时梗阻不明显。④缩窄型,食管病变较短,常在3 cm以下,边缘较光滑,局部黏膜纹消失。钡剂通过时梗阻较严重,病变上端食管明显扩张,呈现环型或漏斗状狭窄。⑤腔内型,病变部位食管管腔增宽,常呈梭形扩张,内有不规则或息肉样充盈缺损,病变上下界边缘较清楚锐利,有时可见清晰的弧形边缘,钡剂通过尚可。中晚期食管癌分型以髓质型最为常见,蕈伞型次之,其余各型较少见。

3.食管癌CT检查

CT扫描可以清晰显示食管与邻近纵隔器官的关系。正常食管与邻近器官分界清楚,食管壁厚度不超过5 mm,如食管壁厚度增加,与周围器官分界模糊,则表示有食管病变存在。CT扫描可以充分显示食管癌病灶大小、肿瘤外侵范围及程度,明显优于其他诊断方法。CT扫描还可帮助外科医师决定手术方式,指导放疗医师确定放疗靶区,设计满意的放疗计划。1981年,Moss提出食管癌的CT分期:Ⅰ期肿瘤局限于食管腔内,食管壁厚度≤5 mm;Ⅱ期肿瘤伴食管壁厚度>5 mm;Ⅲ期食管壁增厚同时肿瘤向邻近器官扩展,如气管、支气管、主动脉或心房;Ⅳ期为任何一期伴有远处转移者。CT扫描时,重点应观察食管壁厚度、肿瘤外侵的程度、范围及淋巴结有无转移。外侵在CT扫描上表现为食管与邻近器官间的脂肪层消失,器官间分界不清。颈胸段食管癌CT扫描显示肿块向前挤压气管,形成气管压迹。轻者可见气管后壁隆起,突向气管腔内;重者肿瘤可将气管推向一侧,气管受压变形,血管移位。中胸段食管癌CT扫描显示食管壁增厚,软组织向前侵犯,使食管与主动脉弓下、气管隆嵴下的脂肪间隙变窄甚至消失,其分界不清。尤其是在气管分叉水平,由于肿瘤组织的外侵挤压,造成气管成角改变,有时可见气管向前移位,重者可见气管壁受压而变弯形。肿瘤向右侵犯,CT扫描显示食管壁增厚,奇静脉窝变浅甚至消失。向左后侵犯,CT扫描显示食管与降主动脉间的界线模糊不清。下胸段食管癌由于肿瘤的外侵扩展,CT扫描显示左心房后壁出现明显压迹。CT扫描不能诊断正常大小转移淋巴结,难以诊断食管周围转移淋巴结,一方面是CT扫描难以区别原发灶浸润和淋巴结转移,另一方面是良性的炎症改变也可引起淋巴结肿大,特别是当肿瘤坏死时,易引起淋巴结炎症反应,因此CT扫描对食管癌淋巴结转移的诊断价值很有限。一般认为淋巴结直径<1.0 cm为正常大小,1.0~1.5 cm为可疑淋巴结,淋巴结直径>1.5 cm即为不正常。

CT扫描诊断食管癌的依据是食管壁的厚度、肿瘤外侵的范围及程度,但食管黏膜不能在CT扫描中显示,因此CT扫描难以发现早期食管癌。将CT与X线检查相结合,有助于食管癌的诊断和分期水平的提高。

4.食管脱落细胞学检查

食管脱落细胞学检查方法简便、操作方便、安全,患者痛苦小,其准确率在90%以上,为食管癌大规模普查的重要方法。食管脱落细胞学检查结合X线钡餐检查可作为食管癌的诊断依据,使大多数患者免受食管镜检查痛苦。但食管狭窄有梗阻时,脱落细胞采集器不能通过,应行食管镜检查。

食管脱落细胞学检查方法简便、安全,大多数患者均能耐受,但对食管癌有出血及出血倾向者,或伴有食管静脉曲张者应禁忌做食管拉网细胞学检查;对食管癌X线片上见食管有深溃疡或合并高血压、心脏病及晚期妊娠者,应慎行食管拉网脱落细胞检查;对全身状况差,过于衰弱的患者应先改善患者一般状况后再作细胞学检查;合并上呼吸道及上消化道急性炎症者,应先控制感染再行细胞学检查。

5.食管镜检查

近年来,纤维食管镜被广泛应用于食管癌的诊断。纤维食管镜镜身柔软,可随意弯曲,光源在体外,插入比较容易,患者痛苦少。食管镜检查时可以在直视下观察肿瘤患者大小、形态和部位,为临床医师提供治疗的依据,同时也可在病变部位作活检或镜刷检查。食管镜检查与脱落细胞学检查相结合,是食管癌理想的诊断方法。

(1)适应证:①患者有症状,X线钡餐检查阳性,而细胞学诊断阴性时,应先重复做细胞学检查,如仍为阴性者应该作食管镜检查及活检以明确诊断,如X线钡餐检查见食管明显狭窄病例,预计脱落细胞学检查有困难者,应首先考虑食管镜检查。②患者有症状,细胞学诊断阳性,而X线钡餐检查阴性或X线片上仅见食管有可疑病变者,需作食管镜检查明确食管病变部位及范围。③患者有症状,细胞学诊断阳性,X线钡餐检查怀疑食管有双段病变时,为了帮助临床医师决定治疗方案的选择,需通过食管镜检查明确食管病变部位及范围;④食管癌普查中,细胞学检查阳性,而患者没有自觉症状,X线钡餐检查阴性,为了慎重起见,必须作食管镜检查,以便最后确诊。

(2)禁忌证:①严重心肺疾病、明显胸主动脉瘤、高血压未恢复正常、脑出血及无法耐受食管镜检查者。②巨大食管憩室,明显食管静脉曲张或高位食管病变伴高度脊柱弯曲畸形者。③口腔、咽喉、食管及呼吸道急性炎症者。④有严重出血倾向或严重贫血者。

(3)食管镜下表现:食管镜下早期食管癌的形态表现如下。①病变处黏膜充血肿胀,微隆起,略高于正常黏膜,颜色较正常黏膜为深,与正常黏膜界线不清楚,镜管触及易出血,管壁舒张度良好。②病变处黏膜糜烂,颜色较正常黏膜为深,失去正常黏膜光泽,有散在小溃疡,表面附有黄色或灰白色坏死组织,镜管触及易出血,管壁舒张度良好。③病变处黏膜有类似白斑样改变,微隆起,白斑周围黏膜颜色较深,黏膜中断,食管壁较硬,触及不易出血。进展期食管癌病灶直径一般在 3 cm 以上,在食管镜下可分为肿块型、溃疡型、肿块浸润型、溃疡浸润型及四周狭窄型等 5 种类型。

三、治疗

(一)放疗

1.适应证

局部区域性食管癌,一般情况较好,无出血和穿孔倾向。

2.禁忌证

恶病质、食管穿孔、食管活动性出血或短期内曾有食管大出血者,同时合并无法控制的严重内科疾病。

3.放疗前的注意事项

放疗前应注意控制局部炎症,纠正患者营养状况,治疗重要内科夹杂症。放疗中应保持患者的营养供给,防止食物梗阻,进食后应多喝水,防止食物在病灶处潴留,导致或加重局部炎症,影响放疗的敏感性。

4.照射范围和靶区的确定

(1)常规模拟定位:有条件者应在定位前用治疗计划系统(TPS)优化,根据肿瘤实际侵犯范围设定照射野的角度和大小。胸段食管癌一般情况下多采用一前二后野的三野照射技术。根据 CT 和食管 X 线片所见肿瘤具体情况,前野宽 7~8 cm,二后斜野宽 6~7 cm,病灶上下端各放 3~4 cm。缩野时野的宽度不变,上下界缩短到病灶上下各放 2 cm。如果肿瘤较大,也可以考虑先前后对穿照射,缩野时改为右前左后照射。颈段食管癌一般仅仅设二个正负 60°角的前野,每个野需采用 30°角的楔形滤片。

(2)三维适形放疗(3D-CRT):参照诊断 CT 和食管 X 线片,在定位 CT 上勾画肿瘤靶区(GTV)及危及器官(OAR),包括脊髓、两侧肺和心脏。GTV 勾画的标准为食管壁厚度大于 0.5 cm,临床靶区(CTV)为 GTV 前后左右均匀外扩 0.5 cm,上下外端外扩 2.0 cm。PTV 为 CTV 前后左右均匀外扩 0.5 cm,上下外扩 1.0 cm,纵隔转移淋巴结的 CTV 为其 GTV 均匀外扩 0.5 cm,PTV 为其 CTV 均匀外扩 0.5 cm。正常组织的限制剂量:肺(两肺为一个器官)V_{20}<25%、Dmean<16 Gy;脊髓最大剂量<45 Gy;心脏平均剂量 1/3<65 Gy,2/3<45 Gy,3/3<30 Gy。(注:V_{30} 为受到 20 Gy 或 20 Gy 以上剂量照射的肺体积占双肺总体积的百分比。Dmean 为双肺的平均照射剂量)。

5.剂量和剂量分割

(1)单纯常规分割放疗:为每天照射 1 次,每次 1.8~2.0 Gy,每周照射 5~6 次,总剂量每 6~8 周 60~70 Gy。

(2)后程加速超分割放疗:先大野常规分割放疗,每次 1.8 Gy,1 次/天,总剂量每 23 次 41.4 Gy;随后缩野照射,每次 1.5 Gy,2 次/天,间隔时间为 6 小时或 6 小时以上,总剂量每 18 次 27 Gy。肿瘤的总剂量为每 44 天 41 次为 68.4 Gy。

(3)同期放化疗时的放疗:放疗为每次 1.8 Gy,1 次/天,总剂量每 38 天 28 次为 50.4 Gy(在放疗的第 1 天开始进行同期化疗),此剂量在欧美和西方国家多用。

6.非手术治疗的疗效

局部区域性食管癌行单纯的常规分割放疗的 5 年总生存率为 10%左右,5 年局控率为 20%左右。后程加速超分割放疗的总生存率为 24%～34%,局控率为 55%左右。同期放化疗的生存率为 25%～27%,局控率为 55%左右。当然,放疗或以放疗为主的综合治疗的生存率高低也与患者的早晚期有密切关系。早期患者的 5 年生存率可达到 80%以上。

(二)化疗

化疗主要用于姑息治疗,或作为以手术和/或放疗为主的综合治疗的一种辅助方法。近来的研究表明,放疗同期联合化疗能显著提高放疗的疗效,而且随着新的药物(或新的联合方案)的发现,化疗在食管癌治疗中的地位越来越重要。

1.适应证及禁忌证

(1)适应证:对于早期患者,同手术或放疗联合应用;对于晚期患者,用于姑息治疗(最好同其他方法联合应用);对小细胞癌,应同手术或放疗联合应用。

(2)禁忌证:骨髓再生障碍、恶病质及脑、心、肝、肾有严重病变且没有控制者。

2.常规用药

(1)紫杉醇+DDP:紫杉醇 175 mg/m^2,静脉注射,第 1 天;DDP 40 mg/m^2,静脉注射,第 2、3 天。3 周重复。中国医学科学院肿瘤医院用该方案治疗了 30 例晚期食管癌患者,有效率为 57%。Vander Gaast 等治疗了 31 例晚期食管癌患者,有效率 55%,耐受性好。

(2)TPE:紫杉醇 75 mg/m^2,静脉注射,第 1 天;DDP 20 mg/m^2,静脉注射,第 1～5 天;5-Fu 1 000 mg/m^2,静脉注射,第 1～5 天。3 周重复。Son 等治疗 61 例食管癌,有效率 48%,中位缓解期 5.7 个月,中位生存期 10.8 个月,但毒副反应重,46%患者需减量化疗。

(3)L-O 幽门螺杆菌+LV+5-FU:L-O 幽门螺杆菌 85 mg/m^2,静脉注射,第 1 天;LV 500 mg/m^2 或 400 mg/m^2,静脉注射,第 1～2 天;5-FU 600 mg/m^2,静脉滴注(22 小时持续),第 1～2 天。Mauer 等报道,34 例食管癌的有效率为 40%,中位有效时间为 4.6 个月。中位生存时间为 7.1 个月,1 年生存率为 31%。主要毒性为白细胞计数下降,4 级 29%。1 例死于白细胞计数下降的脓毒血症。2～3 级周围神经损伤为 26%。

(4)CPT-11+5-FU+FA:CPT-11 180 mg/m^2,静脉注射,第 1 天;FA 500 mg/m^2,静脉注射,第 1 天;5-FU 2 000 mg/m^2,静脉滴注(22 小时持续),第 1 天。每周重复,共 6 周后休息 1 周。Pozzo 等报道,该方案治疗了 59 例食管癌,有效率 42.4%,中位生存时间为 10.7 个月。3/4 级中性粒细胞下降为 27%,3/4 级腹泻 27%。

(5)多西紫杉醇+CPT-11:CCPT-11 1 160 mg/m^2,静脉注射,第 1 天;多西紫杉醇 60 mg/m^2,静脉注射,第 1 天。3 周重复。Govindan 等报道,该方案治疗初治晚期或复发的食管癌,有效率 30%。毒副反应包括 71%患者出现 4 度骨髓抑制,43%患者出现中性粒细胞减少性发热。

(6)吉西他滨(GEM)+LV+5-FU:GEM 1 000 mg/m^2,静脉注射,第 1、8、15 天;LV 25 mg/m^2,静脉注射,第 1、8、15 天;5-FU 600 mg/m^2,静脉注射,第 1、8、15 天。每 4 周重复。该方案治疗了 35 例转移性或局部晚期食管癌,有效率 31.4%。中位生存时间 9.8 个月。1 年生存率 37.1%。3～4 级的白细胞下降 58%。

3.单一药物治疗

单一药物治疗食管癌,有效率不高,一般在 20%以内。较早的药物包括氟尿嘧啶(5-FU)、丝裂霉素（MMC）、顺铂（DDP）、博来霉素（BLM）、甲氨蝶呤（MTX）、米多恩醌、依利替康（CPT-11）、多柔比星(阿霉素，ADM)和长春地辛（VDS）。新的药物包括紫杉醇、多西他赛、长春瑞滨、吉西他滨、奥沙利铂和卡铂。5-FU和DDP的联合方案被广泛认可，有效率为20%～50%，是食管癌化疗的标准方案。紫杉醇联合5-FU和/或DDP被认为是一个对鳞癌和腺癌都有效的方案。另外，CPT-11和DDP的联合方案也对部分食管鳞癌有效。

4.食管癌联合化疗方案

(1)DDP＋5-FU：DDP 100 mg/m²，静脉注射，第1天；5-FU 1 000 mg/m²，静脉滴注(持续)，第1～5天。3～4周重复。

(2)ECF：表柔比星 50 mg/m²，静脉注射，第1天；DDP 60 mg/m²，静脉注射，第1天；5-FU 200 mg/m²，静脉滴注(持续)，第1～21天。3周重复。

(3)吉西他滨＋5-FU：吉西他滨 1 000 mg/m²，静脉注射，第1、8、15天；5-FU 500 mg/m²，静脉注射，第1、8、15天。3周重复。

(4)DDP＋VDS＋CTX：CTX 200 mg/m²，静脉注射，第2、3、4天；VDS 1.4 mg/m²，静脉注射，第1、2天；DDP 90 mg/m²，静脉注射，第3天。3周重复。

(5)DDP＋BLM＋VDS：DDP 120 mg/m²，静脉注射，第1天；BLM 10 mg/m²，静脉注射，第3～6天；VDS 3 mg/m²，静脉注射，第1、8、15、20天。每4周重复。

(6)DDP＋ADM＋5-FU：DDP 75 mg/m²，静脉注射，第1天；ADM 30 mg/m²，静脉注射，第1天；5-FU 600 mg/m²，静脉注射，第1、8天。3～4周重复

(7)BLM＋依托泊苷（VP-16）＋DDP：依托泊苷（VP-16） 100 mg/m²，静脉注射，第1、3、5天；DDP 80 mg/m²，静脉注射，第1天；BLM 10 mg/m²，静脉注射，第3～5天。4周重复。

(8)DDP＋BLM：DDP 35 mg/m²，静脉注射，第1～3天；BLM 15 mg/m²，静脉滴注(18小时持续)，第1～3天。3～4周重复。

（孔凡好）

第四章 胃部疾病

第一节 应激性溃疡

应激性溃疡(stress ulcer,SU)又称急性胃黏膜病变(acute gastric mucosa lesion,AGML)或急性应激性黏膜病(acute stress mucosal lesion,ASML),是指机体在各类严重创伤或疾病等应激状态下发生的食管、胃或十二指肠等部位黏膜的急性糜烂或溃疡。Curling最早在1842年观察到严重烧伤患者易发急性胃、十二指肠溃疡出血。1932年,Cushing报道颅脑损伤患者易伴发SU。现已证实,SU在重症患者中很常见,75%~100%的重症患者在进入ICU 24小时内发生SU。0.6%~6%的SU并发消化道大出血,而一旦并发大出血,会导致约50%患者死亡。SU病灶通常较浅,很少侵及黏膜肌层以下,穿孔少见。

一、病因

诱发SU的病因较多,常见病因包括严重创伤及大手术后、全身严重感染、多脏器功能障碍综合征和/或多脏器功能衰竭、休克及心肺脑复苏后、心脑血管意外、严重心理应激等。其中由严重烧伤导致者又称Curling溃疡,继发于重型颅脑外伤的又称Cushing溃疡。

二、病理生理

目前认为SU的发生是由于胃运动、分泌、血流、胃肠激素等多种因素的综合作用,使损伤因素增强,胃黏膜防御作用减弱,不足以抵御胃酸和胃蛋白酶的侵袭,最终导致胃黏膜损害和溃疡形成(图4-1)。

正常生理状态下,胃、十二指肠黏膜具有一系列防御和修复机制,以抵御各种侵袭因素的损害,维持黏膜的完整性。这些防御因素主要包括上皮前的黏液和碳酸氢盐屏障、上皮细胞及上皮后的微循环。

(一)黏液和碳酸氢盐屏障

胃黏液是由黏膜上皮细胞分泌的一种黏稠、不溶性的冻胶状物,其主要成分为糖蛋白,覆盖在胃黏膜表面形成黏液层,此层将胃腔与黏膜上皮细胞顶面隔开,并与来自血流或细胞内代谢产生的HCO_3^-一起构成黏液和碳酸氢盐屏障。黏液层是不流动层,H^+在其中扩散极慢,其中的

HCO_3^- 可充分与 H^+ 中和,并造成黏液层的胃腔侧与黏膜侧之间存在 pH 梯度,从而减轻胃酸对黏膜上皮细胞的损伤。

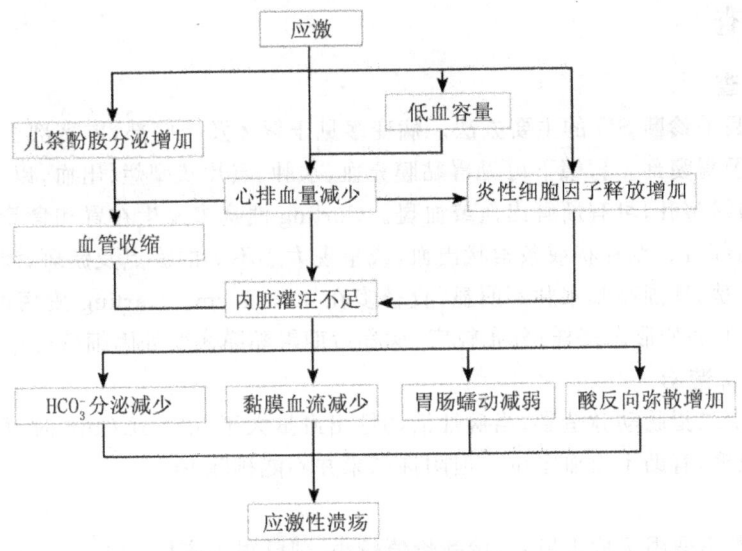

图 4-1 SU 病理生理

(二)胃黏膜屏障

胃黏膜上皮细胞层是保护胃黏膜的重要组成部分,胃腔面的细胞膜由脂蛋白构成,可阻碍胃腔内 H^+ 顺浓度梯度进入细胞内,避免了细胞内 pH 降低。同时上皮细胞能在黏膜受损后进行快速迁移和增生,加快黏膜修复。

(三)黏膜血流

可为黏膜提供氧、营养物质及胃肠肽类激素等以维持其正常功能,还可及时有效清除代谢产物和逆向弥散至黏膜内的 H^+,维持局部微环境稳定。此外,胃黏膜内存在许多具有细胞保护作用的物质,如胃泌素、前列腺素、生长抑素、表皮生长因子等,有保护细胞,抑制胃酸分泌,促进上皮再生的作用。

在创伤、休克等严重应激情况下,黏膜上皮细胞功能障碍,不能产生足够的 HCO_3^- 和黏液,黏液和碳酸氢盐屏障受损;同时交感神经兴奋,使胃的运动功能减弱,幽门功能紊乱,十二指肠内容物返流入胃,加重对胃黏膜屏障的破坏;应激状态下胃黏膜缺血坏死,微循环障碍使黏膜上皮细胞更新减慢;应激时前列腺素(PGs)水平降低,儿茶酚胺大量释放,可激活并产生大量活性氧,其中的超氧离子可使细胞膜脂质过氧化,破坏细胞完整性,并减少核酸合成,使上皮细胞更新速度减慢,加重胃黏膜损伤。活性氧还可与血小板活化因子(PAF)、白三烯(LTC)、血栓素(TXB_2)等相互作用,参与多种原因所致的 SU 发病过程。

三、临床表现

消化道出血是 SU 的主要表现,可出现呕血和/或黑便,或仅有胃液或大便潜血阳性。出血的显著特点是具有间歇性,可间隔多天,这种间歇特性可能是由于原有黏膜病灶愈合同时又有新病灶形成所致。消化道出血量大时常有血压下降,心率增快,直立性晕厥,皮肤湿冷,尿少等外周循环衰竭表现,连续出血可导致血红蛋白含量下降,血尿素氮增多,甚至出现重要脏器功能衰竭。

除出血外,SU 可出现上腹痛、腹胀、恶心、呕吐、反酸等消化道症状,但较一般胃、十二指肠溃疡病轻。由于 SU 常并发于严重疾病或多个器官损伤,其临床表现容易被原有疾病掩盖。

四、辅助检查

(一)胃镜检查

胃镜检查是目前诊断 SU 的主要方法。病变多见于胃体及胃底部,胃窦部少见,仅在病情发展或恶化时才累及胃窦部。胃镜下可见胃黏膜充血、水肿、点片状糜烂、出血,以及大小不一的多发性溃疡,溃疡边缘整齐,可有新鲜出血或血斑。Curling 溃疡多发生在胃和食管,表现为黏膜局灶性糜烂,糜烂局部可有点片状或条索状出血,或呈现大小不等的瘀点及瘀斑,溃疡常为多发,形态不规则,境界清楚,周围黏膜水肿不明显,直径多在 0.5~1 cm。Curling 溃疡内镜下表现与其他类型 SU 相似,但病变形态多样,分布较广,病程后期胃黏膜病变处因细菌感染可见脓苔。

(二)介入血管造影

行选择性胃十二指肠动脉造影,当病灶活动性出血量大于 0.5 mL/min 时,可于出血部位见到造影剂外溢、积聚,有助于出血定位。但阴性结果并不能排除 SU。

(三)其他

X 线钡剂造影不适用于危重患者,诊断价值较小,现已很少应用。

五、诊断

SU 的诊断主要靠病史和临床表现。中枢神经系统病变(颅内肿瘤、外伤、颅内大手术等)、严重烧伤、外科大手术、创伤和休克、脓毒血症和尿毒症等患者出现上腹部疼痛或消化道出血时,要考虑到 SU 可能,确诊有赖于胃镜检查。

六、治疗

(一)抑酸治疗

目标是使胃内 pH>4,并延长 pH>4 的持续时间,从而降低 SU 的严重程度,治疗和预防 SU 并发的出血。目前常用的抑酸药物主要有 H_2 受体阻滞剂和质子泵抑制剂。H_2 受体阻滞剂可拮抗胃壁细胞膜上的 H_2 受体,抑制基础胃酸分泌,也抑制组胺、胰岛素、促胃液素、咖啡因等引起的胃酸分泌,降低胃酸,保护胃黏膜,并通过干扰组胺作用,间接影响垂体激素的分泌和释放,从而达到控制 SU 出血的作用。常用药物有雷尼替丁(100 mg 静脉滴注,2~4 次/天),法莫替丁(20 mg 静脉滴注,2 次/天)。质子泵抑制剂能特异性作用于胃黏膜壁细胞中的 H^+,K^+-ATP 酶,使其不可逆性失活,从而减少基础胃酸分泌和各种刺激引起的胃酸分泌,保护胃黏膜,缓解胃肠血管痉挛状态,增加因应激而减少的胃黏膜血流,显著降低出血率和再次出血的发生率。但质子泵抑制剂减少胃酸同时也降低胃肠道的防御功能,利于革兰阴性杆菌生长,不利于对肺部感染及肠道菌群的控制,长期应用还可引起萎缩性胃炎等,并可能与社区获得性肺炎或医院获得性肺炎相关。常用药物如奥美拉唑和潘妥拉唑,40 mg 静脉滴注,2 次/天。

(二)保护胃黏膜

前列腺素 E_2 可增加胃十二指肠黏膜的黏液和碳酸氢盐分泌,改善黏膜血流,增强胃黏膜防护作用,同时可抑制胃酸分泌。硫糖铝、氢氧化铝凝胶等可黏附于胃壁起到保护胃黏膜的作用,并可以降低胃内酸度。用法可从胃管反复灌注药物。

(三)其他药物

近年研究认为氧自由基的大量释放是 SU 的重要始动因子之一,别嘌醇、维生素 E 及中药复方丹参、小红参等具有拮抗氧自由基的作用,但临床实际效果还需循证医学方法证实。

(四)SU 并发出血的处理

一般先采用非手术疗法,包括输血,留置胃管持续胃肠负压吸引,使用抑酸药物,冰盐水洗胃等。有条件时可行介入治疗,行选择性动脉插管(胃左动脉)后灌注血管升压素。另外,如果患者情况可以耐受,可行内镜下止血,如钛夹止血、套扎止血、局部应用组织粘附剂和药物止血、黏膜内或血管内注射止血剂、高频电和氩离子凝固止血等。若非手术治疗无效,对持续出血或短时间内反复大量出血,范围广泛的严重病变,需及时手术治疗,原则是根据患者全身情况、病变部位、范围大小及合并症等选择最简单有效的术式。病变范围不大或十二指肠出血为主者,多主张行胃大部切除或胃大部切除加选择性迷走神经切断术。若病变范围广泛,弥漫性大量出血,特别是病变波及胃底者,可视情况保留 10% 左右的胃底,或行全胃切除术,但全胃切除创伤大,应谨慎用于 SU 患者。

七、预防

预防 SU 的基本原则是积极治疗原发病,纠正休克和抑制胃酸。具体措施包括:积极治疗原发病和防治并发症;维护心肺等重要器官正常功能;及时纠正休克,维持有效循环容量;控制感染;维持水、电解质及酸碱平衡;预防性应用抑酸药物;避免应用激素及阿司匹林、吲哚美辛(消炎痛)等非甾体抗炎药;对有腹胀及呕吐者留置胃管减压,以降低胃内张力,减轻胃黏膜缺血和十二指肠反流液对胃黏膜的损害。

(周福兵)

第二节 消化性溃疡

消化性溃疡(peptic ulcer disease,PUD)是指消化道黏膜被胃酸和胃蛋白酶等自身消化而发生破损,且其深度达到或穿透黏膜肌层,好发于胃和十二指肠近端,也可以发生在食管下段、十二指肠远端、空肠、胃空肠吻合口及其附近以及异位的胃黏膜。在过去的 200 年中,消化性溃疡在人群中一直有着相当高的发病率和病死率,而到了 20 世纪 90 年代以后,由于抑酸剂的发展和幽门螺杆菌的发现,使它的发病率则出现了显著的下降。但是由于非甾体抗炎药和小剂量阿司匹林越来越广泛地应用,消化性溃疡在目前仍然是一个不容忽视的临床问题。

老年人消化性溃疡(peptic ulcer in the aged,PUA),是指 60 岁以上的老年人患有胃溃疡、十二指肠溃疡,或同时患有这两种溃疡,属于一种特殊类型的消化性溃疡。由于机体随着年龄的增长,胃黏膜呈现衰退性老化,表现为胃黏膜萎缩、血流减少,胃黏膜一黏液屏障功能减弱,加之老年人常同时患有多种疾病,服用多种药物,尤其是阿司匹林在老年人群中的广泛应用,导致 PUA 占 PUD 的比例有增高趋势。PUA 的临床表现具有一定的特点,治疗上也不完全等同于青年人,临床医师应当予以重视。

一、流行病学

消化性溃疡是一种全球范围内的常见病和多发病,据估计全球近十分之一的人口会在一生中的某个阶段罹患溃疡病。不同国家、不同人群、不同时期,PUD 的发病率有很大差异。欧美文献报道 PUD 内镜检出率为 5.3%~15.7%,年发病率为 0.15%~0.40%,近年来在很多国家和地区 PUD 的发病率已呈现明显的下降趋势。

PUD 在 40~60 岁的人群中检出率最高,PUA 占 PUD 的 18%~22%,中青年人群以十二指肠溃疡(duodenal ulcer,DU)多见,老年人群中胃溃疡(gastric ulcer,GU)的检出率则明显高于中青年患者组,且并发症发生率高。国内一项临床荟萃分析显示老年组胃溃疡占 50.6%,十二指肠溃疡占 39.2%;中青年组胃溃疡占 24.7%,十二指肠溃疡占 67.5%;老年组出血并发症的发生率为 43.1%,中青年组为 25.2%,老年组消化道穿孔的发生率为 8.62%,中青年组为 3.82%。

二、病因学

经过几十年的探索,溃疡病发病机制逐渐趋向明朗。目前认为消化性溃疡的发生是因胃黏膜的损害因素与防御因素之间失衡。损害因素包括:胃酸、胃蛋白酶、幽门螺杆菌感染,药物因素如阿司匹林等非甾体抗炎药,乙醇,胆盐等。胃黏膜防御因素包括:①胃黏膜黏液屏障;②碳酸氢盐;③细胞再生;④前列腺素和表皮生长因子;⑤黏膜血流等。当对胃黏膜的损害因素大于防御因素时,溃疡病就可能形成,另外还有精神因素、遗传因素及其他一些因素的参与,构成了溃疡病发生的复杂致病机制。

胃溃疡与十二指肠溃疡在发病机制上有不同之处,前者主要是防御因素或修复因素的削弱,后者则是损害因素的增强,也可能两者兼有之。

(一)胃酸和胃蛋白酶

胃酸和胃蛋白酶在消化性溃疡发病中仍起主导作用,传统的"无酸无溃疡"理念至今仍沿用不衰。胃蛋白酶对胃黏膜具有侵袭作用,胃酸加胃蛋白酶比单纯胃酸更容易形成溃疡,胃酸的作用与酸密切相关,其生物活性取决于胃液 pH。胃液 pH>4 时胃蛋白酶活性迅速下降。

(二)幽门螺杆菌

幽门螺杆菌于 1983 年由 Warren 和 Marshall 成功分离,它的发现使消化性溃疡病因学和治疗学发生了重大变革。幽门螺杆菌与上胃肠道疾病关系密切,是消化性溃疡的主要病因已成为共识。幽门螺杆菌为微需氧的革兰阴性杆菌,呈螺旋形,可以定植在从幽门前区到贲门的全胃的上皮表面。

幽门螺杆菌致消化性溃疡的发病机制:目前认为幽门螺杆菌的致病机制包括幽门螺杆菌的毒素引起胃黏膜损害、宿主的免疫应答介导胃黏膜损伤及幽门螺杆菌感染致胃酸分泌和调节异常。

幽门螺杆菌致病因子按其致病机制大致分为四大类:与幽门螺杆菌定植有关的致病因子(包括鞭毛、尿素酶、幽门螺杆菌的黏附因子);以损伤胃黏膜为主的致病因子(包括 vacA、cagA、溶血素、脂多糖、尿素酶、脂酶和蛋白酶);与炎症和免疫有关的致病因子(包括脂多糖、cagA、热休克蛋白、趋化因子、尿素酶);其他致病因子(包括过氧化氢酶和过氧化物歧化酶、离子结合蛋白和 ice 基因)。

幽门螺杆菌感染对胃酸分泌和调节的影响,取决于幽门螺杆菌感染所致胃炎的类型和胃黏膜的萎缩程度。胃窦为主的非萎缩性胃炎可增加胃酸分泌,这种类型的患者易发生十二指肠溃疡。萎缩性全胃炎(累及胃窦和胃体,并以胃体为主)可导致胃酸分泌减少,这种类型的患者易发生高位胃溃疡和胃癌。

幽门螺杆菌是一种非侵袭性细菌,但可通过与胃上皮细胞的相互作用导致显著的炎症反应。幽门螺杆菌定植于胃黏膜后,可使上皮细胞分泌 IL-8、IL-1α,趋化和激活中性粒细胞和巨噬细胞等炎症细胞,释放溶酶体酶、白三烯、反应性氧代谢物等炎症因子损伤黏膜屏障。T 和 B 淋巴细胞被细菌抗原和炎症因子活化后,通过进一步释放 IL-1、IL-2、IL-6、IL-10、TNF 以及抗体等来调节局部及全身免疫反应。Th1 细胞为主的免疫应答造成宿主胃上皮的损伤,而 Th2 应答则有利于宿主清除细菌。此外,血小板活化因子、补体等也参与炎症反应。

幽门螺杆菌感染后如不采用正规治疗干预将终身受累,自愈率接近为零,故人群感染率随年龄而上升。发达国家 60 岁以上老年人幽门螺杆菌感染率约为 50%,我国可达 78%~83%。

(三)非甾体抗炎药

非甾体抗炎药目前已成为目前全世界应用最广泛的药物之一,每天有超过 3 千万人在使用,尤其是老年人。人们为了治疗骨骼和肌肉疾病(骨关节炎、类风湿关节炎、骨质疏松)、神经性疼痛、甚至是肿瘤性疼痛而长期服用非甾体抗炎药,并且有越来越多的老年人为了预防心脑血管疾病而服用小剂量的阿司匹林。据统计在新西兰有 15% 的 65 岁以上老年人在服用非甾体抗炎药,在意大利则是 25%,而由于很多人使用的是 OTC 药物,所以实际上非甾体抗炎药的使用率是远高于此的。

15%~30% 的服用非甾体抗炎药的患者内镜检查可发现溃疡。国外的临床研究显示,非甾体抗炎药导致消化性溃疡的危险系数为 2.12~3.10,导致消化道出血的危险系数为 5.13。非甾体抗炎药导致溃疡和出血的风险是与年龄明显相关的,据统计,由非甾体抗炎药导致的消化道出血在 65 岁以下人群中发生率为 1.65/10 万,在 65 岁以上人群中为 5.7/10 万,在 75 岁以上人群中则为 12.7/10 万。

非甾体抗炎药主要通过以下两个主要机制损害胃黏膜:①非甾体抗炎药对上皮细胞的局部作用:以阿司匹林为代表的非甾体抗炎药呈酸性,通过离子捕获效应,使得药物在局部细胞内聚积,产生直接细胞毒效应,导致上皮细胞内离子异常流动,H^+ 反渗增加,造成黏膜损伤;此外,非甾体抗炎药还可以降低胃内黏液层的疏水性,破坏黏液屏障,导致黏膜损伤。局部作用不是导致消化性溃疡的主要因素,胃肠外给药或者直肠应用非甾体抗炎药亦可出现严重不良反应。②非甾体抗炎药通过抑制环氧化物酶(cyclooxygenase,COX)活性,导致内源性前列腺素的合成减少。前列腺素是胃黏膜防御机制中的重要环节,具有刺激黏液和碳酸氢盐分泌、增加黏膜血流、促进上皮的更新和修复、减少炎症介质释放等作用。前列腺素合成的减少削弱了黏膜的保护机制,易导致溃疡的发生。

非甾体抗炎药导致溃疡的危险因素包括:老年、既往有消化性溃疡或并发症史、有其他合并症、使用大剂量非甾体抗炎药、联合使用皮质醇激素或抗凝药物、幽门螺杆菌感染等。小剂量阿司匹林会使消化道出血的风险增加 2~3 倍,尤其是同时存在幽门螺杆菌感染时,根除幽门螺杆菌可以降低出血的风险。在服药后 12 个月内为消化道损伤的高发阶段,3 个月达高峰。疗程延长,危险度反而下降,可能与适应性细胞保护作用有关。泡腾片或肠溶片等剂型并不能明显降低非甾体抗炎药消化道损伤的危险。选择性的 COX-2 抑制剂可以降低发生溃疡及并发症的风险,但不能完全避免。

(四)胃及十二指肠黏膜屏障的受损

黏膜屏障的损伤是消化性溃疡发病的基本原因,一个健康的黏膜屏障不会有溃疡形成,胃黏膜有抵御各种物理和化学损伤的功能,溃疡的发生是黏膜屏障被破坏的结果。老年人本身胃黏膜呈现老化状态,胃黏膜萎缩、上皮更新速度减慢,黏膜血流减少,胃黏膜-黏液屏障功能减弱,导致黏膜屏障作用薄弱,受到损伤因子攻击时易发生溃疡。老年人除非甾体抗炎药外还会经常服用其他药物,如某些抗生素、抗癌药等,亦会对胃黏膜产生损伤。

(五)胃及十二指肠运动功能异常

1.胃排空与胃酸分泌

正常情况下胃排空速度随十二指肠内 pH 下降而减慢,十二指肠溃疡患者酸负荷超过正常人,但其排空速度反比正常人快,提示十二指肠溃疡患者的十二指肠腔内 pH 对胃反馈调节的机制发生了缺陷,其原因目前尚不清楚。也有认为与胃酸关系不大,因为部分胃酸分泌正常的十二指肠溃疡患者也有胃排空加快的表现。

2.胃排空延缓与胆汁反流

胃溃疡时多有胃排空延缓。研究表明,胃溃疡患者胃窦部肌肉肥厚,自主神经节细胞损伤或减少,肌纤维变性和纤维化。这种退行性改变可使胃窦收缩失效,从而影响食糜推进。胃排空迟缓同时又促进了胃、十二指肠反流,反流的胆汁酸和溶血卵磷脂可损伤胃黏膜,受损的胃黏膜在胃酸和胃蛋白酶的作用下形成胃溃疡。

(六)精神因素

精神因素在消化性溃疡发病中的作用不可忽视。精神因素可使胃酸分泌增加。应激状态还可使胃排空率下降,使胃十二指肠运动发生改变。慢性生活应激事件及恐惧程度与溃疡的发生明显相关。精神因素对溃疡愈合和复发也有影响。

(七)遗传因素在消化性溃疡发病中的作用仍应肯定

十二指肠溃疡病患者的子女溃疡发病率较无溃疡病者的子女高 3 倍。胃溃疡患者后代易罹患胃溃疡,而十二指肠溃疡患者后代易罹患十二指肠溃疡,提示这两种病的遗传是互相独立的,是两种不同基因遗传性疾病。O 型血者溃疡发生率高于其他血型。近年发现幽门螺杆菌的特异定植是由于其黏附因子与胃上皮细胞上特异的受体相结合,在 O 型血者的胃上皮细胞表面这种特异的黏附受体表达较多。

消化性溃疡与人类白细胞抗原(HLA)具有相关性,HLA-B5、HLA-B12、HLA-BW35 型人群易罹患十二指肠溃疡。

(八)其他因素

消化性溃疡发病机制复杂,除上述主要因素之外,还有其他因素参与,如环境因素、吸烟及饮食因素,还有伴随一些老年患者常见的疾病如肝硬化、慢性肺病、冠状动脉粥样硬化性心脏病,胰腺外分泌功能减退者及慢性肾功能不全,其溃疡病发病率增加。

三、病理

老年人群胃溃疡的发生率较十二指肠溃疡为高。在组织学上胃溃疡发生于胃窦幽门腺和胃体胃底腺移行交界区的幽门腺区侧。老年患者幽门腺区沿胃小弯向胃的近端上移扩大,故老年胃溃疡易发生于胃体中上部,称为高位溃疡,约占 20%,老年患者还可发生胃底及贲门溃疡。胃大部切除术后发生的吻合口溃疡,多发生于吻合口的空肠侧。十二指肠溃疡多发生于球部,仅有

5%位于球部以下部位,称为球后溃疡。胃溃疡一般直径小于 2.5 cm,大于 2.5 cm 者称为巨大溃疡,老年患者巨大溃疡的发生率明显高于年轻患者。巨大溃疡需与恶性肿瘤鉴别。

四、临床表现

本病临床表现不一,典型症状为反复发作的周期性、节律性上腹痛,部分患者可无症状或仅有轻微腹部不适,少数患者直接以消化道出血、穿孔等并发症的发生为首发症状。老年溃疡病患者症状多不典型,据统计仅有约 20% 的老年溃疡病患者具有节律性腹痛症状,多数患者无腹痛症状,而以腹胀、嗳气、恶心、呕吐、食欲减退等非特异性的消化不良症状为主要表现,部分老年患者直接以溃疡并发症为首发症状。由于老年人消化道黏膜呈退行性变,对溃疡引起的疼痛不敏感,加之常用的非甾体抗炎药的止痛作用,使老年患者的症状体征常被掩盖,须引起临床医师注意。

五、并发症

约有 25% 的溃疡病患者会出现出血、穿孔或幽门梗阻等较严重的并发症,尤其是老年患者和服用非甾体抗炎药者,因为表现为无症状溃疡,而往往以并发症为首发表现。

(一)上消化道出血

为本病最常见并发症,发生于 15%～20% 的消化性溃疡患者,是导致溃疡病死亡或外科手术的最常见原因,20% 的老年患者以出血为溃疡病的首发表现。因出血量和出血速度不同可表现为呕血、黑便、乏力、直立性低血压、晕厥等。老年患者更容易出现持续出血,需要输血甚至外科手术的概率要高于年轻患者。

(二)穿孔

有 2%～10% 的溃疡病发生消化道穿孔,老年患者发生穿孔的病死率是年轻患者的 3 倍。游离腹腔穿孔表现为突发、剧烈的上腹痛,迅速蔓延至全腹部,可伴有发热、低血压、少尿等脓毒血症症状,并出现广泛的腹部压痛、反跳痛、板状腹以及肠鸣音消失等腹膜炎体征。应引起注意的是,在部分老年患者,以及服用类固醇激素、免疫抑制剂和麻醉类镇痛药的患者中,发生穿孔时上述症状和体征可能变得不明显。立卧位腹部 X 线片检查见到膈下游离气体可以确诊穿孔,但是无膈下游离气体并不能排除穿孔的存在。

(三)幽门梗阻

有 5%～8% 的幽门梗阻与消化性溃疡相关,十二指肠和幽门管溃疡可导致幽门发生水肿、痉挛、瘢痕、纤维化而引起狭窄。呕吐是幽门梗阻的主要症状,呕吐量大,含有发酵宿食,此外,可有持续腹胀、早饱、体重下降、脱水及低钾低氯性碱中毒表现,空腹时上腹部可见胃型及振水音是幽门梗阻的特征性体征。

(四)癌变

文献报道胃溃疡的癌变率为 1%～3%,十二指肠溃疡不会癌变。胃溃疡癌变以男性及 40～60 岁为多见,老年患者,如胃溃疡的病程较长,近期症状的规律性发生改变,疼痛程度加重,出现食欲减退、呕吐、进行性消瘦以及腹部肿块、贫血等情况,应警惕发生癌变。溃疡癌变与溃疡型胃癌有时不易区别。

六、辅助检查

(一)内镜检查

内镜检查是确诊消化性溃疡的主要方法,内镜下可直视观察溃疡的部位、数目、大小、形态、表面、周边黏膜情况等,结合活检病理检查,确定溃疡的良恶性,并给予分期。

(二)X线钡餐检查

气钡双重对比造影及十二指肠低张造影术可提高诊断的准确性。溃疡的X线征象有直接和间接两种,龛影是溃疡的直接征象,间接征象多系溃疡周围的炎症、痉挛或瘢痕引起,钡餐检查时可见局部变形、激惹、痉挛性切迹及局部压痛点,间接征象特异性有限。

(三)幽门螺杆菌的检测

幽门螺杆菌为消化性溃疡的重要病因,故应常规对消化性溃疡患者进行幽门螺杆菌检测。常用幽门螺杆菌检测方法包括侵入性方法和非侵入性方法。

侵入性检测方法即依赖内镜取材的检测方法,包括快速尿素酶试验(RUT)、组织学检测、细菌培养等。对于需接受内镜检查的患者,快速尿素酶试验宜作为首选的诊断幽门螺杆菌感染的检测方法,一般情况下,在胃窦取材检测的阳性率最高。近期应用抗生素、铋剂或质子泵抑制剂可暂时减少细菌的数量,导致假阴性结果。组织学检查也是常用的检测幽门螺杆菌的方法,HE染色诊断幽门螺杆菌感染敏感性较差,Warthin-Starry银染色阳性率较高。细菌培养是诊断幽门螺杆菌感染最特异的方法,常用于根除失败需做药物敏感试验者,然而分离培养技术要求具有一定的厌氧培养条件和技术,故不作为临床常规的诊断方法。

非侵入性检测方法包括血清学检测、$^{13}C/^{14}C$-尿素呼气试验($^{13}C/^{14}C$-UBT)、粪便抗原检测等。血清学检查不能单独作为现症感染诊断依据。^{13}C为一种稳定的同位素,不具有放射性,^{13}C-UBT适用于所有年龄和类型的受检者,包括孕妇和儿童,并且可在短期内多次重复。^{14}C-UBT可适用于大多数的成人,但孕妇及儿童不适用此项检测。近期服用质子泵抑制剂、铋剂及抗生素将导致假阴性结果。粪便抗原(幽门螺杆菌SA)的检测方法操作简便、省时,适用于所有年龄和类型的受检查者。在检查前服用过抗生素、铋剂或质子泵抑制剂等也会导致幽门螺杆菌SA检测产生假阴性结果。

以上任一种诊断方法(除血清学检查外)阳性即可诊断为幽门螺杆菌现症感染。对于近期内使用过抗生素、铋剂(4周内)或质子泵抑制剂(2周内)治疗的患者,尿素酶依赖性的检测方法(快速尿素酶试验、$^{13}C/^{14}C$-尿素呼气试验)可能出现假阴性。对接受幽门螺杆菌根除治疗的患者,应于治疗后进行再次检测,以确认幽门螺杆菌是否被根除。复查应在根除治疗结束至少4周后进行。

(四)胃酸及胃泌素检测

对于多发、难治性溃疡,应做血清胃泌素测定及胃酸检测,以除外胃泌素瘤之可能。

七、诊断及鉴别诊断

根据反复发作的慢性上腹部疼痛,具有周期性和节律性的特点,进食或服用碱性药物可获得缓解,可初步诊断为消化性溃疡。确诊则需通过内镜检查或上消化道钡餐检查,其中内镜检查更为准确可靠。老年患者尤其需要与上消化道肿瘤、胆囊及胰腺疾病、功能性消化不良及心血管疾病相鉴别。

八、治疗

溃疡病的治疗原则为消除症状、促进溃疡愈合、预防溃疡复发和防治并发症。

(一)健康教育

对于活动期溃疡患者应嘱其注意适当休息,避免精神紧张,合理饮食,避免刺激性食物。建议患者戒烟及戒酒。

(二)祛除病因及危险因素

1.根除幽门螺杆菌

对于幽门螺杆菌相关性溃疡,无论是否为活动性溃疡及有无并发症,均应进行根除幽门螺杆菌治疗。根除幽门螺杆菌可加速溃疡愈合,降低溃疡复发率。任何单一药物对幽门螺杆菌的根除率都只能达到0~20%,故需采取抑酸剂加抗生素的联合治疗方案,其中抑酸剂尤其是PPI可以加强抗生素杀灭幽门螺杆菌的作用。

目前推荐的一线治疗方案如下。

PPI/RBC(标准剂量)+C(0.5 g)+A(1.0 g)每天2次×7天。

PPI/RBC(标准剂量)+C(0.5 g)/A(1.0 g)+M(0.4 g)/F(0.1 g)每天2次×7天。

PPI(标准剂量)+B(标准剂量)+C(0.5 g)+A(1.0 g)每天2次×7天。

PPI(标准剂量)+B(标准剂量)+M(0.4 g)+C(0.5 g)每天2次×7天。

PPI:质子泵抑制剂,包括埃索美拉唑20 mg、雷贝拉唑10 mg、兰索拉唑30 mg、奥美拉唑20 mg和泮托拉唑40 mg。

RBC:枸橼酸铋雷尼替丁350 mg或400 mg。

B:铋剂,包括枸橼酸铋钾220 mg或240 mg、果胶铋240 mg。

A:阿莫西林;C:克拉霉素;M:甲硝唑;F:呋喃唑酮。

溃疡治疗结束停药后4周应进行复查,了解是否达到根除效果。

关于根除治疗的疗程历来持有争议,一项meta分析显示,将根除治疗疗程由7天延长至10天,可使根除率提高4%,将根除治疗疗程由7天延长至14天,可使根除率提高5%,故必要时可以使用两周根除方案。对一线治疗失败者,可根据情况改用补救方案,可选择左氧氟沙星、利福布汀、莫西沙星、四环素等药物。对连续两次根除治疗失败的患者,建议行细菌培养及药物敏感试验。

2.停用非甾体抗炎药

如果有可能应尽量停用非甾体抗炎药,直到溃疡愈合。但是对于心脑血管事件高危患者,如ACS、植入裸金属支架6个月内、药物涂层支架1个月内的患者,可以继续抗血小板治疗,但应考虑减少药物种类和剂量。严重出血威胁生命时可能需要停用所有的抗血小板药物。

(三)药物治疗

药物治疗消化性溃疡主要包括抑酸剂、制酸剂、黏膜保护剂等。

1.抑制酸分泌药物

为治疗消化性溃疡的首选药物。

质子泵抑制剂:目前临床上应用的质子泵抑制剂有奥美拉唑、埃索美拉唑(esomeprazole,为omeprazole的旋光异构体)、兰索拉唑、泮托拉唑、雷贝拉唑等。这些药物特异性地作用于胃壁细胞顶端膜构成的分泌性微管和胞质内的管状泡上,即胃壁细胞质子泵H^+,K^+-ATP酶所在部位,通过二硫键与壁细胞上的 H^+,K^+-ATP 酶亚单位半胱氨酸残基(Cys-813)结合,巯基被氧化使该酶失活,使壁细胞的 H^+ 不能转运到胃腔中,从而抑制胃酸分泌而发挥治疗作用。PPIs 起效快、抑酸作用强,可迅速有效的缓解症状和愈合溃疡。

研究发现,PPIs 在药代动力学和药效学等方面高度依赖肝脏细胞色素 P450(CYP)同工酶系统进行代谢,并受基因多态性的影响。PPIs 在肝脏中的氧化代谢是由特异性或选择性 CYP 同工酶来催化的,根据基因多态性表达产物又可将 CYP 同工酶分为不同类型,参与 PPIs 代谢的 CYP 主要有 CYP2C19 和 CYP3A4。CYP2C19 的微小突变即可影响 PPIs 在肝脏中的活性进而影响 PPIs 药代动力学和药效学。所以 CYP2C19 的基因多态性是影响 PPIs 临床效果的一个重要因素。奥美拉唑、兰索拉唑和泮托拉唑主要经 CYP2C19 和 CYP3A4 代谢,而雷贝拉唑主要通过非酶代谢,因而无明显个体差异,与其他药物的相互作用较少。埃索美拉唑是奥美拉唑的左旋异构体,更多地由 CYP3A4 代谢,对 CYP2C19 依赖性小,受 CYP2C19 基因多态性的影响大大减少。

目前国内多数学者认为,在根除幽门螺杆菌治疗后,十二指肠溃疡应再服用 PPI 4～6 周,胃溃疡则为 6～8 周,对巨大溃疡、有严重并发症者有人主张治疗时间还应延长。由于 PPIs 必须在质子泵被激活后才能起效,因此口服时宜饭前半小时服用。

H_2 受体阻滞剂:国内常用的 H_2 受体阻滞剂有西咪替丁、雷尼替丁、法莫替丁和尼扎替丁等。H_2 受体阻滞剂抑酸疗效确切、不良反应少,且价格低廉,在溃疡病治疗中应用广泛。治疗疗程一般 4～8 周。

2.制酸剂

为碱性药物,可中和胃酸,降低胃蛋白酶活性,可用于缓解溃疡症状,主要有碳酸氢钠、氢氧化铝等,现已较少使用。

3.黏膜保护剂

可作为十二指肠溃疡治疗的辅助用药,根据其自身结构特点和作用机制,可将胃黏膜保护剂分为以下几类。

(1)胃肠激素类:代表药物为 PG 及其衍生物,还包括表皮生长因子和其他生长因子。

(2)硫氢键类:以硫糖铝为代表,具有覆盖于溃疡或黏膜糜烂面形成保护性屏障,吸附胃蛋白酶和胆汁酸等功能,增强促进溃疡愈合的效果。

(3)铋剂类:此类以枸橼酸铋钾(CBS)为主,覆盖溃疡面,抑制胃蛋白酶活性,并具有杀灭幽门螺杆菌的作用。

(4)柱状细胞稳定剂类:是一类促进胃上皮柱状细胞稳定性、抵抗黏膜损害,促进上皮细胞分裂、增殖和修复的药物。代表药物有替普瑞酮、麦滋林 S、吉法酯。

(5)其他类:如铝碳酸镁,具有独特的网状结构,有较好的抗酸和抗胆汁酸作用。

(四)非甾体抗炎药相关性溃疡的治疗

如果有可能应尽量停用非甾体抗炎药,并进行幽门螺杆菌的检测,如果伴有幽门螺杆菌的感染,应进行幽门螺杆菌根除治疗。建议使用 PPI 治疗至溃疡愈合,并给予维持治疗。

(五)难治性溃疡

难治性溃疡是指经标准剂量的抑酸剂正规治疗 12 周后经内镜证实仍未愈合的溃疡。导致难治性十二指肠溃疡的可能原因:幽门螺杆菌未根除、继续使用非甾体抗炎药、巨大溃疡需要更长的疗程、恶性溃疡、药物耐药、吸烟、患者依从性差、高胃酸状态(胃泌素瘤)等。对难治性溃疡应积极寻找原因,针对病因治疗,必要时可加大抑酸剂用量。

(六)维持治疗

部分患者需要维持抑酸治疗以减少溃疡复发和并发症的发生,具体有按需治疗、间歇治疗和长期维持治疗等方案可供选择。主要适用于非幽门螺杆菌非甾体抗炎药溃疡者、幽门螺杆菌未能根除者、需长期使用非甾体抗炎药者、有严重并发症及伴有严重疾病者。

(七)外科治疗

主要适用于急性溃疡穿孔、穿透性溃疡、大量或反复出血,内科治疗无效者、器质性幽门梗阻、胃溃疡癌变、部分难治性溃疡。

九、预防

对老年患者应严格掌握使用非甾体抗炎药及抗血小板药物的适应证,并尽量调整至最低有效剂量。对既往有溃疡和溃疡并发症病史的患者故应尽量避免使用。有非甾体抗炎药相关性溃疡及其并发症病史者如需使用非甾体抗炎药,宜使用PPI或者米索前列醇预防溃疡复发。对首次使用非甾体抗炎药的患者,宜检测幽门螺杆菌,幽门螺杆菌根除可以预防消化性溃疡。维持抑酸治疗可以减少溃疡复发。

(周福兵)

第三节 急性胃炎

急性胃炎是由多种不同的病因引起的急性胃黏膜炎症,包括急性单纯性胃炎、急性糜烂出血性胃炎和吞服腐蚀物引起的急性腐蚀性胃炎与胃壁细菌感染所致的急性化脓性胃炎。其中,临床意义最大和发病率最高的是以胃黏膜糜烂、出血为主要表现的急性糜烂出血性胃炎。

一、流行病学

迄今为止,目前国内外尚缺乏有关急性胃炎的流行病学调查。

二、病因

急性胃炎的病因众多,大致有外源和内源两大类,包括急性应激、化学性损伤(如药物、酒精、胆汁、胰液)和急性细菌感染等。

(一)外源因素

1.药物

各种非甾体抗炎药(NSAIDs),包括阿司匹林、吲哚美辛、吡罗昔康和多种含有该类成分复方药物。另外常见的有糖皮质激素和某些抗生素及氯化钾等均可导致胃黏膜损伤。

2.酒精

主要是大量酗酒可致急性胃黏膜胃糜烂甚或出血。

3.生物性因素

沙门菌、嗜盐菌和葡萄球菌等细菌或其毒素可使胃黏膜充血水肿和糜烂。幽门螺杆菌感染可引起急、慢性胃炎,发病机制类似,将在慢性胃炎节中叙述。

4.其他

某些机械性损伤(包括胃内异物或胃柿石等)可损伤胃黏膜。放射疗法可致胃黏膜受损。偶可见因吞服腐蚀性化学物质(强酸或强碱或氯化汞、砷、磷等)引起的腐蚀性胃炎。

(二)内源因素

1.应激因素

多种严重疾病如严重创伤、烧伤或大手术及颅脑病变和重要脏器功能衰竭等可导致胃黏膜缺血缺氧而损伤。通常称为应激性胃炎,如果系脑血管病变、头颅部外伤和脑手术后引起的胃、十二指肠急性溃疡称为Cushing溃疡,而大面积烧灼伤所致溃疡称为Curling溃疡。

2.局部血供缺乏

局部血供缺乏主要是腹腔动脉栓塞治疗后或少数因动脉硬化致胃动脉的血栓形成或栓塞引起供血不足。另外,还可见于肝硬化门静脉高压并发上消化道出血者。

3.急性蜂窝织炎或化脓性胃炎

此两者甚少见。

三、病理生理学和病理组织学

(一)病理生理学

胃黏膜防御机制包括黏膜屏障、黏液屏障、黏膜上皮修复、黏膜和黏膜下层丰富的血流、前列腺素和肽类物质(表皮生长因子等)和自由基清除系统。上述结果破坏或保护因素减少,使胃腔中的H^+逆弥散至胃壁,肥大细胞释放组胺,则血管充血甚或出血、黏膜水肿及间质液渗出,同时可刺激壁细胞分泌盐酸、主细胞分泌胃蛋白酶原。若致病因子损及腺颈部细胞,则胃黏膜修复延迟、更新受阻而出现糜烂。

严重创伤、大手术、大面积烧伤、脑血管意外和严重脏器功能衰竭及其休克或者败血症等所致的急性应激的发生机制为,急性应激→皮质-垂体前叶-肾上腺皮质轴活动亢进、交感-副交感神经系统失衡→机体的代偿功能不足→不能维持胃黏膜微循环的正常运行→黏膜缺血、缺氧→黏液和碳酸氢盐分泌减少及内源性前列腺素合成不足→黏膜屏障破坏和氢离子反弥散→降低黏膜内pH→进一步损伤血管与黏膜→糜烂和出血。

NSAID所引起者则为抑制环氧合酶(COX)致使前列腺素产生减少,黏膜缺血缺氧。氯化钾和某些抗生素或抗肿瘤药等则可直接刺激胃黏膜引起浅表损伤。

酒精可致上皮细胞损伤和破坏,黏膜水肿、糜烂和出血。另外幽门关闭不全、胃切除(主要是BillrothⅡ式)术后可引起十二指肠-胃反流,则此时由胆汁和胰液等组成的碱性肠液中的胆盐、溶血磷脂酰胆碱、磷脂酶A和其他胰酶可破坏胃黏膜屏障,引起急性炎症。

门静脉高压可致胃黏膜毛细血管和小静脉扩张及黏膜水肿,组织学表现为只有轻度或无炎症细胞浸润,可有显性或非显性出血。

(二)病理学改变

急性胃炎主要病理和组织学表现以胃黏膜充血水肿,表面有片状渗出物或黏液覆盖为主。黏膜皱襞上可见局限性或弥漫性陈旧性或新鲜出血与糜烂,糜烂加深可累及胃腺体。

显微镜下则可见黏膜固有层多少不等的中性粒细胞、淋巴细胞、浆细胞和少量嗜酸性粒细胞浸润,可有水肿。表面的单层柱状上皮细胞和固有腺体细胞出现变性与坏死。重者黏膜下层亦有水肿和充血。

对于腐蚀性胃炎若接触了高浓度的腐蚀物质且长时间,则胃黏膜出现凝固性坏死、糜烂和溃疡,重者穿孔或出血甚至腹膜炎。

另外少见的化脓性胃炎可表现为整个胃壁(主要是黏膜下层)炎性增厚,大量中性粒细胞浸润,黏膜坏死。可有胃壁脓性蜂窝织炎或胃壁脓肿。

四、临床表现

(一)症状

部分患者可有上腹痛、腹胀、恶心、呕吐和嗳气及食欲缺乏等。如伴胃黏膜糜烂出血,则有呕血和/或黑便,大量出血可引起出血性休克。有时上腹胀气明显。细菌感染致者可出现腹泻等。并有疼痛、吞咽困难和呼吸困难(由于喉头水肿)。腐蚀性胃炎可吐出血性黏液,严重者可发生食管或胃穿孔,引起胸膜炎或弥漫性腹膜炎。化脓性胃炎起病常较急,有上腹剧痛、恶心和呕吐、寒战和高热,血压可下降,出现中毒性休克。

(二)体征

上腹部压痛是常见体征,尤其多见于严重疾病引起的急性胃炎出血者。腐蚀性胃炎因口腔黏膜、食管黏膜和胃黏膜都有损害,口腔、咽喉黏膜充血、水肿和糜烂。化脓性胃炎有时体征酷似急腹症。

五、辅助检查

急性糜烂出血性胃炎的确诊有赖于急诊胃镜检查,一般应在出血后 24～48 小时内进行,可见到以多发性糜烂、浅表溃疡和出血灶为特征的急性胃黏膜病损。黏液糊或者可有新鲜或陈旧血液。一般急性应激所致的胃黏膜病损以胃体、胃底部为主,而 NSAIDs 或酒精所致的则以胃窦部为主。注意 X 线钡剂检查并无诊断价值。出血者作呕吐物或大便隐血试验,红细胞计数和血红蛋白测定。感染因素引起者,白细胞计数和分类检查,大便常规和培养。

六、诊断和鉴别诊断

主要由病史和症状做出拟诊,而经胃镜检查得以确诊。但吞服腐蚀物质者禁忌胃镜检查。有长期服 NSAIDs、酗酒及临床重危患者,均应想到急性胃炎可能。对于鉴别诊断,腹痛为主者,应通过反复询问病史而与急性胰腺炎、胆囊炎和急性阑尾炎等急腹症,甚至急性心肌梗死相鉴别。

七、治疗

(一)基础治疗

基础治疗包括给予镇静、禁食、补液、解痉、止吐等对症支持治疗。此后给予流质或半流质饮食。

(二)针对病因治疗

针对病因治疗包括根除幽门螺杆菌、去除 NSAIDs 或酒精等诱因。

(三)对症处理

表现为反酸、上腹隐痛、烧灼感和嘈杂者,给予 H_2 受体拮抗药或质子泵抑制药。以恶心、呕吐或上腹胀闷为主者可选用甲氧氯普胺、多潘立酮或莫沙必利等促动力药。以痉挛性疼痛为主者,可给予莨菪碱等药物进行对症处理。

有胃黏膜糜烂、出血者,可用抑制胃酸分泌的 H_2 受体拮抗药或质子泵抑制药外,还可同时应用胃黏膜保护药如硫糖铝或铝碳酸镁等。

对于较大量的出血则应采取综合措施进行抢救。当并发大量出血时,可以冰水洗胃或在冰水中加去甲肾上腺素(每 200 mL 冰水中加 8 mL),或同管内滴注碳酸氢钠,浓度为 1 000 mmol/L,24 小时滴 1 L,使胃内 pH 保持在 5 以上。凝血酶是有效的局部止血药,并有促进创面愈合作用,大剂量时止血作用显著。常规的止血药,如卡巴克络、抗血栓溶芳酸和酚磺乙胺等可静脉应用,但效果一般。内镜下止血往往可收到较好效果。

八、并发症的诊断、预防和治疗

急性胃炎的并发症包括穿孔、腹膜炎、水电解质紊乱和酸碱失衡等。为预防细菌感染者选用抗生素治疗,因过度呕吐致脱水者及时补充水和电解质,并适时检测血气分析,必要时纠正酸碱平衡紊乱。对于穿孔或腹膜炎者,则必要时外科治疗。

九、预后

病因去除后,急性胃炎多在短期内恢复正常。相反病因长期持续存在,则可转为慢性胃炎。由于绝大多数慢性胃炎的发生与幽门螺杆菌感染有关,而幽门螺杆菌自发清除少见,故慢性胃炎可持续存在,但多数患者无症状。流行病学研究显示,部分幽门螺杆菌相关性胃窦炎(<20%)可发生十二指肠溃疡。

(周福兵)

第四节 慢 性 胃 炎

慢性胃炎是由各种病因引起的胃黏膜慢性炎症。根据新悉尼胃炎系统和我国颁布的《中国慢性胃炎共识意见》标准,由内镜及病理组织学变化,将慢性胃炎分为非萎缩性(浅表性)胃炎及萎缩性胃炎两大基本类型和一些特殊类型胃炎。

一、流行病学

幽门螺杆菌感染为慢性非萎缩性胃炎的主要病因。大致上说来,慢性非萎缩性胃炎发病率与幽门螺杆菌感染情况相平行,慢性非萎缩性胃炎流行情况因不同国家、不同地区幽门螺杆菌感染情况而异。一般幽门螺杆菌感染率发展中国家高于发达国家,感染率随年龄增加而升高。我国属幽门螺杆菌高感染率国家,估计人群中幽门螺杆菌感染率为 40%~70%。慢性萎缩性胃炎是原因不明的慢性胃炎,在我国是一种常见病、多发病,在慢性胃炎中占 10%~20%。

二、病因

(一)慢性非萎缩性胃炎的常见病因
1.幽门螺杆菌感染

幽门螺杆菌感染是慢性非萎缩性胃炎最主要的病因,两者的关系符合 Koch 提出的确定病原体为感染性疾病病因的4项基本要求,即该病原体存在于该病的患者中,病原体的分布与体内病变分布一致,清除病原体后疾病可好转,在动物模型中该病原体可诱发与人相似的疾病。

研究表明,80%～95%的慢性活动性胃炎患者胃黏膜中有幽门螺杆菌感染,5%～20%的幽门螺杆菌阴性率反映了慢性胃炎病因的多样性;幽门螺杆菌相关胃炎者,幽门螺杆菌胃内分布与炎症分布一致;根除幽门螺杆菌可使胃黏膜炎症消退,一般中性粒细胞消退较快,但淋巴细胞、浆细胞消退需要较长时间;志愿者和动物模型中已证实幽门螺杆菌感染可引起胃炎。

幽门螺杆菌感染引起的慢性非萎缩性胃炎中胃窦为主全胃炎患者胃酸分泌可增加,十二指肠溃疡发生的危险度较高;而胃体为主全胃炎患者胃溃疡和胃癌发生的危险性增加。

2.胆汁和其他碱性肠液反流

幽门括约肌功能不全时含胆汁和胰液的十二指肠液反流入胃,可削弱胃黏膜屏障功能,使胃黏膜遭到消化液作用,产生炎症、糜烂、出血和上皮化生等病变。

3.其他外源因素

酗酒、服用NSAIDs等药物、某些刺激性食物等均可反复损伤胃黏膜。这类因素均可各自或与幽门螺杆菌感染协同作用而引起或加重胃黏膜慢性炎症。

(二)慢性萎缩性胃炎的主要病因

1973年,Strickland将慢性萎缩性胃炎分为A、B两型,A型是胃体弥漫萎缩,导致胃酸分泌下降,影响维生素B_{12}及内因子的吸收,因此常合并恶性贫血,与自身免疫有关;B型在胃窦部,少数人可发展成胃癌,与幽门螺杆菌、化学损伤(胆汁反流、非皮质激素消炎药、吸烟、酗酒等)有关,我国80%以上的属于第2类。

胃内攻击因子与防御修复因子失衡是慢性萎缩性胃炎发生的根本原因。具体病因与慢性非萎缩性胃炎相似。包括幽门螺杆菌感染;长期饮浓茶、烈酒、咖啡、过热、过冷、过于粗糙的食物,可导致胃黏膜的反复损伤;长期大量服用非类固醇消炎药如阿司匹林、吲哚美辛等可抑制胃黏膜前列腺素的合成,破坏黏膜屏障;烟草中的尼古丁不仅影响胃黏膜的血液循环,还可导致幽门括约肌功能紊乱,造成胆汁反流;各种原因的胆汁反流均可破坏黏膜屏障造成胃黏膜慢性炎症改变。比较特殊的是壁细胞抗原和抗体结合形成免疫复合体在补体参与下,破坏壁细胞;胃黏膜营养因子(如促胃液素、表皮生长因子等)缺乏;心力衰竭、动脉硬化、肝硬化合并门静脉高压、糖尿病、甲状腺病、慢性肾上腺皮质功能减退、尿毒症、干燥综合征、胃血流量不足及精神因素等均可导致胃黏膜萎缩。

三、病理生理学和病理学

(一)病理生理学

1.幽门螺杆菌感染

幽门螺杆菌感染途径为粪-口或口-口途径,其外壁靠黏附素而紧贴胃上皮细胞。

幽门螺杆菌感染的持续存在,致使腺体破坏,最终发展成为萎缩性胃炎。而感染幽门螺杆菌后胃炎的严重程度则除了与细菌本身有关外,还决定与患者机体情况和外界环境。如带有空泡毒素(VacA)和细胞毒相关基因(CagA)者,胃黏膜损伤明显较重。患者的免疫应答反应强弱、其胃酸的分泌情况、血型、民族和年龄差异等也影响胃黏膜炎症程度。此外,患者饮食情况也有一定作用。

2.自身免疫机制

研究早已证明,以胃体萎缩为主的 A 型萎缩性胃炎患者血清中,存在壁细胞抗体(PCA)和内因子抗体(IFA)。前者的抗原是壁细胞分泌小管微绒毛膜上的质子泵 H^+,K^+-ATP 酶,它破坏壁细胞而使胃酸分泌减少。而 IFA 则对抗内因子(壁细胞分泌的一种糖蛋白),使食物中的维生素 B_{12} 无法与后者结合被末端回肠吸收,最后引起维生素 B_{12} 吸收不良,甚至导致恶性贫血。IFA 具有特异性,几乎仅见于胃萎缩伴恶性贫血者。

造成胃酸和内因子分泌减少或丧失,恶性贫血是 A 型萎缩性胃炎的终末阶段,是自身免疫性胃炎最严重的标志。当泌酸腺完全萎缩时称为胃萎缩。

另外,近年发现幽门螺杆菌感染者中也存在着自身免疫反应,其血清抗体能与宿主胃黏膜上皮及黏液起交叉反应,如菌体 LewisX 和 LewisY 抗原。

3.外源损伤因素破坏胃黏膜屏障

碱性十二指肠液反流等,可减弱胃黏膜屏障功能。致使胃腔内 H^+ 通过损害的屏障,反弥散入胃黏膜内,使炎症不易消散。长期慢性炎症,又加重屏障功能的减退,如此恶性循环使慢性胃炎久治不愈。

4.生理因素和胃黏膜营养因子缺乏

萎缩性变化和肠化生等皆与衰老相关,而炎症细胞浸润程度与年龄关系不大。这主要是老龄者的退行性变-胃黏膜小血管扭曲,小动脉壁玻璃样变性,管腔狭窄导致黏膜营养不良、分泌功能下降。

新近研究证明,某些胃黏膜营养因子(胃泌素、表皮生长因子等)缺乏或胃黏膜感觉神经终器对这些因子不敏感可引起胃黏膜萎缩。如手术后残胃炎原因之一是 G 细胞数量减少,而引起胃泌素营养作用减弱。

5.遗传因素

萎缩性胃炎、低酸或无酸、维生素 B_{12} 吸收不良的患病率和 PCA、IFA 的阳性率很高,提示可能有遗传因素的影响。

(二)病理学

慢性胃炎病理变化是由胃黏膜损伤和修复过程所引起。病理组织学的描述包括活动性慢性炎症、萎缩和化生及异型增生等。此外,在慢性炎症过程中,胃黏膜也有反应性增生变化,如胃小凹上皮过形成、黏膜肌增厚、淋巴滤泡形成、纤维组织和腺管增生等。

近年对于慢性胃炎尤其是慢性萎缩性胃炎的病理组织学,有不少新的进展。以下结合中华医学会消化病学分会的《全国第二次慢性胃炎共识会议》中制订的慢性胃炎诊治的共识意见,论述以下关键进展问题。

1.萎缩的定义

新悉尼系统把萎缩定义为"腺体的丧失",这是模糊而易产生歧义的定义,反映了当时肠化是否属于萎缩,病理学家间有不同认识。其后国际上一个病理学家的自由组织——萎缩联谊会进行了 3 次研讨会,发表了对萎缩的新分类,12 位作者中有 8 位也曾是悉尼系统的执笔者,故此意见可认为是悉尼系统的补充和发展,有很高权威性。

萎缩联谊会把萎缩新定义为"萎缩是胃固有腺体的丧失",将萎缩分为 3 种情况:无萎缩、未确定萎缩和萎缩,进而将萎缩分两个类型:非化生性萎缩和化生性萎缩。前者特点是腺体丧失伴有黏膜固有层中的纤维化或纤维肌增生;后者是胃黏膜腺体被化生的腺体所替换。这两类萎缩的程度分级仍用最初悉尼系统标准和新悉尼系统的模拟评分图,分为4级,即无、轻度、中度和重度萎缩。国际的萎缩新定义对我国来说不是新的,我国学者早年就认为"肠化或假幽门腺化生不是胃固有腺体,因此尽管胃腺体数量未减少,但也属萎缩",并在全国第一届慢性胃炎共识会议进行了说明。

对于上述第2个问题,答案显然是肯定的。这是因为多灶性萎缩性胃炎的胃黏膜萎缩呈灶状分布,即使活检块数少,只要病理活检发现有萎缩,就可诊断为萎缩性胃炎。在此次全国慢性胃炎共识意见中强调,需注意取材于糜烂或溃疡边缘的组织易存在萎缩,但不能简单地视为萎缩性胃炎。此外,活检组织太浅、组织包埋方向不当等因素均可影响萎缩的判断。

"未确定萎缩"是国际新提出的观点,认为黏膜层炎症很明显时,单核细胞密集浸润造成腺体被取代、移置或隐匿,以致难以判断这些"看来似乎丧失"的腺体是否真正丧失,此时暂先诊断为"未确定萎缩",最后诊断延期到炎症明显消退(大部分在幽门螺杆菌根除治疗3~6个月后),再取活检时做出。对萎缩的诊断采取了比较谨慎的态度。

目前,我国共识意见并未采用此概念。因为:①炎症明显时腺体被破坏、数量减少,在这个时点上,病理按照萎缩的定义可以诊断为萎缩,非病理不能。②一般临床希望活检后有病理结论,病理如不作诊断,会出现临床难出诊断、对治疗效果无法评价的情况。尤其在临床研究上,设立此诊断项会使治疗前或后失去相当一部分统计资料。慢性胃炎是个动态过程,炎症可以有两个结局:完全修复和不完全修复(纤维化和肠化),炎症明显期病理无责任预言今后趋向哪个结局。可以预料对萎缩采用的诊断标准不一,治疗有效率也不一,采用"未确定萎缩"的研究课题,因为事先去除了一部分可逆的萎缩,萎缩的可逆性就低。

2.肠化分型的临床意义与价值用

AB-PAS和HID-AB黏液染色能区分肠化亚型,然而,肠化分型的意义并未明了。传统观念认为,肠化亚型中的小肠型和完全型肠化无明显癌前病变意义,而大肠型肠化的胃癌发生危险性增高,从而引起临床的重视。支持肠化分型有意义的学者认为化生是细胞表型的一种非肿瘤性改变,通常在长期不利环境作用下出现。这种表型改变可以是干细胞内出现体细胞突变的结果,或是表现遗传修饰的变化导致后代细胞向不同方向分化的结果。胃内肠化生部位发现很多遗传改变,这些改变甚至可出现在异型增生前。他们认为肠化生中不完全型结肠型者,具有大多数遗传学改变,有发生胃癌的危险性。但近年越来越多的临床资料显示其预测胃癌价值有限而更强调重视肠化范围,肠化分布范围越广,其发生胃癌的危险性越高。10多年来罕有从大肠型肠化随访发展成癌的报道。另一方面,从病理检测的实际情况看,肠化以混合型多见,大肠型肠化的检出率与活检块数有密切关系,即活检块数越多,大肠型肠化检出率越高。客观地讲,该型肠化生的遗传学改变和胃不典型增生(上皮内瘤)的改变相似。因此,对肠化分型的临床意义和价值的争论仍未有定论。

3.关于异型增生

异型增生(上皮内瘤变)是重要的胃癌癌前病变。分为轻度和重度(或低级别和高级别)两级。异型增生和上皮内瘤变是同义词,后者是WHO国际癌症研究协会推荐使用的术语。

4.萎缩和肠化发生过程是否存在不可逆转点

胃黏膜萎缩的产生主要有两种途径:一是干细胞区室和/或腺体被破坏;二是选择性破坏特定的上皮细胞而保留干细胞。这两种途径在慢性幽门螺杆菌感染中均可发生。

萎缩与肠化的逆转报道已经不在少数,但是否所有病患均有逆转可能,是否在萎缩的发生与发展过程中存在某一不可逆转点。这一转折点是否可能为肠化生,已明确幽门螺杆菌感染可诱发慢性胃炎,经历慢性炎症→萎缩→肠化→异型增生等多个步骤最终发展至胃癌(Correa 模式)。可否通过根除幽门螺杆菌来降低胃癌发生危险性始终是近年来关注的热点。多数研究表明,根除幽门螺杆菌可防止胃黏膜萎缩和肠化的进一步发展,但萎缩、肠化是否能得到逆转尚待更多研究证实。

Mera 和 Correa 等最新报道了一项长达 12 年的大型前瞻性随机对照研究,纳入 795 例具有胃癌前病变的成人患者,随机给予他们抗幽门螺杆菌治疗和/或抗氧化治疗。他们观察到萎缩黏膜在幽门螺杆菌根除后持续保持阴性 12 年后可以完全消退,而肠化黏膜也有逐渐消退的趋向,但可能需要随访更为长时间。他们认为通过抗幽门螺杆菌治疗来进行胃癌的化学预防是可行的策略。

但是,部分学者认为在考虑萎缩的可逆性时,需区分缺失腺体的恢复和腺体内特定细胞的再生。在后一种情况下,干细胞区室被保留,去除有害因素可使壁细胞和主细胞再生,并完全恢复腺体功能。当腺体及干细胞被完全破坏后,腺体的恢复只能由周围未被破坏的腺窝单元来完成。

当萎缩伴有肠化生时,逆转机会进一步减小。如果肠化生是对不利因素的适应性反应,而且不利因素可以被确定和去除,此时肠化生有可能逆转。但是,肠化生还有很多其他原因,如胆汁反流、高盐饮食、酒精。这意味着即使在幽门螺杆菌感染个体,感染以外的其他因素亦可以引发或加速化生的发生。如果肠化生是稳定的干细胞内体细胞突变的结果,则改变黏膜的环境也许不能使肠化生逆转。

根治幽门螺杆菌可以产生某些有益效应,如消除炎症,消除活性氧所致的 DNA 损伤,缩短细胞更新周期,提高低胃酸者的泌酸量,并逐步恢复胃液维生素 C 的分泌。在预防胃癌方面,这些已被证实的结果可能比希望萎缩和肠化生逆转重要得多。

实际上,国际著名学者对有否此不可逆转点也有争论。如美国的 Correa 教授并不认同它的存在,而英国 Aberdeen 大学的 Emad Munir El-Omar 教授则强烈认为在异型增生发展至胃癌的过程中有某个节点,越过此则基本处于不可逆转阶段,但至今为止尚未明确此点的确切位置。

四、临床表现

流行病学研究表明,多数慢性非萎缩性胃炎患者无任何症状。少数患者可有上腹痛或不适、上腹胀、早饱、嗳气、恶心等非特异性消化不良症状。某些慢性萎缩性胃炎患者可有上腹部灼痛、胀痛、钝痛或胀闷且以餐后为著,食欲缺乏、恶心、嗳气、便秘或腹泻等症状。内镜检查和胃黏膜组织学检查结果与慢性胃炎患者症状的相关分析表明,患者的症状缺乏特异性,且症状之有无及严重程度与内镜所见及组织学分级并无肯定的相关性。

伴有胃黏膜糜烂者,可有少量或大量上消化道出血,长期少量出血可引起缺铁性贫血。胃体萎缩性胃炎可出现恶性贫血,常有全身衰弱、疲软、神情淡漠、隐性黄疸,消化道症状一般较少。

体征多不明显,有时上腹轻压痛,胃体胃炎严重时可有舌炎和贫血。

慢性萎缩性胃炎的临床表现不仅缺乏特异性,而且与病变程度并不完全一致。

五、辅助检查

(一)胃镜及活组织检查

1.胃镜检查

随着内镜器械的长足发展,内镜观察更加清晰。内镜下慢性非萎缩性胃炎可见红斑(点状、片状、条状),黏膜粗糙不平,出血点(斑),黏膜水肿及渗出等基本表现,尚可见糜烂及胆汁反流。萎缩性胃炎则主要表现为黏膜色泽白,不同程度的皱襞变平或消失。在不过度充气状态下,可透见血管纹,轻度萎缩时见到模糊的血管,重度时看到明显血管分支。内镜下肠化黏膜呈灰白色颗粒状小隆起,重者贴近观察有绒毛状变化。肠化也可以呈平坦或凹陷外观的。如果喷撒亚甲蓝色素,肠化区可能出现被染上蓝色,非肠化黏膜不着色。

胃黏膜血管脆性增加可致黏膜下出血,谓之壁内出血,表现为水肿或充血胃黏膜上见点状、斑状或线状出血,可多发、新鲜和陈旧性出血相混杂。如观察到黑色附着物常提示糜烂等致出血。

值得注意的是,少数幽门螺杆菌感染性胃炎可有胃体部皱襞肥厚,甚至宽度达到 5 mm 以上,且在适当充气后皱襞不能展平,用活检钳将黏膜提起时,可见帐篷征,这是和恶性浸润性病变鉴别点之一。

2.病理组织学检查

萎缩的确诊依赖于病理组织学检查。萎缩的肉眼与病理之符合率仅为 38%～78%,这与萎缩或肠化甚至幽门螺杆菌的分布都是非均匀的,或者说多灶性萎缩性胃炎的胃黏膜萎缩呈灶状分布有关。当然,只要病理活检发现有萎缩,就可诊断为萎缩性胃炎。但如果未能发现萎缩,却不能轻易排除之。如果不取足够多的标本或者内镜医师并未在病变最重部位(这也需要内镜医师的经验)活检,则势必可能遗漏病灶。反之,当在糜烂或溃疡边缘的组织活检时,即使病理发现了萎缩,却不能简单地视为萎缩性胃炎,这是因为活检组织太浅、组织包埋方向不当等因素均可影响萎缩的判断。还有,根除幽门螺杆菌可使胃黏膜活动性炎症消退,慢性炎症程度减轻。一些因素可影响结果的判断,如:①活检部位的差异。②幽门螺杆菌感染时胃黏膜大量炎症细胞浸润,形如萎缩;但根除幽门螺杆菌后胃黏膜炎症细胞消退,黏膜萎缩、肠化可望恢复。然而在胃镜活检取材多少问题上,病理学家的要求与内镜医师出现了矛盾。从病理组织学观点来看,5 块或更多则有利于组织学的准确判断,然而,就内镜医师而言,考虑到患者的医疗费用,主张 2～3 块即可。

(二)幽门螺杆菌检测

活组织病理学检查时可同时检测幽门螺杆菌,并可在内镜检查时多取 1 块组织做快速尿素酶检查以增加诊断的可靠性。其他检查幽门螺杆菌的方法包括:①胃黏膜直接涂片或组织切片,然后以 Gram 或 Giemsa 或 Warthin-Starry 染色(经典方法),甚至 HE 染色,免疫组化染色则有助于检测球形幽门螺杆菌。②细菌培养,为金标准;需特殊培养基和微需氧环境,培养时间 3～7 天,阳性率可能不高但特异性高,且可做药物敏感试验。③血清幽门螺杆菌抗体测定,多在流行病学调查时用。④尿素呼吸试验,是一种非侵入性诊断法,口服 ^{13}C 或 ^{14}C 标记的尿素后,检测患者呼气中的测量值,结果准确。⑤聚合酶链反应法(PCR 法),能特异地检出不同来源标本中的幽门螺杆菌。

根除幽门螺杆菌治疗后,可在胃镜复查时重复上述检查,亦可采用非侵入性检查手段,如 ^{13}C 或 ^{14}C 尿素呼气试验、粪便幽门螺杆菌抗原检测及血清学检查。应注意,近期使用抗生素、质子泵抑制药、铋剂等药物,因有暂时抑制幽门螺杆菌作用,会使上述检查(血清学检查除外)呈假阴性。

(三)X 线钡剂检查

主要是以很好地显示胃黏膜相的气钡双重造影。对于萎缩性胃炎,常常可见胃皱襞相对平坦和减少。但依靠X线诊断慢性胃炎价值不如胃镜和病理组织学。

(四)实验室检查

1.胃酸分泌功能测定

非萎缩性胃炎胃酸分泌常正常,有时可以增高。萎缩性胃炎病变局限于胃窦时,胃酸可正常或低酸,低酸是由于泌酸细胞数量减少和H^+向胃壁反弥散所致。测定基础胃液分泌量(BAO)及注射组胺或五肽胃泌素后测定最大泌酸量(MAO)和高峰泌酸量(PAO)以判断胃泌酸功能,有助于萎缩性胃炎的诊断及指导临床治疗。A型慢性萎缩性胃炎患者多无酸或低酸,B型慢性萎缩性胃炎患者可正常或低酸,往往在给予酸分泌刺激药后,亦不见胃液和胃酸分泌。

2.胃蛋白酶原(PG)测定

胃体黏膜萎缩时血清PG I 水平及PG I /II 比例下降,严重时可伴餐后血清G-17水平升高;胃窦黏膜萎缩时餐后血清G-17水平下降,严重时可伴PG I 水平及PG I /II 比例下降。然而,这主要是一种统计学上的差异(图4-2)。

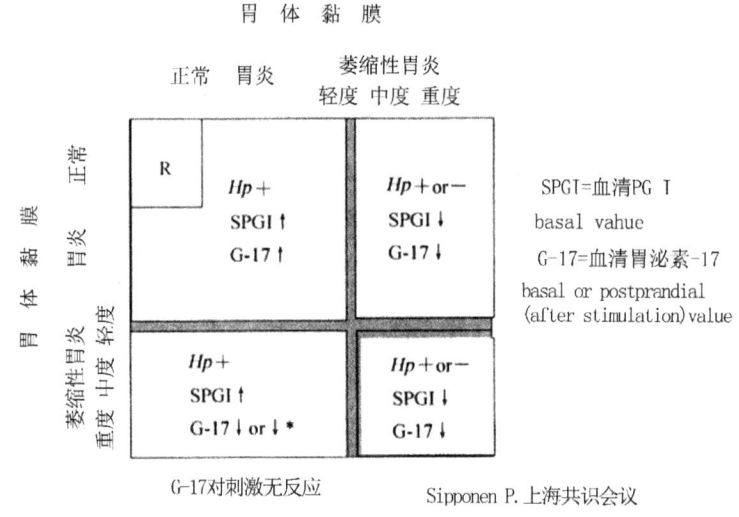

图4-2 胃蛋白酶原测定

日本学者发现无症状胃癌患者,本法85%阳性,PG I 或比值降低者,推荐进一步胃镜检查,以检出伴有萎缩性胃炎的胃癌。该试剂盒用于诊断萎缩性胃炎和判断胃癌倾向在欧洲国家应用要多于我国。

3.血清促胃液素测定

如果以放射免疫法检测血清促胃液素,则正常值<100 pg/mL。慢性萎缩性胃炎胃体为主者,因壁细胞分泌胃酸缺乏、反馈性地G细胞分泌促胃液素增多,致促胃液素中度升高。特别是当伴有恶性贫血时,该值可达1 000 pg/mL或更高。注意此时要与胃泌素瘤相鉴别,后者是高胃酸分泌。慢性萎缩性胃炎以胃窦为主时,空腹血清促胃液素正常或降低。

4.自身抗体

血清PCA和IFA阳性对诊断慢性胃体萎缩性胃炎有帮助,尽管血清IFA阳性率较低,但胃液中IFA的阳性,则十分有助于恶性贫血的诊断。

5.血清维生素B_{12}浓度和维生素B_{12}吸收试验

慢性胃体萎缩性胃炎时,维生素B_{12}缺乏,常<200 ng/L。维生素B_{12}吸收试验能检测维生素B_{12}

在末端回肠吸收情况且可与回盲部疾病和严重肾功能障碍相鉴别。同时服用 ^{58}Co 和 ^{57}Co（加有内因子）标记的氰钴素胶囊。此后收集 24 小时尿液。如两者排出率均大于 10% 则正常，若尿中 ^{58}Co 排出率低于 10%，而 ^{57}Co 的排出率正常则常提示恶性贫血；而两者均降低的常常是回盲部疾病或者肾衰竭者。

六、诊断和鉴别诊断

（一）诊断

鉴于多数慢性胃炎患者无任何症状，或即使有症状也缺乏特异性，且缺乏特异性体征，因此根据症状和体征难以做出慢性胃炎的正确诊断。慢性胃炎的确诊主要依赖于内镜检查和胃黏膜活检组织学检查，尤其是后者的诊断价值更大。

按照悉尼胃炎标准要求，完整的诊断应包括病因、部位和形态学三方面。例如，诊断为"胃窦为主慢性活动性幽门螺杆菌胃炎"和"NSAIDs 相关性胃炎"。当胃窦和胃体炎症程度相差 2 级或以上时，加上"为主"修饰词，如"慢性（活动性）胃炎，胃窦显著"。当然这些诊断结论最好是在病理报告后给出，实际的临床工作中，胃镜医师可根据胃镜下表现给予初步诊断。病理诊断则主要根据新悉尼胃炎系统如图 4-3 所示。

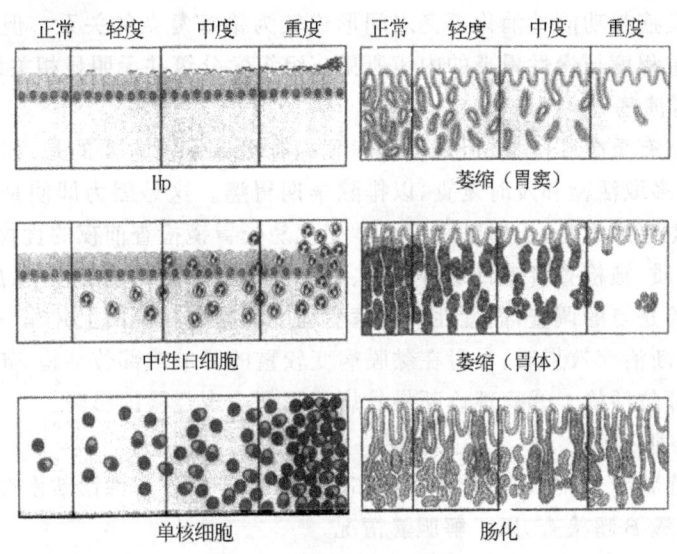

图 4-3 新悉尼胃炎系统

对于自身免疫性胃炎诊断，要予以足够的重视。因为胃体活检者甚少，或者很少开展 PCA 和 IFA 的检测，诊断该病者很少。为此，如果遇到以全身衰弱和贫血为主要表现，而上消化道症状往往不明显者，应做血清促胃液素测定和/或胃液分析，异常者进一步做维生素 B_{12} 吸收试验，血清维生素 B_{12} 浓度测定可获确诊。注意不能仅仅凭活检组织学诊断本病，特别标本数少时，这是因为幽门螺杆菌感染性胃炎后期，胃窦肠化，幽门螺杆菌上移，胃体炎症变得显著，可与自身免疫性胃炎表现相重叠，但后者胃窦黏膜的变化很轻微。另外，淋巴细胞性胃炎也可出现类似情况，而其并无泌酸腺萎缩。

A 型、B 型萎缩性胃炎特点如下表（表 4-1）。

表 4-1 A 型和 B 型慢性萎缩性胃炎的鉴别

项 目	A 型慢性萎缩性胃炎	B 型慢性萎缩性胃炎
胃窦	正常	萎缩
胃体	弥漫性萎缩	多灶性
血清促胃液素	明显升高	不定,可以降低或不变
胃酸分泌	降低	降低或正常
自身免疫抗体(内因子抗体和壁细胞抗体)阳性率	90%	10%
恶性贫血发生率	90%	10%
可能的病因	自身免疫,遗传因素	幽门螺杆菌、化学损伤

(二)鉴别诊断

1.功能性消化不良

《我国慢性胃炎共识意见》将消化不良症状与慢性胃炎做了对比:一方面慢性胃炎患者可有消化不良的各种症状;另一方面,一部分有消化不良症状者如果胃镜和病理检查无明显阳性发现,可能仅仅为功能性消化不良。当然,少数功能性消化不良患者可同时伴有慢性胃炎。这样在慢性胃炎与消化不良症状功能性消化不良之间形成较为错综复杂的关系。但一般说来,消化不良症状的有无和严重程度与慢性胃炎的内镜所见或组织学分级并无明显相关性。

2.早期胃癌和胃溃疡

几种疾病的症状有重叠或类似,但胃镜及病理检查可鉴别。重要的是,如遇到黏膜糜烂,尤其是隆起性糜烂,要多取活检和及时复查,以排除早期胃癌。这是因为即使是病理组织学诊断,也有一定局限性。主要原因是:①胃黏膜组织学变化易受胃镜检查前夜的食物(如某些刺激性食物加重黏膜充血)性质、被检查者近日是否吸烟、胃镜操作者手法的熟练程度、患者恶心反应等诸种因素影响。②活检是点的调查,而慢性胃炎病变程度在整个黏膜面上并非一致,要多点活检才能做出全面估计,判断治疗效果时,尽量在黏膜病变较重的区域或部位活检,如系治疗前后比较,则应在相同或相近部位活检。③病理诊断易受病理医师主观经验的影响。

3.慢性胆囊炎与胆石症

其与慢性胃炎症状十分相似,同时并存者亦较多。对于中年女性诊断慢性胃炎时,要仔细询问病史,必要时行胆囊 B 超检查,以了解胆囊情况。

4.其他

慢性肝炎和慢性胰腺疾病等,也可出现与慢性胃炎类似症状,在详询病史后,行必要的影像学检查和特异的实验室检查。

七、治疗

慢性非萎缩性胃炎的治疗目的是缓解消化不良症状和改善胃黏膜炎症。治疗应尽可能针对病因,遵循个体化原则。消化不良症状的处理与功能性消化不良相同。无症状、幽门螺杆菌阴性的非萎缩性胃炎无须特殊治疗。

(一)一般治疗

慢性萎缩性胃炎患者,不论其病因如何,均应戒烟、忌酒,避免使用损害胃黏膜的药物如 NSAIDs 等,及避免对胃黏膜有刺激性的食物和饮品,如过于酸、甜、咸、辛辣和过热、过冷食物,浓茶、咖啡等,饮食宜规律,少吃油炸、烟熏、腌制食物,不食腐烂变质的食物,多吃新鲜蔬菜和水果,所食食品要新鲜并富于营养,保证有足够的蛋白质、维生素(如维生素 C 和叶酸等)及铁质摄入,精神上乐观,生活要规律。

(二)针对病因或发病机制的治疗

1.根除幽门螺杆菌

慢性非萎缩性胃炎的主要症状为消化不良,其症状应归属于功能性消化不良范畴。目前,国内外均推荐对幽门螺杆菌阳性的功能性消化不良行根除治疗。因此,有消化不良症状的幽门螺杆菌阳性慢性非萎缩性胃炎患者均应根除幽门螺杆菌。另外,如果伴有胃黏膜糜烂,也该根除幽门螺杆菌。大量研究结果表明,根除幽门螺杆菌可使胃黏膜组织学得到改善;对预防消化性溃疡和胃癌等有重要意义;对改善或消除消化不良症状具有费用-疗效比优势。

2.保护胃黏膜

关于胃黏膜屏障功能的研究由来已久。1964 年,美国密歇根大学 Horace Willard Davenport 博士首次提出"胃黏膜具有阻止 H^+ 自胃腔向黏膜内扩散的屏障作用"。1975 年,美国密歇根州 Upjohn 公司的 Robert 博士发现前列腺素可明显防止或减轻 NSAIDs 和应激等对胃黏膜的损伤,其效果呈剂量依赖性。从而提出细胞保护的概念。1996 年,加拿大的 Wallace 教授较全面阐述胃黏膜屏障,根据解剖和功能将胃黏膜的防御修复分为 5 个层次——黏液-HCO_3^- 屏障、单层柱状上皮屏障、胃黏膜血流量、免疫细胞-炎症反应和修复重建因子作用等。至关重要的上皮屏障主要包括胃上皮细胞顶膜能抵御高浓度酸、胃上皮细胞之间紧密连接、胃上皮抗原呈递,免疫探及并限制潜在有害物质,并且它们大约每 72 小时完全更新一次。这说明它起着关键作用。

近年来,有关前列腺素和胃黏膜血流量等成为胃黏膜保护领域的研究热点。这与 NSAIDs 药物的广泛应用带来的不良反应日益引起学者的重视有关。美国加州大学戴维斯分校的 Tarnawski 教授的研究显示,前列腺素保护胃黏膜抵抗致溃疡及致坏死因素损害的机制不仅是抑制胃酸分泌。当然表皮生长因子(EGF)、成纤维生长因子(bFGF)和血管内皮生长因子(VEGF)及热休克蛋白等都是重要的黏膜保护因子,在抵御黏膜损害中起重要作用。

然而,当机体遇到有害因素强烈攻击时,仅依靠自身的防御修复能力是不够的,强化黏膜防卫能力,促进黏膜的修复是治疗胃黏膜损伤的重要环节之一。具有保护和增强胃黏膜防御功能或者防止胃黏膜屏障受到损害的一类药物统称为胃黏膜保护药。包括铝碳酸镁、硫糖铝、胶体铋剂、地诺前列酮、替普瑞酮、吉法酯、谷氨酰胺类、瑞巴派特等药物。另外,吉法酯能增加胃黏膜更新,提高细胞再生能力,增强胃黏膜对胃酸的抵抗能力,达到保护胃黏膜作用。

3.抑制胆汁反流

促动力药如多潘立酮可防止或减少胆汁反流;胃黏膜保护药,特别是有结合胆酸作用的铝碳酸镁制剂,可增强胃黏膜屏障、结合胆酸,从而减轻或消除胆汁反流所致的胃黏膜损害。考来烯胺可络合反流至胃内的胆盐,防止胆汁酸破坏胃黏膜屏障,方法为每次 3~4 g,1 天 3~4 次。

(三)对症处理

消化不良症状的治疗由于临床症状与慢性非萎缩性胃炎之间并不存在明确关系,因此症状治疗事实上属于功能性消化不良的经验性治疗。慢性胃炎伴胆汁反流者可应用促动力药(如多潘立酮)和/或有结合胆酸作用的胃黏膜保护药(如铝碳酸镁制剂)。

(1)有胃黏膜糜烂和/或以反酸、上腹痛等症状为主者,可根据病情或症状严重程度选用抗酸药、H_2 受体拮抗药或质子泵抑制药(PPI)。

（2）促动力药如多潘立酮、马来酸曲美布汀、莫沙必利、盐酸伊托必利主要用于上腹饱胀、恶心或呕吐等为主要症状者。

（3）胃黏膜保护药如硫糖铝、瑞巴派特、替普瑞酮、吉法酯、依卡倍特适用于有胆汁反流、胃黏膜损害和/或症状明显者。

（4）抗抑郁药或抗焦虑治疗：可用于有明显精神因素的慢性胃炎伴消化不良症状患者，同时应予耐心解释或心理治疗。

（5）助消化治疗：对于伴有腹胀、食欲缺乏等消化不良症而无明显上述胃灼热、反酸、上腹饥饿痛症状者，可选用含有胃酶、胰酶和肠酶等复合酶制剂治疗。

（6）其他对症治疗：包括解痉止痛、止吐、改善贫血等。

（7）对于贫血，若为缺铁，应补充铁剂。大细胞贫血者根据维生素 B_{12} 或叶酸缺乏分别给予补充。

八、预后

慢性萎缩性胃炎常合并肠上皮化生。慢性萎缩性胃炎绝大多数预后良好，少数可癌变，其癌变率为 1%～3%。目前认为慢性萎缩性胃炎若早期发现，及时积极治疗，病变部位萎缩的腺体是可以恢复的，其可转化为非萎缩性胃炎或被治愈，改变了以往人们对慢性萎缩性胃炎不可逆转的认识。根据萎缩性胃炎每年的癌变率为 0.5%～1%，那么，胃镜和病理检查的随访日期定位多长才既提高早期胃癌的诊断率，又方便患者和符合医药经济学要求。这也一直是不同地区和不同学者分歧较大的问题。在我国，城市和乡村由不同胃癌发生率和医疗条件差异。如果纯粹从疾病进展和预防角度考虑，一般认为，不伴有肠化和异型增生的萎缩性胃炎可 1～2 年做内镜和病理随访 1 次；活检有中重度萎缩伴有肠化的萎缩性胃炎 1 年左右随访 1 次。伴有轻度异型增生并剔除取于癌旁者，根据内镜和临床情况缩短至 6～12 个月随访 1 次；而重度异型增生者需立即复查胃镜和病理，必要时手术治疗或内镜下局部治疗。

（周福兵）

第五节　急性胃扩张

急性胃扩张是指无幽门或十二指肠机械性梗阻而突然发生的胃过度扩张。急性胃扩张是一种少见的急腹症，病情发展迅速，过程凶险，病死率较高。如果本病能够早期发现并得到及时处理，则预后良好。因此，临床上应对本病保持高度警觉。由于急性胃扩张的临床表现不典型，不易早期发现，患者常常被延误诊断和治疗。

一、病因

（1）急性胃扩张常见于手术后，尤其是腹膜后的手术后。术后发生胃扩张可能与下列因素有关：外科手术可直接刺激躯体及内脏神经或通过神经反射抑制胃的自主神经功能，导致胃壁平滑肌弛缓进而形成扩张；麻醉过程中口罩加压给氧或吞入大量空气；手术牵拉致持续性幽门痉挛；术中长时间牵拉小肠使肠系膜上动脉和主动脉夹角变小，压迫十二指肠水平段；术后给氧和胃管鼻饲可使大量气体进入胃内及胃管脱出或阻塞影响胃腔减压。近年来由于术前准备和术后处理的改进，特别是在腹部大手术时多放置胃管减压，发生于术后的急性胃扩张已经很少见。

(2)短时间进食过多，可影响胃的张力和胃的排空而诱发急性胃扩张，是急性胃扩张最常见的病因。暴饮暴食引发的急性胃扩张，其严重性较手术后急性胃扩张为大。大量食物吃进胃内，强行打乱神经反馈弧，使食物不能及时排空消化，引起分泌增加。食物不能排空消化而引发发酵，进一步加重胃扩张。大量食物进入胃内，还可使胃壁肌肉突然受到过度牵拉导致反射性麻痹。由于胃体积增加而收缩力下降，重力作用使扩张的胃压迫了十二指肠，胃内容更难排出，形成了恶性循环，对机体造成严重损害。据报道，约80%的急性胃扩张病例是在原发疾病基础上饮食过量或饮食不当而引发的，尤其是衰弱、慢性饥饿和神经性厌食或因肥胖症而节食者，胃的顺应性差，突然大量进食后可以诱发急性胃扩张，女性多见。

(3)洗胃可以引起急性胃扩张。机制是洗胃灌注的液体过多而未能及时完全呕出，使胃内液体短期内积聚过多，在数分钟内即可产生胃内高压状态，胃明显扩张。如果扩张的张力超过了胃壁的弹性限度，可导致浆肌层撕裂，最后胃全层破裂。洗胃引起的急性胃扩张，因缺血时间短，无组织坏死，仅引起胃动力障碍，一般不致引起严重后果。同时大剂量阿托品的应用也抑制了胃运动功能，促进了急性胃扩张的发生。因此，在临床上洗胃时应注意灌入的洗胃液的量应与排出的量大致相等。

(4)任何类型的创伤均可以引发急性胃扩张，尤以腹部损伤或气管切开者多见。各种外伤尤其是上腹部挫伤或严重复合伤，其产生的应激状态及创伤对腹腔神经丛的强烈刺激可诱发急性胃扩张。创伤性急性胃扩张较为罕见，但上腹部外伤后要考虑到急性胃扩张的可能，以免漏诊。

(5)另外，长期卧床者可以发生急性胃扩张。

(6)胃扭转、嵌顿性食管裂孔疝、幽门附近的病变以及躯体部上石膏套后1~2天均可引起急性胃扩张。

(7)其他可引起急性胃扩张的疾病包括糖尿病、急性感染、水电解质紊乱、慢性消耗性疾病、肠扭转、精神性疾病和情绪紧张等。糖尿病神经病变，因其可导致内脏自主神经病变使胃张力改变、运动减弱。情绪紧张、精神抑郁和营养不良均可引起自主神经功能紊乱使胃的张力减低和排空延迟。严重感染如败血症均可影响胃的张力和胃的排空导致胃扩张。

二、病理生理

(1)胃扩张后神经反射作用导致胃迷走神经过度抑制，胃壁运动受抑而迟缓，失却了正常生理功能而使胃壁肌肉麻痹，胃壁肌肉张力减退进而使胃排空障碍，属动力性加机械性梗阻，而以胃壁肌肉麻痹占主导地位。

(2)胃扩张时恶心呕吐造成胃液大量丢失，电解质与酸碱平衡紊乱。胃液的大量丢失是低钾产生的重要原因，因为胃液中的钾离子浓度是血浆的3~5倍。低钾可引起神经肌肉应激性下降出现胃肠麻痹，进一步加重胃扩张。

(3)胃和十二指肠极度膨胀，腔内有大量液体潴留。随着胃腔压力的增高，食管下端受压，使胃管无法置入胃内，易误诊为食管下端或贲门平滑肌痉挛。使用抗胆碱药阿托品用于解除平滑肌痉挛，会加重胃肠平滑肌的麻痹。

(4)当胃扩张到一定程度时胃壁肌肉张力减弱，使食管与贲门和胃与十二指肠交界处形成锐角，进一步阻碍胃内容物的排出。

（5）由于胃麻痹和胀满，一方面使膈肌升高，胸腔容积变小，影响呼吸功能，甚至可致呼吸困难，还可机械性地压迫门静脉引起功能性下腔静脉梗阻，使血液淤滞于腹腔内脏，回心血量减少，心排血量亦减少，最后导致周围循环衰竭，出现休克。

（6）扩张的胃可占据整个腹腔甚至达盆腔，把小肠和横结肠推入腹腔下部甚至盆腔，致小肠系膜紧张，肠系膜上动脉和主动脉夹角变小，持续性压迫十二指肠水平部；或者胀满的胃直接压迫在十二指肠水平部通过脊柱部分，使胃内食物、咽入的空气及胃十二指肠的分泌液和胆汁、胰液大量积存，这些液体的滞留又可以进一步刺激胃十二指肠黏膜，使黏膜分泌和渗出显著增多，加重了胃扩张程度。

（7）胃扩张引起胃壁静脉血液回流障碍，致大量液体和电解质由血浆和组织间液进入胃腔内，迅速引起水和电解质失调。

（8）胃扩张继续发展，胃壁变薄，微循环发生障碍，造成组织缺血缺氧，胃黏膜血管麻痹性扩张，局部渗出增加，吸收功能丧失，又加剧了胃扩张的发展；胃壁血液循环障碍加重，出现血性渗出，胃液呈咖啡色，最后胃壁血供受阻，导致胃壁组织细胞坏死。

（9）若胃扩张得不到解除，坏死将向食管下段及十二指肠发展。胃黏膜受压血管破裂，黏膜形成溃疡、淤血和坏死灶，重者可发生胃破裂穿孔。

（10）大量体液丢失，引起严重脱水，易发生代谢性酸中毒；胃黏膜的大量渗出，丢失钾离子和氢离子，可以继发代谢性碱中毒；胃的膨胀影响呼吸功能使呼吸受限，换气浅快，导致呼吸性碱中毒。

三、临床特点

急性胃扩张原发病过程不典型，临床症状重，临床表现多样化。尽管急性胃扩张发病迅速，但发病初期不易引起患者及家属的注意，多在临床症状急剧加重时就诊。患者多有明显过量进食史、手术史或外伤史。但手术后或上腹部外伤后通常会考虑胃和胰腺的损伤，一般不易联想到急性胃扩张。

高度腹胀，上腹部饱胀及进行性腹部胀痛。呕吐频繁但无力，呈典型的溢出性呕吐，呕吐棕褐色混浊液体，呕后腹胀不减轻。如果属于麻痹性扩张，胃内容物并不易呕出。

呼吸浅短、脉快。高度腹胀，明显的腹部隆起，上腹部明显，常不对称，左侧更为隆起。看不到胃蠕动波。上腹可引出振水音。全腹轻压痛及肌紧张，肠鸣音减弱或消失。短期内出现低血容量性休克、呼吸困难、代谢性碱中毒及少尿。

置入胃管可吸出数千毫升棕绿色液体气体，潜血试验阳性。如果吸出大量液体气体，诊断即可确立。

X线检查：X线透视可见上腹部弥漫性致密影及胃泡水平面增大。如果中上腹饱胀，未见膈下游离气体而胃泡水平面增大应考虑到急性胃扩张可能；腹部X线片可发现胃显著扩张积气及气液平面（胃影可达盆腔），如果发生穿孔和胃壁坏死可出现腹膜炎表现和膈下游离气体；X线钡餐检查可见胃扩张，胃内积气积液，胃蠕动弱，造影剂长时间滞留胃内。

腹部B超：可见胃明显扩张，胃壁变薄，其内充满内容物，于体表可以测出胃的轮廓。

腹部CT：可以了解胃的扩张程度，以及对周围脏器的压迫情况。

四、诊断及鉴别诊断

急性胃扩张因其早期临床表现不典型，易于其他急腹症混淆，早期及时明确诊断十分重要。患者如存在上述病因和诱发因素，应想到发生急性胃扩张的可能，应进一步观察，注意本病临床症状和体征的特点。早期可有腹胀、上腹或脐周隐痛，恶心和持续性呕吐，呕吐后症状并不减轻。随着病情的加重，全身情况进行性恶化，可出现脱水、碱中毒，并表现为血压下降和休克。突出的体征为上腹膨胀，可见胃形，叩诊过度回响，有振水声。实验室检查可发现血液浓缩、低钾血症、低氯血症和酸碱平衡紊乱。立位腹部 X 线检查可见左上腹巨大液平面和充满腹腔的特大胃影及左膈肌抬高，即可做出诊断。

急性胃扩张的患者病情重，病因复杂，临床表现多样，实验室表现复杂，往往因分析病情不全面，容易误诊为其他腹部急症，文献报道此病有较高的误诊率（28.5%）。误诊原因为医师对本病的认识不足。对于高危人群一旦出现腹痛、腹胀、呕吐等消化道症状，均不能排除本病的可能。应仔细查体，反复检查，严密观察病情变化。

急性胃扩张主要应与机械性肠梗阻、弥散性腹膜炎和幽门梗阻区别。机械性肠梗阻可有腹胀、呕吐，但常有较明显腹痛，腹部体格检查可见肠型，肠鸣音多亢进，立位腹部 X 线片可见小肠积气，并可见肠腔内多个液平面，胃管抽吸无大量胃内容物。弥散性腹膜炎常由腹腔内脏器穿孔或急性胰腺炎引起，起病急骤，腹痛剧烈，腹部肌肉紧张，有压痛及反跳痛，肝脏浊音界可消失，肠鸣音消失，患者体温常升高，白细胞计数增多。消化道穿孔者腹部 X 线检查可发现膈下游离气体；急性胰腺炎患者有血尿淀粉酶升高，腹部 CT 检查可见胰腺肿大、胰腺周围渗出等改变。消化性溃疡、胃窦部肿瘤引起的幽门梗阻也可导致胃扩张的发生，但一般起病缓慢，患者呕吐物无胆汁，上腹部可见到胃形及胃蠕动，很少出现脉搏快速而微弱、血压下降等，胃镜检查或 X 线钡剂造影可明确诊断。

五、治疗

（一）非手术治疗

急性胃扩张患者确诊后，应首选内科非手术疗法。禁食水，持续胃肠减压，营养支持，纠正水、电解质失衡和酸碱平衡紊乱，并发休克者积极抗休克治疗。快速从静脉输入生理盐水及葡萄糖溶液，使尿量正常，必要时输入全血。如果有低钾性碱中毒，需补充钾盐。

胃抽吸和冲洗：插入胃管，将胃内液体及气体抽空，每隔半小时用温生理盐水冲洗，冲洗时避免一次注入过多液体，直至胃液颜色变淡，量逐渐减少为止。暴饮暴食所致的急性胃扩张，胃内常有大量食物，用一般胃肠减压管不容易吸出，需用较粗胃管抽吸洗胃并持续减压。如果减压洗胃仍不能缓解或大量食物无法吸出则须考虑手术治疗。

体位疗法：患者取俯卧位，头转向侧方，床脚抬高，可减轻小肠系膜的紧张，并防止其对十二指肠的压迫，以利胃内容进入远侧消化道。

一旦病情好转，2～3 天后可往胃里注入少量液体，如果无异常情况即可开始恢复少量进食。

对于年老体弱、营养不良或病史长恢复慢的患者应及时给予完全胃肠外营养，纠正低蛋白血症。

对病情严重，特别是对疑有胃壁坏死、穿孔及腹腔感染者，应及时行手术治疗。术前应同时进行积极有效的液体复苏，给机体提供充足热量，维持水、电解质平衡及纠正酸碱失衡。选用敏感抗生素控制感染,预防和有效控制毒血症的发生。

(二)手术疗法

(1)手术指征:①胃肠减压不见好转,全身情况恶化,休克难以纠正;②有腹膜炎体征或腹腔穿刺有血性渗液;③腹部X线检查出现膈下游离气体。

(2)暴饮暴食引起的急性胃扩张,因胃内内容物呈固糊状较多,有时胃肠减压难以奏效,或有时胃管不能插入胃腔,这种情况下应及早采取手术治疗。如早期未能及时正确处理,预后极差。急性胃扩张病程超过12小时,极易出现胃壁组织坏死,甚至穿孔、休克,病死率可高达20%。手术方法以简单有效为原则,常用胃切开减压术。切开胃壁清除其内容物,对于胃壁部分坏死者行部分切除,点状坏死则行浆肌层内翻缝合包埋坏死灶为宜,有胃穿孔者行修补术,术后应继续胃管吸引减压或做胃造口术。给予适量促进胃收缩药物,同时抗炎补液,预防电解质紊乱及酸碱平衡失调等并发症的出现。

(3)如果保守治疗失败或者保守治疗期间怀疑有胃穿孔,应立即手术探查,延迟治疗可造成80%~100%的病死率。手术也应力求简单,胃切开减压术,清除胃内积存的食物残渣,清洗胃腔和腹腔。如果胃壁无血运障碍,可行胃壁切开减压后缝合。如果胃壁发生血运障碍,根据坏死的范围可选择胃部分切除、胃空肠吻合术或全胃切除、食管空肠吻合术等术式。由于急性胃扩张患者胃壁已基本上完全丧失运动能力,血运差,预计手术后长时间不能恢复,可行胃造口术或空肠营养造口术,有利于维持患者的营养状态,并可避免肠外营养所致的许多并发症。亦可考虑手术中安置鼻肠营养管术后早期给予肠内营养支持。

(4)如果病情危重,则不宜采用过于复杂的手术方式,只进行胃造口术和腹腔引流术即可,待病情好转后再酌情进行二期手术。

六、预防

要普及卫生知识,积极宣传暴饮暴食的危害性;腹部手术前积极去除各种急性胃扩张的原发因素,若患者一般状态差,最好于术前进行胃肠减压直到术后胃肠功能完全恢复,这是预防急性胃扩张的有效措施;术后患者饮食逐渐从流质饮食过渡到普通饮食,避免暴饮暴食;术中麻醉操作要熟练,避免使患者吞咽大量空气;术中减少创伤,避免对组织的过度牵拉;术后预防腹腔感染,注意给予营养支持;术后要经常变换体位,并适当给予对症处理,以促进患者胃肠功能的恢复;一旦出现急性胃扩张的征象时,应及早进行处理,不要等到症状加重时再治疗。在门、急诊接诊腹胀患者时,详细询问病史,注意观察病情变化,诊断不明确时及早进行相关的辅助检查,以免漏诊,对一时难以明确诊断的患者,应留诊观察或收入院进一步诊治。

(杨 琳)

第六节 胃 扭 转

胃扭转是由于胃固定机制发生障碍,或因胃本身及其周围系膜(器官)的异常,使胃沿不同轴向发生部分或完全的扭转。胃扭转最早于1866年由Berti在尸检中发现。

本病可发生于任何年龄,多见于30~60岁,男女性别无差异。15%~20%胃扭转发生于儿童,多见于1岁以前,常同先天性膈缺损有关。2/3的胃扭转病例为继发性,最常见的是食管旁疝的并发症,也可能同其他先天性或获得性腹部异常有关。

一、分类

(一)按病因分类

1.原发性胃扭转

致病因素主要是胃的支持韧带有先天性松弛或过长,再加上胃运动功能异常,如饱餐后胃的重量增加,容易导致胃扭转。除解剖学因素外,急性胃扩张、剧烈呕吐、横结肠胀气等亦是胃扭转的诱因。

2.继发性胃扭转

为胃本身或周围脏器的病变造成,如食管裂孔疝、先天及后天性膈肌缺损、胃穿透性溃疡、胃肿瘤、脾脏肿大等疾病,亦可由胆囊炎、肝脓肿等造成胃粘连牵拉引起胃扭转。

(二)以胃扭转的轴心分类

1.器官轴(纵轴)型胃扭转

此类型较少见。胃沿贲门至幽门的连线为轴心向上旋转。造成胃大弯向上、向左移位,位于胃小弯上方,贲门和胃底的位置基本无变化,幽门则指向下。横结肠也可随胃大弯向上移位。这种类型的旋转可以在胃的前方或胃的后方,但以前方多见。

2.系膜轴型(横轴)胃扭转

此类型最常见。胃沿着从大、小弯中点的连线为轴发生旋转。又可分为两个亚型:一个亚型是幽门由右向上向左旋转,胃窦转至胃体之前,有时幽门可达到贲门水平,右侧横结肠也可随胃幽门窦部移至左上腹;另一亚型是胃底由左向下向右旋转,胃体移至胃窦之前。系膜轴型扭转造成胃前后对折,使胃形成两个小腔。这类扭转中膈肌异常不常见,多为胃部手术并发症或为特发性,典型的为慢性不完全扭转,食管胃连接部并无梗阻,胃管或内镜多可通过。

3.混合型胃扭转

较常见,兼有器官轴型扭转及系膜轴型扭转两者的特点。

(三)按扭转范围分为完全型和部分型胃扭转

1.完全型扭转

整个胃除与横膈相附着的部分以外都发生扭转。

2.部分型扭转

仅胃的一部分发生扭转,通常是胃幽门终末部发生扭转。

(四)按扭转的性质分为急性胃扭转和慢性胃扭转

1.急性胃扭转

发病急,呈急腹症表现。常与胃解剖学异常有密切关系,在不同的诱因激发下起病。如食管裂孔疝、膈疝、胃下垂、胃的韧带松弛或过长。剧烈呕吐、急性胃扩张、胃巨大肿瘤、横结肠显著胀气等可成为胃的位置突然改变而发生扭转的诱因。

2.慢性胃扭转

有上腹部不适,偶有呕吐等临床表现,可以反复发作。多为继发性,除膈肌的病变外,胃本身或上腹部邻近器官的疾病,如穿透性溃疡、肝脓肿、胆道感染、膈创伤等亦可成为慢性胃扭转的诱因。

二、临床表现

胃扭转的临床表现与扭转范围、程度及发病的快慢有关。

(一)急性胃扭转

表现为上腹部突然剧烈疼痛,可放射至背部及左胸部。有时甚至放射到肩部、颈部并伴随呼吸困难,有时可有心电图改变,有可能被误诊为心肌梗死。急性胃扭转常伴有持续性呕吐,呕吐物量不多,不含胆汁,以后有难以消除的干呕,进食后可立即呕出,这是因为胃扭转使贲门口完全闭塞的结果。上腹部进行性膨胀,下腹部平坦柔软。大多数患者不能经食管插入胃管。急性胃扭转晚期可发生血管闭塞和胃壁缺血坏死,以致发生休克。

查体可发现上腹膨隆及局限性压痛,下腹平坦,全身情况无大变化,若伴有全身情况改变,提示胃部有血液循环障碍。反复干呕、上腹局限压痛、胃管不能插入胃内,这是急性胃扭转的三大特征,称为"急性胃扭转三联症"(Borchardt 三联症)。但这三联症在扭转程度较轻时,不一定存在。

(二)慢性胃扭转

较急性胃扭转多见,临床表现不典型,多为间断性胃灼热感、嗳气、腹胀、腹鸣、腹痛,进食后尤甚。主要临床症状是间断发作的上腹部疼痛,有的病史可长达数年。亦可无临床症状,仅在钡餐检查时才被发现。对于食管旁疝患者发生间断性上腹痛,特别是伴有呕吐或干呕者应考虑慢性间断性胃扭转。

三、辅助检查

(一)X 线检查

1.立位胸、腹部 X 线片

可见两个液气平面,若出现气腹则提示并发胃穿孔。

2.上消化道钡餐

上消化道 X 线钡餐不仅能明确有无扭转,且能了解扭转的轴向、范围和方向,有时还可了解扭转的病因。器官轴型表现为胃大弯、胃底向前、从左侧转向右侧,胃大弯朝向膈面,胃小弯向下,后壁向前呈倒置胃,食管远端梗阻呈尖削影,腹食管段延长,胃底与膈分离,食管与胃黏膜呈十字形交叉。系膜轴型表现为食管胃连接处位于膈下的异常低位,而远端位于头侧,胃体、胃窦重叠,贲门和幽门可在同一水平面上。

(二)内镜检查

内镜检查有一定难度,进镜时需慎重。胃镜进入贲门口时可见到齿状线扭曲现象,贲门充血、水肿,胃腔正常解剖位置改变,胃前后壁或大、小弯位置改变,有些患者可发现食管炎、肿瘤或溃疡。

四、诊断与鉴别诊断

(一)诊断

诊断标准:①以间歇性腹胀、间断发作的上腹痛、恶心、轻度呕吐为主要临床症状,病程短者数天,长者达数年,进食可诱发。②胃镜检查时,内镜通过贲门后,盘滞于胃底或胃体腔,并见远端黏膜皱襞呈螺旋或折叠状,镜端难通过到达胃窦,见不到幽门。③胃镜下复位后,患者即感临床症状减轻,尤以腹胀减轻为主。④上消化道X线钡剂检查示:胃囊部有两个液平;胃倒转,大弯在小弯之上;贲门幽门在同一水平面,幽门和十二指肠面向下;胃黏膜皱襞可见扭曲或交叉,腹腔段食管比正常增长等。符合上述1~3或1~4条可诊断胃扭转。

(二)鉴别诊断

1. 食管裂孔疝

主要临床症状为胸骨后灼痛或烧灼感,伴有嗳气或呃逆。常于餐后1小时内出现,可产生压迫临床症状如气促、心悸、咳嗽等。有时胃扭转可合并疝,X线钡餐检查有助于鉴别。

2. 急性胃扩张

本病腹痛不严重,以上腹胀为主,有频繁的呕吐,呕吐量大且常含有胆汁。可插入胃管抽出大量气体及胃液。患者常有脱水及碱中毒征象。

3. 粘连性肠梗阻

常有腹部手术史,表现为突然阵发性腹痛,排气排便停止,呕吐物有粪臭味,X线检查可见肠腔呈梯形的液平面。

4. 胃癌

多见于中老年,腹部疼痛较轻,查体于上腹部可触及节结形包块,多伴有消瘦、贫血等慢性消耗性表现。通过X线征象或内镜检查可与胃扭转相鉴别。

5. 幽门梗阻

都有消化性溃疡病史,可呕吐宿食,呕吐物量较多。X线检查发现幽门梗阻,内镜检查可见溃疡及幽门梗阻。

6. 慢性胆囊炎

非急性发作时,表现为上腹部隐痛及消化不良的临床症状,进油腻食物诱发。可向右肩部放射,墨菲征阳性,但无剧烈腹痛、干呕。可以顺利插入胃管,胆囊B超、胆囊造影、十二指肠引流可有阳性发现。

7. 心肌梗死

多发生于中老年患者,常有基础病史,发作前有心悸、心绞痛等先兆,伴有严重的心律失常,特征性心电图、心肌酶学检查可协助鉴别。

五、治疗

急性胃扭转有时不易作出早期诊断,病死率高,一经发现应及时处理。多数病例需急诊手术治疗,少数经非手术治疗也可缓解,以下介绍非手术疗法。

(一)非手术治疗

可首先试行插入胃管进行减压。少数如能将胃管成功插入胃腔,可经胃管吸出胃内大量气体和液体,急性症状可随之缓解,并自行复位。

但非手术治疗有如下缺点:①疗效短,易复发;②易在插管时损伤食管;③可能隐藏着更严重的胃及其周围脏器的病变未被发现和及时治疗。

为此,非手术疗法即使成功,也应明确病因,防止再发。

(二)辅助治疗

(1)输液:急性胃扭转常有水、电解质和酸碱平衡失调,应输液予以纠正。此外,如有休克应积极抗休克治疗。胃扭转复位后,在禁食、胃肠减压和恢复正常进食前仍应继续输液,以补充每天热量、水和电解质等的需要。

(2)胃肠减压:手术或非手术复位成功后应持续胃肠减压、禁食,以保持胃内空虚,一般术后3~4天方可停止胃肠减压。

(3)饮食:胃肠减压停止后,可开始进食少量流质,并在密切观察下逐渐增食量。

(4)病因及并发症治疗:经非手术疗法复位后或因病情危重仅行复位术者,可能有某些病因或并发症尚未处理,应给予相应治疗。

六、预后

由于诊断和治疗措施的不断改进,急性胃扭转的病死率已下降至15%~20%,急性胃扭转的急症手术病死率约为40%,若发生绞榨则病死率可达60%。已明确诊断的慢性胃扭转患者的病死率为0~13%。

(杨 琳)

第七节 胃平滑肌瘤

胃平滑肌瘤是属间叶组织良性肿瘤。尸检发现率约15%,50岁以上可达50%,居胃部良性肿瘤的第二位。任何年龄皆可发病,50岁以上多见。男女发病率相近。肿瘤好发于胃体和窦部。平滑肌瘤起源于胃壁肌层、黏膜肌层或胃壁血管肌层。多数呈卵圆形向腔内突起称腔内型,在胃壁生长为壁间型、浆膜下生长为腔外型,同时向腔内外突出呈哑铃状称腔内外型。一般直径为2~4 cm,可大至10~20 cm。60%腔内型表面有溃疡形成。组织学检查,细胞密度大、单形核型、无显著核仁,染色质细而散、很难找到分裂象,胞质丰富、酸染。呈膨胀性生长、生长缓慢。2%平滑肌瘤恶变。

一、临床表现和诊断

本病临床症状缺乏特征性。小于2 cm者可无症状,甚至终生携瘤不被发现。瘤体较大者可在上腹隐痛;有溃疡形成者可有节律性疼痛等,或致呕血和黑便、贫血等。部分病例有上腹包块。周身症状轻微。有恶变者全身症状渐趋明显如食欲减退,体重减轻等。

X线钡餐造影和内镜检查可发现腔内型平滑肌瘤,呈息肉状、圆形或椭圆形,晚期可带蒂。表面光滑,也可见溃疡形成。内镜下常规活检阳性率极低。深挖式活检或经内镜肿瘤切除可获阳性结果。非腔内型诊断常发生困难。

近年来应用选择性动脉血管造影常可判明肌瘤来源和性质。良性平滑肌瘤则表现为轮廓光滑、血管丰富、血管移位和造影剂蓄积等。壁间型、腔外型者也皆可清楚显示。

二、治疗

(一)治疗目的

1.预防肿瘤发展和恶变

胃平滑肌瘤生长缓慢,早期肿瘤较小无症状,常偶然发现。此时治疗目的是彻底清除肿瘤,防止日后引起并发症或恶变。

2.解除症状、治疗并发症

较大或巨大平滑肌瘤常有症状或并发症,少数已恶变。此时应以解除症状,清除肿瘤,治愈并发症为目的。但因平滑肌瘤诊断困难,常误为其他良恶性疾病而误诊误治。

(二)治疗原则

1.彻底清除肿瘤

手术治疗为主,内镜治疗为辅。

2.防止误诊,正确选择术式

胃平滑肌瘤是良性肿瘤,即使恶变,其恶性度也多较低,术式选择与胃癌等恶性肿瘤有较大差异。但近年国内外文献报道,胃平滑肌瘤多数术前误诊,甚至术后病理检查才能确诊,术式选择难能合理。目前诊断技术发展很快,若临床医师对本病有所警惕,术前做出正确诊断也不是不可能的;即使术前未能确诊,术中仔细探查和冰冻切片检查等对本病与胃癌等鉴别也有帮助,可以指导及时调整治疗方案。

此外,良性平滑肌瘤与平滑肌肉瘤的鉴别也常发生困难,冰冻切片对鉴别良恶性也无帮助。有文献报道,少数平滑肌瘤组织学形态为良性,而生物学行为呈恶性表现。为此,平滑肌瘤切除术后,不仅要常规病理形态检查,而且要常规随访5年以上。

(三)治疗选择及适应证

1.经内镜切除

腔内型有蒂或无蒂的小平滑肌瘤可经内镜摘除。有报道采用高频电切开摘除术治愈直径小于4 cm的肿瘤。高频电圈套器仅能摘除小于1 cm的肿瘤。应送检病理。

2.手术切除

多发性、较大腔内型平滑肌瘤、有黏膜溃疡者,有坏死和出血倾向或非腔内型平滑肌瘤宜手术切除治疗。

对较小肿瘤可以行肿瘤摘除术、楔形或袖形切除术。较大肿瘤可行胃大部切除术连同肿瘤一同切除。预后良好。

3.拟平滑肌肉瘤治疗

对细胞学检查证实已恶变或可疑恶变或经内镜及手术摘除或切除后复发者,应按平滑肌肉瘤处理。手术范围力求彻底,无须进行预防性淋巴结清扫。

(吴艳玲)

第八节 胃 癌

胃癌是我国最常见的恶性肿瘤之一,死亡率居恶性肿瘤首位。胃癌多见于男性,男女之比约为2∶1。平均死亡年龄为61.6岁。

一、病因

尚不十分清楚,与以下因素有关。

(一)地域环境

地域环境不同,胃癌的发病率也大不相同,发病率最高的国家和最低的国家之间相差可达数十倍。在世界范围内,日本发病率最高,美国则很低。我国的西北部及东南沿海各省的胃癌发病率远高于南方和西南各省。生活在美国的第二、三代日本移民由于地域环境的改变,发病率逐渐降低。而苏联靠近日本海地区的居民胃癌的发病率则是俄罗斯中、西部的2倍之多。

(二)饮食因素

饮食因素是胃癌发生的最主要原因。具体因素如下所述。

(1)含有致癌物:如亚硝胺类化合物、真菌毒素、多环烃类等。

(2)含有致癌物前体:如亚硝酸盐,经体内代谢后可转变成强致癌物亚硝胺。

(3)含有促癌物:如长期高盐饮食破坏了胃黏膜的保护层,使致癌物直接与胃黏膜接触。

(三)化学因素

(1)亚硝胺类化合物:多种亚硝胺类化合物均致胃癌。亚硝胺类化合物在自然界存在的不多,但合成亚硝胺的前体物质亚硝酸盐和二级胺却广泛存在。亚硝酸盐及二级胺在pH 1～3或细菌的作用下可合成亚硝胺类化合物。

(2)多环芳烃类化合物:最具代表性的致癌物质是3,4-苯并芘。污染、烘烤及熏制的食品中3,4-苯并芘含量增高。3,4-苯并芘经过细胞内粗面内质网的功能氧化酶活化成二氢二醇环氧化物,并与细胞的DNA、RNA及蛋白质等大分子结合,致基因突变而致癌。

(四)幽门螺杆菌

1994年,WHO国际癌症研究机构得出"幽门螺杆菌是一种致癌因子,在胃癌的发病中起病因作用"的结论。幽门螺杆菌感染率高的国家和地区常有较高的胃癌发病率,且随着幽门螺杆菌抗体滴度的升高胃癌的危险性也相应增加。幽门螺杆菌感染后是否发生胃癌与年龄有关,儿童期感染幽门螺杆菌发生胃癌的危险性增加;而成年后感染多不足以发展成胃癌。幽门螺杆菌致胃癌的机制有如下提法:①促进胃黏膜上皮细胞过度增生。②诱导胃黏膜细胞凋亡。③幽门螺杆菌的代谢产物直接转化胃黏膜。④幽门螺杆菌的DNA转换到胃黏膜细胞中致癌变。⑤幽门螺杆菌诱发同种生物毒性炎症反应,这种慢性炎症过程促使细胞增生和增加自由基形成而致癌。

(五)癌前疾病和癌前病变

这是两个不同的概念,胃的癌前疾病指的是一些发生胃癌危险性明显增加的临床情况,如慢性萎缩性胃炎、胃溃疡、胃息肉、胃黏膜巨大皱襞症、残胃等;胃的癌前病变指的是容易发生癌变的胃黏膜病理组织学变化,但其本身尚不具备恶性改变。现阶段得到公认的是不典型增生。不典型增生的病理组织学改变主要是细胞的过度增生和丧失了正常的分化,在结构和功能上部分地丧失了与原组织的相似性。不典型增生分为轻度、中度和重度3级。一般而言重度不典型增生易发生癌变。不典型增生是癌变过程中必经的一个阶段,这一过程是一个谱带式的连续过程,即正常→增生→不典型增生→原位癌→浸润癌。

此外,遗传因素、免疫监视机制失调、癌基因(如*C-met*、*K-ras*基因等)的过度表达和抑癌基因(如*p53*、*APC*、*MCC*基因等)突变、重排、缺失、甲基化等变化都与胃癌的发生有一定的关系。

二、病理

(一)肿瘤位置

1.初发胃癌

将胃大弯、胃小弯各等分为3份,连接其对应点,可分为上1/3(U)、中1/3(M)和下1/3(L)。

每个原发病变都应记录其二维的最大值。如果1个以上的分区受累,所有的受累分区都要按受累的程度记录,肿瘤主体所在的部位列在最前如 LM 或 UML 等。如果肿瘤侵犯了食管或十二指肠,分别记为 E 或 D。胃癌一般以 L 区最为多见,约占半数,其次为 U 区,M 区较少,广泛分布者更少。

2.残胃癌

肿瘤在吻合口处(A)、胃缝合线处(S)、其他位置(O)、整个残胃(T)、扩散至食管(E)、十二指肠(D)、空肠(J)。

(二)大体类型

1.早期胃癌

早期胃癌指病变仅限于黏膜和黏膜下层,而不论病变的范围和有无淋巴结转移。癌灶直径10 mm 以下称小胃癌,5 mm 以下称微小胃癌。早期胃癌分为3型(图4-4)。Ⅰ型,隆起型;Ⅱ型,表浅型,包括3个亚型,Ⅱa 型,表浅隆起型;Ⅱb 型,表浅平坦型;Ⅱc 型,表浅凹陷型;Ⅲ型,凹陷型。如果合并两种以上亚型时,面积最大的一种写在最前面,其他依次排在后面。如Ⅱc+Ⅲ。Ⅰ型和Ⅱa 型鉴别如下:Ⅰ型病变厚度超过正常黏膜的2倍,Ⅱa 型的病变厚度不到正常黏膜的2倍。

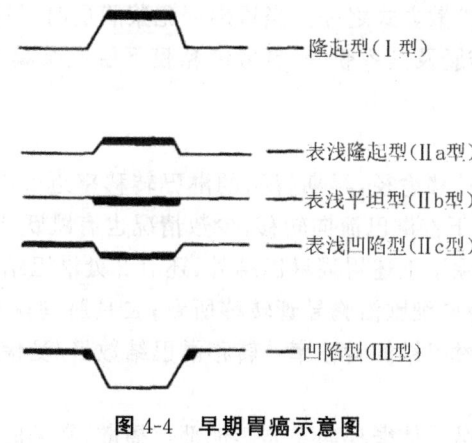

图 4-4 早期胃癌示意图

2.进展期胃癌

进展期胃癌指病变深度已超过黏膜下层的胃癌。按 Borrmann 分型法分为4型(图4-5)。Ⅰ型,息肉(肿块)型;Ⅱ型,无浸润溃疡型,癌灶与正常胃界限清楚;Ⅲ型,有浸润溃疡型,癌灶与正常胃界限不清楚;Ⅳ型,弥漫浸润型。

(三)组织类型

(1)WHO(1990年)将胃癌归类为上皮性肿瘤和类癌两种,其中前者又包括:①腺癌(包括乳头状腺癌、管状腺癌、低分化腺癌、黏液腺癌及印戒细胞癌);②腺鳞癌;③鳞状细胞癌;④未分化癌;⑤不能分类的癌。

(2)日本胃癌研究会(1999年)将胃癌分为以下三型:①普通型,包括乳头状腺癌、管状腺癌(高分化型、中分化型)、低分化性腺癌(实体型癌和非实体型癌)、印戒细胞癌和黏液细胞癌。②特殊型,包括腺鳞癌、鳞状细胞癌、未分化癌和不能分类的癌。③类癌。

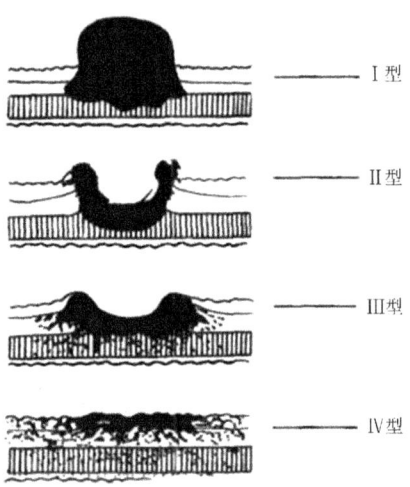

图 4-5 胃癌的 Borrmann 分型

(四)转移扩散途径

1.直接浸润

直接浸润是胃癌的主要扩散方式之一。当胃癌侵犯浆膜层时,可直接浸润腹膜、邻近器官或组织,主要有胰腺、肝脏、横结肠及其系膜等,也可借黏膜下层或浆膜下层向上浸润至食管下端、向下浸润至十二指肠。

2.淋巴转移

淋巴转移是胃癌的主要转移途径,早期胃癌的淋巴转移率近20%,进展期胃癌的淋巴转移率高达70%左右。一般情况下按淋巴流向转移,少数情况也有跳跃式转移。胃周淋巴结分为以下23组(图4-6),具体如下:除了上述胃周淋巴结外,还有2处淋巴结在临床上很有意义,一是左锁骨上淋巴结,如触及肿大为癌细胞沿胸导管转移所致;二是脐周淋巴结,如肿大为癌细胞通过肝圆韧带淋巴管转移所致。淋巴结的转移率=转移淋巴结数目/受检淋巴结数目。

3.血行转移

胃癌晚期癌细胞经门静脉或体循环向身体其他部位播散,常见的有肝、肺、骨、肾、脑等,其中以肝转移最为常见。

4.种植转移

当胃癌浸透浆膜后,癌细胞可自浆膜脱落并种植于腹膜、大网膜或其他脏器表面,形成转移性结节,黏液腺癌种植转移最为多见。若种植转移至直肠前凹,直肠指诊可能触到肿块。胃癌卵巢转移占全部卵巢转移癌的50%左右,其机制除以上所述外,也可能是经血行转移或淋巴逆流所致。

5.胃癌微转移

胃癌微转移是近几年提出的新概念,定义为治疗时已经存在但目前常规病理学诊断技术还不能确定的转移。

(五)临床病理分期

国际抗癌联盟(UICC)1987年公布了胃癌的临床病理分期,尔后经多年来的不断修改已日趋合理。

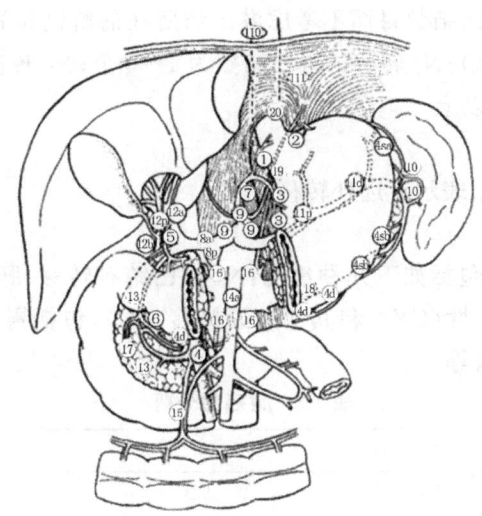

1.贲门右区;2.贲门左区;3.沿胃小弯;4sa.胃短血管旁;4sb.胃网膜左血管旁;4d.胃网膜右血管旁;5.幽门上区;6.幽门下区;7.胃左动脉旁;8a.肝总动脉前;8p.肝总动脉后;9.腹腔动脉旁;10.脾门;11p.近端脾动脉旁;11d.远端脾动脉旁;12a.肝动脉旁;12p.门静脉后;12b.胆总管旁;13.胰头后;14a.肠系膜上动脉旁;15.结肠中血管旁;16.腹主动脉旁(a1.膈肌主动脉裂孔至腹腔干上缘;a2.腹腔干上缘至左肾静脉下缘;b1.左肾静脉下缘至肠系膜下动脉上缘;b2.肠系膜下动脉上缘至腹主动脉分叉处);17.胰头前;18.胰下缘;19.膈下;20.食管裂孔;110.胸下部食管旁;111.膈上

图 4-6 胃周淋巴结分组

1.肿瘤浸润深度

用 T 来表示,可以分为以下几种情况:T_1,肿瘤侵及黏膜和/或黏膜肌(M)或黏膜下层(SM),SM 又可分为 SM_1 和 SM_2,前者是指癌肿越过黏膜肌不足 0.5 mm,而后者则超过了 0.5 mm。T_2,肿瘤侵及肌层(MP)或浆膜下(SS)。T_3,肿瘤浸透浆膜(SE)。T_4,肿瘤侵犯邻近结构或经腔内扩展至食管、十二指肠。

2.淋巴结转移

无淋巴结转移用 N_0 表示,其余根据肿瘤的所在部位,区域淋巴结分为 3 站,即 N_1、N_2、N_3。超出上述范围的淋巴结归为远隔转移(M_1),与此相应的淋巴结清除术分为 D_0、D_1、D_2 和 D_3(表 4-2)。

表 4-2 肿瘤部位与淋巴结分站

肿瘤部位	N_1	N_2	N_3
L/LD	3 4d 5 6	1 7 8a 9 11p 12a 14v	4sb 8p 12b/p 13 16a_2/b_1
LM/M/ML	1 3 4sb 4d 5 6	7 8a 9 11p 12a	2 4sa 8p 10 11d 12b/p 13 14v 16a_2/b_1
MU/UM	1 2 3 4sa 4sb 4d 5 6	7 8a 9 10 11p 11d 12a	8p 12b/p 14v 16a_2/b_1 19 20
U	1 2 3 4sa 4sb	4d 7 8a 9 10 11p 11d	5 6 8p 12a 12b/p 16a_2/b_1 19 20
LMU/MUL/MLU/UML	1 2 3 4sa 4sb 4d 5 6	7 8a 9 10 11p 11d 12a 14v	8p 12b/p 13 16a_2/b_1 19 20

表 4-2 中未注明的淋巴结均为 M_1,如肿瘤位于 L/LD 时 4sa 为 M_1。

考虑到淋巴结转移的个数与患者的 5 年生存率关系更为密切,UICC 在新 TNM 分期中,对淋巴结的分期强调转移的淋巴结数目而不考虑淋巴结所在的解剖位置,规定如下:N_0 无淋巴结转移(受检淋巴结个数须≥15);N_1 转移的淋巴结数为 1~6 个;N_2 转移的淋巴结数为 7~15 个;N_3 转移的淋巴结数在 16 个以上。

3. 远处转移

M_0 表示无远处转移;M_1 表示有远处转移。

4. 胃癌分期

分期见表 4-3,Ⅳ期胃癌包括如下几种情况:N_3 淋巴结有转移、肝脏有转移(H_1)、腹膜有转移(P_1)、腹腔脱落细胞检查阳性(CY_1)和其他远隔转移(M_1),包括胃周以外的淋巴结、肺脏、胸膜、骨髓、骨、脑、脑脊膜、皮肤等。

表 4-3 胃癌的分期

分期	N_0	N_1	N_2	N_3
T_1	ⅠA	ⅠB	Ⅱ	
T_2	ⅠB	Ⅱ	ⅢA	
T_3	Ⅱ	ⅢA	ⅢB	
T_4	ⅢA	ⅢB		
$H_1 P_1 CY_1 M_1$				Ⅳ

三、临床表现

(一)症状

早期患者多无症状,以后逐渐出现上消化道症状,包括上腹部不适、心窝部隐痛、食后饱胀感等。胃窦癌常引起十二指肠功能的改变,可以出现类似十二指肠溃疡的症状。如果上述症状未得到患者或医师的充分注意而按慢性胃炎或十二指肠溃疡病处理,患者可获得暂时性缓解。随着病情的进一步发展,患者可逐渐出现上腹部疼痛加重、食欲缺乏、消瘦、乏力等;若癌灶浸润胃周血管则引起消化道出血,根据患者出血速度的快慢和出血量的大小,可出现呕血或黑便;若幽门被部分或完全梗阻则可致恶心与呕吐,呕吐物多为隔宿食和胃液;贲门癌和高位小弯癌可有进食哽噎感。此时虽诊断容易但已属于晚期,治疗较为困难且效果不佳。因此,外科医师对有上述临床表现的患者,尤其是中年以上的患者应细加分析,合理检查以避免延误诊断。

(二)体征

早期患者多无明显体征,上腹部深压痛可能是唯一值得注意的体征。晚期患者可能出现:上腹部肿块、左锁骨上淋巴结肿大、直肠指诊在直肠前凹触到肿块、腹水等。

四、诊断

胃镜和 X 线钡餐检查仍是目前诊断胃癌的主要方法,胃液脱落细胞学检查现已较少应用。此外,利用连续病理切片、免疫组化、流式细胞分析、反转录酶-聚合酶链反应(RT-PCR)等方法诊断胃癌微转移也取得了一些进展,本节也将做一简单介绍。

(一)纤维胃镜

纤维胃镜优点在于可以直接观察病变部位,且可以对可疑病灶直接钳取小块组织做病理组织学检查。胃镜的观察范围较大,从食管到十二指肠都可以观察及取活检。检查中利用刚果红、亚甲蓝等进行活体染色可提高早期胃癌的检出率。若发现可疑病灶应进行活检,为避免漏诊,应在病灶的四周钳取 4~6 块组织,不要集中一点取材或取材过少。

(二) X 线钡餐检查

X 线钡餐检查通过对胃的形态、黏膜变化、蠕动情况及排空时间的观察确立诊断,痛苦较小。近年,随着数字化胃肠造影技术逐渐应用于临床使影像更加清晰,分辨率大为提高,因此 X 线钡餐检查仍是目前胃癌的主要诊断方法之一。其不足是不能取活检,且不如胃镜直观,对早期胃癌诊断较为困难。进展期胃癌 X 线钡餐检查所见与 Borrmann 分型一致,即表现为肿块(充盈缺损)、溃疡(龛影)或弥漫性浸润(胃壁僵硬、胃腔狭窄等)3 种影像。早期胃癌常需借助于气钡双重对比造影。

(三) 影像学检查

影像学检查常用的有腹部超声、超声内镜(EUS)、多层螺旋 CT(MSCT)等。这些影像学检查除了能了解胃腔内和胃壁本身(如超声内镜可将胃壁分为 5 层对浸润深度做出判断)的情况外,主要用于判断胃周淋巴结,胃周器官肝、胰及腹膜等部位有无转移或浸润,是目前胃癌术前 TNM 分期的首选方法。分期的准确性普通腹部超声为 50%,EUS 与 MSCT 相近,在 76% 左右,但 MSCT 在判断肝转移、腹膜转移和腹膜后淋巴结转移等方面优于 EUS。此外,MSCT 扫描三维立体重建模拟内镜技术近年也开始用于胃癌的诊断与分期,但尚需进一步积累经验。

(四) 胃癌微转移的诊断

胃癌微转移的诊断主要采用连续病理切片、免疫组化、RT-PCR、流式细胞术、细胞遗传学、免疫细胞化学等先进技术,检测淋巴结、骨髓、周围静脉血及腹腔内的微转移灶,阳性率显著高于普通病理检查。胃癌微转移的诊断可为医师判断预后、选择术式、确定淋巴结清扫范围、术后确定分期及建立个体化的化疗方案提供依据。

五、鉴别诊断

大多数胃癌患者经过外科医师初步诊断后,通过 X 线钡餐或胃镜检查都可获得正确诊断。在少数情况下,胃癌需与胃良性溃疡、胃肉瘤、胃良性肿瘤及慢性胃炎相鉴别。

(一) 胃良性溃疡

胃良性溃疡与胃癌相比较,胃良性溃疡一般病程较长,曾有典型溃疡疼痛反复发作史,抗酸剂治疗有效,多不伴有食欲缺乏。除非合并出血、幽门梗阻等严重的并发症,多无明显体征,不会出现近期明显消瘦、贫血、腹部包块甚至左锁骨上窝淋巴结肿大等。更为重要的是,X 线钡餐和胃镜检查,良性溃疡常小于 2.5 cm,圆形或椭圆形龛影,边缘整齐,蠕动波可通过病灶;胃镜下可见黏膜基底平坦,有白色或黄白色苔覆盖,周围黏膜水肿、充血,黏膜皱襞向溃疡集中。而癌性溃疡与此有很大的不同,详细特征参见胃癌诊断部分。

(二) 胃良性肿瘤

胃良性肿瘤多无明显临床表现,X 线钡餐为圆形或椭圆形的充盈缺损,而非龛影。胃镜则表现为黏膜下包块。

六、治疗

(一) 化疗

胃癌对化疗药物有低度至中度的敏感性。胃癌的化疗可于术前、术中和术后进行,本节主要介绍常用的术后辅助化疗。术后化疗的意义在于在外科手术的基础上杀灭亚临床癌灶或脱落的癌细胞,以达到降低或避免术后复发、转移的目的。目前对胃癌术后化疗的疗效仍存在较大的争议,一些荟萃分析显示术后化疗患者的生存获益较小。

1.适应证

(1)根治术后患者:早期胃癌根治术后原则上不必辅以化疗,但具有下列一项以上者应辅助化疗:癌灶面积>5 cm²、病理组织分化差、淋巴结有转移、多发癌灶或年龄<40岁。进展期胃癌根治术后无论有无淋巴结转移,术后均需化疗。

(2)非根治术后患者:如姑息性切除术后、旁路术后、造瘘术后、开腹探查未切除以及有癌残留的患者。

(3)不能手术或再发的患者:要求患者全身状态较好、无重要脏器功能不全。4周内进行过大手术、急性感染期、严重营养不良、胃肠道梗阻、重要脏器功能严重受损、血白细胞计数<3.5×10⁹/L,血小板计数<80×10⁹/L等不宜化疗。化疗过程中如出现上述情况也应终止化疗。

2.常用化疗方案

已证实胃癌化疗联合用药优于单一用药。临床上常用的化疗方案及疗效如下。

(1)FAM方案:由氟尿嘧啶(5-FU)、多柔比星(ADM)和丝裂霉素(MMC)三药组成,用法:5-FU (600 mg/m²),静脉滴注,第1、第8、第29、第36天;ADM 30 mg/m²,静脉注射,第1、第29天;MMC 10 mg/m²,静脉注射,第1天。每2个月重复一次。有效率为21%~42%。

(2)UFTM方案:由尿嘧啶替加氟(UFT)和MMC组成,用法:UFT 600 mg/d,口服;MMC 6~8 mg,静脉注射,1次/周。以上两药连用8周,有效率为9%~67%。

(3)替吉奥(S-1)方案:由替加氟(FT)、吉莫斯特(CD幽门螺杆菌)和奥替拉西钾三药按一定比例组成,前者为5-FU前体药物,后两者为生物调节剂。用法为:40 mg/m²,每天2次,口服;6周为1个疗程,其中用药4周,停药2周。有效率为44.6%。

近年胃癌化疗新药如紫杉醇类(多西他赛)、拓扑异构酶Ⅰ抑制药(伊立替康)、口服氟化嘧啶类(卡培他滨)、第三代铂类(奥沙利铂)等备受关注,含新药的化疗方案呈逐年增高趋势,这些新药单药有效率>20%,联合用药疗效更好,可达50%以上。此外,分子靶向药物联合化疗也在应用和总结经验中。

(二)放疗

胃癌对放射线敏感性较低,因此多数学者不主张术前放疗。因胃癌复发多在癌床和邻近部位,故术中放疗有助于防止胃癌的复发。术中放疗的优点:①术中单次大剂量(20~30 Gy)放疗的生物学效应明显高于手术前、后相同剂量的分次照射。②能更准确地照射到癌复发危险较大的部位,即肿瘤床。③术中可以对周围的正常组织加以保护,减少放射线的不良反应。术后放疗仅用于缓解由狭窄、癌浸润等所引起的疼痛以及对残癌处(非黏液细胞癌)银夹标志后的局部治疗。

(三)免疫治疗

生物治疗在胃癌综合治疗中的地位越来越受到重视。主要包括:①非特异性免疫增强剂,临床上应用较为广泛的主要有卡介苗、短小棒状杆菌、香菇多糖等。②过继性免疫制剂,属于此类的有淋巴因子激活的杀伤细胞(LAK)、细胞毒性T细胞(CTL)等及一些细胞因子,如白细胞介素-2(IL-2)、肿瘤坏死因子(TNF)、干扰素(IFN)等。

(四)中药治疗

中药治疗是通过"扶正"和"驱邪"来实现的,如人参、黄芪、六味地黄丸等具有促进骨髓有核细胞及造血干细胞的增生、激活非特异性吞噬细胞和自然杀伤细胞、加速 T 细胞的分裂、诱导产生干扰素等"扶正"功能。再如健脾益肾冲剂具有清除氧自由基的"祛邪"功能。此外,一些中药可用于预防和治疗胃癌化疗中的不良反应,如恶心、呕吐、腹胀、食欲减退,白细胞、血小板数减少和贫血等。

(五)基因治疗

基因治疗主要有抑癌基因治疗、自杀基因治疗、反义基因治疗、核酶基因转染治疗和基因免疫治疗等。虽然这些治疗方法目前多数还仅限于动物实验,但正逐步走向成熟,有望将来成为胃癌治疗的新方法。

(吴艳玲)

第五章 肠道疾病

第一节 功能性便秘

功能性便秘(functional constipation, FC)是临床常见的功能性胃肠病之一,主要表现为持续性排便困难,排便次数减少或排便不尽感。严重便秘者可伴有烦躁、易怒、失眠、抑郁等心理障碍。

一、病因和发病机制

FC 的发病往往是多因素的综合效应。

正常的排便生理包括产生便意和排便动作两个过程。直肠壁受压力刺激并超过阈值时引起便意,这种冲动沿盆神经、腹下神经传至腰骶部脊髓的排便中枢,再上升至丘脑达大脑皮质。若环境允许排便,则耻骨直肠肌和肛门内括约肌及肛门外括约肌松弛,两侧肛提肌收缩,盆底下降,腹肌和膈肌也协调收缩,腹压增高,促使粪便排出。正常排便生理过程中出现某一环节的障碍都可能引起便秘。研究发现 FC 患者可有直肠黏膜感觉减弱、排便动作不协调,从而发生排便出口梗阻。

相当多的 FC 患者有全胃肠或结肠通过时间延缓,低下的结肠动力无法将大便及时地推送至直肠,从而产生便秘。食物纤维不足,水分保留少,较少的容量难以有效地刺激肠道运动,肠内容物转运减慢,而结肠细菌消化食用纤维形成的挥发性脂肪酸和胆盐衍化的脱氧胆酸减少,它们刺激结肠的分泌、抑制水与电解质的吸收的作用降低,从而引起便秘。

排便习惯不良是便秘产生的重要原因。排便动作受意识控制,反复多次的抑制排便将可能导致胃肠通过时间延长、排便次数减少、直肠感觉减退。

长期便秘会产生顽固的精神心理异常,从而加重便秘。

二、临床表现

功能性便秘患者主要表现为排便次数减少(<3 次/周)、粪便干硬(指 Bristol 粪便性状量表的1型和2型粪便);由于粪便干结,患者可出现排便费力,也可以有排便时肛门直肠堵塞感、便不尽感,甚至需要手法辅助排便等。粪便性状与全胃肠传输时间具有一定相关性,提示结肠传

输时间延缓；在诸多的便秘症状中，排便次数减少、粪便干硬常提示为结肠传输延缓所致的便秘，如排便费力突出、排便时肛门直肠堵塞感、排便不尽感、需要手法辅助排便则提示排便障碍的可能性更大。

部分便秘患者有缺乏便意、定时排便、想排便而排不出（空排）、排便急迫感、每次排便量少、大便失禁等现象，这些症状更可能与肛门直肠功能异常有关。功能性便秘常见的伴随症状有腹胀及腹部不适、黏液便等。辛海威等在全国进行的多中心分层调查发现，15.1%慢性便秘患者有肛门直肠疼痛，尚不清楚慢性便秘与肛门直肠疼痛的内在联系。

老年患者对便秘症状的感受和描述可能不准确，自行服用通便药或采用灌肠也会影响患者的症状。在老年人，功能性排便障碍症状更常见。需要注意的是，不少老年人，便秘症状并不明显，他们仍坚持使用泻剂或灌肠。

功能性便秘患者病程较长，患者便秘表现多为持续性，也可表现为间歇性或时轻时重，与情绪、生活习惯改变、出差或季节有关。对长期功能性便秘患者，如排便习惯和粪便性状发生改变，需警惕新近发生器质性疾病的可能性。

便秘通常不会对营养状况造成影响。功能性便秘患者在体格检查多无明显腹部体征，在部分患者可触及乙状结肠袢和盲肠袢，肠鸣音正常。出现肠型、肠蠕动波和肠鸣音改变需要与机械性和假性肠梗阻鉴别。肛门直肠指诊可触及直肠内多量干硬粪块，缩肛无力、力排时肛门括约肌不能松弛提示患者存在肛门直肠功能异常。

此外，慢性便秘患者常伴睡眠障碍、紧张沮丧情绪，或表现为焦虑、惊恐、抑郁、强迫等，伴有自主神经功能紊乱的症状。精神心理因素是引起或加重便秘的因素，使患者对便秘的感受、便秘对生活的影响放大，也影响治疗效果。

三、诊断原则及流程

（一）诊断标准

功能性便秘罗马Ⅲ诊断标准。

(1)必须包括下列2个或2个以上的症状：①至少有25%的排便感到费力。②至少25%的排便为块状便或硬便。③至少25%的排便有排便不尽感。④至少25%的排便有肛门直肠的阻塞感。⑤至少有25%的排便需要人工方法辅助（如指抠、盆底支持）。⑥每周少于3次排便。

(2)如果不使用泻药，松散便很少见到。

(3)诊断肠易激综合征依据不充分。患者须在诊断前6个月出现症状，在最近的3个月满足诊断标准。

（二）鉴别诊断

需要鉴别的主要是继发性便秘，主要包括以下几种因素。①肠道疾病：结直肠肿瘤、肛管狭窄、直肠黏膜脱垂、Hirschsprung病。②代谢或内分泌紊乱：糖尿病、甲状腺功能减退、高钙血症、垂体功能低下、卟啉病。③神经源性疾病：脑卒中、帕金森病、多发性硬化、脊髓病变、自主神经病及某些精神疾病。④系统性疾病：系统性硬化、皮肌炎、淀粉样变。⑤药物：麻醉剂、抗胆碱能药物、含阳离子类药物（铁剂、铝剂、含钙剂、钡剂）、其他药物如阿片类制剂、神经节阻断药、长春碱类、抗惊厥药物、钙通道阻滞剂等。

（三）诊断流程

引起慢性便秘的原因很多，通过详细的病史采集、体格检查，结合适当的辅助检查，大多可以鉴别。诊断为功能性便秘者,如能区分其属于慢性传输性便秘或出口梗阻性便秘,对治疗有重要指导意义。

1.病史采集

询问患者病程及大便的频率、形状、便意、排便是否费力、有无不尽感、是否需要手法排便、用药史及盆腹腔手术史等,同时注意询问与便秘相关器质性疾病情况。

2.体格检查

注意患者全身状况,有无贫血;腹部检查有无包块或胃肠型;肛门视诊及指诊注意有无表皮脱落、皮赘、肛裂、脓肿、痔疮、直肠脱垂、肛门狭窄、直肠及肛管占位性病变、有无指套染血,指检时可让患者做排便动作,注意肛门外括约肌有无松弛或矛盾运动。还需进行神经系统相关检查,如会阴部感觉及肛门反射,如有异常注意有无神经系统病变;对男性患者,尚需注意前列腺及膀胱。

3.辅助检查

(1)患者一般常规进行粪常规及潜血检查,对疑有器质性病变患者应进行相应检查。特别是有报警体征者,如年龄超过40岁、贫血、便血、潜血阳性、消瘦、腹块、明显腹痛、有肿瘤家族史等,应进行内镜和必要的实验室检查。

(2)腹部平片:对于疑似肠梗阻患者,需进行腹平片检查。

(3)钡剂灌肠:可以发现乙状结肠冗长、巨结肠、巨直肠、狭窄及占位病变。

(4)肠功能检查:包括结肠动力检查、结肠传输实验、肛管直肠测压、直肠气囊排出试验等,非临床诊断必需,但对于科学评估肠功能、便秘分类、药物评估、治疗方法选择以及科学研究是必要的。

(5)排粪造影:可发现肛管直肠的功能及形态变化。

(6)肌电图:可以区分盆底随意肌群肌肉和神经功能异常,对出口梗阻型便秘的诊断具有重要意义。

四、治疗

由于各型便秘的发病机制不同,临床应综合患者对便秘的自我感受特点及相关检查结果,仔细分析并进行分型后采取相应的治疗措施,对于部分同时伴焦虑和抑郁的 FC 患者,应详细调查,判断精神因素和便秘的因果关系,必要时采取心理行为干预治疗。

(一)一般疗法

采取合理的饮食习惯,增加膳食纤维及水分的摄入量。另外,需保持健康心理状态,养成良好的排便习惯,同时进行适当有规律的运动及腹部按摩。

(二)药物治疗

经高纤维素饮食、训练排便习惯仍无效者或顽固性便秘者可考虑给予药物治疗。

1.泻剂

泻剂主要通过刺激肠道分泌、减少肠道吸收、提高肠腔内渗透压促进排便。容积性泻剂、刺激性泻剂及润滑性泻剂短时疗效理想,但长期服用不良反应大,停药后可加重便秘。渗透性泻剂不良反应相对较小,近年来,高效安全的新一代缓泻剂聚乙二醇(PEG)备受青睐,是一种长链高分子聚合物,口服后通过分子中氢键固定肠腔内水分子而增加粪便含水量,使粪便体积及重量增加,从而软化粪便,因肠道内缺乏降解 PEG 的酶,故其在肠道不被分解,相对分子量超过 3 000

则不被肠道吸收,还不影响脂溶性维生素吸收和电解质代谢,对慢传输型便秘和出口梗阻性便秘患者均有效。

2.促动力药物

西沙比利选择性促乙酰胆碱释放,从而加速胃肠蠕动,使粪便易排出,文献报道其治疗便秘的有效率50%～95%,但少数患者服药后可发生尖端扭转型室性心动过速伴QT间期延长,故已在多数国家中被撤出。莫沙比利、普芦卡比利为新型促动力药,是强效选择性5-HT$_4$受体激动剂,通过兴奋胃肠道胆碱能中间神经元及肌间神经丛运动神经元的5-HT$_4$受体,使神经末梢乙酰胆碱释放增加及肠肌神经对胆碱能刺激活性增高,从而促进胃肠运动,同时还增加肛管括约肌的正性促动力效应和促肛管自发性松弛。

3.微生态制剂

通过肠道繁殖并产生大量乳酸和醋酸而促进肠蠕动,有文献报道其近期疗有一定的疗效,但尚需进一步临床观察验证。

(三)清洁灌肠

对有粪便嵌塞或严重出口梗阻的患者需采用清洁灌肠帮助排便。一般采用甘油栓剂或开塞露灌肠。

(四)生物反馈疗法

该疗法借助声音和图像反馈刺激大脑,训练患者正确控制肛门外括约肌舒缩,从而阻止便秘发生。具有无痛苦、无创伤性、无药物不良反应的特点。生物反馈治疗FC的机制尚不十分明确。经过12～24个月随访观察后发现,便秘症状缓解率达62.5%,出口梗阻性便秘有效率达72.2%。生物反馈治疗不仅是一种物理治疗方法,且有一定的心理治疗作用,其症状的改善与心理状态水平相关联。目前,生物反馈疗法多用于出口梗阻性便秘患者的治疗。

(王艳洁)

第二节 溃疡性结肠炎

一、病因和发病机制

(一)病因

溃疡性结肠炎病因尚不十分明确,可能与基因因素、心理因素、自身免疫因素、感染因素等有关。

(二)发病机制

肠道菌群失调后,一些肠道有害菌或致病菌分泌的毒素、脂多糖等激活了肠黏膜免疫和肠道产酪酸菌减少,引起易感患者肠免疫功能紊乱造成的肠黏膜损伤。

二、临床表现

(一)临床症状

本病多发病缓慢,偶有急性发作者,病程多呈迁延发作与缓解期交替发作。

1.消化系统表现

腹泻、腹痛和便血为最常见症状。初期症状较轻,粪便表面有黏液,以后大便次数增多,粪中常混有脓血和黏液,可呈糊状软便。重者腹胀、食欲缺乏、恶心、呕吐,体检可发现左下腹压痛,可有腹肌紧张、反跳痛等。

2.全身表现

全身表现可有发热、贫血、消瘦和低蛋白血症、精神焦虑等。急性暴发型重症患者,出现发热、水电解质失衡、维生素和蛋白质从肠道丢失、贫血、体重下降等。

3.肠外表现

肠外表现可有关节炎、结节性红斑、口腔黏膜复发性溃疡、巩膜外层炎、前葡萄膜炎等。这些肠外表现在结肠炎控制或结肠切除后可以缓解和恢复;强直性脊柱炎、原发性硬化性胆管炎及少见的淀粉样变性等可与溃疡性结肠炎共存,但与溃疡性结肠炎本身的病情变化无关。

(二)体征

轻型患者除左下腹有轻压痛外,无其他阳性体征。重症和暴发型患者,可有明显鼓肠、腹肌紧张、腹部压痛和反跳痛。有些患者可触及痉挛或肠壁增厚的乙状结肠和降结肠,肠鸣音亢进,肝脏可因脂肪浸润或并发慢性肝炎而肿大。直肠指检常有触痛,肛门括约肌常痉挛,但在急性中毒症状较重的患者可松弛,指套染血。

(三)并发症

并发症主要包括中毒性巨结肠、大出血、穿孔、癌变等。

三、诊断要点

(一)症状

有持续或反复发作的腹痛、腹泻,排黏液血便,伴里急后重,重者伴有恶心、呕吐等症状,病程多在4周以上。可有关节、皮肤、眼、口及肝胆等肠外表现。需再根据全身表现来综合判断。

(二)体征

轻型患者常有左下腹或全腹压痛伴肠鸣音亢进。重型和暴发型患者可有腹肌紧张、反跳痛,或可触及痉挛或肠壁增厚的乙状结肠和降结肠。直肠指检常有压痛。

(三)实验室检查

血常规示小细胞性贫血,中性粒细胞增高。血沉增快。血清清蛋白降低,球蛋白升高。严重者可出现电解质紊乱,低血钾。大便外观有黏液脓血,镜下见红、白细胞及脓细胞。

(四)放射学钡剂检查

急性期一般不宜做钡剂检查。特别注意的是重度溃疡性结肠炎在做钡灌肠时,有诱发肠扩张与穿孔的可能性。钡灌肠对本病的诊断和鉴别诊断有重要价值。尤其对克罗恩病、结肠恶变有意义。临床静止期可做钡灌肠检查,以判断近端结肠病变,排除克罗恩病者宜再做全消化道钡餐检查。钡剂灌肠检查可见黏膜粗糙水肿、多发性细小充盈缺损、肠管短缩、袋囊变浅或消失呈铅管状等。

(五)内镜检查

临床上多数病变在直肠和乙状结肠,采用乙状结肠镜检查很有价值,对于慢性或疑为全结肠患者,宜行纤维结肠镜检查。内镜检查有确诊价值,通过直视下反复观察结肠的肉眼变化及组织学改变,既能了解炎症的性质和动态变化,又可早期发现恶变前病变,能在镜下准确地采集病变组织和分泌物以利排除特异性肠道感染性疾病。检查可见病变,病变多从直肠开始呈连续性、弥漫性分布,黏膜血管纹理模糊、紊乱或消失、充血、水肿、质脆、出血、脓性分泌物附着,亦常见黏膜粗糙,呈细颗粒状等炎症表现。病变明显处可见弥漫性、多发性糜烂或溃疡。重者有多发性糜烂或溃疡,缓解期患者结肠袋囊变浅或消失,可有假息肉或桥形黏膜等。肠镜图片见图 5-1、图 5-2。

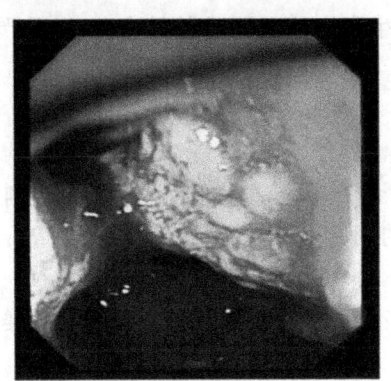
图 5-1 溃疡性结肠炎(一)

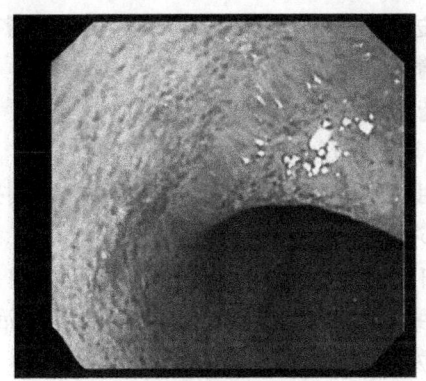
图 5-2 溃疡性结肠炎(二)

(六)黏膜活检和手术取标本

1.黏膜组织学检查

本病活动期和缓解期有不同表现。

(1)活动期表现:①固有膜内有弥漫性慢性炎性细胞、中性粒细胞、嗜酸性粒细胞浸润。②隐窝有急性炎性细胞浸润,尤其是上皮细胞间有中性粒细胞浸润及隐窝炎,甚至形成隐窝脓肿,脓肿可溃入固有膜。③隐窝上皮增生,杯状细胞减少。④可见黏膜表层糜烂、溃疡形成和肉芽组织增生。

(2)缓解期表现:①中性粒细胞消失,慢性炎性细胞减少。②隐窝大小、形态不规则,排列紊乱。③腺上皮与黏膜肌层间隙增宽。④潘氏细胞化生。

2.手术切除标本病理检查

手术切除标本病理检查可根据黏膜组织学特点进行。

(七)诊断方法

在排除细菌性痢疾、阿米巴痢疾、慢性血吸虫病、肠结核等感染性结肠炎及结肠 CD、缺血性结肠炎、放射性结肠炎等疾病基础上,具体诊断方法如下。

(1)具有临床表现、肠镜检查及放射学钡剂检查三项之一者可拟诊。

(2)如果加上黏膜活检或手术取标本做病理者可确诊。

(3)初发病例、临床表现和结肠镜改变均不典型者,暂不诊断为 UC,但须随访 3～6 个月,观察发作情况。

(4)结肠镜检查发现的轻度慢性直、乙状结肠炎不能与 UC 等同,应观察病情变化,认真寻找病因。

四、治疗原则

UC 的治疗应掌握好分级、分期、分段治疗的原则。分级指按疾病的严重度,采用不同药物和不同治疗方法;分期指疾病分为活动期和缓解期,活动期以控制炎症及缓解症状为主要目标,缓解期应继续维持缓解,预防复发;分段治疗指确定病变范围以选择不同给药方法,远段结肠炎可采用局部治疗,广泛性结肠炎或有肠外症状者则以系统性治疗为主。溃疡性直肠炎治疗原则和方法与远段结肠炎相同,局部治疗更为重要,优于口服用药。

(一)一般治疗

休息,进柔软、易消化富营养的食物,补充多种维生素。贫血严重者可输血,腹泻严重者应补液,纠正电解质紊乱。

(二)药物治疗

1.活动期的治疗

(1)轻度 UC:可选用柳氮磺吡啶(SASP)制剂,每天 3~4 g,分次口服;或用相当剂量的 5-氨基水杨酸(5-ASA)制剂。病变分布于远端结肠者可酌用 SASP 栓剂 0.5~1.0 g,2 次/天。氢化可的松琥珀酸钠盐 100~200 mg 保留灌肠,每晚 1 次。亦可用中药保留灌肠治疗。

(2)中度 UC:可用上述剂量水杨酸类制剂治疗,疗效不佳者,适当加量或改口服类固醇皮质激素,常用泼尼松 30~40 mg/d,分次口服。

(3)重度 UC:①如患者尚未用过口服类固醇激素,可用口服泼尼松 40~60 mg/d,观察 7~10 天。亦可直接静脉给药。已使用者应静脉滴注氢化可的松 300 mg/d 或甲泼尼龙 48 mg/d。②肠外应用广谱抗生素控制肠道继发感染,如氨苄西林、硝基咪唑及喹诺酮类制剂。③应嘱患者卧床休息,适当补液、补充电解质,防止电解质紊乱。便血量大者应考虑输血。营养不良病情较重者进要素饮食,必要时可给予肠外营养。④静脉类固醇激素使用 7~10 天后无效者可考虑应用环孢素静脉滴注,每天 2~4 mg/kg。应注意监测血药浓度。⑤慎用解痉剂及止泻剂,避免诱发中毒性巨结肠。如上述药物治疗效果不佳时,应及时予内外科会诊,确定结肠切除手术的时机与方式。

综上所述,对于各类型 UC 的药物治疗方案可以总结见表 5-1。

表 5-1 各类型溃疡性结肠炎药物治疗方案

类型	药物治疗方案
轻度 UC	柳氮磺吡啶片 1.0 g,po,qid 或相当 5-ASA
中度 UC	柳氮磺吡啶片 1.0 g,po,qid 或相当 5-ASA 醋酸泼尼松片 10 mg,Po,bid
重度 UC	甲泼尼龙 48 mg/d(或者氢化可的松 300 mg/d)静脉滴注 广谱抗生素(喹诺酮或头孢类+硝基咪唑类)

2.缓解期的治疗

症状缓解后,维持治疗的时间至少 1 年,一般认为类固醇类无维持治疗效果,在症状缓解后逐渐减量,应尽可能过渡到用 SASP 维持治疗。维持治疗剂量一般为口服每天 1.0~3.0 g,亦可用相当剂量的 5-氨基水杨酸类药物。6-巯基嘌呤(6-MP)或硫唑嘌呤等用于对上述药物不能维持或对类固醇激素依赖者。

(三)手术治疗

大出血、穿孔、明确的或高度怀疑癌变者;重度 UC 伴中毒性巨结肠,静脉用药无效者;内科治疗症状顽固、体能下降、对类固醇类药物耐药或依赖者应考虑手术治疗。

(王艳洁)

第三节 缺血性结肠炎

缺血性结肠炎是由各种因素导致某一段结肠供血不足或血液回流受阻所引起的病变,是下消化道出血的常见病因之一。本病1963年首先由Boley提出。临床上根据其严重程度可分为一过型、狭窄型和坏疽型,后又将其分为坏疽型和非坏疽型。人群发病率0.2%~10.0%,可发生于各个年龄组,但60岁以上的老人占90%。

一、病因与发病机制

凡能引起结肠缺血者均可致本病,如全身血流动力学异常或肠系膜血管病变。供血不足是病变的基础,炎症反应是其继发性改变。

本病好发于肠系膜下动脉供血区左半结肠,因为肠系膜下动脉从腹主动脉发出时呈较小锐角下行,与腹主动脉近乎平行,导致从胸主动脉冲下的栓子易进入形成栓塞。主要病因归纳如下。

(1)动脉狭窄或血栓形成、栓子脱落:动脉硬化是引起结肠缺血最常见的原因,特别是病变位于肠系膜动脉开口部位最为严重。粥样硬化斑块脱落形成栓子是另一常见原因。

(2)肠系膜静脉炎:糖尿病或结缔组织病累及肠系膜血管。

(3)育龄期妇女口服避孕药:可致静脉内膜炎,也可能由于激素水平变化,血液黏稠度增加。

(4)正常血流量减低:如心肌梗死、心肌病、充血性心力衰竭、休克、严重脱水、大出血等引起心脏排血量减少,外周血管灌注不良时,如弥漫性血管内凝血,可严重影响结肠血流灌注,导致缺血。

(5)肠管因素:当出现肠梗阻、肠粘连、肠系膜扭转及长期顽固性便秘、灌肠时,导致肠腔内压力增高,肠壁血流量降低,导致缺血。

(6)腹部手术损伤或结扎肠系膜下动脉。

(7)约15%的患者没有明确原因,可能与血管痉挛、肠道血流调节机制复杂有关。

当各种因素引起肠道缺血、缺氧时,肠黏膜及黏膜下层首先出现损伤,当缺血继续时,损伤向肌层及浆膜层方向发展,引起肠壁全层坏死。黏膜坏死使其防御能力降低,致病菌可侵入肠壁形成炎症,严重时可侵入腹腔或者血液导致腹膜炎及败血症。此外,肠道缺血时释放花生四烯酸、血管活性肽等炎症介质,从而加重炎症的发生,形成恶性循环,最后有效循环不足、发生代谢性酸中毒、中毒性休克及多器官功能衰竭,严重者危及生命。

二、诊断步骤

(一)病史采集要点

1.起病情况

本病多为突发性,可无明确诱因。

2.主要临床表现

本病一般发生于50岁以上老年人,表现为腹痛、继发便血和腹泻三联征。腹痛多为阵发性绞痛,位于左侧腹部或脐周。但老年人有时症状可不明显,须提高警惕。腹痛后多继发便血,排褐色或鲜红色血便,但出血量一般不多,基本不需要输血。大量肠液渗出、肠蠕动过快、肠黏膜坏死导致腹泻,部分出现里急后重。可伴有发热、恶心、呕吐、腹胀等症状。病变肠段扩张时可出现腹部膨隆。

3.既往病史

注意询问有无动脉硬化(高脂血症、冠心病等)、糖尿病、胶原血管病(如硬皮病、类风湿关节炎、系统性红斑狼疮)病史,有无口服避孕药或血管收缩药物史,注意最近是否有休克、大出血、脱水或心力衰竭等病史。

(二)体格检查要点

本病阳性体征并不明显,左下腹可呈轻度的压痛、反跳痛,直肠指检带血。肠鸣音可亢进、减弱甚至消失。严重时如肠坏疽、肠穿孔,可有明显的肌紧张、反跳痛。

(三)临床资料分析

1.大便常规及隐血

大便常规见红细胞、白细胞,隐血试验阳性。

2.血常规

外周血白细胞增高,核左移。

3.腹部X平片

腹部X平片见结肠内大量积气,病变处边缘呈锯齿状或乳头状突起,受累肠段痉挛收缩变细、结肠袋消失,重症可见肠壁内线性气影,甚至门静脉积气。

4.其他

必要时继续检查有关项目。

(四)内镜及组织病理学检查

1.结肠镜检查

结肠镜检查是诊断本病的主要和可靠的手段,但怀疑肠坏疽或穿孔时应避免做结肠镜检查。检查前不一定必须做肠道准备,检查时结肠内避免多充气及滑行。病变部位主要在左侧结肠,直肠罕见;病变呈节段性分布,与正常肠段之间有明显界限;活检后出血少;病变形态变化快。依据病程,内镜下分为3期。

(1)急性期:发病后1~3天,表现为黏膜不同程度的充血、水肿、血管网消失。黏膜常有散在的小出血点、红斑或浅表糜烂、不规则溃疡等。

(2)亚急性期:发病后3~7天,以明显的溃疡形成为特征,可呈纵行或潜行性。

(3)慢性期:发病后2周~3个月以内,结肠黏膜可完全恢复正常或有轻度慢性炎症改变,表现为水肿慢慢消失,溃疡逐渐变白,少数可出现肠腔狭窄。

病理学检查显示为结肠黏膜非特异性炎症改变,对病因诊断帮助不大,但可排除肿瘤、结核等。活检标本注意寻找黏膜及黏膜下层的血管病变,血管炎、血栓形成或多量含铁血黄素沉着较具有特征性。

2.气钡双重造影

结肠气钡双重造影有一定的诊断价值。其影像学特征性改变为:①指压痕征,出现率最高。②管腔狭窄,但能恢复正常。③多发龛影。④囊袋形成。但病情较重的缺血性结肠炎由于出血明显,钡剂不能很好地附着于肠黏膜,会导致影像不清;而且肠腔过度充气,会加重病情,严重时可导致肠穿孔,因此此检查不作为首选,须掌握好适应证。

3.超声检查

彩色多普勒超声能够测量门脉和肠系膜静脉的血流量,可见缺血性肠段的血液明显减少,对判断血管内血栓形成有一定价值,并有助于确定缺血的范围,判定预后。内镜超声检查表现为肠壁黏膜及黏膜下层的弥漫性增厚,回声不均。肠壁增厚不低于1.2 cm要高度怀疑坏疽型可能。

4.选择性肠系膜动脉造影

选择性肠系膜动脉造影有助于了解血管的走行分布,发现血管一些特征性病变,如肠系膜动脉分支变窄、肠道血管分支不规则、动脉弓痉挛及透壁血管充盈缺损等。但阴性结果并不能排除此病。

5.CT检查

CT检查可见不规则肠壁增厚、呈节段性分布,有时可发现引起缺血的血管性病变,对病因学诊断有一定帮助。

6.其他

大便培养均为阴性。可出现代谢性酸中毒、电解质紊乱、氮质血症等。血生化可出现转氨酶、淀粉酶、脂肪酶、乳酸脱氢酶、碱性磷酸酶等升高,但很少超过正常2倍以上。

三、诊断对策

(一)诊断要点

(1)年龄大于60岁的老人,尤其是既往有高血压、糖尿病、高脂血症、类风湿关节炎等基础疾病的患者,或长期口服避孕药的年轻女性。

(2)有突发性腹痛,继而出现便血、腹泻等典型临床表现。

(3)结肠镜、钡剂灌肠等辅助检查支持。

(二)鉴别诊断要点

本病临床表现无特异性,易造成误诊,须注意与其他疾病鉴别。

1.炎症性肠病

缺血性结肠炎最常被误诊为炎症性肠病,但缺血性结肠炎具有症状消失快,内镜下病变恢复快的特点,有别于其他肠道疾病。缺血性结肠炎多见于中老年人,而克罗恩病及溃疡性结肠炎多见于中青年人。缺血性结肠炎与溃疡性结肠炎相比,呈节段性分布,病变黏膜和正常黏膜分界清楚,不累及直肠;和克罗恩病相比,无鹅卵石样改变。

2.肿瘤

个别患者充血水肿严重,肠镜下表现为黏膜呈暗红色,结节状,甚至呈瘤样隆起,易误诊为结肠癌,须提高警惕。活检有疑问时,动态观察病情变化非常重要。

3.肠结核

中青年患者多合并肠外结核,主要是肺结核;有发热、盗汗等结核毒血症状;可能发现腹部包块,右下腹多见;慢性过程;卡介苗纯蛋白衍生物(PPD)试验阳性;抗结核治疗有效;纤维结肠镜检查病变主要在回盲部,活检发现干酪样坏死或分枝杆菌具有诊断意义。

4.抗生素致急性出血性结肠炎

有长期大量使用广谱抗生素史;患者多为老年、免疫功能低下等;大便中可能出现伪膜;大便中找到机会致病菌。

四、临床类型

本病按缺血程度分为3型。

(一)一过型

缺血程度轻、短暂,仅引起黏膜和黏膜下层的病理改变,但均可逆,能完全恢复正常。

(二)狭窄型

缺血程度较重或短暂反复发作,肠壁多次破坏、修复,纤维组织增生,引起肠管不可逆性狭窄。

(三)坏死型

缺血程度重、完全,发生速度快,造成肠壁扩张,全层坏死、穿孔。

五、治疗对策

(一)治疗原则

以对症支持治疗为主。

(二)治疗计划

(1)患者卧床休息、吸氧、禁食、胃肠减压和肠道外营养以减轻肠道负担,促进病变肠段的恢复。

(2)补充血容量,可用右旋糖酐-40改善微循环。

(3)纠正电解质、酸碱平衡紊乱。

(4)适当应用对肠道细菌敏感的抗生素,如甲硝唑或广谱抗生素等防治感染,可减轻内毒素血症,有利于肠缺血的恢复。

(5)可疑肠坏疽或穿孔时应及时剖腹探查以切除病变肠段。

(6)治疗方案的选择:大部分非坏死型结肠炎为一过性和自限性,即使没有特殊治疗,也可自行缓解。对于临床症状和体征较明显的患者,在积极治疗原发病的基础上,以对症支持治疗为主,并密切观察病情。约2%的患者即使进行积极的非手术治疗病情仍会进一步发展,如果出现腹部疼痛进行性加重,同时全身情况恶化,伴有白细胞计数增高、酸中毒等,提示有肠坏死的可能,应当及时进行结肠镜检查,确定肠坏死的范围和程度,然后进行剖腹探查。如果患者伴有明显的肠管扩张,最好先经结肠镜进行肠腔减压,再行手术。对于缺血性结肠炎引起的肠管狭窄,由于大部分患者是不完全狭窄,不会引起肠梗阻,无须手术。

六、病程观察及处理

(1)病情观察要点:观察腹痛、血便量及次数,记录大便量。观察血压和心率,避免因为禁食导致容量不足。症状持续者要加强腹部体征的观察。

(2)疗效判断与处理。

七、预后评估

由于缺血性结肠炎在临床上较少见,且大部分为一过性和自限性疾病,但确有部分患者发展迅速,预后凶险。本病的发展与转归取决于以下因素。

(1)血管闭塞或血流灌注不足的程度。

(2)闭塞血管的直径。
(3)缺血的时间与程度。
(4)缺血过程的发展速度。
(5)侧支循环建立的程度和有效性。

八、出院随访

观察患者大便情况,尤其是坏死型和狭窄型的患者要随访肠梗阻程度,必要时手术解除梗阻。

(王艳洁)

第四节　急性出血坏死性小肠炎

急性出血坏死性小肠炎是小肠的节段性出血坏死性炎症,起病急骤,病情重。四季均可见散发病例,夏秋季高发,我国南方发病率较北方为高,青少年、儿童发病率较成年为高,男性患者较女性为多。

一、病因和发病机制

本病病因不完全清楚,可能与发病有关的因素如下。

(一)感染因素

C型产气荚膜杆菌(产生B毒素的Welchii杆菌)感染被认为与发病有关,国内一项14例患者粪便培养报告7例中有Welchii杆菌。该菌为一种专性厌氧菌,其产生的B毒素可影响人体肠道的微循环,导致斑片状坏疽性肠道病变。另有部分患者的血及粪培养中发现有大肠埃希菌等革兰阴性菌、葡萄球菌或链球菌,也可能与病程中的化脓性病变有关。

(二)胰蛋白酶减少或活性减低

实验证明,胰蛋白酶在防止本病发病中起重要作用,胰蛋白酶能降解Welchii杆菌产生的B毒素。某些影响胰蛋白酶的因素可诱发本病:①长期的低蛋白饮食肠道内的胰蛋白酶处于较低水平。②某些食物,如生甘薯,生大豆粉等含有耐热性胰蛋白酶抑制因子,大量进食此类食物可使胰蛋白酶活性降低。③肠内蛔虫感染可产生一种胰蛋白酶抑制物,据统计约80%的本病患者合并肠蛔虫症。

(三)饮食不当

进食被病原菌污染的肉食及由素食习惯突然改变为肉食为主时,肠道内的生态环境发生改变,易于Welchii杆菌繁殖并产生大量毒素而致病。

(四)变态反应

根据起病迅速,患者粪、血培养中未能确定专一的病原菌,肠道病变为肠末端小动脉壁内纤维素样坏死和嗜酸性粒细胞浸润,有学者认为本病的发病与变态反应有关。

二、病理

病变最易发生在空肠下段和回肠,也可累及十二指肠、结肠和胃。可单发或多发,病变常发生于肠系膜对侧缘,与正常组织界限清楚,呈节段性分布,多发者病变肠段为"跳跃式"。

病理改变主要为肠壁小动脉内类纤维蛋白沉着,血栓形成造成小肠坏死出血。病变始于黏膜层,表现为水肿,散在片状出血,溃疡形成,表面坏死覆盖灰绿色假膜,病灶周围有大量嗜酸性粒细胞、中性粒细胞及单个核细胞浸润,逐渐向肌层发展甚至累及浆膜层以至腹腔内有混浊的血性渗出。病变肠道增厚变硬,严重者可致肠溃疡穿孔造成腹膜炎。肠壁肌间神经丛营养不良。肠系膜水肿可有淋巴结肿大软化。肠道外器官有时也发生病变,常见肝脂肪变,脾、肺间质炎变,肺水肿,偶有肾上腺灶性坏死。

三、临床表现

本病起病急骤,病前多有不洁饮食史,主要表现为腹疼、腹胀、腹泻、便血及全身毒血症。

(一)腹痛

本病起病时首先表现为脐周及左上腹痛,渐遍及全腹,腹痛为绞痛,初为阵发性,渐至持续痛,阵发加剧。

(二)腹泻

随腹痛出现腹泻,初为糊样便,渐至黄水样便,每天排便数次至10余次,无里急后重。

(三)便血

腹泻中多有便血,为血水样,果酱样便,重者可有暗红色血块,血便中常混有腐烂组织,有恶臭味。出血量不等,重者每天可达数百毫升,便血时间持续不等,可间断发作,长者达1个月。部分患者腹疼不重,以血便为主,病情较轻者仅有少量便血或便潜血阳性。

(四)腹胀呕吐

腹疼后多有腹胀。恶心,呕吐频繁,呕咖啡样或血水样物,常混有胆汁,部分患者可呕出蛔虫。

(五)全身中毒症状

起病时可有寒战,发热,体温一般38～39 ℃,少数可达41～42 ℃,持续4～7天。全身不适,虚弱,重者有嗜睡、谵妄、抽搐、昏迷,出现中毒性休克。

(六)体格检查

腹胀,腹肌紧张,肠型可见,有时可触及压痛性腹块,腹部压痛明显,可有反跳痛,有腹水时可叩出移动性浊音,早期肠鸣音亢进,有肠麻痹及腹水时肠鸣减弱或消失。中毒性休克时精神淡漠,神志障碍,皮肤呈花斑样,肢端湿冷,血压下降。

(七)并发症

本病并发症可有麻痹性肠梗阻、肠穿孔、腹膜炎等。

四、实验室及影像学检查

外周血白细胞升高达$(12～20)\times10^9/L$,中性粒细胞增多伴核左移。便隐血阳性,细菌培养部分患者可有大肠埃希菌、葡萄球菌、链球菌等生长,厌氧菌培养偶可发现产气荚膜杆菌。

X光以平片检查为主,可见小肠扩张积气或液平面,肠坏死穿孔可有气腹征,急性期钡餐造影易致肠穿孔,应为禁忌。急性期后钡餐可见肠管狭窄,扩张,僵直,肠间隙增宽,蠕动减弱或痉挛,肠壁增厚,黏膜粗糙,可有肠囊肿样充气。

五、诊断

可根据腹疼、便血、发热、休克等症状结合 X 光平片诊断。应与中毒性菌痢、急性 Crohn 病、急性阑尾炎、Meckel 憩室炎、阿米巴病、肠套叠、肠梗阻、过敏性紫癜等鉴别,本病常伴发蛔虫症,亦应注意鉴别。

六、治疗

本病主要采用内科治疗,结合中医治疗多可取得良效,必要时可行外科手术治疗。

(一)内科治疗

1.症状治疗

(1)支持疗法:患者应卧床休息并禁食(中药不禁),症状明显好转时可逐渐过渡到流质饮食,软食以至普通膳食,进食的时机应根据病情适时选择,过早进食病情可能反复,过迟则会使病情迁延。禁食中为保证机体的需要,应补充足够的热量、水、电解质及维生素。静脉补充葡萄糖和生理盐水,一般每天儿童补液量为 80~100 mL/kg,成人 2 500~3 000 mL,补液量要根据丢失液体及失血加生理需要来决定。患者消耗较重,补液应以葡萄糖为主,占补液量的 2/3~3/4,必要时可加输血浆、水解蛋白、氨基酸制剂、脂肪乳剂等。经补液治疗每天尿量可达 1 000 mL。便血严重及贫血时应输新鲜血,输血前可肌内注射苯海拉明 20 mg 防止输血反应。

(2)抗休克治疗:抢救休克是治疗成功的关键,应采取多种措施积极治疗。

补液纠正有效循环血容量不足:可输注生理盐水,林格氏液等晶体液或代血浆,血浆,清蛋白及新鲜全血,原则上晶体和胶体液交替使用。输液速度应适当以防肺水肿。

应用升压药:在补足血容量后如血压仍不升可考虑使用升压药。常用的升压胺类能增加心排血量,收缩外周小血管纠正休克。药物有间羟胺、多巴胺、去甲肾上腺素等,用药剂量、输液浓度及速度可依据病情和用药后血压情况来定。如同时存在酸中毒应及时纠正以提高血管对升压药的敏感性。

应用胆碱能受体阻滞剂:胆碱能受体阻滞剂可扩张小动脉改善微循环灌注,升高血压纠正休克;同时还能解除平滑肌痉挛,减少肠黏膜缺血;缓解腹痛;稳定溶酶体膜减轻组织坏死程度。近年来有人主张大剂量使用。常用山莨菪碱(654-2)成人 20 mg,小儿 0.5 mg/kg 稀释后静脉滴注,根据病情于 5~20 分钟后可重复给药至皮肤花斑消失,肢端转温,血压回升时逐渐减量并延长给药间隔,疗效较好,不良反应为心率增快,青光眼患者忌用。前列腺增生者慎用。

动脉输血:对中毒明显的顽固性休克或经输血补液及应用血管活性药物后血压仍不升高者可使用动脉输血。

人工冬眠:可调整血管舒缩反应,减少氧的消耗,减少毒素吸收,稳定病情。可试用于烦躁、谵妄、高热患者,应注意呼吸抑制的不良反应。

应用肾上腺皮质激素:激素能拮抗内毒素减轻毒血症;增强心肌收缩力,扩血管降低外周循环阻力,抗休克;稳定溶酶体膜减少渗出,抑制炎症介质,抗变态反应。一般主张早期、大剂量经静脉短时间应用。常用氢化可的松儿童 4~8 mg/kg,成人 200~300 mg 或地塞米松儿童 1~2.5 mg 成人 5~10 mg 每天 1 次静脉滴注,连用 3~5 天休克控制后及时停药,肾上腺皮质激素有加重肠道出血和促发肠穿孔的危险,应予注意。

抗休克治疗中宜依血流动力学监测结果,如中心静脉压及动脉压来选择药物。在血压上升并稳定后可给速尿40 mg静脉注射或20%甘露醇250 mL快速静脉滴注(20分钟内滴入)利尿,以防发生急性肾衰竭。

(3)纠正电解质、酸碱平衡失调:由于呕吐腹泻及禁食可出现低血钾和代谢性酸中毒,针对此二项治疗也很重要。

补钾:肠液一般含K^+ 30 mmol/L,严重腹泻是缺钾的重要原因。血K^+由4 mmol/L降至3 mmol/L时机体失K^+ 200～400 mmol,每天应补钾3～5 g,血K^+降至2 mmol/L时机体失K^+量400～800 mmol,每天应补钾8～12 g。补钾时最好保证尿量在1 000 mL/d以上,补钾浓度宜在0.3%以下,速度勿过快。肾功能不全者应慎重。宜用心电监护间接了解血钾情况。

纠正酸中毒:可输注5%碳酸氢钠,根据酸中毒程度决定用量。在酸中毒伴低血钾时存在细胞内低钾,酸中毒纠正后K^+转移至细胞内,加重低血钾,应注意及时补充。

(4)对症治疗:高热烦躁者可予解热镇静剂,物理降温或中药紫雪散;腹胀明显者,可用胃肠减压;便血严重者可试用静脉注射对羧基苄胺,止血敏,立止血及维生素K等,亦可试用凝血酶口服。腹疼明显可注射山莨菪碱或配合针刺治疗。

2.病因治疗

尽管确切的病因尚不清楚,针对可能的病因治疗临床上有效。

(1)抗感染。①抗生素治疗:本病发病与细菌感染有关,选用适当的抗生素可控制肠道内细菌,减轻病损,一般选用对革兰阴性菌敏感的抗生素。如氨苄青西林每天4～14 g;氯霉素儿童30～50 mg/kg成人1～1.5 g;庆大霉素儿童4 000～8 000 U/kg,成人16～24万U;卡那霉素儿童20～30 mg/kg,成人1～1.5 g,多黏菌素1～2.5 g,头孢唑啉,头孢噻肟,头孢三嗪等亦可选用。甲硝唑对厌氧菌有较好抗菌作用,一般用7.5 mg/kg每天4次静脉滴注或400 mg,每天4次口服,效果较好。抗生素治疗应早期、足量、联合使用,尽量静脉给药,一般选用二种作用机制不同的药物联用。使用中注意某些药物的变态反应,耳、肾毒性及骨髓抑制等不良反应。②抗血清治疗:Welchii杆菌感染与发病关系较密切,使用Welchii杆菌抗血清42 000～85 000 U静脉注射,有较好疗效。③驱虫治疗:本病合并蛔虫感染的患者很多,呕出蛔虫或粪中查到蛔虫卵者可加用驱虫药。如噻嘧啶每天10 mg/kg或枸橼酸哌吡嗪(驱蛔灵)儿童150 mg/kg成人3～3.5 g,与左旋咪唑150 mg每天2次联用,连服2天。

(2)胰蛋白酶治疗:胰蛋白酶浓度减低和/或活性减低与发病有关,补充胰蛋白酶可降解Welchii杆菌产生的B毒素并可清除肠内坏死组织。可用胰蛋白酶0.6～0.9 g每天3次口服,重者另加1 000 U每天1次,肌脉滴注,对减轻病情有利。

(3)抗变态反应治疗:色苷酸钠通过抑制磷酸二酯酶使cAMP浓度增加,稳定肥大细胞膜,阻止肥大细胞脱颗粒,从而抑制组胺、5-羟色胺、慢反应物质等变态反应介质的释放,并选择性抑制IgE与变应原结合,对Ⅰ型和Ⅲ型变态反应有良好的预防及治疗作用。用量为100～600 mg,每天3次。

3.中医学治疗

近年来采用中西医结合治疗本病取得了很好的疗效。本病中医学属于肠痈热毒壅滞,热毒结腑范畴,在采用西药治疗的同时可根据不同征象,辨证施治。治则以清热解毒,凉血止血,通里攻下,补气摄血为主,方用黄连解毒汤,大承气汤,小承气汤,据证加减。病变后期则以健脾益气为主,方用竹叶石膏汤加减。亦可采用针刺治疗。

(二)外科治疗

一般内科中西医结合治疗即可,危重患者或内科治疗效果不著,病情加剧伴严重并发症时常需外科手术治疗。

1. 手术指征

(1)反复大量肠出血,经中西医结合治疗无效休克不能纠正。

(2)已有肠穿孔或严重腹胀经胃肠减压无效有肠穿孔危险。

(3)肠道毒素持续吸收出现败血症、感染性休克中西医结合治疗无效。

(4)腹膜炎有大量脓性血性腹水或腹腔脓肿需手术引流。

(5)不能排除其他需手术解决的急腹症。

对有明显指证者争取早期手术效果较好。

2. 手术方法

宜根据患者的全身情况及病变程度决定手术方法。

(1)以肠管充血、黏膜下出血为主,无肠坏死或肠穿孔者可用0.25%普鲁卡因做肠系膜局部封闭改善病变肠段微循环,促进肠蠕动。

(2)病变较重有范围局限的肠坏死,可做坏死肠段的彻底切除,(切除范围应大于坏死范围),后行肠端端吻合。

(3)肠坏死病变广泛,肠穿孔者行肠段切除,穿孔修补或肠外置术,无法切除者行造口术,腹膜炎行相应处理。

术后应继续行内科治疗。

七、预后

休克为本病的重要死亡原因之一,病死率因被观察患者的病情不同报道不一,在5%~50%。我国发病病情以南方为重,少年儿童较青壮年为重。疾病过程严峻,但如治疗得当,度过危险期可以痊愈,一般不再复发,不留后遗症。

(王艳洁)

第五节 慢性假性肠梗阻

慢性假性肠梗阻(chronic intestinal pseudo obstruction,CIPO)是一种以肠道不能推动肠内容物通过未阻塞的肠腔为特征的胃肠动力疾病,常发生于小肠、结肠,可累及整个消化道和所有受自主神经调节的脏器和平滑肌,是一组具有肠梗阻症状和体征,但无肠道机械性梗阻证据的临床综合征。本病常反复发作,虽不是常见病,但如被忽视,患者可能遭受不必要的手术,甚至使病情的诊治更加复杂,其发病机制是因肠道肌电活动功能紊乱造成的肠道动力障碍。

一、病因

慢性假性肠梗阻(CIPO)的病因可分为原发性和继发性2类。

原发性CIPO是由肠平滑肌异常或肠神经系统异常造成,Howard报道30%的CIPO具有家族聚集性,遗传方式主要是常染色体显性遗传,少数为常染色体隐性遗传。

继发性 CIPO 有 5 种病因:①结缔组织病,如系统性红斑狼疮、硬皮病、肌萎缩、淀粉样变性等。②神经系统疾病,如帕金森病、南美锥虫病、内脏神经病、肠道神经节瘤病等。③内分泌疾病,如糖尿病、甲状腺功能亢进或甲状旁腺功能低下等。④药物,如吩噻嗪类、三环类抗抑郁药、抗帕金森病药、神经节阻断药、可乐定、吗啡、哌替啶、白介素-2、长春新碱等。⑤其他,如低钾、低钠、高钙、手术后、副癌综合征、巨细胞病毒或 EB 病毒感染等。

CIPO 的常见病因见表 5-2。

表 5-2 CIPO 常见病因

原发性假性肠梗阻
1.家族性
家族性内脏疾病、家族性内脏神经病
2.非家族性(散发性)
内脏疾病、内脏神经病、正常组织学变异
继发性假性肠梗阻
1.疾病影响肠平滑肌
(1)胶原血管病:硬皮病、SLE、皮肌炎或多发性肌炎
(2)淀粉样变
(3)主要为肌病,如肌营养不良、进行性肌营养不良、Duchenne 肌营养不良
2.内分泌疾病
甲减或黏液性水肿、糖尿病、甲旁减、嗜铬细胞瘤
3.神经疾病
Parkinson 病、Hirchspung 病和 Waardenburg Hirschsprung 病、家族性自身免疫性功能障碍、类癌综合征
4.感染
Chagas 病、病毒(巨细胞病毒、EB 病毒)感染
5.药物
麻醉药、三环抗抑郁药、可乐定(clonidine)、抗帕金森病药、抗胆碱能药或神经节滞药、长春新碱

二、临床表现

CIPO 的主要症状有腹胀、腹痛、恶心、呕吐、腹泻、便秘;主要的体征有营养不良、体重下降、腹部膨隆、有压痛而无肌紧张、肠鸣音通常不活跃或很少出现,有胃扩张者可发现振水音。

CIPO 的临床表现与梗阻的部位和范围有关,如梗阻主要在小肠,则以呕吐和脂肪泻为主要表现,同时易继发营养不良、叶酸和维生素 B_{12} 缺乏及低蛋白血症;如梗阻主要在结肠,则以腹胀和便秘为主要表现,常伴有严重的粪便嵌塞。

三、辅助检查

(一)影像学检查

影像学检查用于鉴别机械性肠梗阻,普通腹部平片对诊断价值不大,很多 CIPO 的平片表现与机械性肠梗阻非常类似。此外平片灵敏度低,高达 20% 的患者钡剂造影异常,但之前的普通平片表现正常。平片显示出小肠扩张已多在疾病晚期,之前可能就会存在测压和临床方面诊断 CIPO 的证据。消化道钡餐造影检查可排除机械性肠梗阻,还可对功能紊乱的主要部位提供线索。肌病型 CIPO 有显著的十二指肠扩张,结肠袋消失、收缩减少及结肠直径增加。神经源性 CIPO 表现则多样化,少有特异性表现。

(二)内镜检查

内镜检查用于排除食管、胃、十二指肠和结肠机械性梗阻。常规的黏膜组织活检对 CIPO 的诊断没有帮助,除非取样深达肌层和肌间神经丛。

(三)胃肠动力检查

1.胃肠道转运试验

在排除机械性肠梗阻之后,胃肠道转运试验是有效的非侵入性检查。放射性核素(闪烁扫描)可以特异地评价消化道各器官的转运功能。用 ^{99m}Tc 标记的固体餐测试胃排空是诊断胃排空延迟的金标准。用 ^{99m}Tc 和 ^{131}I 标记的固体闪烁扫描的可评价小肠和结肠功能。这些检查应有健康人对照,且在禁食状态下进行,以避免由运转新鲜食物所引起的运转时间误差。近来报道胃排空异常和小肠固态食物转运异常可作为诊断 IPO 的依据。小肠转运试验往往被胃排空延迟干扰,Gryback 等使用从胆汁排泄的静脉示踪剂 ^{99m}Tc-HIDA,这项新技术可直接显示小肠转运,并证实 IPO 小肠运动减慢,与压力检查异常一致。

2.动力检查

测压有助于 IPO 的诊断。如果排除了机械性肠梗阻,胃或小肠转运减慢,胃和上段小肠测压评价可确诊 IPO。测压评价要有禁食和餐后 2 种状况与健康人对照组比较。测压还能区分神经源性和肌病型。在神经源性中,压力波幅正常,但 MMC 结构和相位传播异常,持续不协调的运动活跃,相位波暴发,转化为餐后模式异常。而肌病型受累段波幅减低或压力波消失。小肠丛集性收缩提示远端机械性梗阻,这种情况需要做其他检查。食管测压可提示硬皮病、贲门失弛缓症或 HSD。一些 IPO 的患者与 HSD 类似,肛门直肠测压显示肛门内括约肌不能对直肠膨胀做出反应性的松弛。IPO 胃电图显示餐前胃动过速或餐后 30 分钟的电活动明显异常,也有助于诊断。

(四)肠壁全层组织活检

自剖腹手术或腹腔镜取的结肠全层组织活检可确诊 CIPO。用 Smith 银染色分析纵向的全层组织活检的标本可显示肌间神经丛淋巴细胞和浆细胞浸润、嗜银神经元数目和比例变化、神经元纤维化、核内出现包涵体。免疫组织化学染色则显示表达 c-kit 基因的 Cajal 细胞消失或分布异常。组织学检查还可发现比正常更大的肠神经节或无神经节细胞缺失时,外源性神经分布增加(如 HSD 时),也有人认为是假性梗阻的继发改变。

有报道 CIPO 时特异的神经肽和神经递质(例如 P 物质和 VIP)缺乏,但对单一神经肽和神经递质特殊染色尚未用于临床。过去认为全层活检是诊断成立的要素,但现在有了特异性的非侵入性动力检查(如转运试验和测压),全层活检不再是诊断 CIPO 必不可少的手段了。

(五)实验室检查

实验室检查主要用于鉴别继发性 CIPO。如提示风湿性或内分泌性疾病,则适当选择相应的实验室检查。如 CIPO 继发于小细胞肺癌的副癌综合征,血清中可查到抗 Hu(抗神经元核抗体)。抗 Hu 并不是恶性肿瘤的特异性抗体,但在未发现原发肿瘤灶却有肠神经节细胞缺失的患者中滴度可以很高。

四、诊断和鉴别诊断

诊断应结合病史、体征(如营养不良表现、腹部振水音与膀胱增大)、实验室检查、X 线表现与食管及小肠测压等(表5-3)。约1/3患者有家族史。部分患者剖腹手术,见不到梗阻征象。继发性患者可查出系统性疾病的症状与体征,及神经系统与自主神经系统功能异常。如患者有神经系统表现,应进一步做检查(包括MRI),以排除脑干肿瘤。肌电图与神经系统检查可检出系统性肌肉病或周围神经病。

表5-3 机械性肠梗阻与慢性假性肠梗阻的鉴别

鉴别方法	机械性肠梗阻	慢性假性肠梗阻
病史	患者多为成年人,过去多有腹部外伤、感染或手术史无任何遗传性疾病的症状	10岁以前已有病症,为突发性病变,无明显诱因患者可能有家族遗传性病症,如手指的拱形指纹、二尖瓣脱垂或关节异常松弛,也可以有硬皮症、肌肉萎缩或恶病质表现
临床症状	便秘或绝对便秘,2次发作之间基本无病痛	有时腹泻,有时便秘,2次发作之间仍可能有腹痛、恶心、呕吐或食欲缺乏
胃肠运动功能监测	食管与胃正常,压力测试也无检查异常	食管和胃也可能无蠕动能力或有扩张现象,压力测试也可能发现括约肌无力或无蠕动力
X线检查	腹部平片上仅见梗阻近端之肠道扩张,钡灌肠也可能发现结肠梗阻	平片上有时可见多处气液平面,但无梗阻现象钡灌肠可能发现有结肠脱垂或大口径结肠憩室
静脉肾盂造影(IVP)	无泌尿道症状,IVP见肾盂和输尿管多正常	有时有尿潴留和尿路感染,IVP可能发现肾盂和输尿管扩张
手术所见	手术时可发现肠梗阻原因	手术时不能发现任何肠梗阻原因
病理	扩张肠管之肠壁全层切片无任何神经丛、平滑肌病变	扩张肠管之全层活检多能发现肠壁神经丛、平滑肌不发育或衰退现象

北京协和医院总结的CIPO诊断标准为:临床上有肠梗阻的症状和体征;腹平片证实有肠梗阻的存在;有关检查明确排除了机械性肠梗阻;消化道造影检查发现有肠管的扩张或肠蠕动减慢、消失;消化道压力测定异常,胃肠通过时间明显延长。

五、治疗

目前有关假性肠梗阻的病因尚无法根除,故治疗CIPO的目标是缓解临床症状,保持营养与维持电解质平衡,减少并发症,改善和恢复肠动力。

(一)一般治疗

CIPO的急性发作期,应禁食、禁水,行胃肠减压肛门排气,静脉输液及营养支持,保持水、电解质平衡和消除诱发因素。

因为禁食或吸收障碍CIPO常导致营养不良。适当的饮食包括低纤维、低乳糖,要素膳或以多肽为主的食物。流质和浓汤对胃排空延迟的患者有益。

由于摄入少且吸收不良,患者需要肌内注射维生素B_{12}或口服叶酸、维生素A、维生素D、维生素E、维生素K、钙和铁。

完全肠道外营养(TPN)可提供足够的营养,一般适用于家族性CIPO和严重肌病型的儿童。长期TPN费用昂贵并易导致感染、血栓、胰腺炎和淤胆性肝损害,甚至肝衰,故应在TPN前尝试胃造口或空肠造口营养。

(二)药物治疗

CIPO 缺乏有效的药物治疗。

1. 促动力药

(1)甲氧氯普胺和红霉素可能对一些患者临时有效,但有不良反应。由于快速耐药反应,红霉素在 CIPO 的治疗中作用有限。

(2)新斯的明是胆碱酯酶抑制药,由于其胆碱能不良反应和潜在致心律失常的危险,将其用于 CIPO 的治疗是不恰当的。

(3)多潘立酮、西沙必利也在 CIPO 中使用,西沙必利能改善 MMC 正常且无迷走神经功能紊乱患者的症状。

(4)5-HT 受体部分激动药替加色罗可能对 CIPO 有效,替加色罗是与西沙必利类似的促动力药,且没有心脏毒性。替加色罗能加速蠕动和增加消化道动力,并能加速正常男性的胃排空和促进 IBS 患者小肠和盲肠的转运。

2. 奥曲肽

奥曲肽为长效生长抑素的类似物,国外学者用奥曲肽治疗继发于硬皮病的 CIPO 取得了良好效果,对治疗 CIPO 和继发的小肠细菌过度生长也有效。

奥曲肽主要通过抑制肠内源性神经肽,如 VIP、胰岛素、胰高血糖素、肠源胰高血糖素释放起作用。因为奥曲肽能减低胃动力,在治疗 CIPO 时有时与红霉素联合使用。

3. 抗生素

抗生素的适应证为继发于细菌过度生长的腹泻。由于 CIPO 肠道转运的延迟,故标准氢呼吸试验对诊断 CIPO 患者细菌过度生长缺乏敏感性,应采用小肠吸出物行微生物分析(培养)。可适当应用广谱抗生素治疗,如环丙沙星、甲硝唑、多西环素、四环素、阿莫西林-双氧青霉素(克菌)等。

(三)电起搏

胃和肠电起搏理论上是可行的,并可能成为难控制的 CIPO 患者的治疗手段之一。目前 CIPO 电起搏研究的焦点是改善胃轻瘫,已获得初步成功。小肠和结肠电起搏仍不能用于临床且难以发展。

(四)手术治疗

本病手术治疗效果不确切,故原则上不行手术治疗。但对于腹部 X 线检查提示病变肠管直径超过 9 cm 者,若不积极处理,将导致肠穿孔、肠破裂。对病变范围局限的假性肠梗阻,如巨十二指肠和巨结肠,采用节段性切除术,可收到较好效果。但病变较为广泛者,手术效果并不理想。

1. 肠切除术

切除无功能肠段或做上、下肠段旁路移植。巨结肠和严重腹泻患者行全结肠切除术与空肠-直肠吻合术。严重的小肠梗阻与大量的小肠分泌导致体液损失严重的患者,可行小肠切除。

2. 松解术

孤立巨大十二指肠,可行十二指肠空肠侧-侧吻合术,以减轻十二指肠压力,亦可行十二指肠成形术。

3. 肠移植术

近年报道的小肠移植术为手术治疗增加了新的选择。由于目前该手术病例数不多,因此临床经验不足。但对严重小肠受累,需依赖全胃肠外营养的患者,值得尝试使用。

六、诊治程序

具体诊治程序见图 5-3。

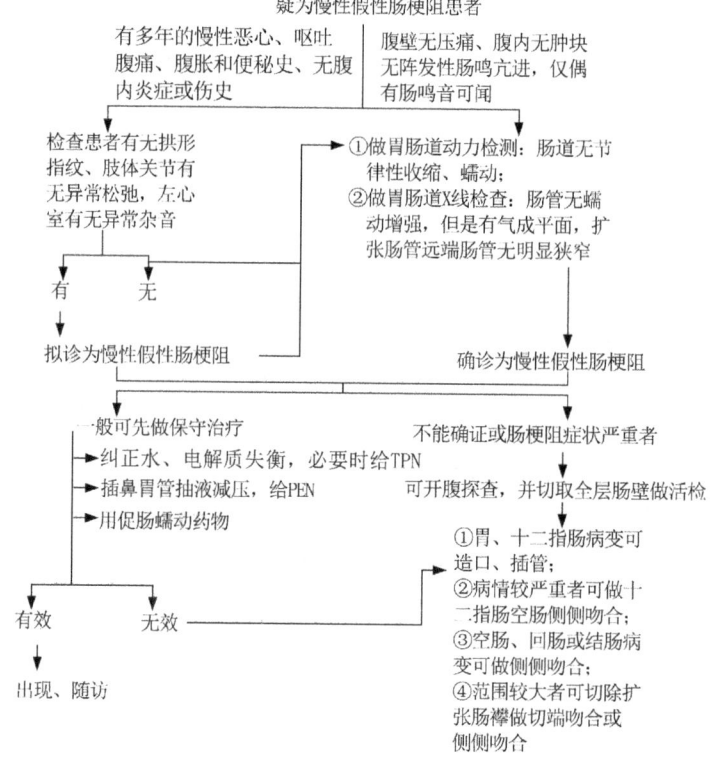

图 5-3 诊治程序

（王艳洁）

第六节 肠 结 核

肠结核是由结核分枝杆菌侵犯肠道引起的慢性特异性感染,绝大多数继发于肠外结核,过去在我国比较常见。由于人民生活水平的提高、卫生保健事业的发展及肺结核患病率的下降,本病已逐渐减少。据国内统计约占综合医院收治患者总数的 0.49%。

本病多见于青少年及壮年,年龄在 30 岁以下者占 71.5%,40 岁以下者占 91.7%,男女之比为 1∶1.85,男女分布的差别在 40 岁以下比较显著,而 40 岁以上大致相同。

一、病因和发病机制

肠结核多由人型结核分枝杆菌引起,少数饮用未经消毒的带菌牛奶或乳制品,也可发生牛型结核杆菌所致的肠结核。

结核分枝杆菌侵犯肠道主要是经口感染。患者多有开放性肺结核或喉结核,因经常吞下含结核杆菌的痰液,可引起本病。或经常和开放性肺结核患者共餐,忽视餐具消毒隔离,也可致病。

此外，肠结核也可由血行播散引起，见于粟粒型结核；或由腹腔内结核病灶，如女性生殖器结核的直接蔓延引起。结核病的发生是人体和结核杆菌相互作用的结果。结核分枝杆菌经各种途径进入人体，不一定致病。只有当入侵的结核杆菌数量较多，毒力较大，并有机体免疫功能异常，肠功能紊乱引起局部抵抗力削弱时，才会发病。

结核分枝杆菌进入肠道后好发于回盲部，其次为升结肠，少见于空肠、横结肠、降结肠、十二指肠和乙状结肠等处，罕见于直肠。此与下列因素有关：①含结核分枝杆菌的肠内容物在回盲部停留较久，结核杆菌有机会和肠黏膜密切接触，增加了肠黏膜的感染机会。②回盲部有丰富的淋巴组织，而结核分枝杆菌容易侵犯淋巴组织，因此回盲部成为肠结核的好发部位，随着病变发展，感染可从回盲部向上、向下扩散。

二、病理

本病的病理变化随人体对结核分枝杆菌的免疫力与变态反应的情况而定。如果人体的变态反应强，病变以渗出性为主；当感染菌量多、毒力大，可有干酪样坏死，形成溃疡，称为溃疡型肠结核。如果机体免疫状态良好，感染较轻，则表现为肉芽组织增生，进一步可纤维化，成为增生型肠结核。实际上，兼有这两种病变者并不少见，称为混合型或溃疡增生型肠结核，其病理所见是两型的综合。兹将溃疡型和增生型病理特征分述如下。

（一）溃疡型肠结核

在肠壁的集合淋巴组织和孤立淋巴滤泡呈充血、水肿等渗出性病变，进一步发展为干酪样坏死，随后形成溃疡，常围绕肠周径扩展，其边缘不规则，深浅不一，有时可深达肌层或浆膜层，并累及周围腹膜或邻近肠系膜淋巴结。溃疡边缘与基底多有闭塞性动脉内膜炎，故引起出血的机会较少。在慢性发展过程中，病变肠曲和附近肠外组织紧密粘连，所以溃疡一般不发生急性穿孔。晚期患者常有慢性穿孔，形成腹腔脓肿或肠瘘。在修复过程中，因大量纤维组织增生和瘢痕形成，可使肠段收缩变形，从而引起肠管环形狭窄。但引起肠梗阻者仅少数，由于动脉管壁增厚，内腔狭窄，甚至闭塞，因血管有闭塞性内膜炎，故因溃疡而致大出血者少见。

（二）增生型肠结核

病变多局限在盲肠，有时可涉及升结肠的近段或回肠末端，有大量结核肉芽肿和纤维组织增生，使肠壁有局限性增厚与变硬。往往可见瘤样肿块突入肠腔，使肠腔变窄，引起梗阻。

三、诊断

（一）临床表现

肠结核的临床表现在早期多不明显，多数起病缓慢，病程较长，如与肠外结核并存，其临床表现可被遮盖而被忽略。因此，活动性肠外结核病例如出现明显的消化道症状。应警惕肠结核存在的可能性。本病主要临床表现可归纳如下。

1.腹痛

腹痛是本病常见症状之一，疼痛多位于右下腹，反映出肠结核好发于回盲部的病理特征；然而也可在中上腹或脐周，系回盲部病变引起的牵涉痛，经仔细检查可发现右下腹压痛点。疼痛性质一般为隐痛或钝痛，有时在进餐时诱发，由于回盲部病变使胃回肠反射或胃结肠反射亢进，进食促使病变肠曲痉挛或蠕动加强，从而出现疼痛与排便，便后可有不同程度的缓解。在增生型肠结核或并发肠梗阻时，有腹绞痛，常位于右下腹，伴有腹胀、肠鸣音亢进、肠型与蠕动波。

2.大便习惯异常

由于病变肠曲的炎症和溃疡使肠蠕动加速,肠排空过快,以及由此造成的继发性吸收不良,因此腹泻是溃疡型肠结核的主要临床表现之一,腹泻常具有小肠性特征,粪便呈糊样或水样,不含黏液或脓血。不伴有里急后重。一般每天排便2~4次,如果病变严重,涉及范围较广,则腹泻次数增多,有达每天十余次者。溃疡涉及乙状结肠或横结肠时,大便可含黏液、脓液,但便血者少见。此外,间有便秘,大便呈羊粪状,腹泻与便秘交替。在增生型肠结核多以便秘为主要表现。

3.腹部肿块

腹部肿块主要见于增生型肠结核,系极度增生的结核性肉芽肿使肠壁呈瘤样肿块。在少数溃疡型肠结核合并有局限性结核性腹膜炎者,因其病变肠曲和周围组织粘连,或包括有肠系膜淋巴结结核,也可出现腹部肿块。腹部肿块常位于右下腹,一般比较固定,中等质地,伴有轻重不等的压痛。

4.全身症状和肠外结核的表现

全身症状和肠外结核的表现常有结核毒血症,以溃疡型肠结核为多见,表现轻重不一,多数为午后低热或不规则热、弛张热或稽留热,伴有盗汗。患者倦怠、消瘦、苍白,随病程发展而出现维生素缺乏、脂肪肝、营养不良性水肿等表现。此外,也可同时有肠外结核,特别是肠系膜淋巴结结核、结核性腹膜炎、肺结核的有关表现。增生型肠结核一般病程较长,但全身情况较好,无发热或有时低热,多不伴有活动性肺结核或其他肠外结核证据。

5.腹部体征

无肠穿孔、肠梗阻或伴有腹膜结核或增生型肠结核的病例,除在右下腹部及脐周有压痛外,通常无其他特殊体征。

(二)实验室检查

1.血常规与血沉常规化验

血常规与血沉常规化验可有外围血红细胞减少,血红蛋白下降,在无并发症的患者白细胞计数一般正常。红细胞沉降率多明显加速,可作为随访中评定结核病活动程度的指标之一。

2.结核菌素试验

结核菌素试验如为强阳性,说明有结核分枝杆菌感染,可做诊断时的参考。一般成人皆受过结核分枝杆菌感染,所以一般阳性对诊断帮助不大。本试验方法有多种,目前国内主要采用的是皮内注射法。常用的为1/2 000稀释液,每毫升含50个结素单位(U),0.1 mL含5个单位,因皮内法技术易掌握,剂量准确,试验结果易判定。

检查方法及判定标准:①检验反应时间以72小时最适宜。②用手指轻轻抚摸注射局部,查知有无硬结,如有硬结,应用毫米刻度的透明尺测量之。③硬结大小记录反应的判断:硬结平均直径大小用毫米数记录之。如硬结平均直径≥5 mm为阳性反应,<5 mm为阴性反应,3岁以下≥15 mm为强阳性,成人≥20 mm为强阳性。④查验反应应在良好光线下进行,但需避免日光直接照射。反应分度:阴性,(−)只有针眼,硬结。阳性:(+)硬结平均直径为5~9 mm;(++)硬结平均直径为10~19 mm;强阳性(+++)硬结平均直径为≥20 mm,有水疱坏死或淋巴管炎。

3.粪便检查

溃疡型患者的大便多为糊样或水样,一般不含黏液或脓血,肉眼血便少见。常规镜检可见少量脓细胞和红细胞。在病变广泛涉及结肠远端者,可呈痢疾样大便,但属罕见,极易造成误诊。

粪便浓缩法抗酸杆菌或粪便结核菌培养阳性率均不高。如果在排菌性肺结核患者粪便找到结核分枝杆菌不能排除吞咽带结核分枝杆菌痰液所致,故该项检查对诊断帮助不大。

(三)X 线检查

X 线钡餐造影包括双重对比或钡剂灌肠检查对肠结核的诊断具有重要意义。鉴于钡餐检查除可明确胃肠的器质性病变外,还可了解其功能性障碍,故应属首选。对有并发肠梗阻者,最好进行钡剂灌肠,因为钡餐可以加重肠梗阻,往往促使部分性肠梗阻演变为完全性肠梗阻;对病变累及结肠的患者宜加用钡剂灌肠检查,常可更满意地显示结肠器质性病变。

在溃疡型肠结核,病变的肠段多有激惹现象,钡剂进入该处排空很快,充盈不佳,病变上下两端肠曲钡剂充盈良好,称为 X 线钡影跳跃征象。在回盲结核,由于盲肠和其邻近回肠有炎症、溃疡,该处往往不显影或显影极差,回肠末段则有钡剂潴留积滞。病变的肠段如能充盈,可因黏膜遭破坏而见皱襞粗乱,肠的边缘轮廓不规则,且由于溃疡,而显锯齿状征象。当病变发展过程中纤维组织增生,有时可见肠腔变窄,肠段收缩变形,回肠盲肠正常角度丧失,回盲瓣硬化并有盲肠内侧压迹。此外,伴有肠功能紊乱常使钡餐在胃肠道运动加快,于 12 小时内几乎全部排空,小肠有分节现象,并见钡影呈雪花样分布。病变广泛并涉及各段结肠者,其 X 线征象可酷似溃疡性结肠炎的表现,但结肠结核多同时累及回肠末端,病变则以结肠近段为主,下段即使累及,病变较轻。

增生型肠结核主要表现为盲肠或同时升结肠近段,回肠末段的增生性狭窄,收缩与畸形,可见钡影充盈缺损,黏膜皱襞紊乱,肠壁僵硬,结肠袋形消失,往往因部分梗阻而使近端肠曲明显扩张。

(四)乙状结肠镜和纤维结肠镜检查

一般肠结核患者不作为常规检查措施,但在重症患者病变涉及乙状结肠下段或直肠者,可借助乙状结肠镜检查和直视下采取活组织检查,以明确溃疡的性质与范围,对诊断与鉴别诊断有很大的帮助,用纤维结肠镜检查可察看升结肠、盲肠和回肠末段的病变,并可做活组织检查及照相等,对本病诊断有重要价值。病变部可见肠壁僵硬黏膜充血、水肿,触碰易出血,结节状或息肉样隆起,有时可见边缘不规则的潜行溃疡,黏膜活检可有结核结节及干酪样坏死或查到抗酸杆菌是确诊最有力的依据。

(五)腹腔镜检查

对腹腔无广泛粘连,而诊断又十分困难的病例,可以考虑做腹腔镜检查,病变肠段浆膜面可能有灰白色小结节,活检有典型的结核改变。

(六)聚合酶链式反应

聚合酶链反应(PCR)又称 DNA 体外扩增技术。PCR 技术在基因水平上为结核病原学快速、敏感、特异诊断开辟了新的途径。

本病诊断一般可根据下列各点:①青壮年患者有肠外结核,主要是肺结核;②临床上有腹痛、腹泻、发热、盗汗等症状;③有右下腹压痛、肿块或原因不明的肠梗阻表现;④胃肠 X 线检查发现回盲部有激惹、钡剂充盈缺损或狭窄等征象。当肺结核患者的肺部病灶好转,但一般情况与结核毒血症表现反见恶化时,应考虑本病。

在实际工作中,因早期症状多不明显,诊断常有困难,有时甚至 X 线钡餐检查也难肯定病变性质。在疑为肠结核的患者,可给抗结核药物试治 2 周,观察临床表现有无好转,有利于明确诊断。

四、鉴别诊断

(一)克罗恩病

本病的临床表现和 X 线钡餐表现有时可与肠结核相似,容易造成误诊,但两者仍有一些不同之处以资鉴别:①肠结核多伴随其他器官结核;②肠结核并发肠瘘、出血、肠壁或器官脓肿的机会比克罗恩病少;③X 线检查结核造成肠道的缩短比克罗恩病更明显,病变单纯累及回肠多见于克罗恩病,而仅累及盲肠则多考虑为结核;④内镜检查肠结核的溃疡常呈环形,而克罗恩病的溃疡多为纵行,裂隙状溃疡及铺路石征多见于克罗恩病。⑤组织学(最重要的鉴别)肠结核可在肠壁或肠系膜淋巴结找到干酪坏死灶或结核分枝杆菌而克罗恩病则否;⑥抗结核治疗肠结核有效,但克罗恩病效果差;⑦肠结核手术切除病变后的复发率比克罗恩病低,克罗恩病术后复发率在 5 年内一般达 50%。

(二)结肠癌

本病因有腹痛、腹泻、腹块及进行性消瘦、苍白等表现,必须和肠结核加以鉴别。鉴别要点可包括以下几方面:①发病年龄一般比肠结核大,常在 40 岁以上,且无肠外结核病变证据;②病程有进行性发展趋势,一般无发热、盗汗等毒血症表现,而消瘦苍白等全身消耗症状比较明显;③腹块开始出现时往往可以推动,其粘连固定不如肠结核显著,压痛常阙如,但表面呈结节感,质地较坚硬;④X 线检查的主要发现是病变部位有钡剂充盈缺损,但涉及范围较局限,不累及回肠;⑤肠梗阻更为常见,且出现较早;⑥纤维结肠镜检查可窥见肿瘤,在直视下取活检及细胞刷涂片均可证实结肠癌诊断。

(三)肠淋巴瘤

肠淋巴瘤的一般状况,恶化比肠结核迅速,腹块出现较早,X 线显示扩张肠段黏膜皱襞有破坏,可伴有浅表淋巴结及肝脾大,肺门淋巴结肿大,抗结核治疗无效。如果病变在回盲部,结肠镜检查并活检往往会有阳性结果,倘若临床鉴别十分困难,应及早手术探查。

(四)阿米巴或血吸虫肉芽肿

肠阿米巴病或血吸虫病在其慢性期可以形成肉芽肿病变,特别是病变涉及回盲部者,常与肠结核的表现相似,应加鉴别。但是这些患者经追询病史均有流行病学和感染史,其脓血便均较肠结核为明显,大便检验可以查到阿米巴滋养体、包囊或血吸虫卵,必要时进行粪便孵化找血吸虫毛蚴,通过纤维结肠镜检查可窥见相应的病变,特异性治疗能够获得疗效。

(五)其他

一些少见的疾病,如肠道非典型分枝杆菌病(多见于 AIDS 患者)、性病性淋巴肉芽肿、梅毒侵犯肠道、肠放线菌病消化性溃疡与胆管感染等。根据病史、体征和有关实验室检查及其他相应的辅助检查等可与肠结核相鉴别。

五、并发症

肠结核在慢性演进过程中,可出现各种并发症。

(一)肠梗阻

肠梗阻是本病最常见的并发症,主要发生在增生型肠结核。溃疡型肠结核由于邻近腹膜粘连使肠曲遭受牵拉、束缚和压迫,或因肠溃疡愈合而有瘢痕收缩,可使肠腔狭窄引起梗阻。梗阻多系慢性进行性,常为部分性者,程度轻重不等,迁延时间较长,可严重地影响患者营养状况。少数可发展到完全性肠梗阻。

(二)肠穿孔

肠穿孔发生率次于肠梗阻,居第2位,主要为亚急性或慢性穿孔,可在腹腔内形成脓肿,溃破后形成肠瘘。急性穿孔较少见,常发生在梗阻近端极度扩张的肠曲,或见于有多段肠狭窄造成的闭锁性肠梗阻。溃疡型肠结核虽有肠曲周围组织粘连,溃疡一般不穿破进入游离腹腔,但在病情发展快,机体反应差时,溃疡可向深部穿透,引起急性穿孔。

(三)其他

有腹膜炎、肠粘连、肠套叠和收缩性憩室等。

六、治疗

肠结核的治疗目的是消除症状,改善全身情况,促使病灶愈合及防止并发症发生,肠结核早期病变是可逆的,因此应强调早期治疗;如果病程已至后期,即使给予合理足时的抗结核药物治疗,也难免发生并发症。

(一)休息与营养

机体抵抗力的降低是结核发生、发展的重要因素,因此合理的休息与营养应作为治疗的基础,以增强机体的抵抗力。对活动性肠结核须卧床休息,积极改善营养,必要时宜给静脉内高营养治疗。

(二)抗结核化学药物治疗

抗结核药物多达十几种。一般认为,抗结核药物可分为杀菌药和抑菌药两大类。前者指在常规剂量下,药物在机体内外的浓度高于在试管内最低抑菌浓度10倍以上,否则是抑菌药物。有人也习惯于将抗菌作用较强而不良反应小的药物划为一线药,其余均划为二线药。

药物临床运用应坚持早期、联用、适量、规律和全程使用敏感药物的原则,化疗方案视病情轻重而定,过去一般以链霉素、异烟肼、对氨柳酸钠为首选,进行长程标准化疗,疗程在 0.5~1 年。目前为使患者早日康复,防止耐药性的产生,多采用短程化疗,疗程为 6~9 个月。一般用异烟肼与利福平两种杀菌药联合。在治疗开始 1~2 周即有症状改善,食欲增加,体温与粪便性状趋于正常。对严重肠结核,或伴有严重肠外结核者宜加链霉素或吡嗪酰胺或乙胺丁醇联合使用,疗程同前。

1.异烟肼(INH)

本药具有强杀灭结核菌作用,列为首选和基本的抗结核药物。

(1)制菌作用:其试管内最低的抑菌浓度为 $0.005~0.5~\mu g/mL$,浓度稍高即有杀菌作用。其杀菌作用与细菌的生长繁殖有关。细菌的生长繁殖愈快,杀菌作用愈强,对静止期的细菌,作用则较差。由于INH的分子穿透性强,能穿透细胞膜进入细胞内和病变组织中,所以对细胞内外的细菌均有杀灭作用。同时,其杀菌作用也不受环境酸碱度的影响。故称之为"全杀菌药物"。其作用机制主要是抑制结核菌的脱氧核糖核酸的合成。单一用本药时,易产生继发性耐药菌。细菌对INH产生耐药性后,由于其致病力降低,耐药菌又有不均一性(即部分细菌并不耐药)细菌的环境再发生改变(如还有其他药物环境或与其他细菌共存的情况),以及耐药菌生长繁殖时,就有可能恢复对药物的敏感性即所谓"复归"。故临床上多不因查出细菌已对INH耐药而停用本药。

(2)体内代谢:口服本药后,在小肠内迅速吸收,1~2 小时血浆浓度达高峰,半衰期约 6 小时。

INH 进入人体后,主要在肝内进行乙酰化代谢。在乙酰转化酶的催化下,与乙酰辅酶 A 反应,脱去氨基,生成乙酰异烟肼、异烟酸腙型化合物而失去活性,只有一部分保留的游离 INH 继续保持其抗菌作用。代谢物主要经肾脏排出。乙酰化的速度有明显的个体差异,可分为快型、中间型及慢型。白种人多为慢型,黄种人多为快型。快型较慢型者疗效稍差,但出现不良反应较少。

(3) 不良反应:使用常规剂量时,很少出现不良反应。主要的不良反应如下。①肝损害:常发生于老年人或大剂量服用时,一般可出现转氨酶升高,严重者发生肝细胞性黄疸。②周围神经炎:多见于男性,大剂量服用者。表现为四肢感觉异常,腱反射迟钝,肌肉轻瘫,形成原因是 INH 的氨基与维生素 B_6 的吡哆醛缩合成腙型化合物,致体内维生素 B_6 排出增加,造成维生素 B_6 的缺乏。对大剂量服用本药者加服维生素 B_6 可以预防周围神经炎的发生。其他不良反应有记忆力减退、头晕、精神兴奋或嗜睡等精神症状,故有癫痫病史者慎用,以免诱发。此外,偶可出现男性乳房发育。少见的变态反应有药疹、发热、白细胞减少等。

(4) 用法、剂量:常规剂量为 300 mg/d(4~6 mg/kg),间歇法用量增至 15 mg/kg。已证明本药在血中高峰浓度较持续抑菌浓度杀菌效果更好,故采用顿服法。

2. 链霉素(SM)

(1) 制菌作用:对结核菌最低抑菌浓度为 0.5 μg/mL。在碱性环境中,对细胞外的生长代谢旺盛的结核菌有杀灭作用,但在酸性环境下,细胞内以及生长代谢低下的结核菌无作用,所以是"半杀菌药"。其作用机制主要是抑制细菌蛋白质的合成。

(2) 体内代谢:肌内注射后 0.5~3 小时内血浓度达高峰,浓度可达 20 μg/mL,半衰期 2~3 小时。本药易渗入胸腔及腹腔中,不易渗入脑脊液,但可由胎盘进入胎儿循环。本药绝大部分肾脏排出,故肾功能障碍者慎用。

(3) 不良反应:常见的变态反应有皮疹、发热,多发生在治疗后第 2~4 周。发生变态反应时,应立即停药,否则可继续加重,甚至发生严重的剥脱性皮炎。过敏性休克则少见,主要的毒性反应为第 8 对颅神经的损害,可出现头晕、恶心、呕吐、共济失调(前庭神经损害症状)、耳鸣、耳聋(听神经损害症状)。一旦发生应及时停药,否则可造成不可逆转的神经性耳聋。为避免毒性反应的发生,要严格限制使用剂量,疗程亦不宜过长。幼儿不会诉述听力减退,在使用时须特别注意。对前庭神经损害所出现的症状,可用泛酸钙、硫酸软骨素、三磷酸腺苷等治疗,SM 引起的常见毒性反应还有口唇周围麻木感,严重者头面部和四肢也有麻木感,局部肌肉抽搐。这些不良反应系因药物中所含杂质如甲醛链霉素、甲醛链霉胍等所致。如仅有一过性的口唇麻木感,可不必停药,症状严重时要考虑停药。SM 对肾脏的损害多表现为蛋白尿及管型尿。使尿由酸性变为碱性,可减少蛋白尿的发生,不妨碍治疗。但对肾功能不良者慎用。

(4) 用法、剂量:本药只能肌内注射,剂量不超过 1 g,一般成人使用 0.75 g/d,间歇使用时 1 g/d。

3. 利福平(RFP)

(1) 制菌作用:对结核分枝杆菌的最低浓度为 0.02~0.5 μg/mL。口服治疗剂量后血中浓度可为最低抑菌浓度的 100 倍。本药对细胞内外的细菌,对繁殖期或静止期的细菌都有杀菌作用,所以亦是"全杀菌药"。本药对非典型分枝杆菌也有良好的制菌作用。其作用机制是抑制结核分枝杆菌的核糖核酸合成。单一用本药时,细菌极易产生耐药性。与其他抗结核药物无交叉耐药。

(2) 体内代谢:口服后吸收迅速而完全,2 小时血中浓度可达高峰,半衰期 4 小时,有效浓度可维持 8~12 小时。在胆汁中浓度很高,可达血中浓度的 5~20 倍。本药进入肠中后,部分重行吸收,再从胆汁排出,形成肝肠循环,最后由粪便和尿中排出。进食后服 RFP 可减少或延缓药物的吸收,故宜在空腹时顿服。如同时服 PAS、巴比妥类药物,亦可降低 RFP 的血浓度。本药可通过胎盘影响胎儿,故妊娠妇女不宜使用。

(3)不良反应:多发生在用药后 1~3 个月内。常见的不良反应为肝损害,多表现为一过性的转氨酶升高,同时伴有恶心、呕吐、厌食、腹胀或腹泻等胃肠道反应,一般在数周后可渐消失,必须停药者只占少数。老年人、肝病患者、嗜酒者用药时,应严密观察其肝功能变化。与 INH、PZA 并用可加重肝损害。其他不良反应如皮疹、发热、气促、休克等变态反应并不多见。本药在高剂量、间歇使用时,血液中可产生利福平抗体,因而产生的免疫反应和不良反应较多见。除上述的胃肠道与皮肤反应,还有"流感综合征",患者有头痛、嗜睡、乏力、低热等感冒样症状。一般剂量愈大,间歇时间愈长,机体产生抗体愈多,发生的不良反应也愈严重。

(4)用法、剂量:每天剂量 450 mg(体重在 50 kg 以下)~600 mg(体重在 50 kg 以上),早饭前 1 小时顿服。间歇使用剂量 600~900 mg 做,每周 2~3 次。

4.利福定(RFD)

利福定是利福霉素的衍生物,我国 1976 年研制成功。试管内制菌作用较 RFP 强 10 倍,对小白鼠的半数致死量仅为 RFP 的 1/3。成人口服 150~200 mg/d,与 RFP 有交叉耐药。不良反应很少发生。

5.吡嗪酰胺(PZA)

(1)制菌作用:最低抑菌浓度为 12.5 μg/mL。在体内抗菌作用比在试管内作用强。本药在酸性环境中的抗菌作用较好,在中性和碱性环境中失去活性而无作用。并且,本药在细胞内抑制结核菌的浓度比在细胞外低 10 倍,对在巨噬细胞内处于静止状态的结核分枝杆菌有杀菌效果。因本药对细胞外及在中性或碱性环境中的细菌无效,故也是"半杀菌药"。本药单一服药时,极易产生耐药菌。与其他抗结核药无交叉耐药,临床上吡嗪酰胺与异烟肼或链霉素合用时具有较好的疗效,可能是本品加强了后两者抑菌作用的结果。该药极易产生耐药性,一般只用于短程治疗。

(2)体内代谢:服药 2 小时后,血中药物浓度可达高峰,脑脊液中浓度可和血浓度相近。主要由尿中排出。

(3)不良反应:主要的不良反应为肝损害,有转氨酶升高及胃肠道反应等,有时发生关节痛,是由于本药可引起尿酸排出减少,引起高尿酸血症所致。变态反应有发热、皮疹、日光过敏性皮炎等。

(4)用法、剂量:25~30 mg/(kg·d),一般为 1.5~2 g/d,间歇使用 2~3 g/d,顿服或分 2~3 次服。

6.乙胺丁醇(EMB)

(1)制菌作用:最低抑菌浓度为 1~5 μg/mL。与其他抗结核药物无交叉耐药。对已耐 INH、SM 的细菌仍有抑制作用。其作用机制是抑制细菌核糖核酸的合成。

(2)体内代谢:口服吸收良好,2~4 小时血中药物浓度达高峰。自尿和粪中排出。肾功能不良时,可引起蓄积中毒。

(3)不良反应:很少见。大剂量服用可引起球后视神经炎而致视力减退、影像模糊、中心暗区及红绿色盲等。通常在停药后,视力可恢复。

(4)用法、剂量:15~25 mg/(kg·d),一般在开始时 25 mg/(kg·d)。可与 INH、RFP 同时 1 次顿服。

7.对氨柳酸钠(PAS)

(1)制菌作用:最低抑菌浓度为 1~10 μg/mL,由于其制菌力较差,一般只作为辅助药物,通常与 INH 与 SM 合用,既可增强药物的杀菌作用,又可延缓耐药菌的产生。其作用机制可能是干扰了结核菌的代谢过程。

(2)体内代谢:口服吸收快,1~2 小时在血液中浓度可达高峰,分布迅速,但不易进入脑脊液中。在肝内发生乙酰化代谢,与 INH 合用时,可发生乙酰化竞争,使 INH 乙酰化减少,而增加了游离 INH 的浓度,从而加强后者的疗效。本品主要经尿中排出。

(3)不良反应:主要为胃肠道刺激症状,患者常因不能耐受而停药。饭后服或同时用碱性药,可减少胃肠道反应。变态反应如皮疹、发热、白细胞减少、剥脱性皮炎,多在治疗后 3~5 周发生。对本药过敏者常可诱发对 INH、SM 也发生变态反应,临床处理中应予注意。本药尚可引起肝损害、甲状腺肿大,但均不多见。

(4)用法、剂量:常用剂量为 8~12 g/d,分次口服。本药针剂可溶于 5%葡萄糖液 500 mL 中做静脉滴注,有利于病变的吸收和全身症状的改善。但必须注意本药的新鲜配制和避光,严格无菌操作,剂量从 4~6 g 开始,渐增到 12 g,每天或隔天 1 次。

8.氨硫脲(TBI)

(1)制菌作用:最低抑菌浓度为 1 μg/mL,半衰期 48 小时,其作用机制尚未明确。临床疗效与对氨柳酸钠相近。由于本药生产容易,价格低廉,可取代 PAS。单一服本药极易产生耐药菌,与乙(丙)硫异烟胺有单向交叉耐药性,即耐本药者对乙(丙)硫异烟胺仍敏感,而对后者耐药者则对本药不再敏感。

(2)体内代谢:口服后吸收较慢,4 小时血中浓度才达高峰。从肾脏排出也较缓慢,说明在体内有蓄积作用。

(3)不良反应:出现较多严重。常见有胃肠道反应,如恶心、呕吐、厌食等;对肝脏、造血系统均有损害,严重的可有肝功损害、黄疸、粒细胞减少、贫血等。变态反应有皮疹、发热、剥脱性皮炎。不良反应的发生频率与用药剂量有明显关系。故临床应用时要定期复查血、尿常规及肝肾功能。

(4)用法、剂量:每天口服剂量 100~500 mg,开始小量,渐增至足量。

9.乙(丙)硫因胺(1314Th,1321Th)

(1)制菌作用:两药的抗结核作用相同,其中 1321Th 的不良反应少,易耐受。最低抑菌浓度为 0.6~2.5 μg/mL。两药相互可交叉耐药。对已耐 INH、SM、PAS 的结核分枝杆菌本药仍有抑制作用。其作用机制均为抑制结核分枝杆菌的蛋白质合成。

(2)体内代谢:服后吸收良好,3 小时血浓度达高峰。易渗透入胸、腹腔及脑脊液中。经肾脏排出。

(3)不良反应:常见的有胃肠道反应及肝损害,与 INH、RFP 并用时,应严格掌握用药剂量。少见的不良反应有口腔炎、头痛、痤疮及精神症状等。

(4)用法、剂量:0.5~1 g/d,一般不超过 0.6 g/d,分 2~3 次服,较易耐受。

10.卡那霉素(KM)

(1)制菌作用:最低抑菌浓度为 2.5~10 μg/mL。抗结核作用仅为 SM 的一半。其作用机制与 SM 同,可阻止结核菌蛋白质合成。

(2)体内代谢:口服不吸收,肌内注射后吸收快,1~2 小时达血浓度高峰。可分布于各组织,但不能渗入正常的血-脑屏障,从尿中排出。

(3)不良反应:同 SM 的不良反应,发生频率更高,以往使用过 SM 者再用本药,更易发生听神经损害。

(4)用法、剂量:常规剂量为 1 g/d,肌内注射,高龄或肾功能不良者慎用。在静脉滴注或胸、腹腔注入时,由于吸收快可引起呼吸暂停,故应注意缓注。

11.卷曲霉菌(CPM)

(1)制菌作用:最低抑菌浓度为 $1\sim8\ \mu g/mL$。抗结核菌的作用为 SM、EMB 的一半,为 INH 的 1/10,与 1314Th 相近。与 SM 无交叉耐药,与 KM、VM 有交叉耐药。其作用机制亦为阻止结核菌蛋白质合成。

(2)机体代谢:口服不吸收,肌内注射后吸收快,2 小时血中浓度达高峰。可分布于各组织,经肾脏排出。肾功能不全时,药物在血中含量较高,说明有蓄积作用。

(3)不良反应:与 SM 不良反应相似,并可有肝损害。嗜酸粒细胞增多也常见,曾有报告出现低钾血症和碱中毒。注射局部疼痛较重。

(4)用法、剂量:口服吸收不好,必须深部肌内注射,每天剂量 1 g。

12.其他

如紫霉素(VM)制菌作用弱,不良反应与 SM 同,日用量为 1 g,肌内注射,由于价高而效果差已不使用。又如环丝氨酸(CS),制菌作用弱,不良反应较重,且可引起精神紊乱、抑郁症等不良反应,现也已很少应用。

用药的选择,一般以第一线药物(链霉素、异烟肼、对氨柳酸钠)为首选,用于初治病例。为延缓或防止耐药性的产生,目前强调两药联合治疗。对肠结核病情严重者,或伴有严重的肠外结核患者宜 3 药联合应用,其中对氨柳酸钠可做静脉滴注。抗结核药物合理化疗的原则,目前应用的是"早期联合、全程、规律、适量"五项原则。

近年来,在抗结核间歇治疗方面进行了大量研究,认为其优点在于效果好、毒性少、费用低。一般主张每周 2 次的间歇给药,效果良好。药物选择仍以联合治疗为原则,用药剂量比连续给药的单日剂量酌增加 1 倍,但链霉素、对氨柳酸钠、卡那霉素及乙硫异烟胺因其毒性反应较大,仍维持原单日量。也有主张先用每天连续疗法,$0.5\sim1$ 个月后继以间歇疗法,可提高治疗效果。

(三)对症治疗

腹痛可用颠茄、阿托品或其他抗胆碱能药物。摄入不足或腹泻严重者应补充液体与钾盐,保持水、电解质与酸碱平衡。对不完全性肠梗阻的患者,除按上述对症治疗外,需进行胃肠减压,以缓解梗阻近段肠曲的膨胀与潴留。

(四)手术适应证

手术只限于并发症的治疗。包括以下各种情况:①结核溃疡发生穿孔;②局限性穿孔伴有脓肿形成或瘘管形成;③瘢痕引起肠狭窄或肠系膜缩短,造成肠扭曲;④局部的增生型结核引起部分肠梗阻;⑤肠道大量出血经积极抢救不能满意止血者。手术前及手术后均需进行抗结核药物治疗。

七、预后

在抗结核药出现之前,肠结核预后差,死亡率高。抗结核药在临床广泛应用以后,使肠结核的预后大为改观,特别是对黏膜结核,包括肠结核在内的疗效尤为显著。本病的预后取决于早期诊断及时治疗,当病变尚在渗出阶段,经治疗后可痊愈,预后良好。合理选用抗结核药物,保证充分剂量与足够疗程,是决定预后的关键。

八、预防

做好预防工作是防治结核病的根本办法,并着重对肠外结核的发现,特别是肺结核的早期诊断与积极的抗结核治疗,尽快使痰菌转阴,以免吞入含菌的痰而造成肠感染。必须强调有关结核病的卫生宣传教育。要教育患者不要吞咽痰液,应保持排便通畅,要加强卫生监督,提倡用公筷进餐,牛奶应经过灭菌消毒。

(王艳洁)

第七节 肠易激综合征

肠易激综合征(irritable bowel syndrom,IBS)是一种常见的、病因未明的功能性疾病。好发于中青年,女性多见。其突出的病理生理变化为肠运动功能异常和感觉过敏。临床上以腹痛或腹部不适伴排便习惯改变为特征。本征患者的生活质量明显低于健康人,耗费大量的医疗资源。近年来,本征病理生理、诊断与治疗均取得了长足进展。

一、流行病学

因本征目前仍然是根据症状及排除器质性病症来进行诊断,流行病学调查又多未用问卷的方式进行,故存在标准不统一、文化背景差异等方法学上的问题。有可能目前的流行病学数据存在一定的偏差,但学者们仍认为其还是能反映其基本的流行病学趋势。IBS的流行病学特征有以下几方面。

(1)欧美等经济、文化发达地区发病率较高,达8%～23%,而亚非等经济发展中地区较低为5%～10%。

(2)中青年人好发,女性较男性更易罹患,唯有印度有报道男性多见。

(3)就社会经济情况而论,受教育程度高者、经济收入较高者为发病危险因素。在我国,城市人口的发病率高于农村。

(4)本征仅有少部分患者就医,就医率为10%～50%。但在消化病专科门诊中20%～40%为IBS患者。

二、病因与发病机制

(一)病因

本征的病因不明。可能的高危因素有精神因素、应激事件、内分泌功能紊乱、肠道感染性病后、食物过敏、不良生活习惯等。

(二)发病机制

迄今,仍未发现IBS者有明显的形态学、组织学、血清学、病原生物学等方面的异常,但近来功能性磁共振及正电子体层扫描(PET)的研究发现,IBS患者在脑功能代谢方面不同于对照组。

目前认为IBS的主要病理生理改变可归纳为胃肠动力异常和感觉功能障碍两大类。

1.胃肠动力异常

迄今为止,一方面,已发现的IBS胃肠动力异常有多种类型,但没有一种见于所有的IBS患者,也没有一种能解释患者所有的症状。另一方面,部分患者在不同的时期可能出现不同的动力学异常。胃肠动力紊乱与IBS的临床类型有关。在便秘型IBS慢波频率明显增加;高幅收缩波减少;回-盲肠通过时间延长。而在腹泻型IBS则正好相反。

2.感觉异常

IBS感觉异常的研究是最近的热点之一。研究涉及末梢、脊神经直至中枢神经系统。IBS直肠容量感觉检查的结果表明,患者对容量的感知、不适感觉的阈值均明显低于正常对照组。脊髓对末梢传入的刺激可能存在泛化、扩大化、易化的作用。功能性磁共振和正电子体层扫描的研究表明,IBS患者脑前扣带回、前额叶及边缘系统的代谢活性明显高于对照组,而这些区域与感觉功能密切相关。

三、临床表现

本征起病隐匿,部分患者发病前曾有细菌性痢疾病史,少数患者幼年时可能有负性心理事件史。症状反复发作或慢性迁延,病程可长达数十年之久。本征虽可严重影响患者的生活质量,耗费大量的卫生资源,但对患者的全身健康状况却影响不大。精神因素、饮食不当、劳累等是症状发作或加重的常见原因。常见的临床表现为腹痛及排便习惯和粪便性状的异常。

(一)腹痛

腹痛多位于左下腹、下腹或脐周,不固定且定位不精确。其性质多为隐痛,程度较轻。也有呈绞痛、刺痛,程度较重者。腹痛几乎不发生在夜间入眠后。腹痛多发生在餐后或便前,排便或排气后腹痛可缓解或减轻。

(二)排便习惯及粪便性状改变

本征之排便习惯改变分便秘、腹泻、腹泻便秘交替3种类型。便秘者,多伴排便困难,其粪便干结成团块状,表面可附有黏液。腹泻者,一般每天排便3~5次,呈稀糊至稀水样。便秘腹泻交替者,可交替出现上述便秘腹泻的特征。

还有部分患者,在一次排便中,初起为干结硬便,随后为稀糊,甚至稀水样便。也有患者述伴有排便不尽感和排便窘迫感。

(三)其他症状

部分患者可有失眠、焦虑、抑郁、疑病妄想等精神症状或头昏、头痛等。但不会有贫血、消瘦、营养不良等全身症状。其他腹部症状还有腹胀、腹鸣、嗳气等。

(四)体征

本征无明显体征,多仅有腹痛相应部位的压痛,但绝无肌紧张和反跳痛。肠鸣音多正常或稍增强。

四、诊断与分型

目前,在临床实践中,IBS的诊断仍然是建立在医师对症状评价的基础之上。但对伴有发热、体重下降、便血、贫血、腹部包块、血沉增快等报警征象者,应行相应检查,以排除器质性疾病。必须强调,对临床诊断或拟诊IBS的患者,无论有无报警征象。无论其对治疗的反应如何,都应随访,以排除潜在的器质性疾病。目前,国际上流行的诊断标准为1999年提出的罗马Ⅱ标准,但学者们仍然认为 Manning 标准和 Kruis 标准有一定价值。

(一)罗马Ⅱ标准

(1)在过去的 12 个月中,至少累计有 12 周(不是必须连续的)腹痛或腹部不适,并伴有以下三项症状中的两项:①腹痛或腹部不适在排便后缓解。②腹痛或腹部不适发生伴有粪便次数的改变。③腹痛或腹部不适发生伴有粪便性状的改变。

(2)以下症状不是诊断所必备,但属 IBS 的常见症状,这些症状越多则越支持 IBS 的诊断:①排便频率异常,每天排便超过 3 次或每周排便少于 3 次。②粪便性状异常(块状/硬便或稀水样便)。③排便过程异常(费力、急迫感、排便不尽感)。④黏液便。⑤胃肠胀气或腹部膨胀感。

(3)缺乏可解释症状的形态学改变或生化异常。

(4)分型:根据临床症状,分为腹泻型(IBS-D)、便秘型(IBS-C)和腹泻便秘交替型(IBS-A)。分型诊断的症状依据如下。①每周排便少于 3 次。②每天排便超过 3 次。③块状或硬便。④稀便或水样便。⑤排便费力。⑥排便急迫感。

腹泻型:符合②、④、⑥项中之 1 项或以上,而无①、③、⑤项;或有②、④、⑥项中之 2 项或以上,可伴有①、⑤项中 1 项,但无③项。

便秘型:符合①、③、⑤项中之 1 项或以上,而无②、④、⑥项;或有①、③、⑤项中之 2 项或以上,可伴有②、④、⑥项中之 1 项。

腹泻便秘交替型:上述症状交替出现。

(二)Manning 标准

其标准包括以下 6 项内容。

(1)腹痛便后缓解。

(2)腹痛初起时排便频率增加。

(3)腹痛初起时排稀便。

(4)腹胀。

(5)黏液便。

(6)排便不尽感。

(三)Kruis 计分诊断标准

Kruis 计分诊断标准见表 5-4。

表 5-4 Kruis 计分诊断标准

临床表现	计分
(1)以腹痛,腹痛或排便异常为主诉就诊	+34
(2)上述症状反复发作或持续,>2 年	+16
(3)腹痛性质多样:烧灼样、刀割样、压迫感、钝痛、厌烦、剧痛或隐痛	+23
(4)便秘与腹痛交替	+14
(5)具有诊断其他疾病的阳性病史与体征	−47
(6)血沉>20 mm/h	−13
(7)WBC>10×10^9/L	−50
(8)Hb:男<140 g/L 女<120 g/L	−98
(9)血便史	−98

注:总积分≥44 时可诊断 IBS。

五、治疗

IBS治疗应强调综合治疗和个体化治疗的原则。治疗药物的选择主要在于能去除或阻止诱因；阻断发病机制的某个环节；纠正病理生理变化；缓解症状。

（一）一般治疗

建立相互信任的医患关系，教育患者了解本病的本质、特点及治疗等相关知识，是IBS治疗的基础。建立良好的生活习惯，是IBS治疗的第一步。

一般而言，IBS者的食谱应清淡、易消化、含有足够的营养物质。应避免可能引起过敏的食物。便秘者，应摄入高纤维素食物。腹胀者应少摄取豆类等易产气的食品。

（二）按临床类型治疗

1. IBS-D 的治疗

可选用吸附剂蒙脱石散（商品名思密达）、药用炭等。5-羟色胺3（5-HT$_3$）受体抑制剂阿洛司琼对IBS-D有较好疗效，但伴发缺血性肠病的发生率较高，目前美国FDA仅限于在医师的严密观察下使用，此药尚未在我国上市。小檗碱和微生态制剂也可用于此型的治疗，但需更多的研究来评价其有效性。

应该强调，如无明显继发感染的证据，不应使用抗菌药物。洛派丁胺等止泻剂仅用于腹泻频繁、严重影响生活者，切忌大剂量、长期应用。匹维溴铵、曲美布汀对腹泻型或便秘型都有一定疗效。

2. IBS-C 的治疗

并非所有的泻剂都适合于便秘性IBS的治疗。大量的研究结果推荐用5-HT$_4$受体部分激动剂替加色罗（商品名泽马可）、渗透性或容积性泻剂来治疗IBS-C。刺激性泻剂，特别是含蒽醌类化合物的中药，如大黄、番泻叶等，长期应用能破坏肠神经，不能长期使用。

临床研究表明替加色罗片6 mg，每天2次，不仅对女性IBS-C有较好的疗效，而且对男性患者也是安全有效的。常用的渗透性泻剂有聚乙二醇4000（商品名福松）和乳果糖，但部分患者可引起腹泻。容积性泻剂可用甲基纤维素等。

（三）对症治疗

1. 腹痛

腹痛是IBS最常见的症状，也是就诊的主要原因。匹维溴铵、曲美布汀这些作用于胃肠道平滑肌细胞膜上离子通道的药物对腹痛有较好疗效。替加色罗对IBS-C伴腹痛者效果较好，对以腹痛为主者也有一定疗效。抗胆碱能药阿托品、654-2也可用于腹痛者，但不良反应较多。对顽固性腹痛，上述药物治疗效果不佳者，可试用抗抑郁药或行为疗法。

2. 腹胀

饮食疗法至关重要，应尽可能少摄入豆类、乳类等易产气的食品，摄入易消化的食物。有夜间经口呼吸者，应予以纠正。匹维溴铵、曲美布汀、替加色罗对这一症状也有一定疗效。微生态制剂也可选用，常用者有金双歧、双歧三联活菌（培菲康）、丽珠肠乐等。

3. 抗抑郁治疗

对有明显抑郁、焦虑、疑病等精神因素者，或是对其他治疗无明显疗效者，可行抗抑郁治疗。

临床较为常用者为三环类药物[如丙米嗪、阿米替林、多塞平（多虑平）、阿莫沙平等]及5-羟色胺再摄取抑制剂[如氟西汀（百忧解）、帕罗西汀（赛乐特）等]。此类药物缓解IBS症状起效较慢,多在1～2周以后起效,故在施行此疗法前,应与患者沟通,说明用药的必要性,取得患者的信赖,增加其依从性,对于长期失眠的患者,可给予催眠、镇静治疗。

(王艳洁)

第八节 短肠综合征

各种原因引起小肠广泛切除或旷置后,肠道吸收面积显著减少,残存的功能性肠管不能维持患者营养需要,从而导致水、电解质代谢紊乱及各种营养物质吸收障碍的综合征,被称为短肠综合征(short bowel syndrome,SBS)。SBS临床上主要表现为严重腹泻、脱水、吸收不良、维生素缺乏、代谢障碍和进行性营养不良。在小儿可影响发育,甚至危及生命。

近年来,随着对SBS代谢变化、残留肠道代偿机制认识的加深,对SBS患者的治疗措施也日趋完善。通过合理的营养支持和肠道康复治疗,可促进残留肠道的代偿,不少患者已可以摆脱肠外营养(parenteral nutrition,PN)而长期生存,有些甚至能被治愈。

一、病因及病理生理改变

在成年人,导致SBS的病因是多方面的。小肠被悬浮于肠系膜上,其血液供应来源于单一的血管即肠系膜上动脉,并有相应的静脉伴行,其主干动脉血栓的形成或静脉栓塞常导致广泛的小肠及近端结肠坏死,SBS患者中很大一部分是由肠系膜上动脉的血栓形成或肠系膜上静脉的栓塞所致。有些患有先天性小肠回旋不良的患者因小肠扭转也可使这些血管闭合,肠系膜上动、静脉的钝性或锐性损伤及腹膜后肿瘤切除所致的损伤都有可能成为SBS的病因。另一种常见的病因是克罗恩病,少数为放射性肠炎,这些患者通常经历多次小肠切除,最终导致了SBS的发生。

短肠综合征亦可因广泛肠道切除而引起,另一种原因见于因病态肥胖而行空回肠分流术短肠综合征的发生使吸收表面不足导致热量摄入不足;维生素B_{12}及其他维生素吸收不良,继之引起严重的营养不良并伴有神经缺陷,严重的钙镁缺乏会导致脑病,手足搐搦、抽搐。糖类能通过小肠被结肠细菌酵解为左旋和右旋乳酸。由于后者进入血液后不能进一步代谢,故导致右旋乳酸性酸中毒,引起兴奋过敏、神经功能障碍或症状明显的脑病,胃肠道丢失电解质会引起低钾血症,肠道外营养会引起低磷血症,从而导致肌肉麻痹。

与肠切除相关的症状主要取决于残存肠的生理学特征。由于绒毛长、吸收面积大、消化酶浓度高、有很多运输携带者蛋白,空肠是大多数营养素的首要消化吸收场所。切除空肠会导致对大多数营养吸收短暂显著性减退。空肠还以有相对多孔的上皮为特征。空肠内部分消化的营养素的高张浓度导致水及电解质从血管进入肠腔而丢失大量液体,正常情况下应在回肠及结肠重吸收。若切除回肠,则这些分泌物的主要吸收场所之一丧失,而剩下的结肠不能重吸收大部分液体。因此,切除回肠的患者在一次大量或含高浓度快速消化糖类喂饲的反应时,特别容易发生大量液体丢失。回肠也是维生素B_{12}及胆汁酸重吸收的主要场所,若切除回肠,这些部位的特异受体不在空肠及结肠出现,因而会导致终生有维生素B_{12}及胆汁酸吸收障碍。

SBS是肠衰竭的主要原因之一,是由于各种原因(包括这些原因导致的手术切除)引起的大量小肠缺失或手术造成的小肠短路,致使小肠吸收面积减少而出现的严重腹泻、吸收不良、失水、电解质与代谢障碍及进行性营养不良。

二、临床表现

临床上习惯将 SBS 病程人为地分为急性期、代偿期和恢复期 3 个阶段。短肠急性期,肠道还不能适应肠黏膜吸收面积的骤然减少,由于肠道过短,通过速度加快,患者可以出现严重腹泻,每天肠液排泄量可达 5~10 L。大量消化液的丢失不但造成体液丧失,而且使营养状况迅速恶化,容易出现水、电解质紊乱,感染和血糖波动,这一阶段持续 2 个月左右。代偿期,肠道逐渐适应肠黏膜吸收面积明显减少所带来的变化,腹泻量明显减少,饮食量可以逐渐增加。代偿期从术后 2 个月左右开始,至代偿完全一般需经过 1~2 年。恢复期是指机体达到一个平衡状态,没有新的适应性变化和进展。此时,部分患者能从肠道获得足够的营养,不再需要补充肠外营养(PN)。若患者不能耐受普通饮食和肠内营养(enteral nutrition,ET),则必须依赖 PN 维持生命。

(一)腹泻

腹泻常为多因素导致,包括肠通过时间缩短,动力紊乱,肠腔内容物渗透压增加、肠菌过度繁殖使肠细胞膜刷状缘双糖酶活性减低且水、电解质分泌增加。另外,胆盐吸收障碍可影响粪 pH,回肠和右半结肠失去对氯化钠的吸收能力,结肠内脂肪酸影响水和电解质的分泌等都是产生腹泻的原因。

(二)胃液分泌过多和消化性溃疡

对 SBS 患者,高胃酸分泌不但可引起消化性溃疡,也可导致弥漫性黏膜损伤。

(三)营养缺乏

由于蛋白质、脂肪、糖类的吸收减少,可有严重消瘦、乏力,儿童中可有发育延迟,开始几周内粪便量可达 5 L,严重低血容量、低钠、低钾血症,钙可因脂肪吸收不良、皂化而缺乏或因维生素 D 缺乏,引起手足搐搦。长期钙、维生素 D 和蛋白质吸收不良可致骨软化和骨质疏松。维生素 A 缺乏会致暗适应差,维生素 K 缺乏会有出血倾向,但叶酸缺乏引起巨幼红细胞性贫血却不常见。

(四)草酸尿和肾结石

回肠切除后结肠对草酸钙的吸收增加,主要通过以下机制。

(1)脂肪泻增加草酸盐的吸收,因为脂肪与钙结合形成皂斑,使不溶性草酸钙形成,因而草酸的吸收增加。

(2)胆盐和脂肪酸可改变结肠黏膜的通透性,从而使草酸盐的吸收增加。

(五)肠道菌群过分增殖

回盲部切除会增加肠道菌群过分增殖的危险,主要是由于回盲瓣也被切除,但也有研究者认为其与肠道动力变化有关。

(六)胆石症

回肠切除胆石症发生率增加 2~3 倍。胆汁酸的肠肝循环中断及吸收不良,导致肝内胆固醇合成增加,胆汁内胆固醇过饱和形成胆结石;另外,胆汁酸的肠肝循环中断,易发生色素结石。

三、诊断

依赖病史、症状和小肠钡剂灌肠检查多可明确诊断。小肠钡剂灌肠检查可显示空肠短,而回肠适应性反应的 X 线表现为皱襞数目增加，小肠瓣厚度、深度增加及肠腔轻度扩张。

四、治疗

SBS 的处理目的是保证补充丢失的营养与液体，预防缺乏症的发生与防止肠外营养并发症的发生，供给肠内营养以期小肠能获得最佳代偿。对待 SBS 应该预防和治疗并重，两方面都有重要意义。正确处理相关的外科问题，可预防 SBS 的发生或减轻其严重程度；若采取积极的治疗措施，则能使患者顺利度过失代偿期，恢复正常肠功能。SBS 的治疗主要基于其病理生理变化，另外强调循序渐进，要细心和耐心。

(一)水、电解质及营养物质的补充

急性期应采用完全胃肠外营养疗法，以预防严重的营养缺乏和恶病质，减轻腹泻，抑制胃液分泌和肠管蠕动，促进伤口愈合，在小肠功能得到代偿以前使机体保持在较好的营养状态。

补液量可参照粪量、尿量、胃肠造口及引流管的丢失量来估计，一般每天需补液 5 000~6 000 mL，并定时测量体重及血清钾、钠、钙、镁、磷，以调整水、电解质的补给量；还要注意预防高血糖及高渗性脱水等并发症。

1.经胃肠营养疗法

在术后 1 周左右，当剩余小肠功能出现功能代偿，腹泻有所缓解时，应尽早少量进食，以促进剩余肠段适应，并预防胰腺和肠的萎缩。但胃肠外营养疗法仍应继续，并逐步减少补液量，增加进食量，直至患者能完全耐受口服营养，所需能量完全能经胃肠道得到满足时为止。最先用少量生理盐水，再葡萄糖，再蛋白、脂肪，从量、质方面逐渐增加。一般来说，比较广泛的肠切除者，这一过程需几周至几个月。

食物应易消化，含高蛋白、高糖、低脂肪。但蛋白质应逐渐增量，开始每天 7 g，能耐受后改为 15 g、30 g、40 g 等。由于持续脂肪泻，故除补充糖类外，并采用中链甘油三酯来代替 50%~75% 的食物脂肪，口服困难者，可鼻饲营养要素混合流汁，但要避免配制太浓以防引起高渗性腹泻。

2.维生素与电解质的补充

宜补充维生素 A、B 族维生素、维生素 C、维生素 D、维生素 K，并肌内注射维生素 B_{12}。适量补充钙、铁、镁等。但纠正低镁血症时，硫酸镁需肌内注射，如口服硫酸镁会加重腹泻。

3.低草酸盐饮食

查出高草酸尿症者，宜采用低草酸食谱，限制进食水果和蔬菜量，服用考来烯胺和钙剂可减少饮食中草酸盐的吸收，预防泌尿系统草酸盐结石的形成。

(二)药物治疗

(1)谷氨酰胺(glutamine,Gln)、生长激素(growth hormone,GH)及膳食纤维(dietfibre,DF)对残留小肠有明显的促代偿作用。Gln 在体内含量丰富，是体内代谢率高的细胞，尤其是肠黏膜细胞的能源物质，对肠黏膜细胞的增殖及代谢具有显著的促进作用。食物中含 Gln 很丰富，但在常规的 TPN 中并不含有 Gln，需要专门给予补充。虽然以往成年患者很少应用 GH，但其促进增生及代偿的作用完全能被临床医师接受。膳食纤维的作用主要是能产生短链脂肪酸(short chain fatty acids,SCFAs)，SCFAs 对结肠有营养作用。

(2)复方地芬诺酯及洛哌丁胺等对本病有止泻作用，可选用。

(3)回肠切除 90 cm 以内者，每天给考来烯胺 8~12 g 或氢氧化铝凝胶 45~60 mL，有助于控制由于胆盐吸收障碍所引起的腹泻。切除范围更广泛者，考来烯胺不仅无效，而且可因进一步

减少患者的胆酸储备,而加重已有的脂肪泻。

(4)胃酸分泌亢进者,可采用西咪替丁、雷尼替丁等组胺 H_2 受体拮抗药物。

(5)残肠有细菌过度生长者,可选用氨苄西林、卡那霉素、新霉素等抗生素7~10天,以控制肠内细菌过度繁殖。

(6)口服胰酶及促胰液素也是有益的。

(三)短肠综合征的营养支持

迄今为止,营养支持仍是 SBS 患者的首选治疗方法,部分 SBS 患者需要终身依赖人工营养。

1.肠外营养(PN)支持

在 SBS 早期,所有患者几乎都需接受 PN 支持,因为此时残留的小肠一时无法承担消化、吸收的任务,任何经消化道的食物摄入甚至是饮水,均可能加重腹泻和内环境紊乱。因此,手术后当患者循环、呼吸等生命体征稳定,并且水、电解质紊乱得到纠正时,应立即开始 PN。尽早开始 PN 还可预防营养不良的发生。

由于 SBS 患者需要 PN 支持的时间往往相当长,因此营养液的输入以经中心静脉途径为宜,临床上常采用颈内静脉或锁骨下静脉穿刺置管的方式进行。由于导管留置的时间往往很长,为预防感染性并发症的发生,导管宜通过约20 cm 长的皮下隧道从前胸壁引出,建议选用高质量导管以避免长期使用引起导管堵塞等并发症。

SBS 患者 PN 配方的基本原则与普通 PN 计划并无明显差异,在制定 PN 配方时应注意对水、热量、氮源及微量元素等的供应。在短肠早期要补充足够的水分,若有较多的肠液丢失,应增加营养液的液体总量。热量的补充要恰当,避免摄入过多热量导致代谢性并发症的发生。通常按照83.7~104.6 kJ/(kg·d)供能,采用双能源系统,糖和脂肪的供能比分别为60%~70%和30%~40%。建议脂肪乳剂的使用量不宜过大,并采用中长链脂肪乳代替长链脂肪乳剂,以免加剧肝损害和免疫功能抑制。氮的供给量为0.15~0.20 g/(kg·d),应用平衡型氨基酸作为氮源。电解质方面,除常规补充 K、Na、Cl 之外,还要注意补充 Ca、Mg、P 等。对每天正常需要量的维生素和微量元素也应有适当供给。此外,对于需要接受家庭肠外营养的患者,应做好患者及其家属的培训工作。具体内容包括无菌概念及无菌操作技术、全合一营养液配制、导管护理、营养输注等。最后,还应对患者定期做生化指标检测、营养状况评价等。

SBS 患者行 PN 时应注意:热能不宜过多,避免不必要的代谢性并发症,通常以104.6 kJ/(kg·d)为宜;要用糖+脂肪的混合能源,糖脂比例为1:1或2:1,0.15~0.20 g/(kg·d);注意补充电解质、微量元素和维生素;可加用特殊营养物质[如:①Gln,常用的有力太(无锡华瑞)、丙氨酰谷氨酰胺(多蒙特四川科伦)。②rhGH,常用的有思增、金磊赛增(长春金赛)];要保持患者水、电解质平衡,预防肝功能损害。

2.肠外营养支持过渡至肠内营养支持

虽然 PN 是 SBS 患者在相当长时间内赖以生存的必要手段,但 PN 不仅费用昂贵,不利于患者残留肠道的代偿,而且容易出现各种并发症,有些并发症可导致不可逆的脏器损害,甚至危及患者生命。因此,临床上应尽可能使患者早日摆脱 PN 而过渡到 EN,甚至是经口进食。总的来说,撤离 PN 过程中,必须满足患者每天热量与液体量摄入,应经常随访患者症状、尿量、粪便量、微量营养元素水平、体重和是否缺水。

撤离 PN 后要注意微量营养元素的补充和监测,腹泻致粪便量过多时要注意锌的补充。并不需要经常补充铁,因为铁的吸收是在十二指肠进行的,而 SBS 患者很少存在十二指肠缺损。

镁、脂溶性维生素和必需脂肪酸需要经常补充。由于过多摄入脂溶性维生素和某些微量元素也会造成不良后果,因此在 PN 治疗时必须经常监测它们的水平。末端回肠切除超过 $50\sim60$ cm 的患者需要终生补充维生素 B_{12}。

3.肠内营养(EN)支持

EN 实施得越早,越能促进肠功能代偿。但是,临床上对 SBS 患者实施 EN 却有一定难度,使用不当可加重腹泻,患者往往不愿接受。加之如果摄入的是普通饮食,常不易被患者吸收,最后并没有达到营养支持的目的。为此,SBS 患者在进行 EN 时应在营养制剂的选择和摄入方式等方面做些调整。

SBS 早期肠内营养制剂应采用短肽、单糖和脂肪酸为主要成分的产品,这些制剂在肠道内几乎不需消化就能被小肠吸收。而 SBS 后期应选择整蛋白类型的肠内营养制剂。

EN 可通过口服摄入,也可通过放置细的鼻饲管,用输液泵持续、缓慢地输入。在 EN 同时可以逐渐添加糖类与蛋白质混合食物。EN 需要量仍以具体测定结果为依据,从低容量、低浓度开始,循序渐进,逐渐提高输注速度和营养液浓度,不可操之过急,否则容易加重腹泻。在 EN 早期,当单纯 EN 无法满足患者营养需求时,不足部分可通过 PN 进行补充。

SBS 患者行 EN 时应注意以下几点。

(1)所用的肠内制剂以要素膳为宜,如百普素、百普力、爱伦多。

(2)摄入方式口服最佳,但因要素膳普遍口感不佳,患者不适应,可留置鼻胃管,尽量选用管径细、质地软、组织相容性好的胃管,如复尔凯(CH_8 或 CH_{10})。

(3)输入方式以输液泵持续缓慢输入为佳,尤其是刚开始使用 EN 时,从 $30\sim60$ mL/h 起,逐渐增加。

(4)应注意补充能促进肠功能代偿的物质:①DF,不论是可溶性还是不可溶性的 DF,对小肠黏膜均具有一定的促增生作用,因为 DF 在细菌作用下分解出的 SCFAs 可作为肠细胞的能源,对肠道黏膜发挥营养作用,刺激小肠黏膜、陷窝细胞增生。②Gln,它是肠上皮细胞最主要的能量来源,不论是加入 PN 液还是直接滴入肠道,都能促进肠道黏膜增生,增强残留小肠的吸收功能。③rhGH,联合应用 rhGH 和 Gln,可明显改善残留小肠功能,增加对营养物质的吸收,显著减少 PN 的需要量,可按 $0.1\sim0.2$ U/(d·kg)皮下注射。

(四)膳食治疗

膳食治疗对于 SBS 患者残留肠道代偿十分重要。肠腔内营养物质刺激肠道代偿是一个复杂的过程,可分为 3 个主要部分:直接接触上皮细胞来刺激黏膜增生;刺激胃肠道营养激素的分泌;刺激胆、胰营养性分泌物产生。此外,食物的非营养性成分,如膳食纤维,也可以在结构上和功能上影响肠道适应代偿,其作用与结肠中的细菌对可溶性纤维素发酵产生短链脂肪酸有关。

饮食治疗一般开始于恢复期,此阶段由 EN 逐渐过渡到经口饮食为主,EN 与普通饮食的比例视患者对普通饮食的消化吸收情况而定,如患者依靠普通饮食不能维持营养状况,则 EN 比例应适当增加。由于短肠患者的肠道吸收面积减少,因此,即使其吸收功能接近正常,也往往需要服用比需要量多的营养物质才能满足营养摄入的需求。如患者不能耐受普通饮食和 EN,则必须依赖 PN 维持生命。饮食治疗时需要进行定期随访和监测患者的依从性。如果持续 EN 能被耐受,可逐渐缩短 PN 时间,转变为间断周期性 PN,最好控制为夜间进行 $8\sim12$ 小时,以改善患者的生活质量。如果患者通过经口饮食,每周体重下降低于 0.5 kg,则表示患者残余肠道已代偿或康复。如果患者通过经口饮食无法维持体重及营养状况,一般推荐每周补充 $2\sim4$ 次 PN。研究发现,病情稳定1年以上并已耐受经口饮食的患者,可以不限制脂肪摄入,也不必将液体和固体食物分开。

在饮食调整治疗过程中,患者的依从性很重要,一项成功的饮食方案需要根据患者的偏好、生活方式(对儿童还要按发育年龄)等制订。

SBS患者治疗后的最佳结果是小肠功能完全代偿,口服饮食后小肠基本能消化、吸收,维持体重及营养状态。但是有许多因素会影响其代偿:①残留小肠的长度,这是最关键的,至少要保留1cm/kg,越少代偿越困难。②年龄,小儿的代偿能力明显强于成人。③残留的是空肠还是回肠,空肠蠕动较快,且无法代偿地吸收胆盐和维生素B_{12},而回肠蠕动较慢,利于代偿。④回盲瓣是否保留,无回盲瓣则无法限制食物快速通过小肠,且易发生小肠菌群失调,因而不利于代偿。⑤结肠是否保留,SBS患者结肠也参与了消化、吸收的代偿作用,保留完整结肠者代偿作用强。⑥术后是否进食,及时恢复经肠营养也很重要,如果长期使用TPN或因为害怕明显的腹泻而不愿进食,则不利于代偿,而且还会使小肠黏膜屏障受损,导致严重后果。另外,如果小肠存在其他疾病,如克罗恩病,一旦发生SBS,代偿就非常困难。

(五)手术治疗

如经严格的内科治疗,腹泻仍不能控制,且营养恶化威胁生命者,可考虑手术治疗,如循环肠袢成形术、逆蠕动肠管置入术等。近年来肠移植正在深入研究,如能成功,将对本病的预后有所改善。小肠移植曾被认为是治疗SBS最理想的方案,但由于强烈的免疫排斥反应和手术操作复杂性使之还不能广泛应用。

美国匹兹堡大学医学中心施行小肠移植86例,其中包括小肠及肝脏联合移植40例,多器官移植13例。患者的1、2、5年生存率分别为86%、74%和45%。与PN相比,其长期生存率还太低,因此还不能成为SBS的常规治疗方案。

(马文秀)

第九节 克罗恩病

克罗恩病(Crohn disease,CD)是一种贯穿肠壁各层的慢性增殖性、炎症性疾病,可累及从口腔至肛门的各段消化道,呈节段性或跳跃式分布,但好发于末端回肠、结肠及肛周。临床以腹痛、腹泻、腹部包块、瘘管形成和肠梗阻为主要特征,常伴有发热、营养障碍及关节、皮肤、眼、口腔黏膜、肝脏等的肠外表现。

本病病程迁延,有终身复发倾向,不易治愈。任何年龄均可发病,20~30岁和60~70岁是2个高峰发病年龄段。无性别差异。

本病在欧美国家多见。近10多年来,日本、韩国、南美的本病发病率在逐渐升高。我国虽无以人群为基础的流行病学资料,但病例报道却在不断增加。

一、病因及发病机制

本病病因尚未明了,发病机制亦不甚清楚,推测是由肠道细菌和环境因素作用于遗传易感人群,导致肠黏膜免疫反应过高导致。

(一)遗传因素

传统流行病学研究显示:①不同种族 CD 的发病率有很大的差异。②CD 有家族聚集现象,但不符合简单的孟德尔遗传方式。③单卵双生子中 CD 的同患率高于双卵双生子。④CD 患者亲属的发病率高于普通人群,而患者配偶的发病率几乎为零。⑤CD 与特纳综合征、海-普综合征及糖原贮积病Ⅰb型等罕见的遗传综合征有密切的联系。

上述资料提示该病的发生可能与遗传因素有关。进一步的全基因组扫描结果显示易感区域分布在第1、3、4、5、6、7、10、12、14、16、19 及 X 号染色体上,其中 16、12、6、14、5、19 及 1 号染色体被分别命名为 IBD1-7,候选基因包括 CARD15、DLG5、SLC22A4 和 SLC22A5、IL-23R 等。

目前,多数学者认为 CD 符合多基因病遗传规律,是许多对等位基因共同作用的结果。具有遗传易感性的个体在一定环境因素作用下发病。

(二)环境因素

在过去的半个世纪里,CD 在世界范围内迅速增长,不仅发病率和流行情况发生了变化,患者群也逐渐呈现低龄化趋势,提示环境因素对 CD 易患性的影响越来越大。研究显示众多的环境因素与 CD 密切相关,有的是诱发因素,有的则起保护作用,如吸烟、药物、饮食、地理和社会状况、应激、微生物、肠道通透性和阑尾切除术。目前只有吸烟被肯定与 CD 病情的加重和复发有关。

(三)微生物因素

肠道菌群是生命所必需,大量微生物和局部免疫系统间的平衡导致黏膜中存在大量的炎症细胞,形成"生理性炎症"现象,有助于机体免疫受到达肠腔的有害因素的损伤。这种免疫平衡有赖于生命早期免疫耐受的建立,遗传易感性等因素可致黏膜中树突细胞、Toll 样受体(TLRs)、T 效应细胞等的改变而参与疾病的发生与发展。小肠腺隐窝潘氏细胞和其分泌产物(主要为防御素)对维持肠道的内环境的稳定起着重要作用,有研究指出 CD 是一种防御素缺乏综合征。

多项临床研究亦支持肠道菌群在 CD 的发病机制中的关键环节,如一项研究显示小肠病变的 CD 患者切除病变肠段后行近端粪便转流可预防复发,而将肠腔内容物再次灌入远端肠腔可诱发炎症。

(四)免疫因素

肠道免疫系统是 CD 发病机制中的效应因素,介导对病原微生物反应的形式和结果。CD 患者的黏膜 T 细胞对肠道来源和非肠道来源的细菌抗原的反应增强,前炎症细胞因子和趋化因子的产生增多,如 IFN-γ、IL-12、IL-18 等,而最重要的是免疫调节性细胞因子的变化。CD 是典型的 Th1 反应,黏膜 T 细胞的增殖和扩张程度远超过溃疡性结肠炎,而且对凋亡的抵抗力更强。

最近有证据表明 CD 不仅与上述继发免疫反应有关,也可能与天然免疫的严重缺陷有关。如携带 NOD2 变异的 CD 患者,其单核细胞对 MDP 和 TNF-α 的刺激所产生的 IL-1β 和 IL-8 显著减少。这些新发现表明 CD 患者由于系统性的缺陷导致了天然免疫反应的减弱,提示他们可能同时存在天然免疫和继发性免疫缺陷,但两者是否相互影响或如何影响仍不清楚。

二、诊断步骤

(一)起病情况

大多数病例起病隐袭。在疾病早期症状多为不典型的消化道症状或发热、体重下降等全身症状,从发病至确诊往往需数月至数年的时间。少数急性起病,可表现为急腹症,酷似急性阑尾炎或急性肠梗阻。

(二) 主要临床表现

CD 以透壁性黏膜炎症为特点，常导致肠壁纤维化和肠梗阻，穿透浆膜层的窦道造成微小的穿孔和瘘管。

CD 可累及从口至肛周的消化道的任一部位。近 80% 的患者小肠受累，通常是回肠远端，且 1/3 的患者仅表现为回肠炎；近 50% 的患者为回结肠炎；近 20% 的患者仅累及结肠，尽管这一表型的临床表现与溃疡性结肠炎相似，但大致一半的患者无直肠受累；小部分患者累及口腔或胃十二指肠；个别患者可累及食管和近端小肠。

CD 因其透壁性炎症及病变累及范围广泛的特点，临床表现较溃疡性结肠炎更加多样化。CD 的临床特征包括疲乏、腹痛、慢性腹泻、体重下降、发热、伴或不伴血便。约 10% 的患者可无腹泻症状。儿童 CD 患者常有生长发育障碍，而且可能先于其他各种症状。部分患者可伴有瘘管和腹块，症状取决于病变的部位和严重程度。

许多患者在诊断前多年即表现出各种各样的症状。研究显示，患者在诊断为 CD 前平均 7.7 年即已出现类似于肠易激综合征的各种非特异性消化道症状，而病变局限于结肠者从出现症状到获得诊断的时间最长，平均 4.9~11.4 年。

1. 回肠炎和结肠炎

腹泻、腹痛、体重下降、发热是大多数回肠炎、回结肠炎和结肠型 CD 患者的典型的临床表现。腹泻可由多种原因引致，包括分泌过多、病变黏膜的吸收功能受损、回肠末端炎症或切除所致胆盐吸收障碍、回肠广泛病变或切除所致脂肪泻。小肠狭窄部位的细菌生长过度、小肠结肠瘘、广泛的空肠病变亦可导致脂肪泻。回肠炎患者常伴有小肠梗阻和右下腹包块；局限于左半结肠的 CD 患者可出现大量血便，症状类似溃疡性结肠炎。

2. 腹痛

不论病变的部位何在，痉挛性腹痛是克罗恩病的常见症状。黏膜透壁性炎症所致纤维性缩窄导致小肠或结肠梗阻。病变局限于回肠远端的患者在肠腔狭窄并出现便秘、腹痛等早期梗阻征象前可无任何临床症状。

3. 血便

尽管克罗恩病患者常有大便潜血阳性，但大量血便者少见。

4. 穿孔和瘘管

透壁的炎症形成穿透浆膜层的窦道，致肠壁穿孔，常表现为急性、局限性腹膜炎，患者急起发热、腹痛、腹部压痛及腹块。肠壁的穿透亦可表现为无痛性的瘘管形成。瘘管的临床表现取决于病变肠管所在位置和所累及的邻近组织或器官。胃肠瘘常无症状或有腹部包块；肠膀胱瘘将导致反复的复杂的泌尿道感染，伴有气尿；通向后腹膜腔的瘘管可导致腰大肌脓肿和/或输尿管梗阻、肾盂积水；结肠阴道瘘表现为阴道排气和排便；另外还可出现肠皮肤瘘。

5. 肛周疾病

约 1/3 的克罗恩病患者出现肛周病变，包括肛周疼痛、皮赘、肛裂、肛周脓肿及肛门直肠瘘。

6. 其他部位的肠道炎症

临床表现随病变部位而异。如口腔的阿弗他溃疡或其他损伤致口腔和牙龈疼痛；极少数患者因食管受累而出现吞咽痛和吞咽困难；约 5% 的患者胃、十二指肠受累，表现为溃疡样病损、上腹痛和幽门梗阻的症状；少数近端小肠病变的患者可出现类似口炎样腹泻的症状并伴有脂肪吸收障碍。

7.全身症状

疲乏、体重下降和发热是主要的全身症状。体重下降往往是由于患者害怕进食后的梗阻性疼痛而减少摄入所致,亦与吸收不良有关。克罗恩病患者常出现原因不明的发热,发热可能是由于炎症本身所致,亦可能是由穿孔后并发肠腔周围的感染导致。

8.并发症

克罗恩病的并发症包括局部并发症、肠外并发症及与吸收不良相关的并发症。

(1)局部并发症:与炎症活动性相关的并发症包括肠梗阻、大出血、急性穿孔、瘘管和脓肿的形成、中毒性巨结肠。CT是检出和定位脓肿的主要手段,并可在CT的引导下对脓肿进行穿刺引流及抗生素的治疗。

(2)肠外并发症:包括眼葡萄膜炎和巩膜外层炎;皮肤结节性红斑和脓皮坏疽病;大关节炎和强直性脊柱炎;硬化性胆管炎;继发性淀粉样变,可导致肾衰竭;静脉和动脉血栓形成。

(3)吸收不良综合征:胆酸通过肠肝循环在远端回肠吸收,回肠严重病变或已切除将导致胆酸吸收障碍。胆酸吸收不良影响结肠对脂肪及水、电解质的吸收而产生脂肪泻或水样泻;小肠广泛切除后所致短肠综合征亦可引起腹泻。胆酸吸收不良致胆酸和胆固醇比例失调,胆汁更易形成胆石。脂肪泻可致严重的营养不良、凝血功能障碍、低血钙及抽搐、骨软化症、骨质疏松。

克罗恩病患者易发生骨折,且与疾病的严重度相关。骨质的丢失主要与激素的使用及体能活动减少、雌激素不足等所致维生素、钙的吸收不良有关。脂肪泻和腹泻可促进草酸钙和尿酸盐结石的形成。维生素B_{12}在远端回肠吸收,严重的回肠病变或回肠广泛切除可导致维生素B_{12}吸收不良产生恶性贫血。因此,应定期监测回肠型克罗恩病及回肠切除术后患者的血清维生素B_{12}水平,根据维生素B_{12}吸收试验的结果决定患者是否需要终身给予维生素B_{12}的替代治疗。

(4)恶性肿瘤:与溃疡性结肠炎相似,病程较长的结肠型克罗恩病患者罹患结肠癌的风险增加。克罗恩病患者患小肠癌的概率亦高于普通人群。有报道称,克罗恩病患者肛门鳞状细胞癌、十二指肠肿瘤和淋巴瘤的概率增加,但是IBD患者予硫唑嘌呤或6-MP治疗后罹患淋巴瘤的风险是否增加则尚无定论。

(三)体格检查

体格检查可能正常或呈现一些非特异性的症状,如面色苍白、体重下降,抑或提示克罗恩病的特征性改变,如肛周皮赘、窦道、腹部压痛性包块。

(四)辅助检查

1.常规检查

全血细胞计数常提示贫血;活动期白细胞计数增高。血清蛋白常降低。粪便隐血试验常呈阳性。有吸收不良综合征者粪脂含量增加。

2.抗体检测

炎症性肠病患者的血清中可出现多种自身抗体。其中一些可用于克罗恩病的诊断和鉴别诊断。抗OmpC抗体阳性提示可能为穿孔型克罗恩病。抗中性粒细胞胞浆抗体(P-ANCA)和抗啤酒酵母抗体(ASCA)的联合检测用于炎症性肠病的诊断,克罗恩病和溃疡性结肠炎的鉴别诊断。

3.C反应蛋白(CRP)

克罗恩病患者的CRP水平通常升高,且高于溃疡性结肠炎的患者。CRP的水平与克罗恩病的活动性有关,亦可作为评价炎症程度的指标。

CRP 的血清学水平有助于评价患者的复发风险,高水平的 CRP 提示疾病活动或合并细菌感染,CRP 水平可用于指导治疗和随访。

4.血沉(ESR)

ESR 通过血浆蛋白浓度和血细胞压积来反映克罗恩病肠道炎症,精确度较低。ESR 虽然可随疾病活动而升高,但缺乏特异性,不足以与 UC 和肠道感染鉴别。

5.回结肠镜检查

对于疑诊克罗恩病的患者,应进行回肠结肠镜检查和活检,观察回肠末端和每个结肠段,寻找镜下证据,是建立诊断的第一步。克罗恩病镜下最特异性的表现是节段性改变、肛周病变和卵石征。

6.肠黏膜活检

其目的通常是为进一步证实诊断而不是建立诊断。显微镜下特征为局灶的(不连续的)慢性的(淋巴细胞和浆细胞)炎症和斑片状的慢性炎症,局灶隐窝不规则(不连续的隐窝变形)和肉芽肿(与隐窝损伤无关)。回肠部位病变的病理特点除上述各项外还包括绒毛结构不规则。如果回肠炎和结肠炎是连续性的,诊断应慎重。"重度"定义为溃疡深达肌层,或出现黏膜分离,或溃疡局限于黏膜下层,但溃疡面超过 1/3 结肠肠段(右半结肠,横结肠,左半结肠)。

近 30% 的克罗恩病患者可见特征性肉芽肿样改变,但肉芽肿样改变还可见于耶尔森菌属感染性肠炎、贝赫切特病、结核及淋巴瘤,因此,这一表现既不是诊断所必需也不能用于证实诊断是否成立。

7.胃肠道钡餐

胃肠道钡餐有助于全面了解病变在胃、肠道节段性分布的情况、狭窄的部位和长度。气钡双重造影虽然不能发现早期微小的病变,但可显示阿弗他样溃疡,了解病变的分布及范围,肠腔狭窄的程度,发现小的瘘道和穿孔。

典型的小肠克罗恩病的 X 线改变包括:结节样改变、溃疡、肠腔狭窄(肠腔严重狭窄或痉挛时可呈现"线样征")、鹅卵石样改变、脓肿、瘘管、肠袢分离(透壁的炎症和肠壁增厚所致)。胃窦腔的狭窄及十二指肠节段性狭窄提示胃十二指肠克罗恩病。

8.胃十二指肠镜

常规的胃十二指肠镜检查仅在有上消化道症状的患者中推荐使用。累及上消化道的克罗恩病几乎总是伴有小肠和大肠的病变。当患者被诊断为"未定型大肠炎"时,胃黏膜活检可能有助于诊断,局部活动性胃炎可能是克罗恩病特点。

9.胶囊内镜

胶囊内镜为小肠的可视性检查提供了另一手段,可用于有临床症状、疑诊小肠克罗恩病、排除肠道狭窄、回肠末端内镜检查正常或不可行及胃肠道钡餐或 CT 未发现病变的患者。

禁忌证包括胃肠道梗阻、狭窄或瘘管形成、起搏器或其他植入性电子设备及吞咽困难者。

10.其他

当怀疑有肠壁外并发症时,包括瘘管或脓肿,可选用腹部超声、CT 和/或 MRI 进行检查。腹部超声是诊断肠壁外并发症的最简单易行的方法,但对于复杂的克罗恩病患者,CT 和 MRI 的精确度更高,特别是对于瘘管、脓肿和蜂窝织炎的诊断。

三、诊断对策

(一)诊断要点

克罗恩病的诊断主要根据临床、内镜、组织学、影像学和/或生化检查的综合分析来确立诊断。患者具备上述的临床表现,特别是阳性家族史时应注意是否患克罗恩病。

详细的病史应该包括关于症状始发时各项细节问题,包括近期的旅行、食物不耐受、与肠道疾病患者接触史、用药史(包括抗生素和非甾体抗炎药)、吸烟史、家族史及阑尾切除史;详细询问夜间症状、肠外表现(包括口、皮肤、眼睛、关节、肛周脓肿或肛裂)。

体格检查时应注意各项反映急性和/或慢性炎症反应、贫血、体液丢失、营养不良的体征,包括一般情况、脉搏、血压、体温、腹部压痛或腹胀、可触及的包块、会阴和口腔的检查及直肠指检。测量体重,计算体重指数。

针对感染性腹泻的微生物学检查应包括艰难梭状芽孢杆菌。对有外出旅行史的患者可能要进行其他的粪便检查,而对于病史符合克罗恩病的患者,则不必再进行额外的临床和实验室检查。

完整的诊断应包括临床类型、病变分布范围及疾病行为、疾病严重程度、活动性及并发症。

(二)鉴别诊断要点

克罗恩病因其病变部位多变及疾病的慢性过程,需与多种疾病进行鉴别。许多患者病程早期症状轻微且无特异性,常被误诊为乳糖不耐受或肠易激综合征。

1. 结肠型克罗恩病需与溃疡性结肠炎鉴别

克罗恩病通常累及小肠而直肠免于受累,无大量血便,常见肛周病变、肉芽肿或瘘管形成。10%～15%炎症性肠病患者仅累及结肠,如果无法诊断是溃疡性结肠炎还是克罗恩病,可诊断为未定型结肠炎。

2. 急性起病的新发病例

应排除志贺菌、沙门菌、弯曲杆菌、大肠埃希菌及阿米巴等感染性腹泻。近期有使用抗生素的患者应注意排除艰难梭状芽脆杆菌感染,而使用免疫抑制剂的患者则应排除巨细胞病毒感染。应留取患者新鲜大便标本进行致病菌的检查,使用免疫抑制剂的患者需进行内镜下黏膜活检。

3. 其他

因克罗恩病有节段性病变的特点,阑尾炎、憩室炎、缺血性肠炎、合并有穿孔或梗阻的结肠癌均可出现与克罗恩病相似的症状。耶尔森菌属感染引起的急性回肠炎与克罗恩病急性回肠炎常常难以鉴别。

肠结核与回结肠型克罗恩病症状相似,常造成诊断上的困难,但以下特征可有助于鉴别。①肠结核多继发于开放性肺结核。②病变主要累及回盲部,有时累及邻近结肠,但病变分布为非节段性。③瘘管少见。④肛周及直肠病变少见。⑤结核菌素试验阳性等。对鉴别困难者,建议先行抗结核治疗并随访观察疗效。

淋巴瘤、慢性缺血性肠炎、子宫内膜异位症、类癌均可表现为与小肠克罗恩病难以分辨的症状及X线特征,小肠淋巴瘤通常进展较快,必要时手术探查可获病理确诊。

(三)临床类型

新近颁布的蒙特利尔分型较为完整地描述了克罗恩病的年龄分布、病变部位及疾病行为。详见表5-5。

表 5-5 克罗恩病蒙特利尔分型

确诊年龄(A)	A1	≤16 岁	
	A2	17~40 岁	
	A3	>40 岁	
病变部位(L)	L1	回肠末段	L1+L4[b]
	L2	结肠	L2+L4[b]
	L3	回结肠	L3+L4[b]
	L4	上消化道	
疾病行为(B)	B1[a]	非狭窄非穿透	B1p[c]
	B2	狭窄	B2p[c]
	B3	穿透	B3p[c]

注:B1[a] 型应视为一种过渡的分型,直到诊断后再随访观察一段时期。这段时期的长短可能因研究不同而有所变化(例如5~10年),但应该被明确规定以便确定 B1 的分型。

(四)CD 疾病临床活动性评估

1.缓解期

无临床症状及炎症后遗症的 CD 患者,也包括内科治疗和外科治疗反应良好的患者;激素维持治疗下持续缓解的患者为激素依赖型缓解。

2.轻至中度

无脱水、全身中毒症状,无中度及中度以上腹痛或压痛,无腹部痛性包块,无肠梗阻,体重下降不超过 10%。

3.中至重度

对诱导轻至中度疾病缓解的标准治疗(5-氨基水杨酸,布地奈德,或泼尼松)无反应,或至少满足下列一项者:中度及中度以上腹痛或压痛,间歇性轻度呕吐(不伴有肠梗阻),脱水/瘘管形成,体温高于37.5 ℃,体重下降超过 10% 或血红蛋白低于 100 g/L(10 g/dL)。

4.重度至暴发

对标准剂量激素治疗呈现激素抵抗,症状持续无缓解者或至少满足下列一项者:腹部体征阳性,持续性呕吐,脓肿形成,高热,恶病质,或肠梗阻。

为便于对疾病活动性和治疗反应进行量化评估,临床上常采用较为简便实用的 Harvey 和 Bradshow 标准计算 CD 活动指数(CDAI),见表 5-6。

表 5-6 简化 CDAI 计算法

1.一般情况	0:良好;1:稍差;2:差;3:不良;4:极差
2.腹痛	0:无;1:轻;2:中;3:重
3.腹泻稀便	每天1次记1分
4.腹块(医师认定)	0:无;1:可疑;2:确定;3:伴触痛
5.并发症(关节痛、虹膜炎、结节性红斑、坏疽性脓皮病、阿弗他溃疡、裂沟、新瘘管及脓肿等)	每个1分

注:<4分为缓解期;5~8分为中度活动期;≥9分为重度活动期。

四、治疗对策

(一)治疗原则

克罗恩病治疗方案选择取决于疾病严重程度、部位和并发症。尽管有总体治疗方针可循,但必须建立以患者对治疗的反应和耐受情况为基础的个体化治疗。治疗目标是诱导活动性病变缓解和维持缓解。外科手术在克罗恩病治疗中起着重要的作用,经常为药物治疗失败的患者带来持久和显著的效益。

(二)药物选择

1.糖皮质激素

迄今为止仍是控制病情活动最有效的药物,适用于活动期的治疗,使用时主张初始剂量要足、疗程偏长、减量过程个体化。常规初始剂量为泼尼松 40~60 mg/d,病情缓解后一般以每周 5 mg 的速度将剂量减少至停用。临床研究显示长期使用激素不能减少复发,且不良反应大,因此不主张应用皮质激进行长期维持治疗。

回肠控释剂布地奈德口服后主要在肠道起局部作用,吸收后经肝脏首关效应迅速灭活,故全身不良反应较少。布地奈德剂量为每次 3 mg,每天 3 次,视病情严重程度及治疗反应逐渐减量,一般在治疗 8 周后考虑开始减量,全疗程一般不短于 3 个月。

建议布地奈德适用于轻、中度回结肠型克罗恩病,系统糖皮质激素适用于中重度克罗恩病或对相应治疗无效的轻、中度患者。对于病情严重者可予氢化可的松或地塞米松静脉给药;病变局限于左半结肠者可予糖皮质激素保留灌肠。

2.氨基水杨酸制剂

氨基水杨酸制剂对控制轻、中型活动性克罗恩病患者的病情有一定的疗效。柳氮磺胺吡啶适用于病变局限于结肠者;美沙拉嗪对病变位于回肠和结肠者均有效,可作为缓解期的维持治疗。

3.免疫抑制剂

硫唑嘌呤或硫嘌呤适用于对糖皮质激素治疗效果不佳或对糖皮质激素依赖的慢性活动性病例。加用该类药物后有助于逐渐减少激素的用量乃至停用,并可用于缓解期的维持治疗。剂量为硫唑嘌呤 2 mg/(kg·d)或硫嘌呤 1.5 mg/(kg·d),显效时间需 3~6 个月,维持用药一般 1~4 年。严重的不良反应主要是白细胞减少等骨髓抑制的表现,发生率约为 4%。

硫唑嘌呤或硫嘌呤无效时可选用甲氨蝶呤诱导克罗恩病缓解,有研究显示,甲氨蝶呤每周 25 mg 肌内注射治疗可降低复发率及减少激素用量。甲氨蝶呤的不良反应有恶心、肝酶异常、机会感染、骨髓抑制及间质性肺炎。长期使用甲氨蝶呤可引起肝损害,肥胖、糖尿病、饮酒是肝损害的危险因素。使用甲氨蝶呤期间必须戒酒。

研究显示静脉使用环孢素治疗克罗恩病疗效不肯定,口服环孢素无效。少数研究显示静脉使用环孢素对促进瘘管闭合有一定的作用。他可莫司和麦考酚吗乙酯在克罗恩病治疗中的疗效尚待进一步研究。

4.生物制剂

英夫利昔是一种抗肿瘤坏死因子-α(TNF-α)的单克隆抗体,其用于治疗克罗恩病的适应证包括:①中、重度活动性克罗恩病患者经充分的传统治疗,即糖皮质激素及免疫抑制剂(硫唑嘌呤、6-硫嘌呤或甲氨蝶呤)治疗无效或不能耐受者。②克罗恩病合并肛瘘、皮瘘、直肠阴道瘘,经传统治疗(抗生素、免疫抑制剂及外科引流)无效者。

推荐以 5 mg/kg 剂量(静脉给药,滴注时间不短于 2 小时)在第 0、2、6 周作为诱导缓解,随后每隔 8 周给予相同剂量以维持缓解。原来对治疗有反应随后又失去治疗反应者可将剂量增加至 10 mg/kg。

对初始的 3 个剂量治疗到第 14 周仍无效者不再予英夫利昔治疗。治疗期间原来同时应用糖皮质激素者可在取得临床缓解后将激素减量至停用。已知对英夫利昔过敏、活动性感染、神经脱髓鞘病、中至重度充血性心力衰竭及恶性肿瘤患者禁忌使用。药物的不良反应包括机会感染、输注反应、迟发型超敏反应、药物性红斑狼疮、淋巴瘤等。

其他生物疗法还有骨髓移植、血浆分离置换法等。

5.抗生素

某些抗菌药物,如甲硝唑、环丙沙星等对治疗克罗恩病有一定的疗效,甲硝唑对有肛周瘘管者疗效较好。长期大剂量应用甲硝唑会出现诸如恶心、呕吐、食欲缺乏、金属异味、继发多发性神经系统病变等不良反应,因此仅用于不能应用或不能耐受糖皮质激素者、不愿使用激素治疗的结肠型或回结肠型克罗恩病患者。

6.益生菌

部分研究报道益生菌治疗可诱导活动性克罗恩病缓解并可用于维持缓解的治疗,但尚需更多设计严谨的临床试验予以证实。

(三)治疗计划及治疗方案的选择

由于克罗恩病病情个体差异很大,疾病过程中病情变化也很大,因此治疗方案必须视疾病的活动性、病变的部位、疾病行为及对治疗的反应及耐受性来制定。

1.营养疗法

高营养低渣饮食,适当给予叶酸、维生素 B_{12} 等多种维生素及微量元素。要素饮食在补充营养的同时还可控制病变的活动,特别适用于无局部并发症的小肠克罗恩病。完全胃肠外营养仅用于严重营养不良、肠瘘及短肠综合征的患者,且应用时间不宜过长。

2.活动性克罗恩病的治疗

(1)局限性回结肠型:轻、中度者首选布地奈德口服每次 3 mg,每天 3 次。轻度者可予美沙拉嗪,每天用量 3~4 g。症状很轻微者可考虑暂不予治疗。中、重度患者首选系统作用糖皮质激素治疗,重症病例可先予静脉用药。有建议对重症初发病例开始即用糖皮质激素加免疫抑制剂(如硫唑嘌呤)的治疗。

(2)结肠型:轻、中度者可选用氨基水杨酸制剂(包括柳氮磺胺吡啶)。中、重度必须予系统作用糖皮质激素治疗。

(3)存在广泛小肠病变:该类患者疾病活动性较强,对中、重度病例首选系统作用糖皮质激素治疗。常需同时加用免疫抑制剂。营养疗法是重要的辅助治疗手段。

(4)根据治疗反应调整治疗方案。轻、中度回结肠型病例对布地奈德无效,或轻、中度结肠型病例对氨基水杨酸制剂无效,应重新评估为中、重度病例,改用系统作用糖皮质激素治疗。激素治疗无效或依赖的病例,宜加用免疫抑制剂。

上述治疗依然无效或激素依赖,或对激素和/或免疫抑制剂不耐受者考虑予以英夫利昔或手术治疗。

3.维持治疗

克罗恩病复发率很高,必须予以维持治疗。推荐方案有以下几点。

(1)所有患者必须戒烟。

(2)氨基水杨酸制剂可用于非激素诱导缓解者,剂量为治疗剂量,疗程一般为2年。

(3)由系统激素诱导的缓解宜采用免疫抑制剂作为维持治疗,疗程可达4年。

(4)由英夫利昔诱导的缓解目前仍建议予英夫利昔规则维持治疗。

4.外科手术

内科治疗无效或有并发症的病例应考虑手术治疗,但克罗恩病手术后复发率高,故手术的适应证主要针对其并发症,包括完全性纤维狭窄所致机械性肠梗阻、合并脓肿形成或内科治疗无效的瘘管、脓肿形成。

急诊手术指征为暴发性或重度性结肠炎、急性穿孔、大量的危及生命的出血。

5.术后复发的预防

克罗恩病术后复发率相当高,但目前缺乏有效的预防方法。预测术后复发的危险因素包括吸烟、结肠型克罗恩病、病变范围广泛(>100 cm)、因内科治疗无效而接受手术治疗的活动性病例、因穿孔或瘘而接受手术者、再次接受手术治疗者等。

对于术后易复发的高危病例的处理:术前已服用免疫抑制剂者术后继续治疗;术前未用免疫抑制剂者术后应予免疫抑制剂治疗;甲硝唑对预防术后复发可能有效,可以在后与免疫抑制剂合用一段时间。建议术后3个月复查内镜,吻合口的病变程度对术后复发可预测术后复发。对中、重度病变的复发病例,如有活动性症状应予糖皮质激素及免疫抑制剂治疗;对无症状者予免疫抑制剂维持治疗;对无病变或轻度病变者可予美沙拉嗪治疗。

五、病程观察及处理

(一)病情观察要点

在诊治过程中应密切观察患者症状、体征、各项活动性指标和严重度的变化,以便及时修正诊断,或对病变严重程度和活动度做出准确的评估,判断患者对治疗的反应及耐受性,以便于调整治疗方案。

(二)疗效判断标准

临床将克罗恩病活动度分为轻度、中度和重度。大多数临床实验将患者克罗恩病活动指数(CDAI)大于220定义为活动性病变。现在更倾向于CDAI联合CRP高于10 mg/L来评价CD的活动。

"缓解"标准为CDAI低于150,"应答"为CDAI指数下降超过100。"复发"定义为确诊为克罗恩病的患者经过内科治疗取得临床缓解或自发缓解后,再次出现临床症状,建议采用CDAI高于150且比基线升高超过100点。经治疗取得缓解后,3个月内出现复发称为早期复发。复发可分为稀发型(≤1次/年)、频发型(≥2次/年)或持续发作型。

"激素抵抗"指泼尼松用量达到0.75 mg/(kg·d),持续四周,疾病仍然活动者。"激素依赖"为下列两项符合一项者:①自开始使用激素起3个月内不能将激素用量减少到相当于泼尼松10 mg/d(或布地奈得3 mg/d),同时维持疾病不活动。②停用激素后3个月内复发者。在确定激素抵抗或依赖前应仔细排除疾病本身特殊的并发症。

"再发"定义为外科手术后再次出现病损(复发是指症状的再次出现)。"形态学再发"指手术彻底切除病变后新出现的病损。通常出现在"新"回肠末端和/或吻合口,可通过内镜、影像学检查及外科手术发现。

"镜下再发"目前根据Rutgeerts标准评估和分级,分为:0级,没有病损;1级,阿弗他口疮样病损,少于5处;2级,阿弗他口疮样病损,多于5处,病损间黏膜正常,或跳跃性的大的病损,或病损局限于回结肠吻合口(<1 cm);3级,弥散性阿弗他口疮样回肠炎,并黏膜弥散性炎症;4级,弥散性回肠炎症并大溃疡、结节样病变或狭窄。

"临床再发"指手术完全切除大体病变后,症状再次出现。"局限性病变"指肠道CD病变范围<30 cm,通常是指回盲部病变(<30 cm回肠伴或不伴右半结肠),也可以是指孤立的结肠病变或近端小肠的病变。"广泛性的克罗恩病"肠道克罗恩病受累肠段超过100 cm,无论定位于何处。这一定义是指节段性肠道炎症性病变的累积长度。

六、预后评估

本病以慢性渐进型多见,虽然部分患者可经治疗后好转,部分患者亦可自行缓解,但多数患者反复发作,迁延不愈,相当一部分患者在其病程中因并发症而需进行1次以上的手术治疗,预后不佳。发病15年后约半数尚能生存。急性重症病例常伴有毒血症和并发症,近期病死率达3%~10%。近年来发现克罗恩病癌变的概率增高。

(马文秀)

第十节 结直肠息肉

一、定义

结直肠息肉泛指发生于大肠肠道黏膜的隆起性病变,是结肠、直肠最常见的疾病。大肠息肉可以是单发性或多发性,可为广基或有蒂息肉。从男女发生率上看,一般男性息肉的发生率高于女性。在息肉发生位置上看,男性息肉位于左侧结肠的比例高,女性息肉位于右侧的比例高。

从病理性质上分,结肠息肉一般分为腺瘤性息肉、错构瘤性息肉、炎性息肉、增生(化生)性息肉。腺瘤性息肉可以根据其所含的绒毛状成分再进一步分为管状腺瘤(最多见,占65%~80%)、绒毛状腺瘤(5%~10%)和混合性腺瘤(10%~25%)。错构瘤性息肉可见于幼儿和黑斑息肉病、幼年性息肉病等。结肠、直肠炎性息肉主要见于克罗恩病和溃疡性结肠炎。在慢性血吸虫病患者,炎症性息肉可能含虫卵或成虫。

还有一些息肉或多发性息肉,临床上很少见,但具有明确的临床特点。Cronkhite-Canade综合征是一种少见的非遗传性疾病,主要表现为胃肠道黏膜多发性、广泛性息肉样或结节样增厚,息肉无蒂,可见于全消化道或消化道某段。在组织学上与幼年性息肉难以鉴别,患者通常表现为腹痛、严重的肠道蛋白丢失、体重下降和外胚层异常(脱发、指甲畸形和皮肤色素沉着),个别外胚层表现早于息肉出现。大肠多发性神经节瘤性息肉极罕见,文献报道可以作为多发性内分泌瘤综合征或von Recklinghausen神经纤维瘤病的一种表现出现,也有与幼年性息肉病同时出现的报道,极个别以散发性形式出现。大肠多发性淋巴样息肉极其罕见,可以是节段性分布,也可以遍布于整个大肠。息肉呈圆形,黄或白色,呈结节状突起或小息肉状突起。

二、病因

结直肠息肉发生的确切病因尚不清楚,可能与环境毒素、遗传因素等有关。从息肉发生的遗传学背景上看,绝大多数患者的息肉没有明显的遗传背景,属于散发性发病,在肠道内呈单发或散在多发生长,这些患者的息肉随年龄的增加发生率逐渐升高;少数多发性大肠息肉是全身性遗传疾病的肠道表现,其息肉在肠道内多呈密集多发,数目较多,比较常见的有家族性腺瘤性息肉病、幼年性息肉病、黑斑息肉病。

三、临床表现

(一)病史

结直肠息肉常没有典型的临床表现,很多患者因消化道或腹部的非特异症状而就诊。体积较大、数目较多或位置特殊的息肉易出现症状。

1.现病史

(1)便血:便血是大肠息肉最常见的表现,可为红至暗红色血便,或仅为潜血阳性,出血或血便常为间断性,息肉引起大出血者很少见。少数患者可因长期慢性便血而出现贫血。

(2)腹痛:较大的息肉尤其是有蒂息肉常可引起腹痛,腹痛可为隐痛、胀痛,如果发生肠套叠、肠梗阻,则可表现为持续性绞痛。在肠套叠复位和梗阻解除后,疼痛缓解,并常伴有排气、排便。这种症状可反复发作。如果梗阻持续,则表现为持续性疼痛,并逐渐加重,严重者可导致肠坏死和穿孔,这种情况需要急诊手术。

(3)其他:距肛门较近的息肉可以引起下坠感,位于肛门口的带蒂息肉甚至可以随排便脱出肛门外。较大和多发息肉可以引起腹泻、便秘和腹泻交替、排便习惯改变。大肠息肉可发生癌变和转移,表现为全身消耗和转移癌症状。

2.既往史和家族史

要特别重视询问患者过去是否有大肠或其他部位息肉的病史和治疗史。询问家族史不详细,可能漏掉遗传性息肉病的诊断线索。很多患者对家族中亲属病史缺乏了解、记忆不清或者不了解家族史对诊断的意义,这是患者不能正确讲述家族史的重要原因。

(二)体征

1.大肠息肉导致的体征

一般的大肠息肉不导致明显的体征。一些患者,肛门指诊可触及直肠息肉。儿童易发的错构瘤性息肉多位于直肠或直肠-乙状结肠交界处,部分可在大便时脱出肛门外。如息肉导致急性肠梗阻,则可表现为典型的肠梗阻症状,如肠套叠患者可以触及腹部肿物。

2.特殊体征

在家族性息肉病患者,可发现眼、软组织和骨骼的异常表现,如先天性视网膜色素上皮肥大,有些患者以腹部硬纤维瘤表现出的腹部肿物为特点,女性患者常发现甲状腺癌。黑斑息肉病患者在口唇、颊黏膜、手和足的掌面有明显的色素沉着。Cronkhite-Canade综合征患者常表现出脱发、指甲畸形和皮肤色素沉着等外胚层异常,患者消瘦明显。

四、实验室检查及辅助检查

(一)实验室检查

大便潜血可作为初筛手段,但不能排除大肠息肉的存在。长期大便出血的患者可能表现为贫血。Cronkhite-Canade综合征患者血清蛋白水平降低。

(二)影像学检查

钡灌肠是常用的检查手段,可明确大肠内息肉的情况。对有家族史的患者,全消化道造影可发现胃、小肠的息肉。虚拟肠镜可用于息肉的诊断。

(三)内镜检查

内镜检查是最常用和首选的确诊手段。纤维结肠镜不但可以直观地诊断息肉,还可以进行活检以获得病理诊断。另外,通过纤维结肠镜还可以进行息肉切除、黏膜切除等治疗。纤维结肠镜还可以辅助用于腹腔镜手术,协助对大肠息肉的定位。

(四)遗传学病因检查

目前,已经可以对一些遗传性息肉病患者进行致病基因的检测,如家族性息肉病的APC基因、黑斑息肉病的LKBl基因、幼年性息肉病的SMAD/DPC4和PTEN基因等。这些检测可以从基因水平明确疾病的病因,为研究其发病原因、治疗提供基础。另外,一旦明确患者的突变基因,就可以非常方便、快捷地筛查全部家族成员。但目前这些检查耗资大、费时、缺乏标准化、不能排除假阴性结果,因此在国内还没有推广应用。

五、诊断和鉴别诊断

(一)确立大肠息肉的诊断

1.明确息肉的诊断

通过影像学或内镜检查,可以明确大肠息肉的诊断,明确息肉的大小、特点(单发或多发、有蒂或无蒂)、部位和肠道受累情况等。

2.对没有进行全结肠检查的患者,是否需要进一步检查

对通过肛门指诊、肛门镜检查发现的大肠息肉有必要进一步对结肠进行检查,如采用纤维结肠镜、乙状结肠镜或钡灌肠等。对多发性息肉、有大肠癌/息肉的病史,或者有大肠癌/息肉的家族史的患者,除非遗传学检查可以排除其易感性,否则均应进行全结肠的检查。对经乙状结肠镜发现的息肉,是否有必要再进行全结肠检查,还存在不同意见,需要综合考虑患者的年龄、家族史、息肉病理特点、内镜检查的技术条件、检查效益与费用等进行选择。

3.大肠息肉是否是唯一的诊断

特别值得提出的是,大肠息肉较少引起消化道症状。对消化道症状明显的患者,如果通过检查发现大肠息肉,但息肉的存在并不足以解释患者的临床症状时,应警惕是否还同时存在其他病变,而息肉仅是一个伴随的疾病。

(二)确定息肉的性质

确定大肠息肉的性质对采取合理的治疗措施非常重要。大肠息肉常分为腺瘤性、错构瘤性、炎症性、化生(增生)性四大主要类别。腺瘤性息肉可以根据其所含的绒毛状成分再进一步分为管状腺瘤、绒毛状腺瘤和混合性腺瘤。

从临床经验看,错构瘤性息肉常见于儿童,炎症性息肉则多见于Crohn病、溃疡性肠炎,化

生(增生)性息肉的发生率随年龄的增加发生率有所增加。腺瘤性息肉是临床最常见的息肉类型,多见于成人。较大的息肉可能发生癌变,病理检查是判断息肉性质的金标准。

在所有息肉中,腺瘤性息肉具有比较明显的恶变倾向,其中绒毛状腺瘤恶变率最高,被认为属于癌前病变。资料显示,腺瘤的恶变率随其大小而增加,1~2 cm 的息肉恶变率约在 10% 左右,>2 cm 腺瘤的恶变率超过 40%。腺瘤癌变浸润的程度也是决定治疗方式的因素。早期癌变多为局灶性,通常限于黏膜层,不会侵犯整个腺瘤尤其是蒂部,可经局部切除治愈。癌变侵犯黏膜下尤其是肌层时,发生淋巴转移的概率明显提高。既往认为错构瘤和化生(增生)性息肉没有恶变潜能,新近的研究显示,这些息肉也具有一定的恶变可能,不应被忽视。

(三)确定息肉是否具属于遗传性疾病综合征的一种肠道表现

在一些患者,大肠息肉是遗传性息肉综合征的肠道表现,可以按息肉的性质分为腺瘤性和错构瘤性两大类。

家族性腺瘤性息肉病(familial adenomatous polyposis,FAP),是最常见的肠道腺瘤性遗传病,多发性大肠腺瘤性息肉是其最突出的临床特点,患者临床表现有腹痛、便血、肠梗阻等。FAP 患者的息肉如不治疗,至 40 岁,一个或数个息肉经增生而癌变的概率可达 100%。FAP 还有典型的结肠外表现,可分为以下三组:①上消化道息肉,如胃、十二指肠乃至胆道。②眼、软组织和骨骼表现,如先天性视网膜色素上皮肥大,可以作为早期诊断的特征性依据。下颌骨骨瘤可见于 90% 以上的 FAP 患者,也是本病特征性的表现。遗传性硬纤维瘤病也是一个常见的表现,发生率可达 6%~8%。③FAP 患者大肠外恶性肿瘤发生率明显增高,如 35 岁以下年轻女性的甲状腺乳头状腺癌的发生率是正常人的 50~100 倍,癌常呈多灶性。西方 FAP 患者的十二指肠癌,尤其是十二指肠乳头部癌明显增高(20%~60%),对 FAP 患者"正常"的十二指肠乳头区随机活检,1/3 的病例有微小的腺瘤灶。在日本患者,50% 的 FAP 患者发生胃腺瘤,胃癌的发生率明显增高。FAP 患者中枢神经系统髓母细胞瘤的发生率是正常人的 92 倍。患儿肝胚细胞瘤的发生率是正常人群的 42 倍。FAP 的发生是由于 APC 基因种系突变而导致。

其他因 APC 突变导致的息肉病包括 Gardner 综合征、伴髓母细胞瘤的 Turcot 综合征、遗传性扁平息肉综合征、轻表型家族性腺瘤性息肉病,及遗传性硬纤维瘤病(或称遗传性侵袭性纤维瘤病)。Gardner 综合征表现为大肠多发息肉、多发骨瘤(主要发生于面部和长骨,下颌骨部位占 76%~90%)、表皮样囊肿三联征,伴髓母细胞瘤的 Turcot 综合征的特点是患者发病年轻,以脑髓母细胞瘤和大肠息肉为特点,病因为 APC 基因突变。遗传性扁平息肉综合征和轻表型家族性腺瘤性息肉病均由 APC 突变所致,前者的特点为肠道息肉数目较少,息肉呈扁平状;后者特点为肠道息肉数目少、大肠癌发生晚。遗传性硬纤维瘤病以顽固性、侵袭性局部生长为特征,多见于腹部,尤其多发生于术后、创伤和产后的患者。患者大肠息肉和骨瘤少见,常有大肠腺瘤性息肉病和大肠癌的家族史,无先天性视网膜色素上皮肥大。

遗传性错构瘤性息肉病主要见于黑斑息肉病和家族性幼年性息肉病患者,也可见于更少见的 Cowden 综合征、Bannayan-Riley-Ruvalcaba 综合征、Gorlin 综合征、遗传性出血性毛细血管扩张症患者。黑斑息肉病是以消化道错构瘤性息肉和黏膜、肢端色素沉着为特点的常染色体显性遗传病,消化道息肉以小肠最多,大肠和胃也常出现多发性息肉。家族性幼年性息肉病患者也呈常染色体显性遗传,息肉多发生在大肠,息肉数目不像家族性息肉病那样多。幼年性息肉多为圆形、无蒂、表面光滑。显微镜下见扩张水肿的基质包绕囊状扩张、充满黏液的腺体,平滑肌很少见。

在临床实践中,诊断息肉病的标准常引起疑惑。通常息肉病的诊断标准是息肉的数目大于100枚,一般来说,典型的家族性(腺瘤性)息肉病能达到这个标准,但不典型的腺瘤性息肉病(遗传性扁平息肉综合征和轻表型性家族性腺瘤性息肉病)、错构瘤性息肉病则达不到这个标准。故在判断大肠息肉是否属于特定的遗传性息肉病时,一定要考虑到息肉的病理性质、患者的家族史,才不至于漏诊。

六、治疗

(一)选择合适的治疗时机

并非所有的息肉都需要立刻进行治疗。一般地,对没有症状,直径小于 0.5 cm 的息肉可以定期观察,主要因为这些小息肉很少引起腹部急症,很少恶变。还有些研究者认为,可以根据息肉的性质放宽对非腺瘤性息肉的处理标准,由于非腺瘤性息肉恶变少见,小于 1 cm 的息肉罕见恶变,故提倡对不超过 1 cm 的非腺瘤性息肉可以进行密切观察。

(二)选择合适的治疗手段

根据息肉的特点,可以选择经肛门切除、肛门镜下显微手术切除、经过纤维结肠镜电灼切除、腹腔镜肠段切除、剖腹肠段切除治疗的方法。

1.经肛门切除

对直肠下段的息肉,通常距离肛门缘 7 cm 以内,可以直接在局部麻醉或骶麻下经肛门行切除。在扩张肛门后,对有蒂息肉,可直接进行蒂部结扎切除息肉。对广基息肉,尤其是绒毛状息肉应切除蒂部周围 1 cm 左右的正常黏膜。在对恶变息肉进行局部切除治疗时,如果息肉浸润黏膜下层,应做全层切除。

2.经肛门镜下显微手术切除

距离肛门 20 cm 以内的息肉,可通过特殊器械做经肛门镜下显微手术切除息肉。这种方法经肛门插入可进行显微手术的肛门镜,通过电视屏幕进行手术,切除息肉并缝合创面。这种方法暴露充分,切除和缝合确切,操作方便,创伤性小,可避免开腹手术。

3.经纤维结肠镜电灼切除息肉这是目前治疗高位结肠息肉最常用的方法

在电灼切除前应尽可能明确息肉的病理性质。对有蒂息肉可用套圈器套住息肉蒂部,进行电灼切除。对广基息肉,可以分次电灼切除。对带蒂息肉,文献中还有通过在息肉蒂部留置钛夹进行切除的方法。对较大的息肉、广基息肉和早期癌,还可以经内镜行黏膜切除或黏膜下注射息肉切除术。Brooker 及 Brandimarte 等分别报告用双内镜结肠黏膜切除治疗息肉的方法,可单次切除直径 3~5 cm 的息肉。对位于乙状结肠直肠曲或脾曲有明显黏膜皱褶难以切除的息肉,可用腹腔镜辅助纤维结肠镜进行息肉切除,可以避免开腹手术。

4.腹腔镜息肉或肠段切除术

可用于对较大的息肉、广基息肉、癌变的息肉和区域性多发息肉进行切除,可利用纤维结肠镜辅助进行息肉或病变肠段定位,效果确切,创伤小。Mavrantonis 调查了美国胃肠内镜学会北美外科医师和美国结直肠学会施行腹腔镜的外科医师,发现 68% 的医师曾用腹腔镜行息肉切除。对家族性腺瘤性息肉病伴直肠息肉癌变的患者,Watanabe 等还用手助腹腔镜方法行全结肠切除回肠造口和腹会阴切除术,可以达到根治,并减少创伤。

5.剖腹息肉切除或肠切除吻合术

剖腹息肉切除或肠切除吻合术是治疗不能局部切除的息肉或肠段的传统方法。对较大息肉、阶段性密集分布的息肉、息肉癌变并明显浸润者,可以行开腹息肉切除、肠段切除术或大肠癌根治术。对家族性息肉病的患者,可施行全结肠切除、直肠黏膜切除、回肠储袋经直肠肌管与肛管吻合(IPAA)。Vasen等总结丹麦、瑞典、芬兰和荷兰FAP的手术治疗结果,发现IPAA优于单纯回肠造口和回肠-直肠吻合术,主要是后者的残留直肠可发生直肠癌,患者在65岁前死于直肠癌的危险性达12.5%,且75%的直肠癌在诊断前1年的直肠镜检中没有异常。IPAA术后仍可能遗留少量的直肠黏膜或部分移行黏膜,也可导致术后直肠癌的发生,因此应强调手术彻底性。另外,IPAA手术后,小肠可以发生多发息肉,患者还可以发生其他肿瘤,如肠系膜硬纤维瘤、甲状腺癌(女性)等,必须术后长期随访。IPAA操作复杂,手术病死率和术后并发症的发生率较高(10%~44%),包括吻合口狭窄、肛瘘、储袋阴道瘘、储袋炎、储袋息肉和癌等。Regimbeau随访128名IPAA术后患者,发现12%有吻合口狭窄,3%的患者因而需要切除储袋。IPAA术后患者24小时中位排便次数为4.8±1.6(范围1~11次)。IPAA还使患者的生活习惯发生改变,术后95.3%的患者为维持可控的大便习惯而被迫采取固定的饮食种类和进食时间。

(三)采取合理的手术后观察

腹腔镜手术和剖腹手术的患者需要住院治疗,手术后应注意可能出现的各种并发症。在门诊手术的患者,应对患者和家属充分交待手术后主要并发症(如出血、腹膜炎)的表现。以便在出现问题后能及时来医院就诊。内镜切除后常见的并发症是出血,一般量少,不需特别治疗。个别情况下,息肉切除后的病理检查显示所谓的息肉实际是动静脉畸形。肠穿孔及其所致的腹膜炎或腹膜后感染是非常严重的并发症,需要特别重视。在内镜手术后,必须特别注意延迟性肠穿孔的可能,可在术后短期住院观察或电话随诊。

(四)其他

值得指出的是,对息肉病理的报告目前还存在很多问题,如少数病理科医师对息肉类型的诊断的准确性有待提高、病理报告的内容没有统一要求。国外已有对息肉病理报告的统一规范和要求。目前,临床医师、内镜医师与病理医师应充分协作和沟通,保证息肉病理结果的准确性。比如,接受肠道息肉活检的患者,如果正在使用秋水仙碱,则应注意其可造成活检组织有丝分裂中期细胞增多、上皮细胞排列异常,易将一般的增生/化生性息肉误诊为锯齿状息肉。还有证据提示,HIV患者息肉的病理结果误诊率较高。

七、随访

息肉内镜切除术后1年复查,大约25%的患者可发现息肉再生或复发。因此,这些患者应该定期进行全结肠检查。大肠息肉切除后应如何随诊,是一个有争议的问题。对属于一般人群者,建议3~5年复查,如首次切除的息肉大(≥1 cm),病理为绒毛状息肉,息肉有重度增生,或首次息肉可能切除不净时,则应缩短复查间隔时间。

八、筛查

(一)筛查的目的

多项研究发现,大肠息肉的筛查可以显著地降低因大肠癌所致的病死率,息肉筛查也可以降低息肉的并发症率。任何筛查组合都优于不筛查。

(二)筛查方法的选择

详细询问病史和家族史,可以区分一般危险人群和高危人群。大肠息肉的高危人群主要包括各种遗传性息肉病、有肠癌和息肉病史者。对高危人群进行筛查,可以有效地提高筛查的效率。

大便潜血阳性率在 25%～50%,虽然阳性率不理想,但既简单又经济。近年进行的四大项随机研究均表明,大便潜血监测可以减少大肠癌的发生率和病死率,是一个很好的筛查手段。

内镜(乙状结肠镜、纤维结肠镜)和钡灌肠检查是息肉诊断的两类主要手段。相对而言,纤维结肠镜在诊断率和准确性上有优势,而钡灌肠漏诊率较高,尤其是对小息肉。

对一般风险人群,随诊的方法有很大争议。目前多推荐自 50 岁开始接受结肠镜检查,每 10 年 1 次。美国息肉研究的临床试验和许多医师正规的临床实践均显示,无论是成人还是儿童,全肠道检查(结肠镜、钡灌肠)和息肉切除可以明显减少结直肠的发生率和病死率。对 40～49 岁的一般风险人群,用结肠镜筛查则没有益处。

英国弯曲乙状镜筛查研究组的研究者提示了一个"一生一次"乙状结肠镜加大便隐血筛查的方案,简单安全,费用低,易于接受。对 55～64 岁的一般危险人群,他们仅推荐对远端结肠发现以下"高危因素"者做作全结肠镜检:≥3 枚腺瘤,息肉直径≥1 cm,病理为绒毛状息肉或混合性息肉,重度增生,恶性病变,或≥20 枚增生性息肉。但很多学者认为,单次大便隐血和乙状镜检查有 24% 的漏诊近端结肠肿瘤的机会。

大规模纤维结肠镜筛查,必须保持良好的成功率、息肉检出率、安全性等。为此,美国胃肠学会、内镜学会等多学会大肠癌标准化工作委员会(USMSTF)提出了一些管理目标,如筛查对象和频度、插镜到盲肠时间、总检查时间和退镜时间、人群中息肉检出率、严重并发症发生率、检查期间药物应用等,这样有助于保证筛查的安全性,其做法应引起国内同行的重视。

还有一些手段可用于息肉的筛查,如大便 DNA 检查,可能通过发现大便中肿瘤相关基因的变异,达到无创诊断的目的,目前主要用于大肠癌的研究。内镜医师还可以利用一些特殊功能的肠镜来帮助判断息肉的性质,如利用色素内镜检查、放大内镜检查可通过对息肉进行原位放大观察、分类,并借助喷洒染料观察息肉表面特征和类别,可以有效地鉴别腺瘤性息肉,敏感性可达80.1%。光散射分光镜可以原位观察黏膜上皮细胞,并可以分析具有鉴别意义的胞核大小、形态和着色程度、染色质的量等,协助鉴别化生、癌前病变和癌。这些方法可以有效地辅助内镜医师的判断,减少患者的检查次数。CT 和 MRI 虚拟肠镜是近年来出现的息肉检查新手段,而且其方法和技术都在不断改善,总的看来,虚拟肠镜为患者尤其特殊人群(儿童、老年人、有不适于肠镜或钡灌肠检查的全身疾病等)提供了一个无创性息肉检查方法,对因肠息肉癌变导致的不全梗阻的患者,可用虚拟肠镜为进行全结肠检查。但虚拟肠镜不能看到息肉的大体病理特点(息肉表面形态、颜色、软硬度等),准确性和敏感性还有待于提高。Yasuda 报告 110 名同时接受全结肠镜和 PET 检查者,PET 的阳性率为 24%(息肉直径为 5～30 mm),假阳性率为 5.5%,其阳性率随息肉增大而增加,在息肉≥13 mm 时阳性率为 90%。提示 PET 可作为非侵袭性检查手段,而且可能在因其他目的做 PET 时,附带地发现大肠息肉。

九、预防

如何预防息肉的发生或阻止已有息肉发展乃至萎缩是大肠息肉诊治中备受重视的热点问题。多类研究认为非甾体抗炎药可以促使已有息肉的萎缩、数目减少,推迟手术治疗的时间。

Okai 等还报告 1 例多发腺瘤女性 Gardner 综合征患者,每天服用 2 次舒林酸(每次 100 mg),6 个月后肠镜复查发现结肠腺瘤变小和变少,40 个月后肠镜复查息肉全部消失,51 个月再复查仍没有复发。Johns Hopkins 大学的 Cruz-Correa 等利用循证医学方法进行前瞻性双盲对照研究,证实家族性息肉病患者接受全结肠切除、回肠直肠吻合(Ileorectal anastomosis,IRA)后应用舒林酸可以减少残留直肠的息肉复发。St.Mark 医院的 Brooker 等也用随即对照研究证实在肠道息肉内镜切除后,常规应用 APC 可减少息肉的复发。但 Johns Hopkins 大学的 Giardiello 在另一项随机双盲安慰剂对照的研究中认为,常规剂量的舒林酸不能阻止 FAP 患者发生息肉。目前,一些研究认为,腺瘤性息肉可分为非甾体抗炎药敏感和不敏感型,后者对非甾体抗炎药治疗无效。非甾体抗炎药不敏感型息肉主要与 K-ras 突变及 β 连环素和 Cox-2 表达的改变有关。另外,补充钙剂(碳酸钙 3 g/d)对息肉预防有益。

(田瑞龙)

第十一节　肠系膜上动脉综合征

肠系膜上动脉综合征(superior mesenteric artery syndrome,SMAS)也称为十二指肠淤滞症、十二指肠血管压迫征、十二指肠麻痹、胃肠系膜麻痹、肠系膜上动脉十二指肠压迫综合征或 Wilkie 病,而 SMAS 是目前普遍接受的命名。本病为十二指肠水平部受肠系膜上动脉压迫导致的十二指肠梗阻,也有学者认为是由十二指肠功能紊乱所致。临床表现为间歇性上腹痛、呕吐等上消化道梗阻症状。本病并不少见,可发生于任何年龄,但以体型瘦长的中、青年女性多见。慢性 SMAS 的临床表现无特异性,往往被误诊为胃炎、胆囊炎、消化性溃疡、神经官能症、早孕反应等,急性 SMAS 则症状持续而严重。X 线钡餐检查和 CT 是本病主要诊断方法,十二指肠空肠吻合术是目前最肯定的治疗方法。

一、病因

SMAS 病因多为先天性因素,少为后天性因素。主要原因是肠系膜上动脉(SMA)和腹主动脉夹角变小(正常角度 30°~50°),SMA 压迫十二指肠水平部而导致梗阻(图 5-4)。消瘦造成 SMA 和腹主动脉间脂肪过少,Treitz 韧带过短,SMA 开口过低,胃或肠管下垂,腰椎前突等,均可导致这一效果。肠系膜上动脉根部淋巴结核、肿大淋巴结压迫也可造成梗阻。骨科治疗中使用躯体石膏固定,造成长时间的脊柱过伸姿势,也可能引起急性 SMAS,即"石膏管型综合征"。另外,十二指肠功能失调也是引起肠系膜上动脉综合征的一个不容忽视的原因。

二、临床表现

急性 SMAS 通常表现为无诱因的餐后上腹部饱胀不适、疼痛和呕吐,有的可出现中上腹绞痛,但能自行缓解。其中呕吐为主要症状,一般发生在餐后半小时,呕吐物为含胆汁的胃内容物,呕吐后、取俯卧位或胸膝位时症状可得到缓解。症状频繁发作,间歇期长短不一。患者近期可能有情绪不佳,体重锐减,因严重疾病卧床或躯体石膏固定的病史。体格检查可见上腹部饱满,胃型及蠕动波,上腹部轻压痛,可闻及振水音。长期反复发作者可出现消瘦、贫血、低蛋白血症,急性严重发作时可出现水、电解质酸碱平衡紊乱。

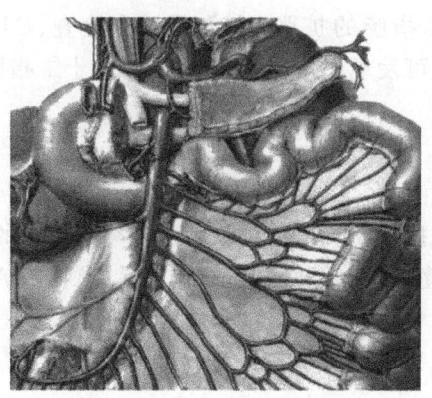

图 5-4　SMAS 的解剖基础

三、辅助检查

(一) X 线检查

单纯立位腹部平片可见左上腹扩大的胃泡及其内的液平面，右上腹液平面，此即为十二指肠梗阻所特有的"双液面征"。钡餐检查具有特征性的表现，钡剂在十二指肠水平部的中 1/3 和远 1/3 处通过受阻、中断，呈典型垂直的钡柱截断征，也称"笔杆征"(图 5-5)，近端十二指肠及胃扩张，胃潴留，胃下垂等(图 5-6)，或有明显的十二指肠逆蠕动，也称"钟摆征"，改变为俯卧位后梗阻消失，钡剂能顺利通过十二指肠水平部进入空肠。

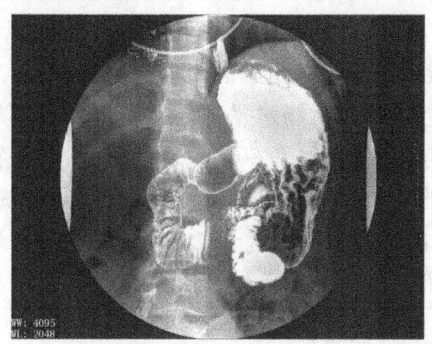

图 5-5　笔杆征

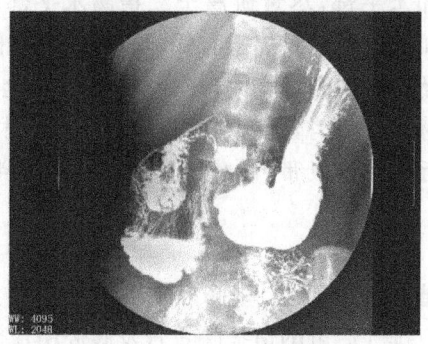

图 5-6　近端十二指肠扩张

(二)其他检查

如电子胃镜可发现胃十二指肠的扩张,多普勒超声检查、CT三维重建、MRA均可测量SMA和腹主动脉之间的夹角,可发现夹角变小至10°~22°,十二指肠受压处前后径<1 cm,近端十二指肠前后径>3 cm。

四、诊断

根据临床症状和影像学证据诊断。但要排除可引起类似症状的器质性病变,如消化性溃疡,胆道疾病,胰腺和十二指肠肿瘤,腹膜后肿瘤等,不要轻易诊断SMAS。

五、治疗

(一)保守治疗

治疗SMAS首选保守治疗,缓解期宜少食多餐,以易消化食物为主,餐后取侧卧位或俯卧位,预防发作。严重发作时应禁食、持续胃肠减压,并给予全肠外营养支持,调整水、电解质平衡。必要时输注清蛋白纠正低蛋白血症,输血纠正贫血,以改善患者全身状况。若以上保守治疗无效,呕吐发作频繁,消瘦明显,严重影响工作和生活则需手术治疗。

(二)手术治疗

过去针对SMAS的手术方式有很多,有的手术还比较复杂,创伤较大,术后并发症多,但疗效并无明显优势,如胃大部切除术、胃空肠吻合术、十二指肠环形引流术等,现已很少应用,在此不详释。目前公认较为合理的术式为Treitz韧带松解术和十二指肠空肠吻合术。前者通过切断Treitz韧带,使十二指肠水平部下移至肠系膜上动脉与腹主动脉之间较宽处,此术式仅适用于十二指肠悬韧带过短的患者,且并不能使所有病例的十二指肠下降满意,而且,在一些病例中若SMA周围淋巴结形成硬质索带压迫十二指肠的因素未能解除,十二指肠下降亦不能改善症状。十二指肠空肠吻合术是将梗阻近端十二指肠水平部与空肠近段行侧端吻合,尤其适合于梗阻近端十二指肠扩张明显者。此术式疗效好(有效率80%~100%),且不复杂,故临床应用较多。

Treitz韧带松解术手术步骤:向上提起翻转横结肠中部,向前提起空肠上段,显露Treitz韧带。横行切断此韧带及其附近的后腹膜,游离十二指肠,使十二指肠与空肠交接点的位置下移4~5 cm。十二指肠水平部肠管上缘、肠系膜上动脉起始点与腹主动脉三者之间的间隙能通过两横指较为理想。最后横行缝合后腹膜。

十二指肠空肠吻合术手术步骤:向上提起横结肠,在右侧选一无血管区横行切开横结肠系膜,显露扩张的十二指肠降部和水平部,尽量游离十二指肠水平部,应注意勿损伤结肠中动脉。将距离Treitz韧带7.5~10 cm的近段空肠提至右侧,与已游离的十二指肠做侧端吻合,建议使用可吸收抗菌缝线行双层间断缝合,吻合口宜大,最好宽5 cm以上。吻合完成后将横结肠系膜切口边缘缝合固定于十二指肠壁上,以消除裂隙,防止内疝形成。术中注意空肠切开吻合处在保证无张力的情况下,应尽量靠近Treitz韧带,以减少盲袢,避免"盲袢综合征"发生。

六、术后处理

手术之后应继续禁饮食、持续胃肠减压、全肠外营养支持1周左右。鼓励患者尽早下床活动,促进胃肠道功能恢复。肛门排气后可酌情拔除胃管及腹腔引流管,循序渐进恢复经口进食。

(田瑞龙)

第六章 肝脏疾病

第一节 药物性肝损伤

药物性肝损伤是指由药物本身或其代谢产物引起的肝脏损伤,急性肝损伤(病程为3个月以内)是最常见的发病形式,占报道病例数的90%以上,少数为暴发性或重症肝衰竭。老年人发生药物性肝损伤常见于两种情形:①患者合并多重基础疾病,长期服用大量药物;②出于保健目的服用成分不清的药物,尤其是来源不明的中药。由于急性药物性肝损伤临床症状和病理表现不一,无特异的实验室检查,该病容易被误诊,因此十分有必要提高对该病的认识。

一、流行病学

在已上市的药物中,有1 100种以上具有潜在肝毒性,很多中草药及保健药亦有导致肝损伤的可能。近年来,药物性肝损伤住院病例数有逐年增加的趋势。肝脏对药物的易感性随年龄增长而增加,老年人更容易发生药物性肝损伤。国内临床病例统计显示,引起老年人药物性肝损伤以心血管药物最多,其次为抗生素和抗肿瘤药物,中草药和抗结核药引起的肝损伤也非少见。药物不良反应的发生率与合并用药的种类和数量密切相关,主要原因是药物之间的相互作用。慢性肝病基础老年患者中药物性损伤的发生率上升,尤其是在非酒精性脂肪肝的人群中。

二、发病机制

药物所致肝细胞损伤可由免疫介导和非免疫介导造成。免疫性损伤主要系因药物与机体成分结合改变肝细胞的蛋白质形成新抗原、以半抗原复合物形式获得抗原性、诱导自身抗体的产生等启动细胞免疫和/或体液免疫反应,在部分人群引起变态反应,从而导致肝细胞受损。非免疫性损伤则是某些药物在肝内被转化为毒性代谢产物,产生亲电子基和氧自由基,耗竭肝内谷胱甘肽,并与蛋白质、核酸和脂质等大分子物质共价结合,引起脂质过氧化,破坏细胞器,导致肝细胞变性、坏死、凋亡。部分药物及其代谢产物引起肝窦底侧膜的摄取障碍、肝细胞分泌胆汁功能破坏和毛细胆管膜上的转运器功能障碍,引起胆汁淤积。

三、临床表现

老年人药物性肝损伤起病隐匿,临床症状和体征缺乏,其中以无症状的转氨酶升高者为主,常见症状为乏力、食欲缺乏、恶心、呕吐等消化道反应,其次为黄疸、低热、皮肤瘙痒和皮疹,均非特异性症状。胆汁淤积型肝损伤在老年人群中更常见,表现为碱性磷酸酶水平明显升高,而转氨酶升高不明显。

四、分型及诊断

由于不同药物导致急性肝损伤的机制不同,根据用药后肝酶升高的特点,药物性肝损伤可分为3种类型。①肝细胞性损伤:ALT升高超过正常值上限2倍,血清碱性磷酸酶(alkaline phosphatase,ALP)正常或ALT/ALP升高倍数比值≥5;②胆汁淤积性肝损伤:ALP升高超过正常值上限2倍,ALT正常或ALT/ALP升高倍数比值≤2;③混合性肝损伤:ALT和ALT同时高,其中ALT升高超过正常值上限2倍,ALT/ALP升高倍数比值在2~5。

急性药物性肝损伤没有特异的临床表现和实验室检查,诊断的建立首要强调排除引起肝损伤的其他原因,如各种嗜肝病毒感染(如HAV、HBV、HCV、HDV、HEV、巨细胞病毒、EB病毒、疱疹病毒)、胆道病变、休克、心力衰竭、自身免疫性疾病、遗传或代谢性肝脏病、职业或环境毒物中毒等。其次,只有用药发生在肝损伤出现之前,才能考虑为药物诱发的肝损伤。再次,所怀疑的药物不良反应,已在该药物的说明书标注或曾有病例报道,可进一步印证诊断。

在综合分析的基础上,药物性肝损伤的诊断可参照以下临床标准:①有与药物性肝损伤发病规律一致的潜伏期;初次用药后出现肝损伤的潜伏期一般在5~90天,有特异质反应者潜伏期可<5天,慢代谢药物(如胺碘酮)导致肝损伤的潜伏期可>90天。停药后出现肝细胞损伤的潜伏期≤15天,出现胆汁淤积性肝损伤的潜伏期≤30天。②有停药后异常肝脏指标迅速恢复的临床过程;肝细胞损伤型的血清ALT峰值水平在8天内下降>50%(高度提示),或30天内下降≥50%(提示);胆汁淤积型的血清ALP或TBIL峰值水平在180天内下降≥50%。③必须排除其他病因或疾病所致的肝损伤。④再次用药反应阳性:有再次用药后肝损伤复发史,肝酶活性水平升高至少大于正常值上限的2倍。

符合以上诊断标准的①+②+③,或前3项中有2项符合,加上④,均可确诊为药物性肝损伤。

五、治疗

(1)贯彻少而精的合理用药原则:对于无明确指征的用药,包括保健品要坚决禁止,对于可能有肝毒性的药物应该尽量避免,药物使用前要充分评估老年人的肝脏功能和对药物的敏感性,至少每月监测一次肝功能。对于ALT升高达2~5倍ULN的无症状者建议每1~2周监测肝功能的动态变化,若ALT继续升高或大于正常值上限10倍,需立即停药。药物已经诱发肝细胞性黄疸需立即停药。

(2)误服大量肝毒性药物者宜早期洗胃、导泻,并采取血液透析、利尿等措施促进其排泄和清除。

(3)治疗的核心是停用和防止再使用引起肝损伤的药物,应尽可能避免使用与致病药物在生化结构和/或药物作用上属于同一类的药物。

(4)抗炎保肝治疗:选用能增强肝脏解毒能力的还原型谷胱甘肽和具有较强的护肝作用的甘草酸类。在抗肿瘤药物、抗结核药物、抗精神病药物、他汀类药物、免疫抑制剂等导致的肝损伤中,双环醇具有确切的抗炎保肝作用。对乙酰氨基酚所致的药物性肝衰竭可应用N-乙酰半胱氨酸。明显淤胆或瘙痒患者可加用熊去氧胆酸。

六、预后与转归

急性药物性肝损伤,经及时诊断并停用及治疗,肝功能多能在短期内有明显改善。胆汁淤积性肝损伤可超过1年。药物诱发的肝细胞性黄疸则预后较差。

(李 强)

第二节 酒精性肝病

一、概述

正常人24小时内体内可代谢酒精120 g,而酒精性肝病(ALD)是由于长期大量饮酒,超过机体的代谢能力所导致的疾病。临床上分为轻症酒精性肝病(AML)、酒精性脂肪肝(AFL)、酒精性肝炎(AH)、酒精性肝纤维化(AF)和酒精性肝硬化(AC)不同阶段。严重酗酒时可诱发广泛肝细胞坏死甚至急性肝功能衰竭。因饮酒导致的ALD在西方国家已成为常见病、多发病,占中年人死因的第4位。我国由酒精所致肝损害的发病率亦呈逐年上升趋势,酒精已成为继病毒性肝炎后导致肝损害的第二大病因,严重危害人民健康。

ALD的发病机制较为复杂,目前尚不完全清楚。可能与酒精及其代谢产物对肝脏的毒性作用、氧化应激、内毒素、细胞因子(TNF-α、TGF-β等)产生异常、免疫异常、蛋氨酸代谢异常、酒精代谢相关酶类基因多态性、细胞凋亡等多种因素有关。

二、诊断

(一)酒精性肝病临床诊断标准

(1)有长期饮酒史,一般超过5年,折合酒精量男性不低于40 g/d,女性不低于20 g/d,或2周内有大量饮酒史,折合酒精量超过80 g/d。但应注意性别、遗传易感性等因素的影响。酒精量换算公式为:酒精量(g)=饮酒量(mL)×酒精含量(%)×0.8。

(2)临床症状为非特异性,可无症状,或有右上腹胀痛、食欲缺乏、乏力、体重减轻、黄疸等;随着病情加重,可有神经精神、蜘蛛痣、肝掌等症状和体征。

(3)血清天冬氨酸氨基转移酶(AST)、丙氨酸氨基转移酶(ALT)、γ-谷氨酰转肽酶(GGT)、总胆红素(TBIL)、凝血酶原时间(PT)和平均红细胞容积(MCV)等指标升高,禁酒后这些指标可明显下降,通常4周内基本恢复正常,AST/ALT>2,有助于诊断。

(4)肝脏B超或CT检查有典型表现。

(5)排除嗜肝病毒的感染、药物和中毒性肝损伤等。

符合第(1)、(2)、(3)项和第(5)项或第(1)、(2)、(4)项和第(5)项可诊断酒精性肝病;仅符合第(1)、(2)项和第(5)项可疑诊酒精性肝病。

(二)临床分型诊断

1.轻症酒精性肝病

肝脏生物化学、影像学和组织病理学检查基本正常或轻微异常。

2.酒精性脂肪肝

影像学诊断符合脂肪肝标准,血清 ALT、AST 可轻微异常。

3.酒精性肝炎

血清 ALT、AST 或 GGT 升高,可有血清 TBIL 增高。重症酒精性肝炎是指酒精性肝炎中,合并肝性脑病、肺炎、急性肾衰竭、上消化道出血,可伴有内毒素血症。

4.酒精性肝纤维化

症状及影像学无特殊。未做病理检查时,应结合饮酒史、血清纤维化标志物(透明质酸、Ⅲ型胶原、Ⅳ型胶原、层粘连蛋白)、GGT、AST/ALT、胆固醇、载脂蛋白-A1、TBIL、α_2 巨球蛋白、铁蛋白、稳态模式胰岛素抵抗等改变,这些指标十分敏感,应联合检测。

5.酒精性肝硬化

有肝硬化的临床表现和血清生物化学指标的改变。

三、鉴别诊断

鉴别诊断见表 6-1。

表 6-1　酒精性肝病的鉴别诊断

疾病	病史	病毒学检查
非酒精性肝病	好发于肥胖、2 型糖尿病患者	肝炎标志物阴性
病毒性肝炎	无长期饮酒史	肝炎标志物阳性
酒精性肝病	有长期饮酒史	肝炎标志物阴性

四、治疗

(一)治疗原则

治疗包括戒酒、改善营养、治疗肝损伤、防治并发存在的其他肝病、阻止或逆转肝纤维化的进展、促进肝再生、减少并发症、提高生活质量、终末期肝病进行肝移植等措施。

1.戒酒

戒酒是 ALD 治疗的最关键措施,戒酒或显著减少酒精摄入可显著改善所有阶段患者的组织学改变和生存率;Child A 级的 ALD 患者戒酒后 5 年生存率可超过 80%;Child B、C 级患者在戒酒后也能使 5 年生存率从 30% 提高至 60%,除戒酒以外尚无 ALD 特异性治疗方法。戒酒过程中应注意戒断综合征(包括酒精依赖者,神经精神症状的出现与戒酒有关,多呈急性发作过程,常有四肢抖动及出汗等症状,严重者有戒酒性抽搐或癫痫样痉挛发作)的发生。

2.营养支持

ALD 患者同时也需良好的营养支持,因其通常并发热量、蛋白质缺乏性营养不良,而营养不良又可加剧酒精性肝损伤。因此,宜给予富含优质蛋白和 B 族维生素、高热量的低脂饮食,必要时适当补充支链氨基酸为主的复方氨基酸制剂。酒精性肝病的饮食治疗可参考表 6-2。

3.维生素及微量元素

慢性饮酒者可能因摄入不足、肠道吸收减少、肝内维生素代谢障碍、疾病后期肠道黏膜屏障衰竭等导致维生素(维生素 B_1、维生素 B_6、维生素 A、维生素 E、叶酸等)、微量元素(锌、硒)的严重缺乏。因此适量补充上述维生素和微量元素是必需的,尤其是补充维生素 B_1(目前,推荐应用

脂溶性维生素 B_1 前体苯磷硫胺)和补锌在预防和治疗 ALD 非常重要。而维生素 E 是临床上使用较早的抗氧化剂,脂溶性的维生素 E 可以在细胞膜上积聚,结合并清除自由基,减轻肝细胞膜及线粒体膜的脂质过氧化。Sokol 等发现维生素 E 能明显减轻胆汁淤积时疏水性胆汁酸所引起的肝细胞膜脂质过氧化,从而减轻肝细胞损伤。

表 6-2 ALD 患者的饮食指导原则

---
1. 蛋白质＝1.0～1.5/kg 体重
2. 总热量＝1.2～1.4(休息状态下的能量消耗最少)126 kJ/kg 体重
3. 50％～55％为糖类,最好是复合型糖类
4. 30％～35％为脂肪,最好不饱和脂肪酸含量高并含有足量的必须脂肪酸
5. 营养最好是肠内或口服(或)经小孔径喂食给予;部分肠道外营养为次要选择;全肠外营养为最后的选择
6. 水、盐摄入以保持机体水、电解质平衡
7. 多种维生素及矿物质
8. 支链氨基酸的补充通常并不需要
9. 许多患者能耐受标准的氨基酸补充
10. 若患者不能耐受标准氨基酸补充仍可补充支链氨基酸
11. 避免仅仅补充支链氨基酸,支链氨基酸并不能保持氮的平衡
12. 有必要补充必需氨基酸,必需氨基酸指正常时可从前体合成而在肝硬化患者不能合成,包括胆碱、胱氨酸、氨基乙磺酸、酪氨酸

(二)药物治疗

1. 非特异性抗感染治疗

(1)糖皮质激素:多项随机对照研究和荟萃分析,使用糖皮质激素治疗 ALD 仍有一些争议,对于严重急性肝炎(AH)患者,糖皮质激素是研究得最多也可能是最有效的药物。然而,接受激素治疗的患者病死率仍较高,特别在伴发肾衰竭的患者。激素是否能延缓肝硬化进展及改善长期生存率尚不明确。并发急性感染、胃肠道出血、胰腺炎、血糖难以控制的糖尿病者为应用皮质激素的禁忌证。

(2)己酮可可碱(PTX):PTX 是一种非选择性磷酸二酯酶抑制剂,具有拮抗炎性细胞因子的作用,可降低 TNF-α 基因下游许多效应细胞因子的表达。研究表明 PTX 可以显著改善重症 AH 患者的短期生存率,但在 PTX 成为 AH 的常规治疗方法之前,还需进行 PTX 与糖皮质激素联合治疗或用于对皮质激素有禁忌证的 AH 患者的临床试验。

2. 保肝抗纤维化

(1)还原型谷胱甘肽:还原型谷胱甘肽由谷氨酸、半胱氨酸组成,具有广泛的抗氧化作用,可与酒精的代谢产物乙醛、氧自由基结合,使其失活,并加速自由基的排泄,抑制或减少肝细胞膜及线粒体膜过氧化脂质形成,保护肝细胞。此外,还可以通过 γ-谷氨酸循环,维护肝脏蛋白质合成。目前临床应用比较广泛。

(2)多稀磷脂酰胆碱(易善复):多稀磷脂酰胆碱是由大豆中提取的磷脂精制而成,其主要活性成分是 1,2-二亚油酰磷脂酰胆碱(DLPC)。DLPC 可将人体内源性磷脂替换,结合并进入膜成分中,增加膜流动性,同时还可以维持或促进不同器官及组织的许多膜功能,包括可调节膜结合酶系统的活性;能抑制细胞色素 $P4502E_1$($CYP2E_1$)的含量及活性,减少自由基;可增强过氧化氢

酶活性、超氧化物歧化酶活性和谷胱甘肽还原酶活性。研究表明,多稀磷脂酰胆碱可提高 ALD 患者治疗的有效率,改善患者的症状和体征,并提高生存质量,但不能改善患者病理组织学,只能防止组织学恶化的趋势。常用多稀磷脂酰胆碱 500 mg 静脉给药。

(3) 丙硫氧嘧啶(PTU):多个长期疗效的观察研究提示 PTU 对重度 ALD 有一定效果,而对于轻、中度 ALD 无效。Rambaldi A 通过随机、多中心、双盲、安慰剂对照的临床研究,发现 PTU 与安慰剂相比,在降低病死率、减少并发症及改善肝脏组织学等方面没有显著差异。由于 PTU 能引起甲状腺功能减退,因此应用 PTU 治疗 ALD 要慎重选择。

(4) 腺苷蛋氨酸:酒精通过改变肠道菌群,使肠道对内毒素的通透性增加,同时对内毒素清除能力下降,导致高内毒素血症,激活库弗细胞释放 TNF-α、TGF-β、IL-1、IL-6、IL-8 等炎症细胞因子,使具有保护作用的 IL-10 水平下调。腺苷蛋氨酸能降低 TNF-α 水平,下调 TGF-β 的表达,抑制肝细胞凋亡和肝星状细胞的激活,提高细胞内腺苷蛋氨酸/S-腺苷半胱氨酸比值,并能够去除细胞内增加的 S-腺苷半胱氨酸,提高肝微粒体谷胱甘肽贮量从而阻止酒精性肝损发生,延缓肝纤维化的发生和发展的作用。

(5) 硫普罗宁:含有巯基,能与自由基可逆性结合成二硫化合物,作为一种自由基清除剂在体内形成一个再循环的抗氧化系统,可有效清除氧自由基,提高机体的抗氧化能力,调节氧代谢平衡,修复乙醇引起的肝损害,对抗酒精性肝纤维化。临床试验显示,硫普罗宁在降酶、改善肝功能方面疗效显著,对抗酒精性肝纤维化有良好的作用。

(三) 肝移植

晚期 ALD 是原位肝移植的最常见指征之一。Child C 级酒精性肝硬化患者的 1 年生存率为 50%～85%,而 Child B 级患者 1 年生存率为 75%～95%。因此,如果不存在其他提示病死率增高的情况如自发性细菌性腹膜炎、反复食管胃底静脉曲张出血或原发性肝细胞癌等,肝移植应限于 Child C 级肝硬化患者。虽然大多数移植中心需要患者在移植前有一定的戒酒期(一般为 6 个月),但移植后患者再饮酒的问题及其对预后的影响仍值得重视。目前,统计的移植后再饮酒的比例高达 35%。大多数移植中心为戒酒后 Child-Pugh 积分仍较高的患者提供肝移植治疗。多项研究显示,接受肝移植的酒精性肝硬化患者的生存率与其他病因引起的肝硬化患者相似,5 年和 10 年生存率介于胆汁淤积性肝病和病毒性肝病之间。移植后生活质量的改善也与其他移植指征相似。

(李 强)

第三节 自身免疫性肝病

自身免疫性肝病(autoimmune liver diseases,AILD)是一类病因尚不明确,具有自身免疫基础的非化脓性炎症性肝病。自身免疫性肝病的各种疾病在自身免疫的攻击对象、免疫应答类型和临床表现等方面均有各自的特点。根据主要受累的肝细胞类型不同可分为肝细胞受累的自身免疫性肝炎和胆管细胞受累的自身免疫性胆管病。后者有胆汁淤积的表现,包括原发性胆汁性肝硬化、原发性硬化性胆管炎、IgG4 相关硬化性胆管炎。对自身肝脏组织失去耐受性,肝脏出现病理性炎症性损伤的同时,血清中可发现与肝有关的循环自身抗体。

一、自身免疫性肝炎

自身免疫性肝炎(autoimmune hepatitis, AIH),以血清中出现自身抗体(非器官和肝特异)、血清转氨酶和 IgG 增高(高 γ-球蛋白血症)、组织学以界面肝炎、门静脉大量浆细胞浸润为特点,常共存有肝外自身免疫性疾病,治疗上对激素等免疫抑制剂等有反应。该病见于所有人种和所有年龄,女性:男性为 4:1,大部分患者年龄＞40 岁。

(一)病理

肝组织学检查对 AIH 的诊断和治疗非常重要,可帮助明确诊断、评价肝病分期和分级。

AIH 特征性肝组织学表现:①界面性肝炎,汇管区和小叶间隔周围肝细胞呈碎片样坏死,伴淋巴细胞、浆细胞为主的炎性细胞浸润,也可出现汇管区-汇管区、小叶中央-汇管区的桥样坏死;②淋巴-浆细胞浸润,主要见于门管区和界面处,也可出现在小叶内;③肝细胞玫瑰花瓣样改变,指数个水样变性的肝细胞形成的假腺样结构,中心有时可见扩张的毛细胆管,形似玫瑰花环,一般见于界面炎周围;④淋巴细胞穿入现象和小叶中央坏死等。

肝细胞的持续坏死刺激胶原结缔组织的增生及肝细胞再生结节的形成,可表现为进展性纤维化、肝硬化。

在肝损害的各个阶段,肝内胆管及毛细胆管损伤、扭曲、受压都可造成胆汁排泄障碍,继而出现胆汁淤积的病理学特征。

以上形态学表现都非自身免疫性肝炎所特有,慢性病毒性肝炎、药物性肝炎都可出现这些征象。当患者出现胆汁淤积、胆管上皮细胞损伤及增生时,病理学不易与 PBC、PSC 相鉴别。

(二)临床表现

1.发病特点

发病常隐匿性,患者可无症状,或诉说某些症状体征波动长达数月或 2 年以上。本病也可急性、亚急性甚至暴发性发作,临床上很难与急性病毒性肝炎相区别。急性发病的患者大多先前已有慢性肝损伤过程。

女性患者占多数(80%)。发病的年龄分布呈双峰型,即青春期(15~24 岁)和女性绝经期前后(45~64 岁)。

年轻患者病情多较严重,糖皮质激素难以控制病情。而年长患者病程趋于缓和,易用免疫抑制剂控制。

2.症状

最常见的主诉是极度疲乏、嗜睡,其他症状可有厌食、体重减轻、右上腹不适或疼痛、皮肤瘙痒、关节肌肉疼痛、发热等。10%的患者无任何症状。本病常伴有肝外免疫性疾病,一些患者以关节炎的关节疼痛、白癜风、自身免疫性甲状腺疾病、胰岛素依赖性糖尿病就诊,在治疗其他疾病时出现肝病的症状或体征,或发现肝功能异常。

3.体征

常有显性黄疸,可有肝大、脾大、蜘蛛痣、腹水、周围水肿、呕血及黑便。8%患者以呕血和/或黑便就诊。30%患者就诊时已有肝硬化。

(三)实验室检查

常规肝功能检查结果差异大,可表现为急慢性肝损伤、胆汁淤积。转氨酶和胆红素的水平可以刚刚超过正常上限,也可以高于正常的 30~50 倍。实验室检查的异常程度与肝活检组织学严重程度可以不一致。伴有胆汁淤积者可有碱性磷酸酶（AKP）和谷氨酸转肽酶（γ-GT）的轻中度升高。

(四) 诊断与鉴别诊断

应结合临床症状、体征、血清生化、免疫学异常、血清自身抗体以及肝脏组织学等进行综合诊断，并需排除其他引起肝损伤的疾病。

原因不明的肝功能异常和/或肝硬化患者均应考虑 AIH 的可能。自身抗体是诊断 AIH 的重要依据，ANA、ASMA、抗 SLA/LP、抗 LKM-1、和/或抗 LC-1 阳性是诊断 AIH 的关键部分，对疑似患者应首先进行监测。但自身抗体非 AIH 特异性，不是本病的病因，抗体滴度也不随治疗而改变，不必连续监测。ANA 的特异性最差，也可在 PBC、PSC、病毒性肝炎、药物相关性肝炎、酒精和非酒精性脂肪肝患者中检出。拟诊 AIH 时应常规检测血清 IgG 和/或 γ-球蛋白水平，对诊断和观察治疗应答有重要价值。AIH 特征性肝组织表现包括界面性肝炎、淋巴-浆细胞浸润、肝细胞玫瑰花环样改变等，应尽可能对拟诊 AIH 的患者进行肝组织学检查以明确诊断。

1. 诊断标准

AIH 的明确和疑似诊断标准见表 6-3，通过累积分数反映激素治疗前后诊断的准确性。简化积分系统具有较低的敏感性和较高的特异性。

2. 临床分期和特殊类型的 AIH

临床上 AIH 可分为：①无症状 AIH；②有症状 AIH；③缓解期 AIH；④治疗中复发；⑤代偿期无活动性肝硬化；⑥失代偿期活动性肝硬化；⑦肝衰竭。还有一些情况需特殊治疗：儿童；妊娠妇女；多次复发或对皮质类固醇耐受；合并丙型病毒性肝炎；特殊类型的 AIH：如 AIH-PBC 重叠综合征、自身免疫性胆管炎；AIH-PSC 重叠。

表 6-3 AIH 的简化诊断积分系统

类别	分数
ANA 或 ASMA≥1∶40	+1
ANA 或 ASMA≥1∶80 或 LKM 抗体≥1∶40 或 SLA 阳性	+2
血清 IgG	
＞正常上限	+1
＞1.1 倍正常上限	+2
肝炎病毒标志	
阴性	+2
肝组织学	
符合 AIH 表现	+1
典型 AIH 表现	+2
积分的解释	
治疗前总分数	
确诊 AIH	≥7
可能 AIH	≥6

注：AIH：自身免疫性肝炎；ANA：抗核抗体；ASMA：抗平滑肌抗体；抗 LKM-1：抗肝肾微粒体抗体-1 型；抗-SLA：抗肝可溶性抗原抗体。

3.鉴别诊断

临床上 AIH 与其他肝病在治疗上有着明确的区别,需仔细鉴别。主要包括:①肝遗传性疾病,如 Wilson 病、血色病、α_1-抗胰蛋白酶缺陷;②药物诱导的肝病;③慢性病毒(如 HCV、HBV)感染;④酒精性肝病;⑤其他自身免疫性肝病或重叠。

(五)治疗

AIH 对激素等免疫抑制药物治疗敏感,但一般仅对严重、快速进展的 AIH 才使用免疫抑制药物治疗,对于尚不满足绝对指征的患者的治疗应基于临床判断并个体化。对失代偿的患者也应考虑激素治疗。治疗的总体目标是获得肝组织学缓解、防止肝纤维化进展、发生肝衰竭,延长患者生存期、提高患者的生存质量。治疗目标是获得完全生化指标缓解,即 ALT/AST 和 IgG 水平均恢复正常。非活动性 AIH 患者还应每 3~6 个月密切观察肝功能和免疫球蛋白,病情加重可考虑重复肝组织检查。

1.免疫抑制药物治疗

(1)治疗指征包括绝对指征、相对指征和无指征。

绝对指征:①血清氨基转移酶至少 10 倍于正常上限甚至重症(伴出凝血异常,INR>1.5);②血清氨基转移酶至少 3 倍于正常而 γ-球蛋白至少 1.5 倍于正常;③病理组织学检查示桥样坏死,或多小叶坏死,界面性肝炎(重度、融合)。

相对指征:乏力、关节痛、黄疸症状明显;血清氨基转移酶和/或 γ-球蛋白增高水平低于绝对指征;界面肝炎(轻中度)。

无指征:无活动性肝硬化,既往对泼尼松和/或硫唑嘌呤不耐受,已有共存疾病。

(2)治疗方案:推荐使用泼尼松或泼尼松联合硫唑嘌呤的成人治疗方案。治疗应持续进行直到疾病缓解,或确定治疗失败、出现严重药物不良反应。联合治疗可显著减少泼尼松剂量及其不良反应。也可在使用泼尼松 2 周出现显著生物化学应答后再加用硫唑嘌呤。

约 65% 的患者治疗后症状缓解,肝功能恢复正常(血清转氨酶水平正常或小于正常 2 倍),组织学上没有活动性肝炎证据(肝组织正常,或少量炎症及没有界面性肝炎)。应经肝活检证实有组织学改善再逐渐停药(停药间期应不短于 6 周),而过早中断治疗是复发的常见原因。停药期内应每 3 周进行血清 AST、胆红素、γ-球蛋白的检查,治疗结束后也应经常(至少每 3 个月进行 1 次)复查以监测复发。

2.其他替代药物

第二代皮质激素布地奈德可替代泼尼松作为 AIH 的一线治疗方案,可减轻糖皮质激素相关不良反应,但不推荐用于传统激素无应答的病例,也不宜应用于肝硬化患者,因可通过侧支循环直接进入体循环而失去肝脏首过效应的优势,同时还可能有增加门静脉血栓形成的风险。可试用于 AIH 治疗的二线药物有环孢素 A、6-巯基嘌呤、霉酚酸酯(MMF)、甲氨蝶呤、FK506(4 mg,2 次/天),细胞保护性药物多烯磷脂酰胆碱、熊去氧胆酸等,其中 MMF 是标准治疗效果不佳患者中应用最多的替代免疫抑制剂。

3.肝移植治疗

对皮质激素治疗中或治疗后失代偿的 AIH 患者可考虑肝移植。对没有治疗过的失代偿患者应使用皮质激素或其他免疫抑制药物作为防止和延迟移植手术的补救治疗措施。移植后 5 年存活率超过 80%。在同种肝移植后至少 17% 的受体 AIH 可能复发,主要发生于免疫抑制不充分或 HLADR3 与供体不匹配的患者,移植后复发患者可通过调整免疫抑制药物的方案来控制。

二、原发性胆汁性肝硬化

原发性胆汁性肝硬化(primary biliary cirrhosis,PBC)是一种成年人慢性进行性胆汁淤积性肝疾病。以肝内进行性非化脓性小胆管破坏伴门静脉炎症和肝纤维化为特点,绝大多数 PBC 患者抗线粒体抗体(antimitochondrial antibodies,AMA)阳性,特别是 AMA-M2 亚型阳性对本病诊断敏感性和特异性较高。最终可进展为肝硬化和肝衰竭,是肝移植的主要适应证之一。由于越来越多地认识到该病的自然发展史和早期类型,国内外专家建议将该病更名为"原发性胆汁性胆管炎"。

PBC 主要发生在 40～60 岁的中年女性,女性:男性约为 9:1。发病年龄可在 20～90 岁,平均年龄 50 岁。PBC 发病不受地区和人种的限制。估计每年的发病率和患病率为 2～24/100 万和 19～240/100 万。PBC 有家族因素,在患者的一级亲属中患病率远远高于普通人群。

(一)临床表现

1. 无症状类型

又分为无症状肝功能正常及无症状肝功能异常二种。这些患者中相当一部分(60%)在诊断时已经形成肝纤维化,80%患者在随访的第 1 个 5 年产生 PBC 的症状和体征。

2. 有症状类型

有症状 PBC 患者表现为慢性进行性胆汁淤积,主要表现为伴或不伴黄疸的瘙痒(25%～70%)、非特异的症状如乏力(65%～85%)、右上腹痛以及肝硬化失代偿表现如腹水、静脉曲张出血等。体检可发现有皮肤色素沉着、搔痕、黄斑瘤和黄瘤(皮下大量胆固醇沉积)。肝大、脾大在早期就常见,而门静脉高压的体征可能在发展成肝硬化之前就出现。患者常常没有其他慢性肝病的皮肤表现,如蜘蛛痣。

3. 并发症及表现

(1)骨质疏松:因维生素 D 缺乏、激素应用、缺少日照等因素引起。

(2)脂溶性维生素缺乏:维生素 A 缺乏引起的夜盲;维生素 E 缺乏引起的反射异常、本体感觉减退、共济失调等神经系统异常。

(3)高胆固醇血症:胆固醇沉积出现黄瘤、黄斑瘤。

(4)脂肪泻:胆酸向小肠排泌异常、胰腺外分泌功能不全、细菌过度生长等。

(5)晚期进展性肝病的表现:如静脉曲张出血、腹水和肝性脑病等。

(6)其他自身免疫性疾病及结缔组织病:发生于 80% 的 PBC 患者。特别是干燥综合征(75%)、硬皮病或 CREST 综合征(钙质沉着、雷诺现象、食管动力异常、硬皮病和毛细血管扩张)中的任一项(10%以上)、类风湿关节炎、皮肌炎、混合结缔组织病、近端或远端肾小管酸中毒等。部分患者可检测到抗甲状腺抗体(抗微粒体、抗促甲状腺激素抗体)并出现淋巴细胞性甲状腺炎,Graves 病及甲状腺功能亢进少见。少于 5% 的患者可出现不明原因的肺纤维化和炎症性肠病。约 1/3 的 PBC 患者可发现具有胆石症。此外有研究认为 PBC 患者发生肝细胞性肝癌及总的发生其他肿瘤(如乳腺恶性肿瘤)的危险度增加。

(二)实验室及辅助检查

1. 血清生化指标

典型的肝功能检查表现为碱性磷酸酶(AKP)、5-核苷酸酶、γ-谷氨酰转肽酶(γ-GT)显著升高。血清氨基转移酶常常仅轻度增高，一般不会增高到正常值上限的 5 倍。血清胆红素水平早期可正常而晚期随疾病进展上升。高胆固醇血症（多与脂蛋白-X 有关）常见，脂蛋白(a)浓度下降。肝合成功能一般保持尚好直至晚期。凝血酶原时间延长提示可能有维生素 K 的缺乏。PBC 患者血清免疫球蛋白增加，特别是 IgM。还可发现许多血清自身抗体，包括抗核抗体、抗血小板抗体、抗甲状腺抗体、抗着丝粒抗体、Ro、La、抗-烯醇化酶、淋巴细胞毒抗体等，但 AMA 及抗核孔复合物成分的抗体与 PBC 最密切相关。

临床上还有一小部分患者虽有典型的 PBC 的临床、生化和组织学表现，但血清 AMA 检测阴性，被称为自身免疫性胆管炎或抗线粒体阴性的 PBC，这些患者大多数具有 ANA 或 SMA，并常有血氨基转移酶活性及 IgG 增高。

2.影像学检查

超声检查常用于排除肝外胆管阻塞引起的黄疸。其他横断面图像技术如 CT 或磁共振能提供其他信息，如门静脉高压表现（脾大、腹腔内静脉曲张及门静脉逆向血流）和可能的隐性进展性疾病。PBC 患者中 15% 可出现门静脉周围淋巴腺病，需与恶性肿瘤鉴别。

3.组织学特点

肝活检有助于对疾病的分期和诊断线粒体阴性的 PBC。PBC 的诊断性病理特征是非化脓性损伤性胆管炎或肉芽肿性胆管炎。病理组织学（Scheuer's 分期系统）将 PBC 分为以下四期。

Ⅰ期：胆管炎期，以胆管损伤和坏死为特点，胆管上皮细胞皱缩和空泡样变，周围伴有含淋巴细胞、浆细胞、组织细胞、嗜酸性粒细胞和巨噬细胞的肉芽肿性损伤，局灶胆管阻塞伴肉芽肿形成（又称旺炽性胆管损伤），是 PBC 最特殊的病理特征。

Ⅱ期：汇管区周围炎期：炎症从门静脉三角区延伸出去并伴有胆管碎片状坏死，可见显著的胆管炎、肉芽肿及胆管增生。门静脉周围肝细胞的空泡变性，围绕以泡沫样变性的巨噬细胞。

Ⅲ期：进行性纤维化期表现为进展性纤维化和瘢痕，邻近的门静脉之间以纤维间隔连接起来，小管稀少（定义为小叶间胆管丢失 50%）更为常见，引起胆汁淤积和肝铜在门静脉及间隔周围肝细胞内的沉积。

Ⅳ期：肝硬化期，以具有纤维间隔和再生结节的胆汁性肝硬化形成为特点。由于肝活检时的取样误差，因此组织学受累程度应取所观察到的最高分期。

(三)诊断及鉴别诊断

PBC 的诊断主要建立在生化指标支持胆汁淤积的存在（血清碱性磷酸酶 AKP 的水平上升）；血清抗线粒体抗体间接免疫荧光或免疫印记法检测阳性；和/或肝组织学活检符合 PBC 表现。诊断时须考虑到无症状型 PBC 及 AMA 阴性的 PBC。

PBC 需与其他胆汁淤积性肝病进行鉴别，其中主要包括肝外胆管阻塞、原发性硬化性胆管炎、肝炎肝硬化、药物性肝病、结节病、重叠自身免疫性肝炎综合征、原因不明的成年人胆管稀少等。

(四)治疗

1.药物治疗

(1)熊去氧胆酸(UDCA)：其作用机制包括促进内源性胆酸分泌、提高膜稳定性、减少肝细胞 HLA Ⅰ类抗原的异常表达、降低细胞因子的产生、抑制疏水胆酸引起的凋亡和线粒体失功能等。部分患者对 UDCA 治疗有反应，服药 10~20 mg/(kg·d)能延长生存期，减少食管静脉曲张及肝硬化的发生。

(2)免疫抑制剂:如皮质激素、硫唑嘌呤、吗替麦考酚酯、环孢素 A、甲氨蝶呤、苯丁酸氮芥等往往不良反应大,而且疗效不确定。

(3)贝特类药物:荟萃分析报道贝特类药物如非诺贝特联合 UDCA 较 UDCA 单药治疗对患者 AKP、γ-GT、ALT、IgM 及甘油三酯水平改善效果好。但治疗过程中需密切检测不良反应。

(4)瘙痒的治疗:一线药物是离子交换树脂考来烯胺,早餐前后 4 g/d 口服。二线药物为利福平,口服 150~600 mg/d 可能缓解症状,但偶可引起肝毒性和骨髓抑制。静脉使用阿片类拮抗剂丙烯基二氢羟吗啡酮或口服纳美芬也可能缓解症状,主要不良反应为严重的戒断症状。瘙痒常因日照加重,因此患者应避光。其他治疗方法包括血浆透析和血浆置换、分子吸附再循环(MARS)透析等。非常严重并难以控制的瘙痒和乏力可考虑进行肝移植。

(5)高脂血症的治疗:80% PBC 患者可出现,血清胆固醇和甘油三酯浓度均增高。还可出现脂蛋白异常。PBC 中黄瘤的形成与血清胆固醇的浓度没有明显关系。经验性使用考来烯胺和他汀类药物可能有效。

(6)代谢性骨病的防治:推荐每天口服补充钙(1 000~1 200 mg/d)。如果有脂溶性维生素吸收不良引起的维生素 D 缺乏,建议在检测血清浓度低于正常时给予口服替代(25 000~50 000 U,每周 2~3 次)治疗。降钙素、氟化钠及羟乙二磷酸钠也能增加骨密度。

(7)脂肪泻的治疗:对胆酸浓度下降的患者口服补充中链甘油三酯(代替长链混合物)辅以低脂饮食常有益。胰酶替代治疗及经验性抗生素使用可能分别对胰腺功能不足及细菌过度生长有效。

(8)脂溶性维生素吸收不良的治疗:维生素 A 缺乏见于 20% 的患者,常无临床症状。推荐口服 25 000~50 000 U 每周 2~3 次替代治疗。6~12 个月后检测血清浓度以避免补充过量。第二常见的是维生素 D 缺乏,所有慢性胆汁淤积的患者均建议补充钙及维生素 D。对有慢性淤胆的绝经后妇女推荐雌激素替代治疗(经皮途径)。有症状的维生素 E 缺乏较少见,可表现为脊髓后索异常的共济失调,推荐对无症状的患者每天口服补充维生素 E 400U。维生素 K 缺乏者可予 5~10 mg/d 剂量补充。

2.肝移植

肝移植是终末期 PBC 患者唯一有效的治疗方法,PBC 是成年人进行肝移植的主要病因之一。PBC 患者移植后瘙痒和乏力可迅速改善,代谢性骨病可在第 1 个 6~12 个月的一过性加重后改善。移植后长期随访发现有部分患者出现组织学上 PBC 复发的证据。

(五)预后

PBC 患者的预后差异很大。无症状患者总的中位生存时间显著长于有症状患者。总胆红素水平 >136.6 μmol/L 的患者中位生存期约 2 年。影响预后的因素包括老年、血清总胆红素浓度增高、肝合成功能降低及组织学分期的程度。门静脉高压并发症可出现在有症状的 PBC 患者,3 年以后食管静脉曲张及出血的危险性增加。硬化前 PBC 患者出现食管静脉曲张的病因包括因肉芽肿性胆管炎症及窦周肝纤维化。

三、原发性硬化性胆管炎

原发性硬化性胆管炎(primary sclerosing cholangitis,PSC)是一种特发性肝内外胆管炎症和纤维化导致多灶性胆管狭窄、慢性胆汁淤积综合征、门静脉高压和最终肝衰竭的慢性胆汁淤积性肝病,10%~30% 的患者还会发生胆管癌。主要累及年轻人,平均诊断年龄是 40 岁,并且

70%的患者是男性。国外报道PSC常常伴有炎症性肠病,特别是慢性溃疡性结肠炎。

与PBC相似,一系列胆汁淤积的并发症如瘙痒、骨质疏松、脂溶性维生素缺乏及高胆固醇血症以及进展性肝病的表现在PSC中也可发生,此外PSC还具有一些特殊的并发症如胆管炎、胆管狭窄、胆石症、胆管癌及因慢性溃疡性结肠炎进行结肠直肠切除和回肠造口术后发生的造口处静脉曲张。胆管癌约在10%的患者发生。

(一)临床表现

临床表现可为无症状但肝功能异常,或以慢性胆汁淤积、复发性胆管炎、慢性肝病的并发症就诊,也有剖腹手术时偶然发现。症状和体征常见有乏力、瘙痒、黄疸症状,还可有重量减轻、发热等不适。体征可有肝大、黄疸、脾大、色素过度沉着、黄瘤等。部分患者并发炎症性肠病(特别是慢性溃疡性结肠炎)而有相应肠道表现。

(二)实验室及辅助检查

1. 生化检查

主要表现为胆汁淤积,AKP、γ-GT活性增高,且持续超过6个月,但无明确的诊断标准临界值;血清转氨酶通常正常,或可升高2~3倍,显著升高的转氨酶水平需考虑存在急性胆道梗阻或重叠有AIH可能。血清胆红素和清蛋白可初始正常而随疾病进展出现异常,晚期可出现低清蛋白血症及凝血功能障碍。

2. 免疫学检查

(1)血清免疫球蛋白:约有30%的患者可出现高γ-球蛋白血症,约50%的患者可伴有IgG或IgM水平的轻至中度增高,但免疫球蛋白异常与其治疗过程中的转归对预后无明确的提示意义。部分PSC患者可见IgG4轻度增高(9%~36%),需与IgG4相关胆管炎鉴别。

(2)自身抗体:约超过50%PSC患者血清中可检测出多种自身抗体,包括抗核抗体(ANA)、抗中性粒细胞胞质抗体(pANCA)、抗平滑肌抗体(SMA)、抗内皮细胞抗体、抗磷脂抗体等,其中pANCA分别在33%~85%的PSC和40%~87%的溃疡性结肠炎患者中阳性,但均为非特异性抗体,对PSC无诊断价值。疑似PSC患者可通过检测AMA除外PBC。

3. 影像学检查

(1)磁共振胰胆管成像(MRCP):表现为局限或弥漫性胆管狭窄,"串珠"样改变,显著狭窄的胆管在MRCP上显影不佳,表现为胆管多处不连续或呈"虚线"状,病变较重时可出现狭窄段融合,小胆管闭塞导致肝内胆管分支减少,其余较大胆管狭窄、僵硬似"枯树枝"状,称"剪枝征"。胆道成像对于PSC诊断的确立至关重要。

(2)经内镜逆行性胰胆管造影(ERCP):典型表现为肝内和/或肝外胆管弥散性、多灶性环状狭窄;短带状狭窄;憩室状突出;胆管壁僵硬似铅管样、狭窄上端的胆管可扩张呈串珠样表现,进展期患者可显示长段狭窄和胆管囊状或憩室样扩张,但肝内胆管广泛受累时可表现为枯枝样改变。相较于MRCP,ERCP更有助于判断肝外胆管梗阻及严重程度。

(3)经腹超声检查:可作为PSC的初始筛查,显示肝内散在片状强回声及胆总管管壁增厚、胆管局部不规则狭窄等变化,并可显示胆囊壁增厚程度与胆系胆汁淤积情况及肝内三级胆管的扩张情况等。常规超声结合病史可以协助肝内外胆管结石、胆管癌、继发性胆管炎及术后胆道狭窄等与PSC有相似临床症状疾病的鉴别。

4. 肝脏病理学表现

PSC患者肝活检病理表现早期不特异,只提示胆道损伤,晚期表现为胆道系统的纤维化改变,累及整个肝内外胆道系统,胆管纤维化呈节段性分布,狭窄与扩张交替出现,肝内小胆管典型改变为胆管周围纤维组织增生,呈同心圆性"洋葱皮样"纤维化。病理组织学可沿用 Ludwig 分期系统将 PSC 分为 4 期。

Ⅰ期:门静脉期,表现为门静脉肝炎(局限于界板)炎症改变仅仅局限于肝门区,淋巴细胞、中性粒细胞向胆管浸润,胆管上皮变性坏死等。

Ⅱ期:门静脉周围期,表现为门静脉周围实质的纤维化/炎症(超出界板),出现肝细胞坏死、胆管稀疏和门静脉周围纤维化。

Ⅲ期:纤维间隔形成期,表现为纤维化及纤维间隔形成和/或桥接状坏死,肝实质还表现为胆汁淤积和碎屑样坏死,伴有铜沉积,胆管严重受损或消失。

Ⅳ期:硬化期。

(三)诊断

PSC 的诊断需结合临床表现、生化检查、影像学检查结果,一些病例还需行病理检查。对于具有胆汁淤积生化表现的患者,若胆道成像具备 PSC 典型表现,且除外其他原因所致者可诊断 PSC。对于疑诊 PSC 患者,应进行胆道成像检查,且首选 MRCP。除非对于诊断胆道影像学检查无异常的小胆管型 PSC 患者,肝组织活检对于诊断 PSC 不是必需的,但活检病理可以评估疾病的活动度和分期,还可以用于协助判断是否重叠其他疾病(如 AIH)等。

本病除病因、疾病严重程度诊断外,还需对胆汁淤积的并发症及 PSC 特殊的并发症(如胆管炎、胆管狭窄、胆石症、胆管癌、慢性溃疡性结肠炎)进行诊断。胆管成像结果显示明显狭窄者通过 ERCP 细胞学及活组织检查有助于排除胆管癌。

(四)鉴别诊断

1.继发性硬化性胆管炎

临床特征与 PSC 相似,但病因明确。如胆总管结石、胆道手术创伤、反复发作的化脓性胆管炎、肿瘤性疾病(胆总管癌、肝细胞癌侵及胆管、壶腹部癌、胆总管旁淋巴结转移压迫)、胰腺疾病(胰腺癌、胰腺囊肿和慢性胰腺炎)、肝胆管寄生虫、IgG4 相关性胆管炎、缺血性胆管病(如遗传性出血性毛细血管扩张症、结节性多动脉炎和其他类型的脉管炎、肝移植相关缺血性胆管炎)、肝动脉插管化疗(主要为 5-氟尿嘧啶)、腹部外伤等。少见原因有自身免疫性胰腺炎、胆总管囊肿、肝脏炎性假瘤、组织细胞增生症、与艾滋病和其他类型的免疫抑制相关的感染性胆管炎、先天性胆管异常或胆道闭锁、囊性纤维化等。特别是既往有胆道手术或同时患有胆道结石或肝胆管肿瘤时,两者的鉴别诊断困难,需仔细询问病史、了解病程中是否伴有 IBD、了解手术病理表现,对鉴别诊断具有重要作用。

2.其他胆汁淤积性疾病

如 PBC、AIH、药物性肝损伤、慢性活动性肝炎、酒精性肝病等。特别是有些不典型的 PSC,血清 AKP 仅轻度升高,而转氨酶却明显升高,易误诊为 AIH。

(五)治疗

PSC 的治疗目前也同样没有特异或有效的方法。治疗可采用机械性(内镜下 ERCP 进行球囊扩张治疗胆道狭窄、短期胆管支架植入进行胆汁引流;鼻胆管引流)、外科性(胆道重建、胆肠内引流术、正位肝移植)、内科性(免疫抑制剂、抗纤维化、利胆药、抗生素)方法。肝移植是唯一能挽救终末期 PSC 患者生命的治疗措施,一般来说 PSC 应早期在发生胆管癌和晚期肝衰竭之前就考虑肝移植,然而术后有 20% 的复发率。

四、IgG4 相关性胆管炎

IgG4 相关性胆管炎(IgG4 related cholangiopathy,IAC)是一种新近发现的病因不明的胆道疾病,其生化和胆道造影表现与 PSC 相似。常累及肝外胆管。患者有梗阻性黄疸的临床表现,如乏力、黄疸、瘙痒、体重减轻等。糖皮质激素治疗对 IAC 有效,常伴发自身免疫性胰腺炎(AIP)以及其他纤维化性疾病,血清 IgG4 水平升高和胆管内及肝组织 IgG4 阳性浆细胞浸润是其特征性表现。IAC 与 IBD 无关。多数男性患者诊断时中位年龄是 60 岁左右。免疫抑制治疗有效者的长期预后良好。

(一)诊断

如果患者伴有肝内胆管、近端肝外胆管和/或胰腺内胆管的狭窄,硬化性胆管炎的典型胆道影像学改变者需考虑 IAC 诊断,但还需基于以下发现。

(1)近期胰腺癌/胆道外科手术史或胰腺针芯活检有 AIP/IAC 特征性组织学表现。

(2)典型的 AIP 影像学改变伴 IgG4 升高。

(3)符合以下标准中的两项。①IgG4 升高:血清 IgG4≥135 mg/dL;②同时合并 AIP,或其他脏器改变如硬化性涎腺炎、腹膜后纤维化、伴 IgG4 阳性浆细胞浸润的胃肠道或腹部淋巴结肿大;③胆管活组织检查示每高倍镜视野下的 IgG4 阳性浆细胞>10 个;④对糖皮质激素显效且治疗 4 周拆除支架后,阻塞性胆汁淤积不复发,血清肝指标<2×ULN,IgG4 和 CA19-9 下降。

(二)治疗

免疫抑制治疗可明显改善 IAC 的炎性活动度,有报道治疗 3 个月后可获得完全长期缓解。病变的累及范围可能会影响药物的长期疗效,因此本病的初始治疗建议选择糖皮质激素,泼尼松 40 mg/d,口服 2 周,然后逐渐减量(每周减 5 mg),共约 11 周。对近端和肝内胆管狭窄、糖皮质激素治疗期间和治疗后复发的患者,可考虑加用硫唑嘌呤。对一些患者来说,3 个月的治疗可能已足够,但当疾病活动度尚未停止或疾病复发时,则需长期低剂量维持治疗。

(王京斌)

第四节　病毒性肝炎

病毒性肝炎(简称肝炎)是由多种肝炎病毒引起的,以肝脏炎症和坏死病变为主的一组消化道传染病。肝炎分为甲、乙、丙、丁、戊等型,这是根据引起发病的病毒类型不同而区分的。其中乙型肝炎、丙型肝炎危害最大,部分乙型肝炎病毒或丙型肝炎病毒携带者可发展为肝硬化,少部分慢性肝病患者还会转变为肝细胞癌。临床上以乏力、食欲减退、肝大和肝功能异常为主要表现。

肝炎的传染源主要是急性肝炎患者和肝炎病毒携带者,其中甲型肝炎主要是经消化道传染,患者发病前曾接触过甲型肝炎患者,或到甲型肝炎暴发地区工作、旅行并进食,或直接来自流行地区。也有的无明显接触史,如到公共的餐饮食堂里进食,由于食具消毒不彻底而被感染者。乙、丙、丁型肝炎患者多于半年内接受过血及血制品治疗(如输血、注射人血球蛋白等),或有任何医疗损伤(如不洁的注射器、针灸、穿刺、手术等),或与乙型肝炎患者或乙型肝炎病毒携带者有密切接触。丁型肝炎患者必须是乙型肝炎患者或病毒携带者,因为丁型肝炎病毒寄生在乙型肝炎病毒上。

一、诊断

(一)病毒性肝炎的临床表现

(1)临床特点按病变轻重及病程经过,可分为急性肝炎、慢性肝炎、重型肝炎、淤胆型肝炎、肝炎后肝硬化五大类。各型肝炎的潜伏期长短不一:甲型肝炎为2~6周(平均1个月),乙型肝炎为8周~6个月(一般约3个月),丙型肝炎为2周~5个月(平均7.4周),戊型肝炎为1~10周(平均约6周)。一般有黄疸的肝炎容易被发现,而无黄疸的(如乙型肝炎多数没有黄疸)就很易被忽视。有时肝炎症状和感冒相似,部分患者无症状,而是在体检时发现,所以必须抽血进行实验室的肝功能、肝炎病毒标志物检测等,以了解肝脏损害情况及确定肝炎类型。

急性肝炎:可分为急性黄疸型肝炎和急性无黄疸型肝炎。

急性黄疸型肝炎:病程为2~3个月,以甲型肝炎多见,分为三期。

黄疸前期:起病急,多数患者有发热畏寒,体温在38~39℃,伴以全身乏力、食欲缺乏、厌油、恶心、呕吐、左上腹胀痛、便秘或腹泻;少数患者以上呼吸道感染症状为主要表现,末期尿色逐渐加深呈浓茶色。本期持续5~7天。肝脏可轻度肿大,伴有触痛及叩击痛。

黄疸期:尿继续加深,热退后巩膜及皮肤出现黄染,多于数天至2周达高峰,但此时患者自觉症状明显好转。在黄疸明显时可出现皮肤瘙痒、大便颜色变浅、心动过缓等症状。本期肝大,有明显触痛及叩击痛,部分病例且有轻度脾大。肝功能改变明显。本期持续2~6周。

恢复期:黄疸逐渐消退,精神及食欲好转。肿大的肝脾逐渐回缩,触痛及叩击痛消失。肝功能逐渐恢复正常。本期持续2~16周,平均1个月。

急性无黄疸型肝炎:大多缓慢起病,症状相对较轻,无黄疸,仅表现乏力、食欲缺乏、恶心、肝区痛和腹胀等症状。体征多有肝大,伴触痛及叩击痛,少数有脾大。肝功能改变主要是丙氨酸氨基转移酶(ALT)升高,多于3个月内逐渐恢复,部分乙型及丙型肝炎病例可发展为慢性肝炎。

慢性肝炎:指肝炎病程超过6个月或既往为HBsAg(乙型肝炎病毒表面抗原)携带者或发病日期不明,目前临床有慢性肝炎表现者,可诊断为慢性肝炎。可根据肝病炎症活动程度、肝功能损伤程度及胶原合成程度将慢性肝炎分为轻、中、重度。①症状:表现为乏力、食欲缺乏、腹胀等症状,可出现黄疸、蜘蛛痣、肝掌及面部毛细血管扩张。②体征:肝大,质较硬,伴有触痛及叩击痛,脾多肿大。③肝外器官损害:如慢性多发性关节炎,慢性肾小球炎,慢性溃疡性结肠炎,结节性多动脉炎,桥本甲状腺炎等。

重型肝炎:可分为急性重型肝炎、亚急性重型肝炎、慢性重型肝炎。①急性重型肝炎:亦称暴发型肝炎,起病似急性黄疸型肝炎。起病急,病情发展迅猛,多于10天内出现肝性脑病。患者常有高热、严重消化道症状(厌食、恶心、频繁呕吐、腹胀等)、高度乏力。在起病数天内出现神经、精神症状(如性格改变、行为反常、嗜睡、烦躁不安、日夜倒错等),病情严重者可出现昏迷、抽搐、脑水肿及脑疝。黄疸迅速加深,出血倾向明显(鼻出血、瘀斑、呕血、便血等)。肝脏常迅速缩小,可有肝臭,亦出现腹水及肾功能不全。②亚急性重型肝炎:也称亚急性肝坏死。起病初期似急性黄疸型肝炎,但病情进行性加重,出现明显乏力、重度厌食、频繁呕吐,黄疸迅速加深。常有顽固性腹胀及腹水(易并发腹膜炎),多有出血现象。许多患者可出现神经、精神症状,后期多出现肝肾综合征和肝性脑病,肝脏无明显缩小。病程可达数周至数月,易发展为坏死后肝硬化。③慢性重型肝炎：与亚急性重型肝炎相似，起病是在慢性肝炎及肝硬化基础上发生，更倾向于肝硬化的表现，常伴蜘蛛痣、肝掌、脾大等。

淤胆型肝炎：亦称毛细胆管型肝炎或胆汁淤积型肝炎。以梗阻性黄疸为主要表现。起病及临床表现类似急性黄疸型肝炎，自觉症状较轻，黄疸重者持久，有皮肤瘙痒、大便色浅等梗阻性黄疸的表现。肝脏肿大明显，伴触痛及肝区叩击痛。

肝炎后肝硬化：患者有消化道及门静脉高压症状，如食欲缺乏、恶心、呕吐、食管静脉曲张、腹水、脾功能亢进、肝性脑病、上消化道出血等。诊断依赖于腹部B超及组织病理学检查。

(2)有些肝炎以肝外症状为主，容易误诊，以致延误治疗。常见肝外表现有：①心慌，心跳加快，自觉症状以心慌或心前区疼痛为多，也有少数患者心电图发生异常，呈病毒性心肌炎改变。②腰痛，少数乙型肝炎患者表现双侧腰部隐痛，有的以右侧为主，化验小便可有血尿、蛋白尿，但肾功能无明显改变，血沉、抗链球菌溶血素"O"试验正常。③关节酸痛，肝脏病理变化使血液中清蛋白减少，关节腔内渗出液较多，使关节肿胀、酸痛。④皮疹，乙型肝炎皮疹近年来的发生率呈增高趋势，多在躯干部位散在性出现大小不等的皮肤损害，可有瘙痒和色素沉着。⑤咳嗽，少数患者以呼吸道感染为首发症状，甚至表现为典型的病毒性肺炎，随后才出现肝炎症状。

需注意的是，上述特殊症状的出现，与肝炎病毒感染后形成免疫复合物在某些部位沉积有关，一般不需治疗，会随肝炎症状好转而自愈。但需要定期做肝功能检测。

(3)乙型肝炎病毒(HBV)感染常见血清学标志物的结果。

(二)病毒性肝炎的诊断

1.甲型肝炎的诊断标准

(1)急性甲型肝炎诊断标准。

急性无黄疸型甲型肝炎诊断标准。①流行病学：发病前45天内有吃不洁食物史或饮不洁水或与甲型肝炎急性患者有密切接触史。②症状：近1周左右出现无其他原因可解释的发热、乏力，以及厌食、恶心、呕吐等消化道症状。③体征：肝脏肿大，伴有触痛或叩痛。④肝功能检测：ALT明显异常。⑤HAV标志物检测：血清抗HAV-IgM阳性或抗HAV-IgG双份血清呈4倍升高者。符合②+④者为疑似病例，符合②+④+⑤者可确诊。

急性黄疸型甲型肝炎：凡符合急性无黄疸型甲型肝炎诊断条件，且血清总胆总胆红素高于17.1 μmol/L，尿胆红素阳性，或临床上有巩膜、皮肤黄染并排除其他疾病所致黄疸者可确诊。

(2)淤胆型甲型肝炎诊断标准。①起病类似急性黄疸型甲型肝炎，但自觉症状常较轻。②肝功能检测血清总胆红素明显升高，以结合胆红素为主，同时伴碱性磷酸酶、γ-谷氨酰转移酶、胆固醇等明显增高，ALT中度增高。③表现为梗阻性黄疸持续3周以上，并能排除其他原因所致的肝内外梗阻性黄疸。④HAV标志物检测：血清抗HAV-IgM阳性或抗HAV-IgG双份血清呈4倍升高者。⑤肝脏病理学特点。符合①+②+③者为疑似病例，符合①+②+③+④或④+⑤者可确诊。

(3)重型甲型肝炎诊断标准。

急性重型甲型肝炎诊断标准。①急性起病，严重消化道症状，并在起病后10天内迅速出现精神神经症状(用Smith分类法出现Ⅱ度以上的肝性脑病)，而排除其他原因引起者。②体征：肝脏迅速缩小。③肝功能异常，数天内血清胆红素>17.1 μmol/L，或每天升高值>17.1 μmol/L，凝血酶原活动度<10%。④HAV标志物检测：血清抗HAV-IgM阳性或抗HAV-IgG双份血清呈4倍升高者。⑤肝脏病理学特点。符合①+②+③者为疑似病例；符合①+②+③+④或

②+⑤者可确诊。

亚急性重型甲型肝炎诊断标准。①以急性甲型肝炎起病,临床上有极度乏力,严重食欲缺乏,黄疸迅速加深,出现腹水及出血倾向,肝脏进行性缩小。病程在10天以上,8周以内,出现意识障碍(以Smith分类法出现Ⅱ度以上的肝性脑病)。②肝功能明显异常,胆酶分离,清蛋白(或)球蛋白比值倒置,胆固醇降低,凝血酶原活动度<40%。③HAV标志物检测:血清抗HAV-IgM阳性或抗HAV-IgG双份血清呈4倍升高者。④肝脏病理学特点。符合①+②者为疑似病例,符合①+②+③或③+④者可确诊。

2.乙型肝炎的诊断标准

解决初次根除幽门螺杆菌失败的要点是,联合更有效的抑酸剂如埃索美拉唑、雷贝拉唑等,并更换敏感的抗菌药物,规范幽门螺杆菌检测方法和根除方案,降低继发耐药。耐药率方面,甲硝唑或替硝唑>克拉霉素>阿莫西林。对多种抗菌药物耐药的幽门螺杆菌感染者,可采用新的PPI+其他两种抗菌药物(如呋喃唑酮、左氧氟沙星等),补救疗法中可选用利福布汀或RBC+两种抗菌药物治疗。三联疗法治疗失败者可试用PPI+铋剂+两种抗菌药物治疗。此治疗失败的患者重新启动治疗时往往效果更差,治疗难度加大,建议转上级医院进行药物敏感试验给予相应治疗。

根据流行病学、临床症状、体征、实验室检查和/或肝活体组织检查等手段进行综合分析,动态观察予以诊断。

(1)急性乙型肝炎诊断标准。

急性无黄疸型乙型肝炎诊断标准。①流行病学资料:半年内接受过血及血制品或曾有其他医源性感染,生活中的密切接触,尤其是性接触而未采用避孕套者。②症状:指近期出现的无其他原因可解释的持续1周以上的明显乏力和消化道症状。③体征:主要指肝脏肿大,伴有触痛或叩痛。④肝功能检测:ALT明显增高。⑤HBV标志物检测:病程中HBsAg由阳性转为阴性,或HBsAg由阳性转为阴性且出现抗-HBs阳转。抗-HBcIgM滴度高水平,而抗-HBcIgG阴性或低水平。⑥病理组织学特点:如鉴别诊断需要,有条件者可解决初次根除幽门螺杆菌失败的要点是,联合更有效的抑酸剂如埃索美拉唑、雷贝拉唑等,并更换敏感的抗菌药物,规范幽门螺杆菌检测方法和根除方案,降低继发耐药。耐药率方面,甲硝唑或替硝唑>克拉霉素>阿莫西林。对多种抗菌药物耐药的幽门螺杆菌感染者,可采用新的PPI+其他两种抗菌药物(如呋喃唑酮、左氧氟沙星等),补救疗法中可选用利福布汀或RBC+两种抗菌药物治疗。三联疗法治疗失败者可试用PPI+铋剂+两种抗菌药物治疗。此治疗失败的患者重新启动治疗时往往效果更差,治疗难度加大,建议转上级医院进行药物敏感试验给予相应治疗。做肝活检。在以上各项中,病原学指标、症状和肝功能异常为必备条件,流行病学资料和体征为参考条件。符合②+④者为疑似病例,符合②+④+⑤者可确诊。

急性黄疸型乙型肝炎诊断标准。①流行病学资料:半年内接受过血及血制品或曾有其他医源性感染,生活中的密切接触,尤其是性接触而未采用避孕套者。②指近期出现无其他原因可解释的、持续1周以上的明显乏力、消化道症状及尿液色黄。③体征:皮肤巩膜黄染,肝大,伴有触痛或叩痛。④肝功能检测:ALT升高,血清总胆红素>17.1 μmol/L和/或尿胆红素阳性,并排除其他疾病所致的黄疸。⑤HBV标志物检测:病程中HBsAg由阳性转为阴性,或HBsAg由阳性转为阴性且出现抗HBs阳转。抗HBCIgM滴度高水平,而抗-HBcIgG阴性或低水平。⑥病理组织学特点:如鉴别诊断需要,有条件者可以做肝活检。符合②+③+④者为疑似病例;符合

②+③+④+⑤者可确诊。

(2)慢性迁延性乙型肝炎(简称慢迁肝)诊断标准:①急性乙肝病程超过半年尚未痊愈者,如无急性乙型肝炎病史,肝炎病程超过半年未愈者,病情较轻不足以诊断慢性活动性肝炎者。②肝功能检测:ALT 持续或间歇异常。③HBV 标志物检测:抗-HBcIgM 滴度不高或阴性,但血清 HBsAg 或 HBV-DNA 任何一项阳性病程持续半年以上。④肝脏病理组织学特点。符合①+②+③者为疑似病例;符合①+②+③+④或③+④者可确诊。

(3)慢性活动型乙型肝炎(简称慢活肝)诊断标准:①有明显的肝炎症状。②体征:可有肝病面容、肝掌、蜘蛛痣、脾大或黄疸等(排除其他原因)。③肝功能检测:ALT 反复和/或持续升高,人血清蛋白降低,A/G 比例失常,γ-球蛋白升高和/或胆红素长期或反复异常。④HBV 标志物检测:抗 HBcIgM 滴度不高或阴性,但血清 HBsAg 或 HBV-DNA 任何一项阳性,病程持续半年以上。⑤肝脏病理组织学特点。临床上慢活肝轻型与慢迁肝很难区别,确诊须借助于病理组织学特征与临床表现相结合加以鉴别。符合①+②+③+④者为疑似病例;符合①+②或③+④+⑤或④+⑤者可确诊。

(4)重型乙型肝炎诊断标准。

急性重型乙型肝炎诊断标准:①既往无乙型肝炎病史,以急性黄疸型乙型肝炎起病,并在起病后10天内迅速出现精神神经症状(Ⅱ度以上的肝性脑病),而排除其他原因引起者。此外还有黄疸迅速加深,严重的消化道症状。②体征:肝浊音界迅速缩小等。③肝功能异常,特别是凝血酶原时间延长,凝血酶原活动度低于 40%。④HBV 标志物检测:病程中 HBsAg 由阳性转为阴性,或 HBsAg 由阳性转为阴性且出现抗-HBs 阳转。抗 HBcIgM 滴度高水平,而抗 HBcIgG 阴性或低水平。但 HBsAg 可阴性而早期出现抗-HBs 阳性和抗-HBe 阳性。⑤肝脏病理组织学特点:有条件者可做肝活检。符合①+②+③者为疑似病例;符合①+②+③+④或①+②+③+④+⑤者可确诊。

亚急性重型乙型肝炎诊断标准:①以急性黄疸型乙型肝炎起病,病程在10天以上8周以内,出现意识障碍(Ⅱ度以上的肝性脑病)。同时黄疸迅速升高,并有出血倾向。②实验室检查:肝功能全面损害,血清总胆红素>17.1 μmol/L,或每天上升>17.1 μmol/L,胆固醇降低,凝血酶原活动度<40%。③HBV 标志物检测:病程中 HBsAg 由阳性转为阴性,或 HBsAg 由阳性转为阴性且出现抗-HBs 阳转。抗-HBcIgM 滴度高水平,而抗-HBcIgG 阴性或低水平。④肝脏病理组织学特点。符合①+②者为疑似病例;符合①+②+③或①+②+③+④者可确诊。

慢性重型乙型肝炎:在慢活肝或乙型肝炎后肝硬化基础上发生,临床表现和肝功能变化基本上同亚急性重型肝炎。

(5)淤胆型乙型肝炎诊断标准:①急性黄疸型乙型肝炎起病,黄疸持续 2~4 个月或更长。②临床表现为肝内梗阻性黄疸,并能排除其他原因所致的肝内外梗阻性黄疸。③实验室检查:血清总胆红素升高,以结合胆红素为主,碱性磷酸酶、γ-GT、胆固醇明显升高。④HBV 标志物检测:病程中 HBsAg 由阳性转为阴性,或 HBsAg 由阳性转为阴性且出现抗-HBs 阳转。抗 HBcIgM 滴度高水平,而抗 HBcIgG 阴性或低水平。⑤肝脏病理组织学特点:必要时可以做肝活检。符合①+②+③者为疑似病例;符合①+②+③+④或①+②+③+④+⑤者可确诊。

3.丙型肝炎的诊断标准

依据流行病学资料,症状、体征及实验室检查进行综合诊断,确诊则依赖病原血清学或病原学检查。

(1)急性丙型肝炎(黄疸型或无黄疸型)诊断标准如下。①流行病学资料:半年内接受过血、血制品,人体成分治疗或有血液透析史者或与 HCV 感染者有性接触史,或携带 HCV 母亲所生的婴儿,或有不洁注射史。②症状体征:近期出现明显乏力和食欲缺乏等消化道症状且不能以其他原因解释者,或肝脏肿大伴有触痛或叩击痛。③血清 ALT、明显升高,不能以其他原因解释者。④血清总胆红素>17.1 μmol/L 或尿胆红素阳性,不能以其他原因解释者。⑤血清抗丙型肝炎病毒抗体(抗 HCV-IgG)阳性和/或血清 HCV 的核糖核酸(HCV-RNA)阳性。⑥血清病原学排除甲、乙、戊型肝炎病毒感染者。⑦肝组织病理检查符合急性肝炎改变,肝组织 HCV-RNA 检测阳性。符合①或②+③+⑥者为疑似病例;符合"疑似病例+⑤"或"疑似病例+⑦"者可确诊,若同时伴有④者为黄疸型,无④者为无黄疸型。

(2)慢性丙型肝炎诊断标准如下。①流行病学资料:过去有输血、使用血制品和体成分治疗史,或性伴侣携带 HCV 或与 HCV 感染者有非常密切的接触史者。②症状体征:长期乏力,有食欲缺乏等消化道症状,或肝(脾)大,有触痛或叩击痛。③ALT 升高或正常与升高反复波动持续半年以上。④排除现症不是乙型肝炎病毒感染所致者。⑤血清抗 HCV 或 HCV-RNA 阳性。⑥肝组织病理检查为慢性肝炎特征或肝组织 HCV-RNA 检测阳性。符合①+③或③+④,并参考②者,为疑似病例;符合疑似病例+⑤或⑥者,可确诊。

(3)重型丙型肝炎诊断标准。

亚急性重型丙型肝炎诊断标准:①近期出现明显乏力和食欲缺乏等消化道症状且不能以其他原因解释者,或肝脏肿大伴有触痛或叩击痛。起病 10 天以上。②高度乏力和明显食欲减退或恶心呕吐,皮肤和巩膜明显黄染,重度腹胀或腹水。③数天内血清总胆红素上升>17.1 μmol/L,或每天升高值>17.1 μmol/L者。④凝血酶原时间显著延长,凝血酶原活动度<40%。⑤意识障碍(肝性脑病)。符合①+②+③者为疑似病例;符合①+②+⑤+④,参考⑤者,可确诊。

慢性重型丙型肝炎诊断标准:有慢性丙型肝炎病史,疑似病例与确诊病例的依据同亚急性重型丙型肝炎。

4.丁型肝炎的诊断标准

(1)流行病学资料:半年内接受过血及血制品或曾有其他医源性感染,生活中的密切接触,尤其是性接触而未采用避孕套者,或与丁型肝炎患者有密切接触史。HBsAg 阳性者更应注意。

(2)症状体征。①HDV/HBV 同时感染:大多数表现为急性自限性肝炎经过,症状体征和急性乙型肝炎相同,如患者有 ALT 及胆红素双相升高,更应怀疑为同时感染。少数患者表现为急性重型肝炎。②HDV/HBV 重叠感染:原来为血清 HBsAg 阳性者(包括 HBsAg 携带者及慢性乙型肝炎患者),病情突然活动,或进行性发展为肝硬化者,重型肝炎均应注意重叠 HDV 感染之可能。

(3)肝功能检测:同急性、慢性或重型乙型肝炎之肝功能检测。

(4)HDV 感染标志物检测:①血清丁型肝炎病毒抗原阳性,必要时亦可检测肝内 HDVAg。②血和/或肝内 HDV-RNA 阳性。③血清丁型肝炎病毒抗体阳性。

(5)HBV 感染标志物检测。

上述各项中,(5)中 HBsAg 阳性,(4)中 1 项或 1 项以上阳性及(3)中肝功能异常,即可确诊为丁型肝炎,(1)和(2)作为参考。

在(4)及(5)中,如临床及病原学诊断符合急性乙型肝炎,伴 HDV 标志物中 1 项或 1 项以上阳性,可诊断为 HDV/HBV 同时感染。如果临床及病原学诊断符合慢性乙型肝炎,伴 HDV 标志物中1项或1项以上阳性,则可诊断为HDV/HBV重叠感染。

5.戊型肝炎的诊断标准

依据流行病学资料,症状体征及实验室检查进行综合诊断,确诊则依赖病原血清学或病原学检查。

急性戊型肝炎(黄疸型或无黄疸型):①流行病学资料:发病前2～6周接触过戊型肝炎患者或饮用过被粪便垃圾污染的水或外出就餐,到戊型肝炎高发区或流行区。②无其他原因可解释的持续1周以上乏力、食欲减退或其他消化道症状或肝大伴有触痛或叩击痛。③血清ALT明显升高。④血清病原学排除急性甲、乙、丙、庚型肝炎。⑤皮肤、巩膜黄染,血清总胆红素>17.1 μmol/L或尿胆红素阳性,并排除其他疾病所致的黄疸。⑥病原血清学检测,抗HEV-IgM阳性或抗HEV-IgG由阴转阳,或滴度由低转高,或高转低4倍以上者。符合②＋③＋④者为疑似病例;符合⑥者可确诊。其中,有⑤者为黄疸型,无⑤者为无黄疸型。

二、治疗

由于急性肝炎、重型肝炎与淤胆型肝炎的病情较重,具有一定传染性,因此此类患者的治疗应在上级综合性医院传染科或传染病专科医院进行,病情稳定以后的康复阶段可在社区医疗机构进行治疗与随访监测。慢性肝炎与肝炎后肝硬化患者多已经过上级医院的规范化诊治,且其病程较长,需要接受较长时期的治疗,故乡村应成为其治疗随访与康复的主要场所。对于多数患者,乡村医师的主要职责是督促患者按照上级医院所制订的治疗方案坚持正规治疗,并在生活与康复方面予以必要的指导。本节虽然简要介绍各型肝炎的基本治疗原则与常用药物,但如上文所述由于急性肝炎、重型肝炎和淤胆型肝炎病情较重且不稳定,应及时转上级医院诊治。

急性与慢性肝炎的治疗原则:适当休息、注意饮食和选择性使用药物。

(一)药物治疗

由于许多化学药物都是在肝脏内解毒的,使用不当、用药过多或时间过长容易增加肝脏负担,因此选择用药适应证更为谨慎。常用药物主要有以下几种。

1.维生素类

维生素 B_1 和维生素 C 能增加食欲和消化、抵抗能力,维生素 B_6 能减轻恶心呕吐,维生素 B_{12} 帮助促进能量代谢,维生素 K 可以帮助减少出血倾向。

2.去脂保肝类药物

可选用胆碱和复方胆碱、肌醇、肝宁、葡醛内酯等,但应限用其中的1～2种。

3.中药类

肝炎可以分为黄疸型和无黄疸型两大类,以患者有无黄疸为标志。黄疸型又有阳黄、阴黄、急黄之分,黄疸型病毒性肝炎的治疗,必先清除黄疸,再用清肝解郁之剂,或在消除黄疸的同时,佐以疏肝解郁之药。阴黄则宜温补化湿为主,阳黄则以清热利湿利小便为主。无黄疸型又有肝郁气滞、肝脾不和、脾气虚弱、肝肾阴虚之分,可用清热开郁、健脾疏肝、解毒活血利湿为主的方法,或苦辛淡渗法兼通泄法,或苦辛淡清法。实证宜用清肝、化瘀、泄热、和胃为主的药物;虚证宜用补气和胃、疏肝化瘀为主的药物。如对急性黄疸型肝炎,热重者用茵陈蒿汤,湿重者用茵陈胃苓汤,湿热并重者和急性无黄疸型用五苓汤等。针对迁延性和慢性肝炎的中药一般以理气、化瘀、养阴、清热为主,逍遥散(柴胡15 g,当归15 g,白芍15 g,白术15 g,茯苓15 g,生姜13 g,薄荷6 g,炙甘草6 g)、一贯煎(北沙参10 g,麦冬10 g,当归10 g,生地黄30 g,枸杞子12 g,川楝子

5 g)、杞菊地黄汤(熟地黄 20 g,山药 15 g,山茱萸 15 g,牡丹皮 12 g,泽泻 15 g,茯苓 12 g,枸杞子 12 g,菊花 13 g,女贞子 20 g,黄精 15 g,葛根 15 g,丹参 15 g,炒枣仁 20 g)等都很有效。重症肝炎时可考虑用安宫牛黄丸等。

4.抗病毒药物

目前许多抗病毒药物被用于治疗以乙型肝炎为主所引起的慢性活动性肝炎。

(1)注射用干扰素类:聚乙二醇干扰素需要每天 1 次或者隔天 1 次;长效干扰素每周 1 次,但疗效并不满意,疗程(3 个月)结束时,HBeAg 和 HBV-DNA 阴转率为 30%~50%,停药半年至 1 年的远期疗效为 20%~25%,可能出现发热、乏力、脱发等不良反应,有肝硬化腹水的患者不能用。

(2)抗病毒的口服核苷类似物:现上市的有拉米夫定、阿德福韦、恩替卡韦、替比夫定,每天 1 片,达到大三阳转成小三阳之后继续巩固治疗 1 年,对于 HBeAg 阴性,本来就小三阳的患者,达到病毒转阴和氨基转移酶正常后,观察一年半以上可以停药。

5.免疫调节药物

免疫核糖核酸:皮下注射,每周注射 2~4 次,每次 2~4 mg,注射于腋窝或腹股沟淋巴结四周,3 个月为 1 个疗程。转移因子:皮下注射(在淋巴回流较丰富的上臂内侧或大腿内侧腹股沟下端为宜,也可皮下注射于上臂三角肌处),一次 1~2 支,1~2 周一次。胸腺素:肌内注射每次 2~10 mg,每天或隔天一次,注意在注射前或停药后再次注射时须做皮试。

6.强力宁和泼尼松龙

这两种药用于免疫抑制,对乙型肝炎抗原阴性的慢性活动型肝炎有效。小剂量(如泼尼松龙 ≤7.5~10 mg/d)一般无明显不良反应。但是大剂量、长疗程用药导致不良反应增加,如药源性皮质醇增多症、水肿、高血压、低钾血症、精神异常、抵抗力降低、糖代谢异常和骨质疏松。

(二)非药物措施

1.适当休息

在目前无特效药的情况下,休息是治疗急性肝炎的主要措施。急性肝炎早期患者应卧床休息,因为安静卧床可增加肝脏血流量,降低代谢率,有利于炎症病变的恢复。在发病后 1 个月内,除进食、洗漱、排便外,其余时间应卧床休息,其他体力、脑力劳动均应停止。慢性肝炎的活动期也应卧床,待症状好转后再逐渐起床活动,活动强度以不感到疲劳为准。症状基本消失、肝功能检测正常(需有 2~3 个月的定期重复测定,到稳定后为止),才能逐渐恢复学习、活动。学习负担要减轻,午间要躺卧休息,晚间睡眠时间不得少于 9 小时,应避免过劳及重体力劳动,养成良好的卫生习惯。

慢性肝炎且病情稳定的,一般不必卧床,应适当活动,可恢复课堂学习。适当的体力活动有助于增强体质,可加速肝炎的康复过程。

2.注意饮食

(1)合理的营养、适宜的饮食也是治疗急性肝炎的重要措施:因合理的饮食可以改善患者的营养状况,促进肝细胞再生及修复,有利于肝脏功能恢复。

急性肝炎患者早期胃口一般较差,应进易消化、清淡的食物,少量多餐,应含多量维生素、足够热量和适量蛋白质,每天糖类(碳水化合物)需 200~400 g,并多吃水果、蔬菜等富含维生素的食物。呕吐严重、吃饭太少的患者可静脉滴注 10% 葡萄糖注射液,每天 1 000 mL 左右,内可加维生素 C 0.5~1.0 g 等。

慢性或迁延性肝炎注意均衡补充动植物蛋白质,包括鱼类、蛋类、奶类、动物的瘦肉及豆制品,每天蛋白质需要量 100 g 左右,较多于正常人,但防止脂肪过多、热量过高,诱发脂肪肝和糖尿病,最好能维持体重在病前水平或略有增加。

暴发型或较严重的肝炎则应严格限制蛋白质摄入,水量也不宜太多。

(2)禁酒:肝炎患者应禁饮酒,因乙醇能严重损害肝脏,使肝炎加重或使病程迁延变成慢性肝炎。

3.皮肤护理

黄疸型肝炎患者由于胆盐沉着,刺激皮肤神经末梢,可引起瘙痒。应指导患者进行皮肤护理。

(1)应穿布制柔软、宽松的内衣裤,经常换洗,并保持床单清洁、干燥,使皮肤有舒适感,可减轻瘙痒。

(2)每天用温水擦拭全身皮肤 1 次,不用有刺激性的肥皂与化妆品。

(3)瘙痒重者可局部涂擦止痒剂,也可口服抗组胺药:氯苯那敏,口服,4 mg,每天 3 次,或肌内注射,每次 5~20 mg,赛庚啶,口服,2~4 mg,每天 1 次;阿司咪唑 10 mg,口服,每天 1 次。

(4)及时修剪指甲,避免搔抓,以防止皮肤损害破损,如已有破损应注意保持局部清洁、干燥,预防感染。

(5)必要时可采用转移患者注意力的方法减轻皮肤瘙痒。

(三)并发症的处理

1.肝性脑病的防治

(1)氨中毒的防治:静脉滴注谷氨酸钠或盐酸精氨酸、口服乳果糖 30~60 mL/d,以酸化及保持大便通畅。

(2)维持氨基酸平衡,输入支链氨基酸或以支链氨基酸为主的六合氨基酸。

(3)防治脑水肿,应用 20%甘露醇进行脱水治疗。

2.出血的防治

使用止血药物;也可输入新鲜血、血小板或凝血因子等。

3.继发感染的防治

诊断感染后,应进一步根据药物敏感实验选用抗菌药物。

4.肾功能不全的防治

应注意避免诱发因素,如消化道出血、过量利尿、严重感染、血容量不足等均可诱发肾功能不全。已有肾功能不全者转诊专科医院做相应处理。

三、康复

(1)根据患者的文化程度、接受能力及知识缺乏程度安排教育计划。向患者讲解病毒性肝炎的类型、临床经过及预后等疾病知识。

(2)急性传染期应住传染病医院治疗,家属尽量少探视,以免相互传染。

(3)按医嘱应用保肝药,不滥用药物,特别应禁用损害肝脏的药物。

(4)保持乐观情绪急性肝炎患者如过分忧郁、焦虑、情绪波动,会造成中枢神经系统功能紊乱,免疫功能减退,不利于肝脏功能恢复,故应指导患者正确对待疾病,常用支持性心理疗法、放松疗法、暗示疗法、气功疗法、音乐绘画疗法,也就是在音乐、自然环境或气功等的配合下,渐进性地从头到脚放松,使机体处于一种松弛状态,产生轻松和安宁感。经常高歌一曲或哼唱小曲或听听优雅的歌曲都有利于促进肝脏的血液循环,加快肝细胞的恢复。为了帮助患者保持稳定情绪、安心养病,护理人员应细心、耐心、热心地关怀与照顾,要认真对待患者的"唠叨",千万不要表现出厌烦,因患者暗示性很强,给患者举同样病治愈的例子,使患者看到前景,提高患者积极性,促其病情缓解和改善。

(5)婚姻急性肝炎患者病情稳定1年后方可结婚,已婚者应节制性生活。育龄妇女不要怀孕,以利肝脏恢复。

(6)预防各种感染,避免疲乏,劳逸结合。

(7)定期复查,急性肝炎患者出院后第1个月复查一次,以后每1~2个月复查一次,半年后每3个月复查一次,定期复查1~2年。

四、健康教育

通过对病毒性肝炎患者进行健康教育,提高患者和家属对疾病的认识,积极配合治疗,同时增强卫生观念。

(一)甲、戊型肝炎

主要经粪-口传染。肝炎病毒对温度和化学药品抵抗力较强。病毒经100 ℃,20分钟灭活,一般含氯消毒剂均有消毒效果。患者的呕吐、腹泻物要与漂白粉或其他含氯消毒剂混合后静置消毒1~2小时再倾倒,消毒剂的用量为吐、泻物的1倍。污染了的手,不论是患者或家属,可以用75%乙醇或含氯消毒剂消毒。食具、水碗、毛巾、餐巾等可以用0.3%~0.5%的优氯净或1%~5%的氯消毒剂浸泡15分钟再用清水冲净药液。其他污染了的个人用品及室内家具等可用上述药液擦拭消毒。患者的衣服、床单要分开使用,单独消毒后清洗(消毒方法如同毛巾、餐巾),特别是内裤必须做到消毒后清洗。衣物织品最好是白色,因氯能脱色。

患者住院后或在家痊愈后,要做一次全面消毒。除患者接触过的一切用品消毒外,还要用0.3%~0.5%的优氯净喷雾、擦拭室内地面、墙壁,做一次终末消毒。

(二)乙型肝炎

主要是通过输血和血制品、注射、母婴垂直传播,还有性接触传播和密切接触的水平传播,后者表现在乙型肝炎的家庭聚集性感染上。故家庭中的隔离与消毒就显得至关重要。

常用的方法有:个人用具(如餐具、水杯、洗漱用具等)专用;搞好家庭环境与个人卫生,勤洗澡、勤换衣、勤洗晒被褥,注意保持室内空气清新,消灭蚊蝇;对自身血液、唾液及其他分泌物污染的物品尽量要自己清洗并加以消毒,不需清洗的物品可烧毁消毒;夫妻间一方是乙肝,另一方是健康者,在性生活时应注意采用避孕套进行隔离与避孕。唾液、乳汁等体液不会通过完整的皮肤和黏膜传播乙型肝炎病毒。没有证据表明乙型肝炎病毒可经过共餐、蚊子叮咬及日常生活的接触进行传播。

要充分认识乙型肝炎的危害,目前,还没有真正有效的抗乙型肝炎病毒的药物,很多广告宣传的彻底清除乙肝病毒和转阴的说法都是不科学的,而且一些做法可能还是有害的,要到正规医疗预防机构咨询和诊治。因为乙型肝炎传播途径复杂,所以通过切断传播途径控制乙型肝炎的发病是很困难的,因此注射乙型肝炎疫苗才是预防控制乙型肝炎的最有效措施,它可刺激机体产生相应的抗体,从而起到保护作用。这种疫苗的效果和安全性是绝对可靠的。此外,乙型肝炎疫苗还是唯一能预防肝癌的制剂。

除了注射乙型肝炎疫苗外,生活中预防乙型肝炎应采取以下措施:不用未检测乙型肝炎指标的血液及血制品;不到黑窝点去献血;不要从事男同性恋和宿娼活动;不要用不洁的注射器、穿刺针、针灸针、牙钻、内镜等介入性医疗仪器;不要用不消毒的剃须刀、穿耳针、文身针等进行美容活动;不要和乙型肝炎患者及乙型肝炎病毒携带者共用毛巾、牙刷、被褥等,以防生活接触性感染。

五、预防保健

(一)管理传染源

1.患者和病原体携带者的隔离

甲型、戊型肝炎自起病日起隔离3周;乙型、丙型肝炎由急性期隔离至体内病毒消失。从事饮食、托幼、自来水等工作的肝炎患者和病原体携带者,应暂时调离原工作岗位。

2.对接触者的管理

接触甲型、戊型肝炎患者的儿童应检疫40天。密切接触急性乙型、丙型肝炎者亦应进行医学观察,期限为60天。

3.献血员管理

各型肝炎患者及病毒携带者严禁献血。有肝炎病史及肝功能异常者亦禁止献血。健康人献血前应按规定进行健康检查。

(二)切断传播途径

1.甲型和戊型肝炎

重点在于切断传播途径,如注意个人卫生,不食用生的或未煮熟的海产品(如毛蚶、蛤蜊等)。做到饭前、便后用肥皂和流动水洗手;对患者用物及排泄物进行消毒,做好饮水消毒和食品卫生工作,搞好环境和个人卫生。

2.乙型、丙型、丁型肝炎

重点在于防止通过血液和体液的传播。

(1)加强血源管理,保证血液、血制品及生物制品的安全生产与供应。

(2)医疗及预防用的注射器应实行"一人一针一管制",各种医疗器械应进行严格消毒。

(3)加强托幼单位和服务行业卫生管理,洗漱用具专用。公用茶具、面巾、理发用具应按规定进行消毒处理。

(三)保护易感人群

1.主动免疫

(1)甲型肝炎:易感人群可接种甲型肝炎减毒活疫苗。

(2)乙型肝炎:对于血清HBsAg和抗-HBs(乙型肝炎病毒表面抗体)阴性的人,尤其是儿童,可接种乙型肝炎疫苗。初种后隔1个月、6个月复种,共接种3次,1个月左右产生抗体。

2.被动免疫

(1)甲型肝炎:对甲型肝炎患者的接触者,可应用甲型肝炎疫苗预防发病,注射时间越早越好,不宜迟于接触后7~14天。其中国产疫苗是减毒活疫苗,皮下注射1针(1 mL),1个月后产生抗体,1年后抗体逐渐减少,但价格便宜。进口疫苗是灭活死疫苗,每支0.5 mL,16岁以下儿童每次注射1支,成人每次注射2支(共1 mL,第1次注射后,隔6个月再注射一次),1周到10天可产生抗体,可维持20年或终身免疫,但价格较贵。

(2)乙型肝炎:适用于已暴露于HBV的易感者,包括HBsAg阳性、HBeAg阳性的母亲所生婴儿,应在出生后立即注射高效价乙型肝炎免疫球蛋白和乙型肝炎疫苗。

(四)其他

重点行业(饮食、托幼、水源等行业)的患者必须待症状消失、肝功能正常后,方可恢复不接触食品、食具或幼儿的工作,如改做管理、后勤、门卫等工作。并观察半年,每隔3个月做一次肝功能检查,连续3次均为正常者,方可恢复原工作。慢性、迁延性肝炎和慢性活动性肝炎患者一律调离直接接触入口食品、食具、婴幼儿的工作。乙型肝炎病毒表面抗原携带者,无症状、体征,各项肝功能检查正常,除不能献血外,可正常工作和学习。但乙型肝炎病毒表面抗原和核心抗原同时阳性者,不宜做直接接触入口食品及婴幼儿工作。重点行业从业人员应每年进行预防性体检,以期早期发现可疑患者。

六、转诊

近期出现食欲减退、恶心、厌油、乏力、巩膜黄染、茶色尿、肝脏肿大、肝区痛等不能排除其他疾病患者,以及与肝炎患者有密切接触史者,应到有条件医院进行特异血清检验,以明确诊断,在肝炎急性传染期及时隔离,积极治疗。重症肝炎、淤胆型肝炎与肝炎后肝硬化病情较重且不稳定,治疗方案较为复杂,故应转上级医院诊治。

(王京斌)

第五节 脂 肪 肝

脂肪肝是指各种原因引起的肝细胞内脂肪堆积,最早于1842年由W.Bowman提出,随后的研究资料主要来自肝活检病理学报道。20世纪80年代起,随着B超和CT检查的普及,脂肪肝作为一种常见的影像学发现而渐引起临床关注,但真正将脂肪肝作为一种临床综合征或者独立性疾病来对待,还是在1986年F.Schafner等提出脂肪性肝病(fatty liver disease,FLD)概念之后。病理上,FLD指病变主体位于肝小叶,并以肝细胞大泡性脂肪变性和脂肪贮积为主要改变的广泛疾病谱,包括单纯性脂肪肝、脂肪性肝炎、脂肪性肝硬化三种主要类型,临床上则有酒精性脂肪性肝病(alcoholic liver disease,ALD)(简称酒精性肝病)和非酒精性脂肪性肝病(non-alcoholic fatty liver disease,NAFLD)之分。

一、概念

脂质是生物体内的一类重要物质,主要分为脂肪和类脂两大类。前者即中性脂肪-甘油三酯(triglyceride,TG),后者包括磷脂、胆固醇/胆固醇酯、类固醇及糖脂。正常人每100 g肝脏湿重含4~5 g脂质,主要用于构成生物膜的脂质双层结构,其中磷脂占50%以上,TG占20%,游离脂肪酸(free fatty acid,FFA)占20%,胆固醇占7%,其余为胆固醇酯等。

肝脏是人体内脂质代谢最为活跃的器官,肝细胞在体内脂质的摄取、转运、代谢及排泄中起着重要作用。在正常肝组织内,仅贮存维生素A的肝星状细胞胞质内含有少量脂滴,而肝细胞由于其脂质合成与排泄保持动态平衡,一般并无脂质堆积,仅偶见营养良好者肝小叶内散在性肝细胞脂滴存在(一般不超过5%)。

当肝内脂肪含量超过肝脏湿重的5%，或肝组织切片光镜下每单位面积见30%以上肝细胞有脂滴存在时，称为脂肪肝。脂肪肝时肝细胞内异常蓄积的脂质50%以上为TG，其他脂类成分、糖原含量、蛋白质及水分也相应增加，但磷脂/胆固醇酯比例常下降。

绝大多数的脂肪肝是由于TG在肝内积聚所致；但也可由其他脂质引起，如由于脂代谢酶的遗传性缺陷而导致类脂在单核巨噬细胞系统异常沉积的类脂质沉积病、Wolman病、胆固醇酯贮积病、Gaucher病（葡萄糖脑苷脂堆积）等，以及由于胺碘酮、环己哌啶（心舒宁）等药物诱发的肝细胞溶酶体磷脂沉积病。通常所述脂肪肝主要指肝细胞胞质内TG堆积，根据其脂滴大小不同分为小泡性、大泡性以及混合性脂肪肝三种类型，前者因呈急性经过故有急性脂肪肝或特殊类型脂肪肝之称，狭义的脂肪肝即FLD主要指慢性大泡性或大泡性为主的混合性脂肪肝。丙型肝炎、自身免疫性肝病、Wilson病等有时虽也可引起肝细胞内TG异常堆积，但因其有特定疾病命名，故亦不属于FLD范畴。

二、病理学

大体观察脂肪肝的肝脏外形常呈弥漫性肿大，边缘钝而厚，质如面团，压迫时可出现凹陷，表面色泽苍白或带灰黄色，切面呈黄红或淡黄色，有油腻感。肝组织切片H.E染色或油红O染色光镜下示肝细胞肿大，胞质内含有数量不等及大小不一的脂滴或脂肪空泡。多数病例脂滴首先累及肝腺泡3区，但亦有以肝腺泡1区病变为主者，严重时脂滴弥漫累及整个肝腺泡。

根据肝脏脂肪含量占肝湿重的比例，或肝组织切片HE染色或脂肪染色光学显微镜下脂肪变性肝细胞占视野内总体肝细胞的百分比，可将脂肪肝分为轻度、中度和重度三种类型（表6-4）。光镜下肝小叶内不足30%视野的肝细胞内有脂滴存在称为肝细胞脂肪变性。根据肝细胞脂肪变性累及的范围可将脂肪肝分为常见的弥漫性脂肪肝和弥漫性脂肪肝伴正常肝岛以及少见的局灶性脂肪肝。

表6-4 脂肪肝的组织学分型

类型	脂肪/肝重(%)	脂变肝细胞/总的肝细胞(%)
轻度	≥5	≥30
中度	≥10	≥50
重度	≥25(～50)	≥75

起初肝细胞内蓄积的脂质呈多个无膜包绕的微球状，直径1～3 μm，位于肝细胞质无结构区域，胞核居中。当脂滴数量增多、直径增大至5 μm时，光镜下可见脂滴呈串珠状聚集在肝细胞窦面，进而细胞质内充满这些微小脂滴，此即小泡性脂肪变。随着肝内脂肪含量增加，微小脂滴大小可保持不变或迅速融合成单个或多个直径大于25 μm的大脂滴，将细胞核和细胞器挤压至细胞边缘，此即大泡性脂肪变。大泡性脂肪变在吸收消散时往往先变成多个小的脂滴。因此，小泡性脂肪变可为大泡性脂肪变的轻型、前期或恢复期的表现形式。

小泡性脂肪肝一般不伴有肝细胞坏死和炎症，但其线粒体损害明显。而大泡性脂肪肝常呈慢性经过，病程早期表现为单纯性脂肪肝，肝活检仅示肝细胞脂肪变性；进一步为发展为脂肪性肝炎，即在脂肪变的基础上合并肝细胞气球样变、小叶内炎症，并常伴有肝细胞点状坏死及肝纤维化；晚期可通过进展性肝纤维化最终发生脂肪性肝硬化。

三、病因学

(一)大泡性脂肪肝

大泡性脂肪肝的主要病因包括:①营养缺乏,如恶性营养不良病(Kwashiorkor)、消瘦、全胃肠外营养(total parenteral nutrition,TPN)、热带儿童肝硬化、重度贫血、低氧血症以及短期饥饿、体重急剧下降等;②营养过剩,包括肥胖、2型糖尿病、高脂血症以及短期内体重增长过快等;③药物性,包括氮丝氨酸、博莱霉素、嘌呤霉素、四环素等抗生素,天冬酰胺、氮胞苷、氮尿苷、甲氨蝶呤等细胞毒性药物,以及华法林、二氯乙烷、乙硫胺酸、溴乙烷、雌激素、糖皮质激素、酰肼、降糖氨酸、雄激素、黄樟醚等其他药物;④中毒性,包括锑、钡盐、硼酸盐、二硫化碳、铬酸盐、低原子量的稀土、铊化物、铀化物、有机溶剂、毒性蘑菇以及乙醇及其代谢产物乙醛等;⑤先天代谢性疾病,如脂质萎缩性糖尿病、家族性肝脂肪变、半乳糖血症、糖原累积病、遗传性果糖不耐受、高胱氨酸尿症、系统性肉碱缺乏症、高酪氨酸血症、Resfum 病、Schwachman 综合征、Weber-Christian 综合征、Wilson 病等;⑥其他,如丙型肝炎、炎症性肠病、胰腺疾病、获得性免疫缺陷综合征、结核病,以及空-回肠旁路术、胃成形术、广泛小肠切除术、胆胰转流术等外科手术。其中肥胖症、空-回肠短路手术、TPN、糖尿病、乙醇、大剂量雌激素等因素可引起脂肪性肝炎,而其他因素一般只引起单纯性脂肪肝。

(二)小泡性脂肪肝

小泡性脂肪肝的主要病因有妊娠急性脂肪肝,Reye 综合征,丙戊酸钠、四环素、水杨酸、fialuridine 等药物中毒,磷、蜡样芽孢杆菌毒素中毒,先天性尿素酶缺乏症,线粒体脂肪酸氧化基因缺陷,乙醇性泡沫样脂肪变性,以及丁型肝炎等。

(三)肝磷脂沉积症

肝磷脂沉积症主要由于溶酶体内磷脂内堆积,常见病因包括 Wolman 病、胆固醇酯贮积病,以及胺碘酮、环己哌啶等药物中毒,后者尚可引起脂肪性肝炎。

各种致病因素与其肝脂病变类型之间虽有一定相关性,但有时并不尽然。例如,酗酒主要引起大泡性脂肪肝,但偶亦可导致小泡性脂肪肝,同样妊娠和 AIDS 既可引起小泡性脂肪肝也可导致大泡性脂肪变。就肝病理学改变而言,至今无法准确区分酒精性和非酒精性 FLD。尽管现有检测手段十分先进,但至今仍有 20% 左右的脂肪肝病因不明。

四、发病机制

脂肪肝的发病机制复杂,主要涉及正常的肝细胞发生 TG 堆积、脂肪变性的肝细胞发生气球样变和点状坏死、小叶内炎症以及脂肪肝并发纤维化等诸方面。

(一)单纯性脂肪肝

各种致病因素可通过影响以下一个或多个环节导致肝细胞 TG 堆积。①由于高脂饮食、高脂血症及外周脂肪组织动员增加导致脂肪的合成原料 FFA 输送入肝增多;②线粒体功能障碍导致肝细胞 FFA 氧化磷酸化以及 β 氧化减少;③肝细胞合成 TG 能力增强或从碳水化合物转化为 TG 增多,或肝细胞从肝窦乳糜微粒残核内直接摄取 TG 增多;④极低密度脂蛋白(very low density lipoprotein,VLDL)合成及分泌减少导致 TG 转运出肝障碍。

小泡性脂肪肝主要由于线粒体功能障碍导致 FFA 氧化利用减少所致,而大泡性脂肪肝则与肝细胞脂质合成与排泄失衡有关,其中胰岛素抵抗相关的营养过剩性脂肪肝主要由于脂肪合成显著增多所致,而营养不良以及某些药物和毒性物质则主要通过影响 VLDL 的合成与分泌而诱发脂肪肝。肝脏局部血流供应异常可能与局灶性脂肪肝以及弥漫性脂肪肝伴正常肝岛有关。

(二)脂肪性肝炎

单纯性脂肪肝是 FLD 的早期阶段,尽管脂肪变性的肝细胞尚能存活,但其对各种继发打击特别敏感。单纯性脂肪肝时伴存或继发的胰岛素抵抗、FFA 增多、肝脏细胞色素 P450(cytochrome P450,CYP)2E1 和 CYP4A 表达增强、氧应激和脂质过氧化损伤、肠源性内毒素血症或肝脏对内毒素敏感性增强、肝巨噬细胞激活及其释放的炎性细胞因子和介质等,均可导致脂肪变的肝细胞发生气球样变性、点状坏死,同时吸引中性粒细胞和淋巴细胞趋化至肝小叶内,从而形成脂肪性肝炎。此外,氧应激可通过形成活性氧引起肝细胞内蛋白质、DNA 和脂质变性并积聚,进而形成 Malory 小体并激发自身免疫反应。因此,氧应激/脂质过氧化损伤在脂肪性肝炎的发生中可能起重要作用。

(三)脂肪性肝纤维化

与酒精性脂肪肝可直接导致肝纤维化不同,非酒精性脂肪肝必须通过脂肪性肝炎这一中间阶段过渡才能进展为肝硬化,提示导致脂肪性肝炎的各种因素及其所致炎症本身为脂肪性肝纤维化发生的前提条件。脂肪肝时肝组织内异常增加的脂质(特别是过氧化脂质)、FFA,以及可能并存的铁负荷过重和高瘦素血症,均可通过增强脂质过氧化反应和/或刺激肝巨噬细胞释放炎症介质,进而促进肝星状细胞激活、转化及合成大量细胞外基质,从而诱发进展性肝纤维化。肝微循环障碍、肝细胞缺血缺氧等因素也参与脂肪性肝纤维化的发病。

临床病理研究表明,绝大多数 FLD 处于单纯性脂肪肝阶段,仅有部分病例并发脂肪性肝炎,而进展性肝纤维化和肝硬化者则更少见。为此,Day and James 的"多重打击(multiple-hit)"学说认为,胰岛素抵抗等初次打击主要导致肝细胞脂肪变性并启动细胞适应程序,而这些适应反应可增加细胞对其他应激的反应性,结果通过氧应激/脂质过氧化损伤等二次打击诱发肝细胞坏死和炎症浸润。而接着增加的炎症介质可激活肝星状细胞诱发肝纤维化。除非能够及时阻止炎症-坏死循环,引起细胞外基质的降解超过合成,否则将会发生肝硬化。

五、流行病学

急性脂肪肝非常少见,普通人群患病率一般低于 10/100 000,但其分布国家和地区广泛。

通常流行病学所调查的脂肪肝为慢性脂肪肝。在西欧、日本和美国,B 超普查显示普通成人脂肪肝检出率高达 25%,脂肪肝现已成为健康体检人群血清转氨酶升高的常见原因,嗜酒和肥胖与脂肪肝的高发密切相关,地理分布和尸体解剖学显示,肝硬化的流行率在肥胖的嗜酒者中最高,提示长期饮酒和肥胖对脂肪肝的发病有协同作用。目前脂肪肝的起病渐趋低龄化,日本儿童脂肪肝的患病率高达 2.6%。

我国目前已有多篇通过 B 超调查脂肪肝患病率的报道,由于所调查人群的样本对象、年龄和性别构成比不同,各组报道结果差异较大。有学者曾对上海市 4 009 名机关职员进行调查,结果脂肪肝患病率为 12.9%,随着年龄增大,脂肪肝患病率增加,50 岁以前男性脂肪肝患病率显著高于女性,其后性别差异不明显。相关分析表明,肥胖(特别是内脏性肥胖)、高血脂、高血糖、高血压以及年老等指标与脂肪肝密切相关;而血清 HBsAg 阳性率与脂肪肝患病率之间虽有相关性,但随着年龄增大,两者的发展趋势正好相反。进一步的病例对照研究显示,嗜酒、高脂高蛋白饮食、临睡前加餐、睡眠过多或白天精神萎靡、嗜睡,以及有肥胖症和/或糖尿病、脂肪肝家族史等为脂肪肝的危险因素；而有一定的工作节奏和劳动强度,经常参加体育锻炼,以及少量饮酒则为脂肪肝的保护因素。

六、临床表现

脂肪肝的临床表现与其病因、病理类型及其伴随疾病状态密切相关。根据起病方式可将脂肪肝分为急性和慢性两大类。前者病理上多表现为小泡性脂肪肝,而后者则为大泡性或以大泡性为主的混合性脂肪肝。

(一)急性脂肪肝

急性脂肪肝临床表现类似急性或亚急性重症病毒性肝炎,但愈合后一般不会发展为慢性肝病。患者常有疲劳、恶心、呕吐和不同程度黄疸,甚至出现意识障碍和癫痫大发作。严重病例短期内迅速发生低血糖、肝性脑病、腹水、肾衰竭以及弥散性血管内凝血(disseminated intravascular coagulation,DIC),最终可死于脑水肿和脑疝。当然,也有部分急性脂肪肝病例临床表现轻微,仅有一过性呕吐及肝功能损害的表现。

妊娠期急性脂肪肝一般发生于妊娠第7～9个月,常于上呼吸道感染后起病,主要表现为伴有出血倾向和暴发性肝功能衰竭的多脏器功能不全,常伴有高血压、蛋白尿、少尿以及急性胰腺炎。尽管黄疸明显但罕见皮肤瘙痒。

Reye综合征主要见于儿童,多在流行性感冒或水痘后出现,某些患者有近期服用水杨酸盐类药物史。患儿在出现剧烈的恶心、呕吐后迅速发生昏迷。肝脏可肿大,但无黄疸和局灶性神经体征。

(二)慢性脂肪肝

慢性脂肪肝主要为肥胖、糖尿病和慢性酒精中毒所致的FLD,起病隐匿,临床症状轻微且乏特异性。即使已发生脂肪性肝炎甚至肝硬化,有时症状仍可缺如,故多在评估其他疾病或健康体检作肝功能及影像学检查时偶然发现。肝大为慢性脂肪肝的常见体征,发生率可高达75%以上,多为轻至中度肿大,表面光滑、边缘圆钝、质地正常或稍硬而无明显压痛。门静脉高压等慢性肝病体征相对少见,脾肿大检出率在脂肪性肝炎病例一般不超过25%。局灶性脂肪肝由于病变范围小,临床表现多不明显。

部分慢性脂肪肝患者在其漫长病程中,除有其原发疾病表现外,可出现肝区疼痛、腹胀、乏力、食欲缺乏等主诉,主要与肝脂肪浸润导致肝大、肝包膜过度伸张有关。在肝内脂肪浸润消退、肝大回缩后,相关症状可缓解。极少数酒精性和糖尿病性脂肪肝因肝细胞脂肪迅速沉积或并发脂肪性肝炎,可出现右上腹疼痛、局部肌紧张和反跳痛,同时伴发热、外周血白细胞总数增加以及中性粒细胞核左移等全身炎症反应表现,易误诊为外科急腹症。

像大多数其他慢性肝病一样,FLD患者的临床表现与其组织学改变相关性差。在FLD某一阶段缺乏肝病相关征象并不提示其预后良好,因为许多脂肪性肝炎甚至肝硬化患者在肝功能衰竭和门静脉高压并发症发生之前往往呈"良性"临床经过。

恶性营养不良病引起的脂肪肝一般见于饮食中蛋白质摄入不足的儿童,常有右上腹触痛、水肿、腹水和生长发育迟缓,可出现肝纤维化但不会进展为肝硬化。饮食中补充蛋白质后肝脏病变可迅速逆转。蛋白质-热量营养不良引起的脂肪肝见于饥饿状态或某些胃肠道疾病,如严重的吸收不良,多仅表现为转氨酶轻度升高。肥胖者行空回肠旁路减肥手术引起的脂肪肝部分是因蛋白质-热量不足所致,常发生亚急性脂肪性肝炎,如果不加干预则病变可迅速进展为失代偿期肝硬化。

皮质类固醇等药物引起的单纯性脂肪肝，临床表现轻如，停药后病变恢复，临床意义不大；但胺碘酮、甲氨蝶呤等药则易导致脂肪性肝炎，并可发生亚急性肝功能衰竭和失代偿期肝硬化。

七、实验室改变

脂肪肝患者的血液学、生化指标与其肝活检组织学检查结果的相关性较差，仅20%～30%经肝活检证实的脂肪肝病例有1项或多项肝功能生化指标异常。并且，至今尚无理想的定性和定量反映脂肪肝有无及其程度的实验指标。但是，血液实验室检查指标的检测确实有助于判断脂肪肝的病因、病理类型及其病情轻重和预后。

急性小泡性脂肪肝患者如出现肝、肾功能不全以及DIC相关的血液学指标改变，常提示病情严重。慢性大泡性脂肪肝其血清转氨酶（ALT和AST）、碱性磷酸酶（ALP）、γ-谷氨酰转肽酶（GGT）以及C反应蛋白等可轻度升高，转氨酶升高幅度一般不超过正常值上限的2～4倍；而血清胆红素、清蛋白和凝血酶原时间（prothrombin time；PT）以及靛青绿（ICG）廓清率一般正常。如果血清转氨酶持续升高或明显异常则提示并发脂肪性肝炎，胆红素升高和PT延长可反映脂肪性肝炎的程度较重。Ⅲ型前胶原肽、Ⅳ型胶原-7S成分、透明质酸等多种血清纤维化指标的联合检测，可反映是否已并发脂肪性肝纤维化和肝硬化。

肥胖、糖尿病引起的营养过剩性脂肪肝患者血清AST/ALT比值多小于1，GGT升高常不明显。血清胆碱酯酶和卵磷脂胆固醇酰基转移酶活性在营养过剩性脂肪肝时常升高，而其他原因性脂肪肝多无明显变化，甚至呈下降趋势。空腹血液葡萄糖、胰岛素、脂质和尿酸水平升高也常反映机体营养过剩。低血浆蛋白（包括清蛋白、转铁蛋白）以及低胆固醇血症，常提示蛋白质能量缺乏所致的营养不良性脂肪肝。酒精性脂肪肝时转氨酶很少超过正常值的6倍，AST/ALT比值常大于2，线粒体AST（ASTm）和GGT显著升高，GGT/ALP比值大于2。此外，平均红细胞容积和免疫球蛋白A选择性升高（IgA_1/IgA_2比值降低），血清糖类缺乏性转铁蛋白（carbohydrate deficient transferrin；dTF）及其与总转铁蛋白比值升高等有助于酒精性脂肪肝的诊断。血清铜蓝蛋白浓度降低，而与清蛋白结合的血清铜含量增加提示Wilson病。HCV等血清学标志物的检测可明确有无肝炎病毒现症感染。

八、放射/影像学改变

肝脏实时超声、计算机体层摄影（computer tomography；CT）、磁共振显像（magnetic resonance imaging；MRI）等检查可见脂肪肝患者有肝脏肿大和弥漫性或局灶性肝脏灰度/密度的改变，现已广泛用于判断脂肪肝的有无以及肝内脂肪的分布类型。由于影像学检查对肝内脂肪浸润程度的判断不够精确，并且对肝内炎症和纤维化的识别能力极差，只有在发现肝脏萎缩变小、肝脏硬度增加以及脾脏肿大等门静脉高压征象时才提示并发脂肪性肝硬化。因此，现有影像学检查虽对单纯性脂肪肝的诊断有帮助，但它既不能检出脂肪性肝炎也不能早期发现脂肪性肝纤维化和肝硬化。

（一）实时超声

肝组织脂肪变弥漫性累及10%的肝细胞时，实时超声（B超）图像便可出现异常改变；当组织学脂肪沉积于肝超过30%的肝细胞时，B超即可检出脂肪肝；肝脂肪含量达50%以上的脂肪肝，超声诊断的敏感性高达90%。对于B超诊断为胆囊结石合并脂肪肝的患者行胆囊切除的同时取肝组织活检,89.9%有不同程度的肝细胞脂肪变性。

B超诊断脂肪肝有以下特征:①可见致密的点状高回声,又称明亮肝(bright liver);②肝深部即远场回声衰减,肝肾回声对比度加大;③肝内管腔结构模糊不清;④肝脏肿大,饱满,肝缘变钝。近来趋于把这些标准量化,以综合积分判断脂肪肝的程度。彩色多普勒超声对局灶性脂肪肝的鉴别诊断和肝内血流异常的发现有一定参考价值。鉴于B超检查具有简便、价廉以及无创伤和无危害等优点,目前B超已作为诊断脂肪肝和随访其病情演变的首选方法,并已广泛用于人群脂肪肝的流行病学调查。但应注意B超诊断脂肪肝的特异性不够理想,超声诊断之脂肪肝与其肝组织学变化之间并不总是呈正相关关系。其原因主要为超声缺乏客观性定量指标,且各检查医师对脂肪肝的判定标准也不统一;此外,肝脏回声强度可受肝纤维化的程度、超声检查仪的质量以及患者皮下脂肪厚度等许多因素的影响。

(二)计算机体层摄影

CT平扫正常肝脏密度(CT值)高于脾脏和肝内血管,肝脏的CT值较脾脏一般要高出7~8 Hu。弥漫性脂肪肝在CT图像上表现为肝脏的密度普遍低于脾脏、肾脏和肝内血管的密度,重度脂肪肝时其肝脏CT值甚至变为负值。由于CT值的高低与肝内脂肪浸润程度呈负相关,而脾脏CT值多较固定,故可根据肝/脾CT比值来衡量脂肪肝的程度,或作为随访疗效的客观依据。脂肪肝时可见脾脏的CT值较肝脏高,肝/脾CT值之比小于0.9;并且,肝内门静脉或肝静脉像清晰可见。有报道认为,脂肪肝患者在肝脂肪变性累及40%以上的肝细胞时,CT方可作出脂肪肝的诊断。因此,CT对脂肪肝诊断的敏感性低于B超,但相比而言,CT诊断脂肪肝的特异性以及对局灶性脂肪肝判断的准确性远高于B超。近来已有探索用CT图像的面罩式覆盖法定量分析肝内脂肪浸润的报道。

(三)MRI和DSA

MRI对脂肪肝的确诊并不敏感,无论从信号强度,还是计算弛豫时间,均难以将脂肪肝与正常肝组织相区分,这与脂肪肝肝脏含水量不增加有关。临床上可利用这一缺点,鉴别CT上难以与肝脏恶性肿瘤区分的局灶性脂肪肝和弥漫性脂肪肝伴正常肝岛,其中位相磁共振(phase-contrast MRI)对局灶性脂肪肝的诊断最为可靠。由于MRI缺乏CT值那样的定量分析指标,故仅凭MRI确诊脂肪肝确实很困难。脂肪肝的数字减影血管造影(digital sub traction angiography;DSA)检查可表现为肝动脉轻度扩张,全部分支呈现充血倾向,但病灶中的血管形态、走行和分布均无异常,并且无病理性血管征象。目前MRI和DSA主要用于实时超声及CT检查确诊困难者,特别是局灶性脂肪肝难以与肝脏肿瘤鉴别而又不愿接受肝活检组织学检查者。

九、诊断与鉴别诊断

脂肪肝的完整诊断应包括脂肪肝的病因及其诱因、程度和分期,以及伴随疾病状态等诸方面,并需排除其他各种脂肪性及非脂肪性肝脏疾病,以便制定有效的治疗方案并估计患者的预后。

(一)诊断

随着各种影像学检测技术的发展,单纯依赖影像学技术即可作出脂肪肝的诊断。进一步的血液学实验室检查有助于判断脂肪肝的病因及其是否合并肝功能损害(脂肪性肝炎)、肝纤维化,对于急性脂肪肝则可明确有无多脏器功能不全的征象。但是准确判断脂肪肝的病期以及明确脂肪肝的少见病因,可能仍需依靠肝活检组织学检查。现多主张在B超引导下经皮肝穿刺活检,这远较过去的盲目肝穿法准确安全,对于局灶性脂肪肝或弥漫性脂肪肝伴正常肝岛与肝癌鉴别有困难时尤具优越性。由于肝活检组织病理学观察有时也有误导现象,并且即使确诊也缺乏有效的治疗措施,以及伴随肝活检的费用和危险性等种种原因,因此目前认为肝活检组织学检查仅用于某些特殊的临床情况,而对一般患者则无须肝活检证实其脂肪肝的诊断。

最近 James OFW 建议对于 B 超和/或 CT 检查确诊的脂肪肝,在粗略判断肝内脂肪浸润的程度和分布类型后,需通过仔细询问饮酒史,结合酒精中毒和血清学肝炎病毒现症感染指标的检测,排除酒精性脂肪肝以及丙型肝炎等脂肪性肝病,以确保非酒精性脂肪肝诊断的正确无误。对于非酒精性脂肪肝患者,如出现无其他原因可解释的血清 ALT、GGT 和/或 TG 持续异常,需考虑已并发 NASH。通过详细了解工业毒物接触和特殊药物应用、胃肠外营养、减肥手术以及伴随疾病状态等病史资料,并测量患者体重指数、腹围/臀围比值、血压,以及血液葡萄糖、脂质、尿酸、蛋白质等指标,有助于客观分析非酒精性脂肪肝可能的病因和诱因以及伴随疾病状态。对于少数病例最后可能还需决定是否需作肝活检组织学检查。对所取肝活检组织需综合评估脂肪肝的病理改变以帮助了解其病因、肝结构损害程度和预后。完整的病理学评估包括肝细胞内脂滴的类型,累及肝腺泡的部位,以及脂肪肝的分型和分期。

(二)鉴别诊断

NASH 需与慢性病毒性肝炎、自身免疫性肝炎、不典型的 Wilson 病等相鉴别。根据前者肝细胞损害、炎症和纤维化主要位于肝小叶内并且病变以肝腺泡 3 区为重,而其他疾病的肝组织学改变主要位于汇管区门静脉周围等病理特征不难进行鉴别诊断。详细的病史资料、肝炎病毒血清学标志物、各种自身抗体和铜蓝蛋白的检测有助于相关疾病的明确诊断。但应注意这些慢性肝病患者可因营养过度、缺乏运动、或并存肥胖和糖尿病等情况同时合并脂肪肝。

非酒精性脂肪性肝病的肝病理学改变与酒精性肝病极其相似,通过向患者及其家属和同事询问其饮酒史,对于两者的鉴别诊断价值极大。酒精性肝病一般发生于每天饮用酒精量超过 30 g(女性为 20 g)持续 5 年以上的长期嗜酒者。此外,短期内大量饮酒亦可导致酒精性肝损伤。由于种族和个体差异以及伴存疾病的影响,个体对酒精的安全阈值相差很大。因此,只有每周酒精消耗量小于 20~40 g 的患者才不考虑其肝损系酒精所致。对于部分可能隐瞒饮酒史者,酒精中毒相关实验指标的检测有助于明确其脂肪性肝疾病的病因。

十、预防和治疗

脂肪肝的防治宜联合应用饮食治疗、运动治疗、行为修正治疗以及中西药物辅助等综合措施,其中去除病因和诱因,积极控制原发基础疾病最为关键。对于大多数脂肪肝患者,有时通过节制饮食、坚持中等量的有氧运动和戒酒等非药物治疗措施,就可达到控制体重和血糖、降低血脂以及促进肝组织学改变逆转的目的。由于营养过剩性脂肪肝易合并动脉粥样硬化性心、脑血管疾病,而这些疾病的防治往往比脂肪肝本身的治疗更为重要,故在考虑脂肪肝的诊疗方案时,应有整体的观点,需根据患者脂肪肝的分型和分期及其伴随疾病状态和严重程度,制定个体化治疗方案。急性小泡性脂肪肝一旦确诊,需立即收住重症监护病房,在去除病因的同时给予综合性抢救措施,以防治多脏器功能衰竭,提高患者的存活率。局灶性脂肪肝除针对其可能的病因进行治疗外,一般无须特殊处理。

慢性脂肪肝的药物治疗目前尚处于经验积累阶段,现主要用于伴有肝损害的脂肪性肝炎患者,旨在促进肝内脂肪和炎症的消退,防治肝细胞坏死和纤维化。由于脂肪肝的病因和发病机制复杂,许多问题尚在研究之中,迄今尚未找到防治脂肪肝的特效药物。复合维生素B、胆碱和蛋氨酸等传统去脂药物,临床实践证明疗效并不肯定,现仅用于营养不良等特殊类型的脂肪肝。在综合治疗的基础上,熊去氧胆酸、必需磷脂(易善复)、维生素E、水飞蓟宾和牛磺酸等药物,可能有助于改善脂肪肝患者的临床症状、血液生化指标并促进其肝组织学改变康复。国内各地有关脂肪性肝疾病的中成药及中药验方很多,其中可能不乏疗效良好者,具体有待正规临床试验证实其确切疗效及安全性。

鉴于脂肪肝与高脂血症关系密切,降血脂药物对脂肪肝的影响引人关注。尽管如此,至今国外尚无降血脂药物防治脂肪肝有效的临床报道,并且降脂药物应用不当极易诱发肝损伤,甚至加剧肝内脂肪沉积。因此,目前认为不伴有高脂血症的脂肪肝原则上不用降血脂药物,高脂血症与脂肪肝并存时则需根据其基础病因、对综合治疗措施的反应以及发生冠心病的危险性等因素,综合考虑是否需要针对其血脂异常类型进行降血脂药物治疗。此外,通过防治肠源性内毒素血症、限制枯否巨噬细胞激活、保护肝细胞的能量贮备以及抑制CYP2E1活性的各种药物和措施,不久可望用于脂肪肝的临床验证。

十一、预后和转归

脂肪肝的自然转归和预后主要取决于其病因及病理类型。各种原因所致的急性小泡性脂肪肝的临床表现和预后与急性重症肝炎相似,常有进行性肝性脑病、肾衰竭和DIC,严重病例在起病数小时至数天内死亡,总的病死率高达60%。但是此类患者罕见发生大块肝组织坏死,因此如能得到及时有效的处理,病情可望迅速好转,几乎不留任何后遗症。

绝大多数慢性大泡性脂肪肝患者肝组织学改变进展缓慢甚至呈静止状态,预后相对良好。部分患者即使已并发脂肪性肝炎和肝纤维化,如能得到及时诊治,肝组织学改变仍可逆转,罕见因脂肪囊肿破裂并发脂肪栓塞而死亡。尽管流行病学研究显示,随着患者肥胖程度和血糖水平的增加,病死率显著升高,预期寿命明显缩短,但死因多非肝源性。因此,影响肥胖、糖尿病、高脂血症相关性脂肪肝患者预后的主要因素,可能并非肝脏疾病本身,而是同时并存的动脉粥样硬化性心、脑血管疾病。但是接受空-回肠旁路减肥手术以及体重和血糖波动较大的脂肪肝患者,因并发亚急性脂肪性肝炎可很快进展为失代偿期肝硬化,最终死于肝功能衰竭、肝癌及其相关并发症。少数慢性NASH患者可缓慢进展为肝硬化,一旦发生肝硬化则其预后与一般门脉性肝硬化相同。但非酒精性脂肪性肝硬化多见于50岁以上的NASH患者,而40岁以下的NASH很少合并肝纤维化,至今尚无儿童脂肪肝并发肝硬化的报道。局灶性脂肪肝常为一可逆性改变,在随访中有的可见到病灶形态改变或消失,故其对患者的健康并不构成危害。肝炎后脂肪肝的预后主要取决于病毒性肝炎本身的进程,但同时合并的肥胖、糖尿病相关性脂肪肝可能有助于促进其肝病进展。酒精性脂肪肝因可直接通过中央静脉周围纤维化或合并酒精性肝炎进展为失偿期肝硬化,因此预后相对较非酒精性脂肪肝差,患者多数死于肝病相关并发症,偶尔亦可死于脂肪栓塞、低血糖和重症胰腺炎。

(王京斌)

第六节 肝 硬 化

肝硬化是一种或多种病因长期或反复作用造成的弥漫性肝脏损害。病理组织学上有广泛的肝细胞变性、坏死，纤维组织弥漫性增生，并有再生小结节形成，正常肝小叶结构和血管解剖的破坏，导致肝脏逐渐变形，变硬而形成肝硬化。临床上早期可无症状，后期可出现肝功能减退，门静脉高压和各系统受累的各种表现。

肝硬化原因很多。国内以病毒性肝炎最为常见。本节着重介绍病毒性肝炎肝硬化的发生机制、病理学特点、临床表现、诊断、治疗。

一、发病机制

近年来随着分子生物学及细胞生物学的深入发展，有关肝硬化发病机制的研究不断加深。然而，HBV、HCV 和 HBV/HDV 感染人体后导致肝硬化的机制却远远没有阐明。根据现有研究，可能与下列因素有关。

(一)病毒抗原持续存在

病毒性肝炎，若病毒及时清除，病情就会稳定，不致进展为肝硬化；如果病毒持续或反复复制，病情持续或反复活动，发生肝硬化的可能性极大。众所周知，HBV 在肝细胞内复制并不损伤肝细胞，只有人体对侵入的 HBV 发生免疫反应时才出现肝脏病变。因此，人体感染 HBV 后，肝损伤是否发生及其类型，并非单独由病毒本身所致，而是由病毒、宿主及其相互作用决定的。

1.病毒的作用

感染嗜肝病毒后是否发生慢性化，进而发展为肝硬化，主要与下列因素有关。

(1)病毒类型：已知 HAV、HEV 感染极少慢性化，HBV、HCV 或 HBV/HDV 感染与肝硬化关系密切。

(2)感染类型：急性 HBV 感染大多痊愈，大约 10% 进展为慢性，约 3% 呈进行性。HBeAg 阳性的慢性肝炎较易发生肝硬化，第 5 年时至少有 15% 发生肝硬化，以后每年以 2% 的频率递增；除非发生 HBeAg/抗-HBe 自发性血清转换，即抗-HBe 持续阳性，HBV DNA 持续阴性。抗-HBe 阳性的肝炎，如果 HBV DNA 高水平持续阳性，证实为前 C 区基因突变株感染者，与肝硬化关系更密切。值得注意的是儿童慢性 HBV 感染者一旦出现症状，其中 80% 肝脏组织学有明显改变，半数为慢性肝炎，半数为肝硬化。在亚洲国家，HCV 感染为肝硬化的第二大病因，急性 HCV 感染约 80% 转变为慢性，20%~25% 成为肝硬化。肝硬化出现时间早者丙肝发病后 4 个月至 1 年，多数出现于第 2~4 年。

(3)病毒水平：单一病毒株感染时，病毒高水平持续和反复复制是影响病情发展为肝硬化的极重要因素，如 HBV 感染，无论何种类型，HBVDNA 持续或反复高水平阳性者发生肝硬化的可能性极大。

(4)重叠感染：HBV、HCV、HDV 感染均容易慢性化，如果三者出现二重甚至三重感染或合并 HIV 感染均可促使病情活动，加剧发展为肝硬化的倾向。HBV/HDV 同时感染者大多痊愈，约 2.4% 发展为慢性肝病；HBV/HDV 重叠感染者 90% 慢性化，60% 以上可发展为慢性肝病或肝硬化。

(5)病毒基因型:HBV 基因具有高度异质性,似乎没有遗传学上完全一致的两种病毒分离物。HBV 感染可引起不同临床类型的乙型肝炎,例如急性自限性乙型肝炎多为 HBV 野生株感染,而前 C 区基因突变株感染常导致重症乙肝、慢性重度肝炎和肝硬化。HBV 的基因型可能与 HBV 所致疾病谱有关。但临床上也不乏相同变异株(特殊基因型)引起完全不同临床表现者。HBV 基因型是决定临床疾病谱的影响因素,但不是决定因素。

2.宿主免疫功能

临床上 HBV 感染后,在爆发性肝衰竭时,HBV 复制水平可能低下,而肝损害较轻的慢性无症状 HBV 携带者中,其 HBV DNA 水平可能很高。HBV 感染后,决定事态发展和演变的主要因素可能是宿主的免疫反应,宿主免疫功能正常,病毒及时清除,肝损伤不致慢性化,肝硬化也不会发生。反之亦然。病毒不能及时、有效、永久清除的宿主因素主要有:①细胞毒性 T 淋巴细胞(CTL)功能低下;②肝细胞 HLA 异常表达;③IFN 生成缺陷;④NK 细胞活性降低;⑤抗病毒抗体生成不足。

3.自身免疫反应

自身免疫性肝炎(AIH)和原发性胆汁性肝硬化(PBC)均属典型自身免疫性疾病,具有高度肝硬化倾向;慢性丙肝与 AIH 的表现有许多重叠,有时甚至泾渭难分,而 HCV 所致慢性肝炎的临床表现、血清学及其结局与 AIH 有许多相近相似之处,甚至有时 HCV 感染可作为 AIH 的始动因素;HAV 感染之所以不容易慢性化,是因为 HAV 感染是病毒对肝细胞直接损害而不是一种免疫反应过程,一旦 HAV 启动自身免疫反应也同样可发生 AIH;至于酒精性肝病,血吸虫肝病和药物性肝病的发生,自身免疫反应均可起到举足轻重的作用,因而自身免疫反应是促使感染者的病情活动及肝硬化发生发展的重要影响因素。

肝脏含有两种特异性抗原,即肝特异性脂蛋白(LSP)和肝细胞膜抗原(LMAg),二者均可刺激机体产生相应的抗体,抗-LSP 和 LMA。后二者虽然主要见于 AIH,但在 HBsAg 阳性慢性肝病中也可检出,尤其是抗-LSP。它们不仅对肝细胞有直接损害作用,而且可通过 T 细胞介导的免疫反应和介导抗体依赖性淋巴细胞毒作用(ADCC)导致肝细胞损伤。

(二)肝内胶原纤维合成与降解失衡

肝纤维化是多种慢性肝病共有的组织学变化,既是慢性肝病向肝硬化发展的必经之路,又贯穿于肝硬化始终。

肝纤维化是由于细胞外基质(extracellular matrix,ECM)合成和降解比例失衡所致。该过程由肝细胞损伤启动,炎症反应使之持续存在,多种细胞因子、介导的细胞间相互作用激活星状细胞(HSC),后者是生成 ECM 的主要细胞;肝巨噬细胞功能受抑,胶原酶合成与分泌减少,在肝纤维化形成中起辅助作用。

1.细胞因子与 ECM 合成

各种细胞因子(包括单核因子和淋巴因子)及各种生长因子,是以往所谓胶原刺激因子和调节因子。对肝纤维化影响最大的是 TGFβ、IL-1 和 TNF。这些因子既由肝炎病毒刺激,激活单核巨噬细胞系统(包括肝巨噬细胞)和淋巴细胞所释放,也由肝细胞损伤刺激内皮细胞、肝巨噬细胞、血小板、肝细胞和肌成纤维细胞而分泌;它们既参与病毒清除和肝细胞损伤,也激活 HSC、成纤维细胞和肝细胞,使之合成、分泌 ECM,抑制肝巨噬细胞合成分泌胶原酶,对抗 HGF,阻止、延缓肝细胞再生,参与肝硬化形成。

(1)TGF-$β_1$：是启动和调控肝脏胶原代谢的主要因子，由淋巴细胞、单核巨噬细胞、内皮细胞、血小板和肝细胞等合成。它在肝纤维化形成中的作用表现在：①激活 HSC，诱导成纤维细胞的增殖；②促进 HSC，成纤维细胞、肝细胞等合成、分泌 ECM；③调节各种细胞连接蛋白受体的表达及其与 ECM 的结合；④抑制 ECM 的降解；⑤促进 HSC 和肝细胞自分泌大量 TGF-$β_1$，构成局部正反馈循环。肝纤维化时，TGF-$β_1$ mRNA 水平显著升高，与胶原蛋白 mRNA 水平呈正相关。临床上，TGF-$β_1$ 明显升高的同时，总是伴随胶原、非胶原糖蛋白和蛋白多糖的增加。

(2)IL-1：主要由单核巨噬细胞产生，从基因水平上调节胶原蛋白的合成，激活并促使 HSC 和成纤维细胞增殖，促进 ECM 合成和分泌。

(3)TNF：是机体免疫反应导致组织损伤的重要细胞因子，在肝纤维化过程中，不仅激活各种免疫细胞，促使其释放细胞因子，而且促进 HSC 和成纤维细胞增殖及合成、分泌胶原蛋白。慢性肝病时，侵入肝脏的单核巨噬细胞产生大量 TNFα，其水平与肝脏病变的活动程度相关，而且 TNFα 着色的单核细胞主要集中于门管区，该区域正是肝纤维化形成的好发部位之一。

2.参与 ECM 合成的细胞

HSC 是正常肝脏及肝脏纤维化时的主要产胶原细胞，肝巨噬细胞与肝纤维化过程关系极为密切。

HSC 位于 Disse 间隙，嵌入相邻细胞之间的隐窝中，树状胞质突起环绕肝窦内皮细胞边缘。类似其他组织的血管周细胞。在正常肝脏，HSC 分裂活性低下，HSC 指数为 3.6～6.0（HSC/100 个肝细胞之比），主要功能是贮存脂肪和维生素 A，并以旁分泌形式分泌 HGF，促进肝细胞再生。HSC 可被肝巨噬细胞等多种非实质细胞分泌的 TNFβ 等细胞因子激活，也可被病变肝细胞激活。

活化的 HSC 几乎丧失全部原有功能，表现全新的生物特性：①表达 ECM 基因，合成大量病理性 ECM，如胶原、蛋白多糖及各种非胶原糖蛋白；②表达许多细胞因子和生长因子，如 TGFβ$_1$、TGFα、FGF、单核细胞趋化肽 1(MCP-1)、内皮素 1(ET-1)、胰岛素样生长因子 1(IGF-1)等，其中 TGFβ$_1$ 的分泌释放，可促使 HSC 周而复始地繁殖；③分泌金属蛋白组织抑制物(TIMP-1)，TIMP 能与激活的基质金属蛋白酶(MMP)发生可逆性结合而抑制其降解 ECM 的活性。HSC 的活化是启动肝纤维化过程的关键环节。

肝巨噬细胞与肝纤维化过程关系极为密切。在肝纤维化启动阶段，肝巨噬细胞在受到刺激后，释放大量细胞因子，如 TGF-α、TGF-β、TNF-α、血小板衍生的生长因子(PDGF)、IL-1 等均可激活 HSC，同时这些毒性细胞因子、氧自由基和蛋白酶又可直接造成肝细胞损害，后者进而激活 HSC，启动肝纤维化。但是，肝巨噬细胞又可能是肝内唯一既不分泌 ECM 又合成分泌胶原酶的细胞。遗憾的是至肝硬化形成之后，无论何种肝硬化，尽管肝巨噬细胞的形态没有明显改变，但其数量却显著减少而且肝巨噬细胞释放的胶原酶还受到 HSC 分泌的 TIMP-1 的抑制，TGFβ1 对 ECM 的降解也有很强抑制作用。结果，肝脏胶原代谢总是合成大于降解，促使肝纤维化向不可逆性方向发展，最终形成肝硬化。

3.肝细胞再生不良

肝细胞再生不良是肝硬化的重要组织学特征。有研究证实，正常鼠在肝部分切除之后，肝脏酮体生成迅速增加，而肝硬化鼠则无明显改变，说明肝硬化时存在肝细胞再生迟缓。肝细胞再生迟缓是肝硬化发生发展的重要组成部分，其确切机制尚不清楚，可能与下列因素有关。

(1)营养缺乏：肝硬化患者大多有显著营养不良，机体内部存在严重能量代谢障碍，不能为肝细胞再生提供必需的原料和足够的能量。如氨基酸代谢不平衡、有氧代谢障碍、维生素和微量元素的缺乏和失衡均不利于肝细胞再生。

(2)血液循环障碍:肝硬化时不仅有显著全身及门静脉血液循环障碍,门-体分流、血栓形成及 Disse 间隙胶原化和肝窦毛细血管化所致的肝内弥散滤过屏障的形成,都将严重破坏局部微环境,影响肝细胞再生。

(3)促肝细胞生长因子和抑肝细胞生长因子比例失衡:肝损伤之后肝脏的修复是肝细胞再生为主还是胶原沉积为主,关键取决于两大系列因子之间的平衡。其中,最为重要的是肝细胞生长因子(HGF)和 TGFβ 之间的平衡。已如前述,HGF 的主要来源是 HSC。在慢性肝病时,HSC 转变为肌成纤维细胞,此时,不仅表达 HGF mRNA 的能力丧失,不再释放 HGF,相反,表达 TGFβ mRNA 增加,大量释放 TGFβ。后者不仅消除了 HGF 对肝细胞的促有丝分裂作用,而且诱导 HSC 及肝细胞生成大量 ECM,促进胶原沉积,抑制胶原降解,形成肝纤维化、肝硬化。

二、病理改变

(一)病理学特点

包括 4 个方面:①广泛肝细胞变性坏死,肝小叶纤维支架塌陷;②残存肝细胞不沿原支架排列再生,形成不规则结节状肝细胞团,称为再生结节;③门管区和肝包膜大量结缔组织增生,形成纤维束和纤维隔,进一步改建为假小叶;④肝内血循环紊乱如血管床缩小、闭塞或扭曲,肝内动静脉出现吻合支,导致门静脉高压并进一步加重肝细胞的营养障碍。

(二)肝纤维化分期

目前按表 6-5 分期。

表 6-5 肝纤维化分期

分期	病理表现
0	无异常表现
1	门管区扩大,纤维化
2	门管区周围纤维化,纤维隔形成,小叶结构保留
3	纤维隔形成伴小叶结构紊乱
4	早期肝硬化或肯定肝硬化

(三)病理形态分类

1.小结节性肝硬化

特征是结节大小相等,直径<3 mm,纤维间隔较窄,均匀。

2.大结节性肝硬化

结节大小不一,直径>3 mm,也可达数厘米,纤维间隔粗细不等,一般较宽。

3.大小结节混合性肝硬化

为上述两项的混合,严格地说,绝大多数肝硬化都属于这一类。

4.不完全分隔性肝硬化

多数肝小叶被纤维组织包围形成结节,纤维间隔可向小叶延伸,但不完全分隔小叶,再生结节不明显。

三、临床表现

主要包括3个方面：①与肝细胞坏死有关的症状和体征，此与急慢性肝炎患者相似，如黄疸、恶心、食欲缺乏、腹胀等；②肝硬化并发症的症状和体征，主要有门静脉高压症的相应表现（侧支循环、腹水和脾功能亢进）、肝性脑病、肝肾综合征、肝肺综合征等；③全身表现，如内分泌功能失调的表现，出血征象等。

有些学者将肝硬化的临床表现分为肝功能代偿期和肝功能失代偿期，此种分期对临床分析病情有一定帮助，但因两期分界并不明显或有重叠现象，不应机械地套用。

（一）肝功能代偿期

症状较轻，常缺乏特征性。可有乏力、食欲减退、消化不良、恶心、呕吐、右上腹隐痛和腹泻等症状。体征不明显，肝脏常肿大，部分患者伴脾大，并可出现蜘蛛痣和肝掌，肝功能检查多在正常范围内或有轻度异常。

（二）肝功能失代偿期

1.症状

(1)食欲减退：为最常见的症状，有时伴有恶心、呕吐，多由于胃肠阻性充血，胃肠道分泌与吸收功能紊乱所致，晚期腹水形成，消化道出血和肝功能衰竭将更加严重。

(2)体重减轻：为多见症状，主要因食欲减退，进食不够，胃肠道消化吸收障碍，体内清蛋白合成减少。

(3)疲倦乏力：也为早期症状之一，其程度自轻度疲倦感觉至严重乏力，与肝病的活动程度一致，产生乏力的原因为：①进食热量不足；②碳水化合物、蛋白质、脂肪等中间代谢障碍，致能量产生不足；③肝脏损害或胆汁排泄不畅时，血中胆碱酯酶减少，影响神经、肌肉的正常生理功能；④乳酸转化为肝糖原过程发生障碍，肌肉活动后，乳酸蓄积过多。

(4)腹泻：相当多见，多由肠壁水肿，肠道吸收不良（以脂肪为主），烟酸的缺乏及寄生虫感染等因素所致。

(5)腹痛：引起的原因有脾周围炎、肝细胞进行性坏死、肝周围炎、门静脉血栓形成和/或门静脉炎等。腹痛在大结节性肝硬化中较为多见，占60%~80%。疼痛多在上腹部，常为阵发性，有时呈绞痛性质。腹痛也可因伴发消化性溃疡、胆道疾病、肠道感染等引起。与腹痛同时出现的发热、黄疸和肝区疼痛常与肝病本身有关。

(6)腹胀：为常见症状，可能由低钾血症、胃肠胀气、腹水和肝脾大所致。

(7)出血：肝功能减退影响凝血酶原和其他凝血因子合成，脾功能亢进又引起血小板计数减少，故常出现牙龈、鼻腔出血，皮肤和黏膜有紫斑或出血点或有呕血与黑便，女性常出现月经过多。

(8)神经精神症状：如出现嗜睡、兴奋和木僵等症状，应考虑肝性脑病的可能。

2.体征

(1)面容：面色多较病前黝黑，可能由于雌激素增加，使体内硫氨基对酪氨酸酶的抑制作用减弱，因而酪氨酸变成黑色之量增多所致；也可能由于继发性肾上腺皮质功能减退和肝脏不能代谢垂体前叶所分泌的黑色素细胞刺激素所致。除面部（尤其是眼周围）外手掌纹理和皮肤皱褶等处也有色素沉着。晚期患者面容消瘦枯萎，面颊有小血管扩张、口唇干燥。

(2)黄疸：出现黄疸表示肝细胞有明显损害，对预后的判断有一定意义。

(3)发热:约1/3活动性肝硬化的患者常有不规则低热,可能由于肝脏不能灭活致热性激素,例如还原尿睾酮或称原胆烷醇酮所致。此类发热用抗生素治疗无效,只有在肝病好转时才能消失,如出现持续热,尤其是高热,多数提示并发呼吸道、泌尿道或腹水感染,革兰阴性杆菌败血症等,合并结核病的也不少见。

(4)腹壁静脉曲张:由于门静脉高压和侧支循环建立与扩张,在腹壁与下胸壁可见到怒张的皮下静脉,脐周围静脉突起形成的水母头状的静脉曲张,或静脉上有连续的静脉杂音等体征均属罕见。

(5)腹水:腹水的出现常提示肝硬化已属于晚期,在出现前常先有肠胀气。一般病例腹水聚积较慢,而短期内形成腹水者多有明显的诱发因素,如有感染、上消化道出血、门静脉血栓形成和外科手术等诱因时,腹水形成迅速,且不易消退。出现大量腹水而腹内压力显著增高时,脐可突出而形成脐疝。由于膈肌抬高,可出现呼吸困难和心悸。

(6)胸腔积液:腹水患者伴有胸腔积液者不太少见,其中以右侧胸腔积液较多见,双侧者次之,单纯左侧者最少。胸腔积液产生的机制还不明确,可能与下列因素有关:①低清蛋白血症;②奇静脉、半奇静脉系统压力增高;③肝淋巴液外溢量增加以致胸膜淋巴管扩张、淤积和破坏,淋巴液外溢而形成胸腔积液;④腹压增高,膈肌腱索部变薄,并可以形成孔道,腹水即可漏入胸腔。

(7)脾大:脾脏一般为中度肿大,有时可为巨脾,并发上消化道出血时,脾脏可暂时缩小,甚至不能触及。

(8)肝脏情况:肝硬化时,肝脏的大小、硬度与平滑程度不一,与肝内脂肪浸润的多少,以及肝细胞再生、纤维组织增生和收缩的程度有关。早期肝脏肿大,表面光滑,中度硬度,晚期缩小、坚硬,表面呈结节状,一般无压痛,但有进行性肝细胞坏死或并发肝炎和肝周围炎时可有触痛与叩击痛。

(9)内分泌功能失调的表现:当肝硬化促性腺激素分泌减少时可致男性睾丸萎缩,睾丸素分泌减少时可引起男性乳房发育和阴毛稀少。女性患者有月经过少和闭经、不孕,雌激素过多,可使周围毛细血管扩张而产生蜘蛛痣与肝掌。蜘蛛痣可随肝功能的改善而消失,而新的蜘蛛痣出现,则提示肝损害有发展。肝掌是手掌发红,特别在大鱼际、小鱼际和手指末端的肌肉肥厚部,呈斑状发红。

(10)出血征象:皮肤和黏膜(包括口腔、鼻腔及痔核)常出现瘀点、瘀斑、血肿及新鲜出血灶,系由于肝功能减退时,某些凝血因子合成减少和/或脾功能亢进时血小板计数减少所致。

(11)营养缺乏表现:如消瘦、贫血、皮肤粗糙、水肿、舌光滑、口角炎、指甲苍白或呈匙状,多发性神经炎等。

综上所述,肝硬化早期表现隐匿,晚期则有明显的症状出现:①门静脉梗阻及高压所产生的侧支循环形成,包括脾大、脾功能亢进及腹水等;②肝功能损害所引起的血浆清蛋白降低,水肿、腹水、黄疸和肝性脑病等。

四、并发症

(一)上消化道出血

上消化道出血最常见,多突然发生大量呕血或黑便,常引起出血性休克或诱发肝性脑病,病死率很高。出血病因除食管胃底静脉曲张破裂外,部分为并发急性胃黏膜糜烂或消化性溃疡所致。

(二)肝性脑病
肝性脑病是本病最为严重的并发症,亦是最常见的死亡原因。

(三)感染
肝硬化患者抵抗力低下,常并发细菌感染,如肺炎、胆道感染、大肠埃希菌败血症和自发性腹膜炎等。自发性腹膜炎的致病菌多为革兰阴性杆菌,一般起病较急,表现为腹痛、腹水迅速增长,严重者出现中毒性休克,起病缓慢者多有低热、腹胀或腹水持续不减;体检发现轻重不等的全腹压痛和腹膜刺激征;腹水常规检验白细胞数增加,以中性粒细胞为主,腹水培养常有细菌生长。

(四)肝肾综合征
失代偿期肝硬化出现大量腹水时,由于有效循环血容量不足等因素,可发生功能性肾衰竭,又称肝肾综合征。其特征为自发性少尿或无尿、氮质血症、稀释性低钠血症和低尿钠,但肾却无重要病理改变。引起功能性肾衰竭的关键环节是肾血管收缩,导致肾皮质血流量和肾小球滤过率持续降低。

(五)原发性肝癌
并发原发性肝癌者多在大结节性或大小结节混合性肝硬化基础上发生。如患者短期内出现肝迅速增大、持续性肝区疼痛、肝表面发现肿块或腹水呈血性等,应怀疑并发原发性肝癌,应进一步检查。

(六)电解质和酸碱平衡紊乱
肝硬化患者在腹水出现前已有电解质紊乱,在出现腹水和并发症后,紊乱更趋明显,常见的有:①低钠血症:长期钠摄入不足(原发性低钠)、长期利尿或大量放腹水导致钠丢失、抗利尿激素增多致水潴留超过钠潴留(稀释性低钠);②低钾低氯血症与代谢性碱中毒:摄入不足、呕吐腹泻、长期应用利尿剂或高渗葡萄糖液、继发性醛固酮增多等,均可促使或加重血钾和血氯降低;低钾低氯血症可导致代谢性碱中毒,并诱发肝性脑病。

(七)门静脉血栓形成
约10%结节性肝硬化可并发门静脉血栓形成。血栓形成与门静脉梗阻时门静脉内血流缓慢、门静脉硬化,门静脉内膜炎等因素有关。如血栓缓慢形成,局限于肝外门静脉,且有机化或侧支循环丰富,则可无明显临床症状。如突然产生完全梗阻,可出现剧烈腹痛、腹胀、便血、呕血、休克等。此外,脾脏常迅速增大,腹水加速形成,并常诱发肝性脑病。

五、实验室和其他检查

(一)血常规
在代偿期多正常,失代偿期有轻重不等的贫血。脾亢时白细胞和血小板计数减少。

(二)尿常规
代偿期一般无变化,有黄疸时可出现胆红素,并有尿胆原增加。有时可见到蛋白管型和血尿。

(三)肝功能试验
代偿期大多正常或有轻度异常,失代期患者则多有较全面的损害,重症者血清胆红素有不同程度增高。转氨酶常有轻、中度增高,一般以 ALT 增高较显著,肝细胞严重坏死时则 AST 活力常高于 ALT,胆固醇酯亦常低于正常。血清总蛋白正常、降低或增高,但清蛋白降低、球蛋白增高,在血清蛋白电泳中,清蛋白减少,γ-球蛋白增高。凝血酶原时间在代偿期可正常,失代偿期则有不同程度延长,经注射维生素K亦不能纠正。

(四)肝纤维化血清指标

无特异性。联合检测有助于诊断。

1.PⅢP

PⅢP是细胞内合成的Ⅲ型前胶原分泌至细胞外后受内切肽酶切去的氨基端肽,其浓度升高反映Ⅲ型胶原合成代谢旺盛,故血清PⅢP升高主要反映活动性肝纤维化。

2.Ⅳ型胶原

检测指标有血中Ⅳ型前胶原羧基端肽(NCl)及氨基端肽(7S-Ⅳ型胶原)。肝纤维化时Ⅳ型胶原升高,两者相关性较好。

3.层粘连蛋白

层粘连蛋白是基底膜的主要成分,血清层粘连蛋白升高,说明其更新率增加,与肝纤维化有良好的相关性。

4.脯氨酰羟化酶

脯氨酰羟化酶是胶原纤维生物合成的关键酶,肝硬化时增高。

(五)肝炎病毒血清标志物

乙型,丙型或乙型加丁型肝炎病毒血清标记一般呈阳性反应(个别患者也可呈阴性反应,但既往呈阳性)。

(六)免疫功能

肝硬化时可出现以下免疫功能改变:①细胞免疫检查可发现半数以上的患者T淋巴细胞数低于正常,CD_3、CD_4和CD_8细胞均有降低;②体液免疫发现免疫球蛋白IgG、IgA、IgM均可增高,一般以IgG增高最为显著,与γ-球蛋白的升高相平行;③部分患者还可出现非特异性自身抗体,如抗核抗体、抗平滑肌抗体、抗线粒体抗体等。

(七)腹水检测

一般为漏出液,如并发自发性腹膜炎,则腹水透明度降低,比重介于漏出液和渗出之间,Rivalta试验阳性,白细胞数增多,常在300×10^6/L以上,分类以中性粒细胞为主,并发结核性腹膜炎时,则以淋巴细胞为主;腹水呈血性应高度怀疑癌变,宜做细胞学检查。当疑诊自发性腹膜炎时,须床边做腹水细菌培养,可提高阳性率,并以药物敏感试验作为选用抗生素的参考。

(八)超声波检查

肝硬化的声像图改变无特异性,早期可见肝脏肿大,常因肝内脂肪性及纤维性变,使肝实质内回声致密,回声增强、增粗。晚期肝脏缩小、肝表面凹凸不平,常伴有腹水等改变。大结节性肝硬化可见肝实质为反射不均的弥漫性斑状改变,或呈索条状、结节样光带、光团改变,门静脉高压者有脾大,门静脉主干内径>13 mm,脾静脉内径>8 mm,肝圆韧带内副脐静脉重新开放及腹内脏器与后腹壁之间有侧支循环的血管影像。超声多普勒检查能定量检测门静脉的血流速度、血流方向和门静脉血流量。肝硬化患者空腹及餐后门静脉最大血流速度及流量均较正常人显著减少,具有较好的诊断价值。

(九)食管钡餐X线检查

食管静脉曲张时,由于曲张的静脉高出黏膜,钡剂在黏膜上分布不均匀而呈现虫蚀状或蚯蚓状充盈缺损及纵行黏膜皱襞增宽,胃底静脉曲张时,吞钡检查可见菊花样缺损。

(十)内镜检查

可直接看见静脉曲张及其部位和程度,阳性率较 X 线检查为高;在并发消化道出血时,急诊胃镜检查可判明出血部位和病因,并可进行止血治疗。

(十一)CT 及 MRI 检查

对本病有一定的诊断价值,早期肝硬化 CT 图像显示有肝大,晚期肝缩小,肝门扩大和肝纵裂增宽,左右肝叶比例失调,右叶常萎缩,左叶及尾叶代偿性增大,外形因纤维瘢痕组织的收缩,再生结节隆起及病变不均匀的分布而呈不规整,凹凸不平。肝密度降低增强后,可见肝内门静脉、肝静脉、侧支血管和脾大,从而肯定门静脉高压的诊断。也可见脾周围和食管周围静脉曲张、腹水、胆囊和胆总管等,对于随诊十分有用。

MRI 与 CT 相似,能看到肝外形不规则,肝左、右叶比例失调、脂肪浸润、腹水及血管是否通畅。如有脂肪浸润则 T_1 值增高可达 280~480 毫秒,在图像上呈暗黑色的低信号区。肝硬化门静脉压力升高,脾大,脾门处静脉曲张,如有腹水,则在肝脾周围呈带状低信号区。

(十二)肝穿刺活组织检查

病理学诊断是肝纤维化的"金标准"。但肝组织学活检有创伤,难以反复取材和做到动态观察纤维化的变化,且无可靠的方法确定胶原的含量而使其应用受到限制。目前有人提出形态测量学和半定量计分系统可弥补这一不足。

(十三)腹腔镜检查

可直接观察肝外形、表面、色泽、边缘及脾等改变,亦可用拨棒感触其硬度,直视下对病变明显处作穿刺活组织检查,对鉴别肝硬化、慢性肝炎和原发性肝癌及明确肝硬化的病因很有帮助。

六、诊断和鉴别诊断

(一)诊断

主要根据为:①有病毒性肝炎病史;②有肝功能减退和门静脉高压的临床表现;③肝脏质地坚硬有结节感;④肝功能试验常有阳性发现;⑤肝活体组织检查见假小叶形成。

失代偿期患者有明显上述临床表现及肝功能异常,诊断并不困难,但在代偿期诊断常不容易。因此,对长期迁延不愈的肝炎患者、原因未明的肝脾大等,应随访观察,密切注意肝大小和质地,及肝功能试验的变化,必要时进行肝穿刺活组织病理检查。再对肝硬化程度作出分级,目前临床应用最广泛的是 Child-Pugh 分级,表 6-6。

(二)鉴别诊断

1. 与表现为肝大的疾病鉴别

主要有慢性肝炎、原发性肝癌、华支睾吸虫病、肝包虫病、某些累及肝的代谢疾病和血液病等。

表 6-6 Child-Pugh 分级

项目	1 分	2 分	3 分
肝性脑病	无	Ⅰ~Ⅱ度	Ⅲ~Ⅳ度
腹水	无	易消除	顽固
胆红素(μmol/L)	<34	35~50	>51
清蛋白(g/L)	>35	28~34	<28
凝血酶原时间(s)	<14	14~18	>18

注:5~8 分为 A 级,9~11 分为 B 级,12~15 分为 C 级。

2.与引起腹水和腹部胀大的疾病鉴别

如结核性腹膜炎、缩窄性心包炎、慢性肾炎、腹腔内肿瘤和巨大卵巢囊肿等。

3.与肝硬化并发症的鉴别

(1)上消化道出血:应与消化性溃疡、糜烂出血胃炎、胃癌等鉴别。

(2)肝性脑病:应与低血糖、尿毒症、糖尿病酮症酸中毒等鉴别。

(3)功能性肾衰竭:应与慢性肾炎、急性肾小管坏死等鉴别。

七、预后

取决于患者的营养状况、有无腹水、有无肝性脑病、血清胆红素高低、清蛋白水平以及凝血酶原时间 Child-PughC 级者预后很差。还与病因、年龄和性别有关。一般说来,病毒性肝炎引起的肝硬化预后较差;年龄大者,男性预后较差,肝性脑病、合并食管静脉大出血、严重感染等则病情危急,预后极差。

八、治疗

(一)一般治疗

1.休息

肝功能代偿期患者可参加一般轻工作,肝功能失代偿期或有并发症者,须绝对卧床休息。

2.饮食

以高热量、高蛋白质、维生素丰富而易消化的食物为宜。严禁饮酒。脂肪尤其是动物脂肪不宜摄入过多。如肝功能显著减退或有肝性脑病先兆时应严格限制蛋白质食物。有腹水者,应予以少钠盐或无钠盐饮食,有食管胃底静脉曲张者,应避免进食坚硬、粗糙的食物。

(二)抗肝纤维化治疗

由于目前对肝纤维化的早期诊断尚有困难,考虑到肝内炎症,细胞变性坏死是肝纤维化的激发因素,故在某些易于慢性化的肝病,如乙型肝炎、丙型肝炎,在积极进行病因治疗的同时,应酌情采取抗肝纤维化治疗措施。目前治疗肝纤维化的药物有以下几种。

1.干扰素

体内外研究表明,γ干扰素(IFNγ)能抑制成纤维细胞的增生及胶原的产生,抑制胶原基因的转录,促进前列腺素 E_2 的生成,有较明显的抗肝纤维化作用。α干扰素具有较强的抗病毒作用及抗炎症作用,临床研究表明,α干扰素可能也具有抗肝纤维化作用,对α干扰素治疗有反应者其肝纤维化有改善,表明α干扰素的抗肝纤维化作用与其抗病毒及抗炎症作用有关。目前关于干扰素抗肝纤维化的作用尚无标准方案,现在一般倾向较大剂量及长疗程效果比较好,建议300万U,3次/周,疗程为12个月左右。

2.秋水仙碱

秋水仙碱是一种抗微管药物,能抑制微管蛋白聚合,从而抑制胶原生成细胞分泌前胶原。同时促进细胞内前胶原降解,刺激胶原酶,抑制细胞有丝分裂,还有抗炎作用。部分临床应用表明该药具有抗肝纤维化作用,但临床应用有不良反应。每天口服1 mg,5次/周,注意复查血常规,监测白细胞,白细胞计数低于$4×10^9$/L时停药。

3.中药

鳖甲软肝片、齐墩果酸、丹参滴丸在临床已广泛应用,有一定抗肝纤维作用。

4.其他

据报道 D-青霉胺、马洛替酯、前列腺素 E_2、钙通道阻滞剂等也有抗肝维化作用,确切疗效尚未肯定。

(三)保护肝细胞促进肝功恢复

常用药物有门冬氨酸钾镁、易善力、甘利欣、还原型谷胱甘肽、维生素类等。

(四)腹水的治疗

基本措施应着手于改善肝功能,10%～15%的患者在卧床休息、增加营养、加强支持疗法、适当低盐饮食后即能使腹水消退。进水量一般限制在每天 1 000 mL 左右,显著低钠血症者,如上述措施腹水仍不能消退,则加用利尿剂,醛固酮阻滞剂——螺内酯(安体舒通)为首选,亦可用氨苯蝶啶,无效时加用呋塞米或氢氯噻嗪,利尿速度不宜过猛,以每周减轻体重不超过 2 kg 为宜,以免诱发肝性脑病、肝肾综合征等严重并发症。服排钾利尿剂时需补充氯化钾。螺内酯初始剂量为 20 mg,每天用 3 次,5 天后疗效不佳,剂量加倍,如效果仍不佳可加用呋塞米,每天 40～60 mg。也可用测定尿中钠/钾比值调整螺内酯用量,如比值＞1,用量 50 mg/d 或加用呋塞米;比值在 0.1～1.0 之间,螺内酯用量增加至 300 mg/d;如比值＜0.1,醛固酮显著增加,用量就更大,可达 1.0 g/d。低钠血症者,除适当限水外,可用螺内酯 400 mg/d,或 20%甘露醇 200 mL/d 快速静脉滴注,可使钠恢复正常。患者有酸碱中毒或合并感染时,利尿剂效果明显降低,应迅速控制酸碱中毒及控制感染,不宜盲目加大利尿剂用量而引起不良反应。对顽固性腹水,治疗极为困难,要注意排除以下因素:钠摄入过多,肾灌注不足,血浆清蛋白过低,醛固酮异常增加,水、电解质紊乱,腹水并发感染等,除此之外,在基础治疗和合理使用利尿剂的基础上,可选择性采用如下辅助疗法:①糖皮质激素对部分肝硬化患者有效,可通过抑制醛固酮作用及改善肾功能而发挥作用,常用泼尼松 30 mg/d,持续 2 周。②血浆清蛋白＜35 g/L 时输入无盐或低盐人体清蛋白,初始剂量为每天 10～15 g,以后每周输 10 g,亦可少量多次输入新鲜血液。③腹水量大造成呼吸困难时,可少量排放腹水,每次 2 000～3 000 mL,每周不超过 2 次为宜。④腹水回输是促进自由水排除,控制顽固性腹水,治疗低钠血症的有效方法。单纯腹水回输方法简便易行,但有造成循环剧增而引起肺水肿之弊。国内常用有国产平板回输机、浓缩腹水回输、腹水冰冻回输、超滤浓缩回输等。腹水回输大多很安全,但有腹水感染和癌变的患者应列为禁忌。近年来日本将腹水回输机加以改进,可清除细菌及癌细胞而扩大了应用范围。⑤腹腔-颈内静脉分流术可用于顽固性腹水和肝肾综合征的病例。也有人采用心钠素、莨菪类药物,口服甘露醇配合利尿剂获得较好疗效。

(五)门静脉高压的治疗

主要为手术治疗,旨在降低门静脉压力和消除脾功能亢进,掌握适当的手术适应证及把握良好的手术时机选择恰当的手术方式是降低手术死亡率和提高远期疗效、降低手术并发症的关键。出现大量腹水、黄疸、肝功能严重损害、血清蛋白＜30 g/L、凝血酶原时间明显延长者,应列为手术禁忌证。近年来应用药物治疗门静脉高压也起到了一定疗效。

(六)食道静脉曲张破裂出血的治疗

(1)输血应以鲜血为宜,且输入量不宜过大,以免诱发肝性脑病和门静脉压增高致使再出血。

(2)加压素能使脾脏及网膜动脉收缩,减少门脉系统及奇静脉的血流量,近年来使用的三甘酰加压素,对心脏无毒副作用,其他不良反应较血管升压素小。普萘洛尔(心得安)及硝酸甘油也能降低门静脉压达到止血目的。

(3) 生长抑素能选择性地作用于内脏平滑肌使内脏循环血流量降低,从而减少门静脉血流量降低门静脉压,不良反应少,用法首次静脉注射 250 μg,继之 100～250 μg/h 持续静脉滴注,适用于肝硬化上消化道出血原因不明或合并溃疡病出血。

(4) 胃食管气囊填塞法一般用于以上治疗无效者或反复大出血等待手术者或不具备手术指征的患者。

(5) 内镜下硬化疗法可用于急诊止血,也可用于预防性治疗,近 10 年来经前瞻性对照观察,急诊止血疗效达 85%～95%,重复治疗的病例,再出血发生率为 36%～43%,并发症也较三腔管压迫止血组低。经内镜透明气囊压迫止血优于旧式三腔管压迫止血。内镜下喷洒止血药物,如去甲肾上腺素,10%～25% 孟氏液、凝血酶等,也有一定疗效。

(七) 自发性腹膜炎的治疗

对自发性腹膜炎应积极加强支持治疗及使用抗生素。抗生素的使用原则为早期、足量、联合应用,腹水细菌培养未出报道前,一般选用针对革兰阴性杆菌并兼顾革兰阳性球菌的抗生素。常用的有头孢菌素、庆大霉素、青霉素,选用 2～3 种联合应用,待细菌培养结果回报后,根据培养结果及治疗反应考虑调整抗生素,如果腹水浓稠,还应进行腹腔冲洗。

(王京斌)

第七节 肝 性 脑 病

肝性脑病(hepatic encephalopathy,HE)是由严重肝病引起的、以代谢紊乱为基础的中枢神经系统功能失调综合征,其主要临床表现为意识障碍,行为失常和昏迷。暴发性肝功能衰竭所致的 HE 与门体性肝性脑病(portal-systemic encephalopathy,PSE)的发病机制和病理生理不尽相同。

一、病因与诱因

(一) 肝性脑病的常见病因

(1) 肝硬化,约占 1/2,尤以肝炎后肝硬化最为常见,次为血吸虫病性、胆汁性、脾源性(斑替病)、酒精性肝硬化。也可由为改善门静脉高压的门体分流手术引起。

(2) 重症病毒性肝炎,约占 1/4。

(3) 其他肝病,如重症中毒性肝炎、药物性肝病、原发性肝癌、肝豆状核变性(Wilson 病)。

(二) 肝性脑病的少见原因

妊娠急性脂肪肝,内脏脂肪变性综合征(Regts 综合征)、核黄疸(Crigler-Najiars 综合征),严重胆道感染、门静脉血栓形成和原无肝病的严重休克。

(三) 肝性脑病的诱发因素

(1) 上消化道大量出血,占有明显诱因的 1/3 左右。血液在消化道内分解产氨,使血氨增高的大量出血,可致严重贫血、缺氧、休克,更加重肝细胞坏死。这两种因素均是出血诱发肝性脑病的主要原因。

(2) 摄入过量蛋白质,包括一些芳香族氨基酸,如蛋氨酸、酪氨酸、苯丙氨酸、组氨酸和色氨酸等。过多蛋白质的摄入可加重已趋衰竭肝脏的负荷。含氮物质的代谢不全,尤其血氨的增高是此类患者发生肝性脑病的直接诱因。

(3)药物如含氨类药物,麻醉镇静药(吗啡、可待因)及一些镇静药(巴比妥类、氯丙嗪、水合氯醛等)均能诱发肝性脑病。

(4)大量利尿或腹腔放液一方面引起循环血容量减少,肝、肾可因供血不足而使功能损害加重。另一方面,大量排钾利尿,可致电解质紊乱,进一步发生碱中毒。低钾合并碱中毒容易诱发肝性脑病。

(5)外科手术大手术创伤及失血量过多,麻醉药物均能诱发肝性脑病。尤其门腔分流手术,门静脉血液直接进入腔静脉,肠道吸收的氨不经肝脏直接进入体循环,使血及脑脊液中氨含量增高。

(6)感染占有诱因者的1/3左右。原发病为肝硬化者,以胆道感染、肺炎、败血症、原发性腹膜炎等较为常见。感染可增加肝脏的负荷或损害。

(7)其他包括饮酒、便秘或腹泻、分娩或流产、肝肾综合征及严重的精神创伤等,可因增加脑、肝、肾的代谢负担或加剧大脑功能抑制而诱发肝性脑病。

二、HE 的最新分型和命名

HE 的治疗近十年来仍无重大突破。为了使 HE 的临床研究和治疗趋于规范,需要对 HE 的命名和分类标准化。

A 型为与急性肝功能衰竭相关的脑病(Acute);B 型为与门脉系统旁路而无固有肝病相关的脑病(Bypass);C 型为与肝硬化和门静脉高压或门静脉分流相关的脑病(Cirrhosis)。根据肝脏病神经学表现的持续时间和特征,C 型又可分为以下 3 个亚型。①发作性 HE:此型指在短时间发作,在严重程度上有反复波动,以"谵妄"为特征,即有意识障碍伴有认知改变,不能用先前存在的或有关精神失常来解释。发作性 HE 根据有无被认知的突发因素,可再分为:突发性 HE,突发因素可被认知;自发性 HE,突发因素未知,但应排除胃肠道出血、尿毒症、精神药物和利尿剂应用、饮食不慎、感染、便秘、脱水、高血钾、低血钾和低血钠等情况;复发性 HE,指 1 年内 HE 发作 2 次。②持续性 HE:此型指持续性神经精神异常,包括认知受损影响社会和工作,但要区分非认知异常如锥体束外改变或睡眠障碍。根据患者自律性受损情况可进一步分为:轻度 HE 即 Ⅰ 级;重度 HE 即 Ⅱ~Ⅳ 级;治疗依赖性 HE,若间断(非持续)治疗,患者症状迅速加重。③轻微型 HE(minimal HE,MHE):此型即曾已广泛使用的"亚临床肝性脑病"。过去将无明显 HE 临床表现和生化异常,但用精细的智力测验和/或电生理检测可发现异常的情况称为亚临床性 HE(sub clinical HE,SHE)或隐性 HE(latent HE),但由于该命名概念不清而易被误解为发病机制不同的另外一种病症,故现在主张用 MHE 来表示,以表明是 HE 过程中的一个阶段。

三、发病机制

肝性脑病的发病机制较为复杂。目前,多数学者认为本病的发生是多种因素综合作用所致,其中蛋白质代谢障碍可能是主要原因。

(一)氨中毒学说

早在 100 多年前就提出了 PSE 与血氨升高之间的关系。PSE 患者常有动脉血氨升高,其原因为肝脏对氨的清除减少,肠道产氨和吸收增多。近期通过正电子发射 X 线断层显像(PET)研究,发现 PSE 患者的脑氨代谢率升高,氨从血中转移至脑中十分容易,因此即使血氨正常也会发生脑功能障碍。脑氨的去除主要依靠谷氨酰胺的合成,即在谷氨酰胺合成酶和三磷酸腺苷(ATP)的参与下,氨与谷氨酸结合,生成谷氨酰胺。

氨对脑的毒性作用:一般认为氨对大脑的毒性作用主要在于干扰脑的能量代谢,引起高能磷酸化合物浓度降低。血氨过高可能抑制丙酮酸脱氢酶的活性,从而影响乙酰辅酶 A 的生成,干扰脑中的三羧酸循环。同时,氨在大脑的去毒过程中与 α 酮戊二酸结合生成谷氨酸,而谷氨酸在氨和谷氨酰胺合成酶的参与下转化成谷氨酰胺,这些反应需消耗大量的辅酶、ATP、α 酮戊二酸和谷氨酸。α 酮戊二酸是三羧酸循环中的重要中间产物,其缺少可导致大脑细胞能量供应不足,以致不能维持正常功能。谷氨酸是大脑中重要的兴奋性神经递质,其缺少可导致大脑抑制增强。

(二)氨与星形细胞

在大脑中,氨与谷氨酸在谷氨酰胺合成酶(GS)的催化下形成谷氨酰胺,这种特异性的酶存在于星形细胞中。正常情况下,氨通过此谷氨酰胺循环途径被清除。在急性肝功能衰竭引起的 HE 时,由于氨过多进入中枢神经,使谷氨酰胺合成过多,后者具有增加渗透压的作用,可使星形细胞肿胀,导致脑水肿,从而引起大脑血流和内稳态发生紊乱的一系列与脑水肿有关的问题。有研究表明,急性肝功能衰竭患者发生脑疝的可能性与其动脉血氨浓度呈明显正相关。在慢性肝病引起的不伴有脑水肿的 HE(PSE)患者中,其神经病理的主要改变是 AlzheimerⅡ型星形细胞(而非神经元细胞)增生,这种增生还可见于尿素循环酶缺乏引起高血氨的婴儿的脑组织、用尿素酶诱导产生高血氨的大鼠脑组织以及暴露于高浓度氨培养的大鼠星形细胞中,均提示高浓度氨的影响作用。目前认为 AlzheimerⅡ型星形细胞增生的分子基础是星形细胞关键蛋白表达发生异常改变,例如编码神经递质相关蛋白的基因表达增加。这些基因包括单氨氧化酶、外周型苯二氮䓬类受体和一氧化氮合成酶等。一些非创伤性影像学兼功能检查,如质子磁共振光谱提示脑内谷氨酰胺浓度增加,且与 HE 的严重性呈正相关,而运用 $^{13}NH_3$ 为标记的正电子发射成像技术(PET)也同样揭示了肝硬化时脑内氨被吸收及清除增加。

(三)γ-氨基丁酸/苯二氮䓬(GABA/BZ)复合受体学说

GABA 是哺乳动物大脑的主要抑制性神经递质,能与大脑突触后神经元的 GABA 受体结合产生抑制。突触后 GABA 的受体存在两种形式,即 GABA-A 和 GABA-B,与 HE 有关的受体是 GABA-A,为快速型抑制突触后电位。这种受体不仅能与 GABA 结合,在受体表现的不同部位也能与巴比妥类和 BZ 类物质结合,构成 GABA/BZ 复合受体。无论 GABA 或上述任何一种药物(或类似物)与受体结合后,都能促进氯离子内流进入突触后神经元,使突触后神经元的膜超极化并引起神经传导抑制。

近年来在暴发性肝功能衰竭和肝性脑病的动物模型中发现 GABA 血浓度增高,甚至与 HE 的严重程度相关。Schater 和 Jonse 认为肠源性 GABA 能透过通透性异常增高的血-脑屏障,与高敏感度的 GABA 受体结合,且此时突触后 GABA 受体的数目及敏感性均增加,从而引起显著的抑制作用。但不同的实验动物血-脑屏障通透性和突触后 GABA 受体的研究结果不尽一致。另外,在部分 HE 患者血中及脑脊液中发现了内源性 BZ,甚至与脑病病情相关,但内源性 BZ 的来源却尚无定论。采用 PET 技术,以 ^{11}C 标记的氟马西尼(BZ 受体阻滞剂)了解 HE 患者脑内氟马西尼的分布,进而推断脑内 BZ 受体的数目。研究发现,HE 患者的大脑皮质、小脑和基底节的氟马西尼平均分布容积显著高于对照组,但研究者指出需考虑患者对氟马西尼的清除能力减低的效应影响。以下数点支持 GABA/BZ 复合受体假说:给肝硬化动物服用由 GABA/BZ 复合受体介导的神经药物如苯巴比妥、地西泮(即安定)可诱导或加重 HE；而给予 GABA 受体阻滞剂(荷包牡丹碱)或 BZ 受体阻滞剂(氟马西尼)可减少 HE 的发作,氟马西尼用于临床能使部分 HE 患者精神症状、脑电图得到改善,但有时尚难完全排除外源性 BZ 摄入的影响。

(四)氨学说与 GABA/BZ 复合受体学说的关系

近期研究发现,氨学说和 GABA 能神经递质学说之间并不相互独立。HE 的表现与中枢神经系统功能的抑制相一致,为抑制性神经递质(如 GABA)和兴奋性神经递质(如谷氨酸盐)的平衡失调。氨本身不仅可直接增加 GABA 能神经递质的抑制神经元活性,而且能通过与内源性中枢苯二氮䓬受体的协同作用,以及刺激星形胶质细胞合成并释放 GABA 受体神经类固醇激动剂来增加 GABA 能的紧张度,从而抑制中枢神经系统的功能。急性或慢性肝功能衰竭时,血氨浓度通过对 GABA 能神经递质直接的潜在促进作用和对苯二氮䓬受体促效剂的协同增进作用导致 HE 发生。这种理论将两种假设联系起来,并解释了为什么部分 HE 患者血氨正常,而一些患者用苯二氮䓬受体阻滞剂治疗无效。

(五)假性神经递质学说

神经冲动的传导是通过递质来完成的。神经递质分兴奋和抑制性两类,正常时两者保持生理平衡。兴奋性神经递质有儿茶酚胺中的多巴胺和去甲肾上腺素,谷氨酸和门冬氨酸等也具有神经兴奋作用,抑制性神经递质只在脑中形成。食物中的芳香族氨基酸,如酪氨酸、苯丙氨酸等经肠菌脱羧酶的作用分别转变为酪胺和苯乙胺。肝脏对酪胺和苯乙胺的清除发生障碍时,此两种胺可进入脑组织,在脑内经 β 羟化酶的作用分别形成 β 多巴胺和苯乙醇胺。后两者的化学结构与正常神经递质去甲肾上腺素相似,但不能传递神经冲动或作用很弱,因此称为假性神经递质。当假性神经递质被脑细胞摄取并取代突触中的正常递质后,则神经传导发生障碍,出现意识障碍和昏迷。

(六)氨基酸代谢不平衡学说

肝脏是体内分解和转化各种氨基酸的重要器官,除支链氨基酸(BCAA),即亮氨酸、异亮氨酸、缬氨酸由骨骼肌代谢分解外,几乎所有必需氨基酸都由肝脏代谢分解。肝功衰竭时,芳香氨基酸(AAA)如苯丙氨酸、酪氨酸、色氨酸及蛋氨酸等被肝脏分解减少,血浓度升高,兴奋胰岛 α 细胞及肝脏对胰高糖素降解减少,使血中胰高糖素升高,进一步促使肌肉分解,使更多的 AAA 入血。另外肝功能不全对胰岛素灭活减少,从而产生高胰岛素血症,高胰岛素血症促进骨骼肌和脂肪组织对 BCAA 的摄取,结果血中 BCAA 减少,使 BCAA/AAA 由正常的 3～3.5 降至 1,甚至 1 以下。BCAA、AAA 系中性氨基酸,由共同载体转运,竞争性通过血-脑屏障,BCAA/AAA 比值下降,有利于 AAA 进入血-脑屏障,从而造成苯丙氨酸、酪氨酸和色氨酸在脑脊液中蓄积。

(七)色氨酸的抑制作用

正常情况下色氨酸与清蛋白结合,不易进入血-脑屏障。肝病时清蛋白合成降低,以致游离的色氨酸增多。游离的色氨酸可通过血-脑屏障,在大脑中代谢生成 5-羟色胺(5-HT)和 5-羟吲哚乙酸(5-HIAA),两者都是抑制性神经递质,参与 HE 的发生。

(八)氨、硫醇和短链脂肪酸的协同毒性作用学说

甲基硫醇是蛋氨酸在胃肠道内被细菌代谢的产物,甲基硫醇及其衍变的二甲基亚砜,二者均可在试验动物引起意识模糊、定向力丧失、昏睡和昏迷。肝硬化患者进食蛋氨酸后发生肝性脑病的机制可能与这二种代谢产物有关。肝臭可能是甲基硫醇和二甲基二硫化物挥发的气味,在严重肝病患者中,甲基硫醇的血浓度增高,伴脑病者增高更明显。短链脂肪酸(主要是戊酸、己酸和

辛酸)是长链脂肪酸被细菌分解后形成的,能诱发实验性肝性脑病,在肝性脑病患者的血浆和脑脊液中也明显增高。在肝功能衰竭的实验动物中,单独使用氨、硫醇和短链脂肪酸这三种毒性物质的任何一种,如用量较小,都不足以诱发肝性脑病,如果联合使用,即使剂量不变也能引起脑部症状。为此,有学者提出,氨、硫醇和短链脂肪酸对中枢神经系统的协同毒性作用学说可能在肝性脑病的发病机制中有重要作用。

(九)其他

肝硬化患者血中的内毒素含量增加,内毒素和白细胞介素(IL)-1、IL-6、肿瘤坏死因子(TNF)等细胞因子作用于中枢神经系统的内皮细胞,使血-脑屏障通透性增加,导致脑水肿和胶质细胞损伤。

HE患者的外周血和基底神经节中有锰蓄积,在MRI显像T_1加权影像中表现为苍白球两侧出现对称高强度信号,并与肝损伤程度有关,组织学检查证明由锰沉积造成的此种高强度信号部位就在Alzheimer细胞。锰是神经毒性金属,正常情况下由胆汁排泄,肝病时则聚积在体循环中而进入大脑。

四、诊断

(一)症状和体征

肝硬化、肝癌、暴发性肝功能衰竭、门体分流术后和经颈静脉肝内门体分流术后患者出现神经、精神功能紊乱时应作有关检查,以考虑HE的可能。根据神经、精神功能异常的程度,可将HE分为4期。Ⅰ期(前驱期):表现为焦虑、欣快激动、淡漠、睡眠倒错、健忘等轻度精神异常,可有扑翼样震颤;Ⅱ期(昏迷前期):表现为嗜睡、行为异常、随地大小便、言语不清、书写障碍、定向力障碍等,有共济失调、扑翼样震颤、腱反射亢进等体征;Ⅲ期(昏睡期):表现为昏睡,但能唤醒,有扑翼样震颤、肌张力高、腱反射亢进、巴宾斯基征阳性等体征;Ⅳ期(昏迷期):表现为昏迷、不能唤醒。浅昏迷时对各种刺激尚有反应,深昏迷时各种反射均消失。轻微HE患者虽无有关症状和体征,可以照常生活和工作,但存在一定的神经认知功能障碍,主要表现为注意力、操作能力和反应能力的下降,在驾车和高空作业时容易发生危险,因此对于从事这些职业的肝硬化患者,应作有关检查如心理智能测试和/或电生理检测等,以筛选出轻微HE。此外,睡眠障碍是肝硬化患者的常见主诉,可能也属于MHE的表现。肝硬化患者的睡眠障碍主要表现为入睡时间延长和苏醒时间延迟,可能与血浆褪黑素24小时节律变化有关。患者白天血浆褪黑素浓度增加,且褪黑素开始增加的时间和达到高峰的时间明显延迟。

(二)辅助检查

1. 血氨

静脉血氨浓度参考值为<45 μmol/L,慢性HE和PSE患者多伴有血氨明显升高,但急性HE患者血氨可以正常。新近研究认为动脉血pH依赖的气体(pNH_3)与HE临床和电生理异常的相关性比总血氨更好,在HE病理生理的评估方面有更高的价值。

2. 脑电图

脑电图是大脑细胞活动时所发生的电活动,正常人的脑电图呈α波,频率为8~13次/秒。HE患者的脑电图节律变慢,Ⅱ~Ⅲ期患者表现为4~7次/秒的Q波或三相波,昏迷时则表现为高波幅的δ波,<4次/秒。有报道称脑电活动图形(BEAM)中峰频率(PF)明显降低是检测MHE患者神经精神功能障碍的敏感方法,结合θ波PF和β波平均幅度增加以及定位在皮质前

中央区较后的波可以识别约85%轻微HE患者的神经精神异常。但也有学者认为,脑电图对轻微HE和Ⅰ期HE的诊断价值较小,其改变特异性不强,尿毒症、呼吸衰竭和低血糖亦可有类似改变。

3.心理智能检测

包括语言试验、行为试验、顺序连接试验及连续反应时间试验等,以检测患者知识广度、理解力、抽象概括能力、注意力、机械记忆力及声光反应能力等。在众多的检测方法中,韦氏成人智力量表为国内外HE研究者所熟知。该表分为语言量表、操作量表2项。语言量表有常识、理解、算术、两物相似、数字广度、词汇等6个检测项目;操作量表有数字符号、填图、木块图、图片排列、图像组合等5个检测项目。国内量表规定以90分为临界值,低于90分属于异常。目前,多主张选灵敏度和特异性较高、能较全面反映整体水平的几项试验结合起来评定。其中,数字连接试验(NCT)A和B、数字符号试验、连线试验及Serial-Dotting试验等对诊断MHE特异性较高,业经第11届世界胃肠大会HE专题讨论会推荐为标准检测方法。而数字符号试验、木块图试验和NCT等是公认的对MHE诊断价值较高的检测方法,且广为应用。

4.脑电诱发电位检测

包括脑干听觉诱发电位、视觉诱发电位及体表诱发电位,是中枢神经系统对声、光、电刺激后,患者的电活动度经计算机叠加技术处理的图形,能客观反映被检查者兴奋性突触后电位和/或抑制性突触后电位等的异常,对MHE诊断、疗效观察等方面的应用明显优于常规脑电图检查,其中又以P300听觉诱发电位的敏感性最高。上述检测方法中,心理智能检测易受被检测者文化程度、年龄、性别、职业等因素的影响,而脑电诱发电位对额叶,尤其是额前区病变的检测呈阴性。因此,临床上常同时作心理智能和脑电诱发电位检测以提高MHE的诊断率。一般将智力试验及脑电诱发电位二项之一或二项均异常者诊断为MHE。

5.临界视觉闪烁频率(criticai flicker frequency,CFF)

测定HE时大脑星形胶质细胞发生肿胀(AlzheimerⅡ型细胞),从而影响大脑的神经传达导,视网膜胶质细胞在HE时形态与AlzheimerⅡ型细胞相似,因此可作为大脑星形胶质细胞病变的标志。最近Kircheis等用CFF来测定患者视觉功能的变化,以反映大脑神经传导功能障碍,认为CFF可用于肝硬化患者严重程度的定量,是发现和监测轻微HE的一项敏感、简单而可靠的指标。由于CFF用于HE的检测尚处于初始阶段,故尚须作大量工作以对其检测结果作出客观评价。

6.神经影像技术在HE诊断中的作用

神经影像技术在近15年中飞速发展。磁共振成像(MRI)、磁共振光谱分析(MRS)、计算机X线层像扫描(CT)和正电子发射扫描(PET)对大脑的结构、生理和生化特征可以进行快速的非损伤检查,对HE的诊断可能有重要作用。①CT:在急性神经症状诊断时,CT起重要的作用,但对无脑病的肝硬化患者提供的脑部信息有较大的争议。解剖结构异常如脑萎缩和脑水肿可以与神经心理测度表现相关,但症状进展中大脑萎缩的作用还不清楚。②MRI:肝硬化患者甚至无HE临床表现时,MRI的T_1像时在苍白球表现对称性高信号(异常),进一步可看到白质和其他锥体束外结构信号都增强。当肝功能下降时异常更明显,在肝移植后消退。③MRS:适当进行质量控制和标准化,MRS可进行常见的化学测量,通常在1.5T强度。1 H的MRS可显示谷氨酰胺/谷氨酸峰值增加,伴有肌醇和胆碱信号减弱,这被认为是细胞容量和自身稳定功能紊乱的表现。而在质量MRS检查中,用^{31}P标记表现却不同。有人用MRS发现HE患者的磷酸肌酸、无机磷酸盐和 ATP 浓度也有改变。但其他学者却不能证实,原因不清楚。④PET:PET 可以反映出大脑特异的生化或生理过程,但依赖于所用的示踪剂。PET 可检测肝硬化患者大脑血流(^{15}O)和氨代谢(^{13}N),证实大脑氨代谢增高伴有血-脑屏障对氨的通透面积增加。用 ^{18}F 荧光脱氧葡萄糖可测试葡萄糖代谢,有人发现 HE 患者葡萄糖在前扣带回代谢减少,可能与患者大脑注意力系统受损有关。但 PET 费用大、费时,检测结果也难于解释。

五、治疗

HE 尚无特效治疗方法,目前以综合措施为主。

(一)清除诱因,防止并发症

上消化道出血、急性感染、低钾性碱中毒、水和电解质紊乱等是 HE 的重要诱因和常见并发症,治疗过程中须仔细寻找,并及时处理和预防。另外 HE 患者常有严重肝病,对药物清除能力下降,而大脑对其敏感性增加。因此,原则禁用吗啡及其衍生物、副醛、哌替啶等强镇痛剂。如患者有烦躁不安或有抽搐,可减量使用(常量的 1/3~1/2)地西泮、东莨菪碱等,避免医源性 HE。

(二)减少肠源性毒物来源、生成及吸收

1.饮食管理

已有意识障碍的患者,禁食蛋白质,给予葡萄糖、复合支链氨基酸制剂、新鲜血等,每天给予 5 022 kJ(200 kcal)的热量,维持基本营养,降低分解代谢。常规补充营养的方法是经胃管或静脉通道给予。Lee 等报道,在内镜下经鼻、胃在空肠置管是 HE 患者更理想的经肠营养给予方法,可有效预防意识障碍或昏迷患者因进食或鼻饲所引起的窒息、吸入性肺炎等。神志清楚者逐渐增加蛋白质的含量,达 1.0~1.5 g/(kg·d),以维持正氮平衡,利于肝功能恢复,增加肌肉摄氨。饮食以碳水化合物、蛋白质为主,辅以足量的维生素及微量元素。富脂饮食延缓胃排空,宜少用或不用。植物蛋白质含蛋氨酸、芳香氨基酸及产氨氨基酸少,能保持大便通畅,调整肠道菌丛,减少氨的生成。锌是尿素肝肠循环的重要辅酶,肝硬化患者常储备不足,适量补锌(醋酸锌)可促进血氨合成尿素,降低 HE 患者血氨浓度。

2.清洁肠道,降低肠道内 pH

清洁肠道、抑制肠道菌群、降低肠腔内 pH 是减少肠道内氨、胺等毒性代谢产物产生与吸收的重要措施。口服轻泻剂如乳果糖、山梨醇、大黄等(以每天排便 2~3 次为宜)可有效清除肠道积血及通便。酸性液(pH5.5~6.0,500~600 mL)清洁灌肠后,应变换体位,使灌肠液到达右半结肠,尽可能降低血氨浓度。但 HE 患者多伴有门静脉高压性肠病,酸性灌肠液浓度应用不当或频繁使用,有加重肠黏膜损害之虞。

乳果糖:又称半乳糖苷果糖,为人工合成的不吸收的含酮双糖,它在肠道内不被吸收,可被肠道内细菌分解成乳酸和醋酸,使肠道 pH 降到 6 以下,使肠腔中 NH_4^+ 增加,肠腔吸收的氨减少,同时血中的氨通过肠黏膜向 pH 低的肠腔渗透并与肠腔内的 H^+ 结合,形成不被肠道吸收的 NH_4^+ 而随粪便排出体外,因而起到减低血氨的作用。乳果糖在酸化肠道的同时,有利于某些有益细菌如乳酸杆菌、双歧杆菌的生长,抑制某些使蛋白质分解的细菌如大肠埃希菌、厌氧杆菌、肠链球菌的生长从而使肠道产氨减少。另外,乳果糖在肠道内被分解成小分子酸可使肠内渗透压增高,减少结肠内水分的吸收,小分子酸可促进肠蠕动,使肠道内粪便停留时间缩短,从而引起腹泻,不利于氨和其他有害物质的吸收。乳果糖最早于 1966 年被用于 HE 的治疗,是目前公认有效的治疗 HE 的药物,对各种急、慢性 HE 均有一定疗效,它可使 HE 患者症状和脑电图明显改

善,对 MHE 患者也有显著疗效。乳果糖给药方式可采用口服和灌肠2种方法,口服剂量应视患者实际情况进行调节,一般以服用乳果糖后患者保持每天 2~3 次软便为宜。对于不能口服的患者可采取灌肠。乳果糖因甜度太大及高渗,服用后可产生腹胀、恶心、呕吐等不适,长期服用不易被患者接受。

乳梨醇是乳果糖第 2 代产品,为类似乳果糖的双糖,在小肠不被吸收,起效较乳果糖早,味微甜,口服更易被接受。其他特点、疗效、适应证和易保存性与乳果糖粉剂相仿,自 1982 年以来已被用于 HE 的临床治疗。有学者研究证实乳梨醇可使右半结肠 pH(6.51 ± 0.48)降至(5.63 ± 0.50),另有学者对慢性 HE 患者口服乳果糖和乳梨醇共 3~6 个月进行对照研究,以治疗后门体性脑病指数的改善程度及与药物有关的不良反应为观察指标,发现乳果糖组与乳梨醇组门体性脑病指数改善程度相似,两者无统计学差异,但乳果糖组出现腹胀的症状明显高于乳梨醇组,提示乳梨醇对 HE 的治疗优于乳果糖。

Miya 为一种厌氧芽孢菌抑制剂,它与双歧杆菌、乳酸菌等有益菌共生,并促进其发育,同时能抑制葡萄球菌、克雷伯杆菌、绿脓杆菌、念珠菌、变形杆菌等有害菌生长,可使肠道保持弱酸性而不腐败,减少氨、胺、硫醇、吲哚及内毒素等物质的生成和吸收。

3.抑制肠道菌丛

新霉素口服或 1％溶液灌肠,可抑制厌氧菌和类杆菌生长,减少内源性氨的生成,但长期使用影响肠黏膜对营养物质的吸收,引起葡萄球菌肠炎、肾及前庭神经的损害。亦可用卡那霉素、庆大霉素口服或灌肠,或替硝唑口服。

4.根除幽门螺杆菌治疗

HE 患者是否需要根除幽门螺杆菌治疗仍有争议。幽门螺杆菌感染与肝硬化无关,但可使患者血氨升高,促进 HE 的发生和发展。但 Vasoonez 等认为根除幽门螺杆菌治疗并不能明显改善患者神经、精神状态和降低血氨水平。

(三)促进体内毒物代谢消除

肝性脑病时,血氨大多升高,常用的去氨药物有谷氨酸、精氨酸、乙酰谷氨酰胺、门冬氨酸钾镁等。通常谷氨酸与乙酰谷氨酰胺联合应用,后者具有神经传递体和载体的作用,容易通过血-脑屏障,至脑内变成谷氨酸,以降低脑内高氨现象。用法:谷氨酸钾、谷氨酸钠各 20 mL,乙酰谷氨酰胺 1 g,加入 10％葡萄糖注射液 500 mL,每天 1 次静脉滴注,宜加入 ATP20~40 mg,可促进谷氨酸与氨结合形成谷氨酰胺和水而产生无害化作用。另外,钾、镁两种离子也对治疗肝性脑病有益。

L-鸟氨酸 L-天门冬氨酸(OA)通过刺激谷氨酰胺的合成而降氨。Kireheis 等对 126 例肝硬化、高血氨、慢性肝性脑病予 OA 进行随机双盲临床试验。OA 剂量为 20 g/d,与安慰剂一样,溶于 5％葡萄糖液 250 mL 中静脉滴注 4 小时,连续 7 天。他们认为 OA 是安全、有效的治疗肝硬化患者的药物。苯甲酸盐与氨结合后以马尿酸盐的形式排泄而使血氨下降。有人对 17 例高血氨的 PSE 患者用苯甲酸盐治疗,14 例血氨降低,临床表现和 EEG 改善。另一项随机双盲前瞻性研究提示苯甲酸盐(5 g,1 天 2 次)与乳果糖合用治疗急性肝性脑病疗效显著。

(四)苯二氮䓬(BZ)受体阻滞剂

氟马西尼是第一个特异性 BZ 受体阻滞剂,通过与中枢 BZ 受体结合,逆转其中枢药理作用。许多临床证据提示,使用氟马西尼等 BZ 受体的阻滞剂可改善动物模型和 HE 患者临床和电生理方面的表现。Barbaro 等对 527 例肝硬化合并Ⅲ~Ⅳ的 HE 患者进行了为期 5 年的研究,观察患者神经积分和脑电图改变,发现氟马西尼治疗组Ⅲ、Ⅳ期HE患者神经积分得到改善者分别占17.5%和14.7%,脑电图改善者分别为27.8%和21.5%,而对照组Ⅲ、Ⅳ期HE患者神经积分改善者分别为3.8%和2.7%,脑电图改善者仅为5.9%及3.3%,证实氟马西尼对严重HE有很好的疗效,对肝硬化、肝功能衰竭所致的HE有明显催醒作用。但也有学者提出了另一种观点,认为氟马西尼治疗HE近期疗效较好,远期疗效尚待进一步证实。Ferener对20例常规治疗无效的急、慢性HE患者应用氟马西尼治疗:3小时内静脉注射氟马西尼15 mg,12例HE患者用药后症状立即得到明显改善,但停止治疗后2~4小时,症状得到改善的12例患者中8例病情再次加重,他的研究提示氟马西尼对急性HE有一定疗效。国内朱畴文等的研究亦提示氟马西尼对部分HE患者表现不同程度的、非常迅速的效应。应用氟马西尼治疗HE具有作用快、时间短、治疗指数高的特点,无明显不良反应。一般认为,静脉注射给药有部分患者可引起轻微和短暂的恶心、呕吐,无明显的心肺后遗症,在临床有广阔的应用前景。

(五)补充支链氨基酸

其意义在于纠正支链氨基酸/芳香氨基酸失衡,明显减少进入脑内的芳香氨基酸,降低假性神经递质对大脑的抑制作用,纠正负氮平衡,促进蛋白质合成,提高血浆蛋白含量,改善患者营养,利于患者肝功能恢复。临床上以3种支链氨基酸组成的制剂或3种支链氨基酸加谷氨酸、天门冬氨酸、鸟氨酸组成的复合制剂,对纠正氨基酸失衡效果较好。

(六)改善神经递质传递

1.左旋多巴

左旋多巴是正常神经递质多巴胺的前体,它通过血-脑屏障进入脑组织,经酶促作用产生多巴胺和去甲基肾上腺素,从而取代假神经递质使神经功能恢复正常。剂量为0.2~0.6 g/d,静脉点滴,也可分2~4次口服,剂量为2~6 g/d。不良反应为恶心、呕吐、腹泻、不自主运动、抑郁或激动、狂噪等精神异常,还可见心律失常、体位性休克。本药不宜与维生素B_6同用,因维生素B_6是多巴脱羧酶的辅酶;也不宜与单胺氧化酶抑制剂如麻黄碱同用,以免发生血压骤然升高。

2.溴隐亭

为多巴胺受体激动剂,有激动突触后多巴胺受体的作用,使神经传导功能加强。本药对应用新霉素和乳果糖治疗无效的慢性脑病患者有较好的疗效。用量为:开始口服2.5 g/d,每3天递增2.5 g/d,达到15 g/d时维持此剂量。最好同时给乳果糖40 mL/d,限制蛋白质摄入量。不良反应为恶心、呕吐、头痛、眩晕、疲乏、腹绞痛、鼻充血、便秘或腹泻,也可出现高血压。

(七)维持内环境稳定

水电解质、酸碱平衡紊乱是HE重要诱因,又是其严重的并发症,而HE患者常有严重的肝病如肝硬化、暴发性肝功能衰竭及肝肾综合征等。因此,维持水电解质、酸碱平衡治疗较棘手,且无定式可循。HE患者常见低钾、低氯性碱中毒,而低钙、低镁血症也不少见。HE终末期则以高钾血症、代谢性酸中毒及稀释性低钠血症多见。镁离子是细胞膜Na^+-K^+-ATP酶的激活因子,Mg^{2+}缺乏时,Na^+内流,细胞内K^+外溢,引起细胞内低钾;同时血钙向骨骼转移,引起低钙血症。因此,单纯补钾不易纠正低钾血症,单纯补钙也不能持久纠正低钙血。临床上需要严格参照患者尿量,适量补充K^+,并同时补镁(常用门冬氨酸钾镁或硫酸镁)。补充Ca^{2+}常用葡萄糖酸钙或谷氨酸钙。稀释性低钠血症的处理,以限制水入量为主,多用渗透性利尿剂如甘露醇,使排水多于排钠。高钾血症及代谢性酸中毒多见于肾衰竭的少尿或无尿患者,行血液透析治疗效果明显。

(王京斌)

第八节 原发性肝癌

原发性肝癌是指发生在肝细胞或肝内胆管细胞的癌肿,其中肝细胞癌占我国原发性肝癌中的绝大多数,胆管细胞癌不足5%。本病死亡率高,远期疗效取决于能否早期诊断及早期治疗,甲胎蛋白及影像学检查是肝癌早期诊断的主要辅助手段。

一、流行病学

近年来原发性肝癌的发病率有逐年增加趋势,全世界平均每年约有100万人死于肝癌。我国肝癌病例数约占世界肝癌总数的43.7%,男女比例约3∶1,死亡率在男性仅次于胃癌,居恶性肿瘤死亡率的第2位,在女性次于胃癌和食管癌,居第3位。发病率有明显的地域性,亚洲男性的发病率(35.5/10万)明显高于北欧(2.6/10万)及北美(4.1/10万)。国内沿海高于内地,东南和东北高于西北、华北和西南,其中江苏启东、福建同安、广东顺德、广西扶绥是高发区。

二、病因和发病机制

原发性肝癌的病因尚不完全清楚,可能是多因素协同作用的结果。根据流行病学的调查,多认为与以下易患因素有关。

(一)病毒性肝炎

病毒性肝炎是原发性肝癌诸多致病因素中的最主要因素。我国约有1.2亿HBsAg阳性者,因此也就成为世界上肝癌发病率最高的国家。我国肝癌患者中HBV的检出率为90%,HCV为10%~20%,部分患者为HBV、HCV混合感染。近年来由于丙型肝炎在我国的发病率已明显增加,因此预计在今后的20年中由HCV感染而诱发肝癌的发生率必将呈上升趋势。

1.HBV-DNA的分子致癌机制

其致癌机制比较复杂,目前多认为HBV可能通过与生长调控基因相互作用而促进肝细胞的异常增殖,抑制肝细胞的凋亡,最终使肝癌得以发生和发展,因为已有研究证实肝癌细胞中有多种癌基因的激活、生长因子和生长因子受体基因的异常表达及抗癌基因的失活。进一步的研究还表明虽然HBV本身并不携带癌基因,但HBV-DNA与宿主DNA整合后就会使肝细胞基因组丧失稳定性,诱导DNA重排或缺失,从而激活或抑制细胞生长调控基因的表达引起肝细胞恶变。我国肝癌患者存在整合型HBV-DNA者占51.5%,整合位点无规律;某些肝癌患者的癌组织及癌旁组织中存在HBV游离复制型缺陷病毒,此类病毒具有激活或抑制生长调控基因的作用;HBV-DNA通过某些病毒基因产物激活细胞生长调控基因的转录;HBV-DNA在引起肝细胞损伤、坏死和再生的同时,还影响DNA的修复,破坏肝细胞的遗传稳定性,使其对致癌因素的易感性增加。

不同基因型HBV在不同地域及不同人群中的致癌作用存在差异。美国阿拉斯加人HBV F基因型感染者发生肝癌的危险性较非F基因型感染者增加9倍,且多见于年轻人。亚洲肝癌患者中HBV B及C基因型检出率高。

2.HCV 的分子致癌机制

其致癌机制不同于 HBV。HCV 属单链 RNA 病毒,在复制中没有 DNA 中间产物,无逆转录过程,所以 RNA 核酸序列似乎不可能整合入宿主染色体 DNA,而且也未发现 HCV 的其他直接致癌证据。目前普遍认为 HCV 可能是通过其表达产物间接影响细胞的增殖分化而诱发肝细胞恶变。

HCV 基因 1 型感染者更易发生肝癌已是国内外共识,可能与基因 1 型 HCV 对抗病毒治疗的应答率低有一定关系。

(二)肝硬化

存在肝硬化是大多数肝细胞癌的共同特征,约 70% 的原发性肝癌发生在肝硬化的基础上,且多数是慢性乙型和慢性丙型肝炎发展而成的结节型肝硬化。有调查表明平均每年有 3%~6% 的慢性乙型肝炎肝硬化患者和 1%~7% 的慢性丙型肝炎肝硬化患者发展为肝癌。病毒感染持续时间、病毒载量、性别、年龄、是否为 HBV 和 HCV 混合感染以及是否接受过规范的抗病毒治疗都与肝癌的发生发展密切相关。抗病毒治疗有助于阻止慢性乙型和丙型肝炎进展为肝硬化,不过一旦形成肝硬化,即使采用规范的抗病毒治疗也很难阻止肝癌的发生。

30% 的严重酒精性肝硬化患者可并发肝癌,如合并 HBV、HCV 感染,发生肝癌的可能性更大。

(三)肥胖和糖尿病

肥胖所致的脂肪肝是隐源性肝硬化的前期病变,故肥胖被认为是隐源性肝硬化并发肝癌的重要危险因素。体重指数(body mass index,BMI)>30 kg/m^2,尤其是存在胰岛素抵抗和 2 型糖尿病时并发肝癌的概率更高。糖尿病患者的高胰岛素血症及高水平的血清胰岛素样生长因子(insulin like growth factor,IGF)被认为在促进肝细胞的异常增殖、诱发癌变的过程中起着重要作用。

(四)环境、化学及物理因素

非洲、东南亚及我国肝癌高发区的粮油及食品受黄曲霉毒素 B_1(AFB_1)污染较重,流行病学的资料表明食物中 AFB_1 的含量以及尿中黄曲霉毒素 M_1(AFM_1)的排出量与肝癌病死率呈正相关。黄曲霉毒素在肝脏的代谢产物可与肝细胞 DNA 分子上的鸟嘌呤碱基在 N7 位共价结合,干扰 DNA 的正常转录并形成 AF-DNA 加合物。AF-DNA 加合物以及 HBV DNA 与宿主细胞的整合可能是肝细胞癌变的协同始动因子和促发因素。池塘中蓝绿藻产生的藻类毒素污染水源可能也与肝癌发生有关。华支睾吸虫感染可刺激胆管上皮增生,是导致原发性胆管细胞癌的原因之一。

某些化学物质和药物如亚硝胺类、偶氮芥类、有机氯农药、雄激素、某些类固醇类药物等均是致肝癌危险因素。HBV 或 HCV 感染者若长期服用避孕药可增加肝癌发生的危险性。

长期持续接受辐射也有诱发肝细胞癌的危险。

(五)遗传

C28ZY HFE 基因突变所致铁代谢异常而诱发的血色病以及高酪氨酸血症、$α_1$-抗胰蛋白酶缺乏、毛细血管扩张性运动失调等遗传性疾病都被认为与肝癌的发生有一定关系,但患者只有发展为肝硬化才有可能进展为肝癌。肝细胞癌的家庭聚集现象常见于慢性乙型肝炎患者,可能与乙型肝炎的垂直及水平传播有一定关系。

(六)其他因素

除铁代谢异常外,低硒、钼、锰、锌以及高镍、砷也都被认为可能与肝癌的发生相关。HBV 或 HCV 感染者在重度吸烟的基础上更易发生癌变。近来还有研究者发现肝癌患者幽门螺杆菌的感染率明显增高。

三、病理

(一)分型

根据大体形态可将原发性肝癌分为块状型、结节型、弥漫型。①块状型:肿块直径≥5 cm,分单块、多块和融合块状。若≥10 cm 称巨块型。过去巨块型最为常见,近年随着诊断技术的进步,此型较过去有所减少。②结节型:肿块直径<5 cm,分单结节、多结节或融合结节,多伴有肝硬化。若单个结节<3 cm,或相邻两个癌结节直径之和<3 cm 称为小肝癌,若≤1 cm 时又被称为微小肝癌。③弥漫型:癌结节小且弥漫分布于整个肝脏,常与肝硬化结节难以区别,此型少见。

根据组织学特征又可将原发性肝癌分为肝细胞型、胆管细胞型、混合型以及特殊类型。肝细胞型占原发性肝癌的 90% 以上,胆管细胞癌不足 5%,混合型更少见,特殊类型如纤维板层型和透明细胞癌型罕见。

(二)微小肝癌和小肝癌的形态学和生物学特征

将微小肝癌、小肝癌的诊断标准分别定为 1 cm 及 3 cm 以下,并不单纯是大体形态上的界限,而更主要的是根据分化程度等生物学特性而定。绝大多数微小肝癌为高分化癌,随着肿瘤的发展,分化程度可降低。当肿瘤继续增长时,两者的比例逐渐发生变化,最终高分化的癌细胞将被中、低分化癌细胞所取代。微小肝癌包膜完整,罕见有侵犯门静脉及肝内播散。小肝癌包膜也多完整,癌栓发生率低。通过流式细胞技术进行肝癌细胞 DNA 倍体分析可以发现随着肿瘤的发展,肝癌细胞可由二倍体向异倍体方向发展。异倍体癌细胞较二倍体癌细胞更易发生转移。

(三)肝内转移与多中心发生的鉴别

与原发肝癌灶相比肝内转移癌应由相同或较低分化程度的癌组织构成,而多中心发生肝癌应是高分化癌组织,即便存在低分化癌细胞也应被包围在高分化的癌细胞结节中,并与原发肝癌病灶处在不同的肝段上。鉴于多中心发生的原发性肝癌结节可发生在不同的时间段,故又有同时性发生或异时性发生的区别。异时性多中心发生更常见,同时性多中心发生仅见于肝硬化患者,非肝硬化者罕见。术后短期内复发多源于最初的肝癌病灶,若术后较长时间如 3~4 年后复发则常为多中心异时性发生肝癌。DNA 倍体分析已被公认有助肝内转移和多中心发生的鉴别。

(四)肝癌的转移途径

1.肝内转移

肝癌细胞有丰富的血窦,癌细胞有向血窦生长的趋势而且极易侵犯门静脉分支,形成门静脉癌栓,导致肝内播散。多先在同侧肝叶内播散,之后累及对侧肝叶。进一步发展时癌栓可波及门静脉的主要分支或主干,可引起门静脉高压,并可导致顽固性腹水。

2.肝外转移

肝癌细胞通过肝静脉进入体循环转移至全身各部,最常见转移部位为肺,此外还可累及肾上腺、骨、脑等器官。淋巴道转移中以肝门淋巴结最常见,此外也可转移到主动脉旁、锁骨上、胰、脾等处淋巴结。肝癌也可直接蔓延,浸润至邻近腹膜及器官组织如膈肌、结肠肝曲和横结肠、胆囊及胃小弯。种植转移发生率较低,如种植于腹膜可形成血性腹水,女性患者尚可种植在卵巢形成较大肿块。

四、临床表现

原发性肝癌起病隐匿,早期症状常不明显,故也称亚临床期。出现典型的临床症状和体征时一般已属中、晚期。

(一)症状

1.肝区疼痛

多为肝癌的首发症状,表现为持续钝痛或胀痛。疼痛是由于癌肿迅速生长使肝包膜被牵拉所致。如肿瘤生长缓慢或位于肝实质深部也可完全无疼痛表现。疼痛部位常与肿瘤位置有关,若肿瘤位于肝右叶疼痛多在右季肋部;肿瘤位于左叶时常表现为上腹痛,故易误诊为胃部疾病;当肿瘤位于肝右叶膈顶部时,疼痛可牵涉右肩。癌结节破裂出血可致剧烈腹痛和腹膜刺激征,出血量大时可导致休克。

2.消化道症状

食欲减退、腹胀、恶心、呕吐、腹泻等消化道症状,可由肿瘤压迫、腹水、胃肠道淤血及肝功能损害而引起。

3.恶性肿瘤的全身表现

进行性乏力、消瘦、发热、营养不良和恶病质等。

4.伴癌综合征

伴癌综合征指机体在肝癌组织自身所产生的异位激素或某些活性物质影响下而出现的一组特殊症状,可与临床表现同时存在,也可先于肝癌症状。以自发性低血糖、红细胞增多症为常见,有时还可伴有高钙血症、高脂血症、类癌综合征、血小板数量增多、高纤维蛋白原血症等。

5.转移灶症状

发生肝外转移时常伴转移灶症状,肺转移可引起咳嗽、咯血,胸腔转移以右侧多见,可出现胸腔积液征。骨骼或脊柱转移时可出现局部疼痛或神经受压症状,颅内转移可出现相应的定位症状和体征。

(二)体征

1.肝大

为中晚期肝癌的主要体征,最为常见。多在肋缘下触及,呈局限性隆起,质地坚硬。左叶肝癌则表现为剑突下包块。如肿瘤位于肝实质内,肝表面可光滑,伴或不伴明显压痛。肝右叶膈面肿瘤可使右侧膈肌明显抬高。

2.脾大

常为合并肝硬化所致。肿瘤压迫或门静脉、脾静脉内癌栓也能引起淤血性脾大。

3.腹水

腹水为草黄色或血性,多数是在肝硬化的基础上合并门静脉或肝静脉癌栓所致。癌浸润腹膜也是腹水的常见原因。

4.黄疸

多为晚期征象,以弥漫型肝癌或胆管细胞癌为常见。癌肿广泛浸润可引起肝细胞性黄疸。当侵犯肝内胆管或肝门淋巴结肿大压迫胆管时,可出现梗阻性胆汁淤积。

5.其他

由于肿瘤本身血管丰富,再加上癌肿压迫大血管故可在肝区出现血管杂音。肝区摩擦音提示肿瘤侵及肝包膜。肝外转移时则有转移部位相应的体征。

五、临床分期

肝癌分期的目的是为了有利于选择治疗方案和估计预后。国际多采用 Okuda 或国际抗癌联盟(UICC)制定的肝癌分期标准,但日本及欧美等国家亦有各自的分期标准。中国抗癌协会肝癌专业委员会修订的原发性肝癌分期标准如下。

Ⅰa 期:单个肿瘤,最大直径≤3 cm,无癌栓,无腹腔淋巴结及远处转移;肝功能分级 Child-Pugh A。

Ⅰb 期:单个或两个位于同侧半肝且最大直径之和≤5 cm 的肿瘤,无癌栓,无腹腔淋巴结及远处转移;肝功能分级 Child-Pugh A。

Ⅱa 期:单个或两个位于同侧半肝且最大直径之和≤10 cm,或两个分别位于左、右半肝且最大直径之和≤5 cm 肿瘤,无癌栓,无腹腔淋巴结及远处转移;肝功能分级 Child-Pugh A。

Ⅱb 期:单个或两个肿瘤,最大直径之和虽然>10 cm,但仍位于同侧半肝,或两个肿瘤最大直径之和>5 cm,位于左右半肝,或虽然为多个肿瘤但无癌栓,无腹腔淋巴结及远处转移;肝功能 Child-Pugh A。无论肿瘤状况如何,但仅有门静脉分支、肝静脉或胆管癌栓,肝功能 Child-Pugh B,也可被列为Ⅱb 期内。

Ⅲa 期:无论肿瘤状况如何,但已有门静脉主干或下腔静脉癌栓,有腹腔淋巴结或远处转移;肝功能分级 Child-Pugh A 或 B。

Ⅲb 期:无论肿瘤状况如何,无论有无癌栓或远处转移,肝功能分级 Child-Pugh C。

六、并发症

(一)肝性脑病

常是肝癌终末期并发症,占死亡原因的 1/3。

(二)消化道出血

约占肝癌死亡原因的 15%。合并肝硬化或门静脉、肝静脉癌栓者则可因门静脉高压导致食管胃底静脉曲张破裂出血。胃肠道黏膜糜烂、凝血功能障碍也可以是上消化道出血的原因。

(三)肝癌结节破裂出血

发生率 9%~14%。肝癌组织坏死液化可自发破裂,也可在外力作用下破裂。如限于包膜下可有急骤疼痛,肝迅速增大,若破入腹腔可引起急性腹痛和腹膜刺激征,严重者可致出血性休克或死亡。小量出血则表现为血性腹水。

(四)继发感染

因癌肿长期消耗,尤其在放疗、化疗后白细胞计数减少的情况下,抵抗力减弱,再加长期卧床等因素,易并发各种感染,如肺炎、肠道感染、真菌感染等。

七、实验室和辅助检查

(一)肝癌标志物检查

1.甲胎蛋白

甲胎蛋白(alpha-fetoprotein,AFP)是最具诊断价值的肝癌标志物,但除原发性肝癌外慢性活动性肝炎和肝硬化、少数来源于消化系统的肝转移癌、胚胎细胞癌以及孕妇、新生儿的 AFP 也可升高。利用肝癌细胞产生的 AFP 与植物血凝素（LCA）具有亲和性的原理，采用电泳法可分离出 LCA 结合型 AFP，又称 AFP-L3，其对肝癌诊断的敏感性为96.9%，特异性为92.0%。AFP 的异质体 AFP-L1 来自慢性活动性肝炎和肝硬化，AFP-L2 主要来自孕妇和新生儿。

应用 RT-PCR 检测原发性肝癌特异性甲胎蛋白 mRNA 有利于间接推测是否有肝癌转移。正常人血细胞不表达 AFP mRNA，外周血 AFP mRNA 系来自癌灶脱落入血的完整癌细胞，持续阳性者预示有远处转移的可能。

2. γ-谷氨酰转肽酶同工酶Ⅱ

GGT 的同工酶 GGTⅡ对原发性肝癌的诊断较具特异性，阳性率可达 90%，特异性97.1%。此酶出现比较早，与 AFP 水平无关，可先于超声或 CT 的影像学改变，在小肝癌中的阳性率达78.6%，在 AFP 阴性肝癌中的阳性率也可达 72.7%，故有早期诊断价值，若能检测GGTⅡmRNA，则更有助于早期诊断和鉴别诊断。

3. 异常凝血酶原（DCP）

肝癌细胞微粒体内维生素 K 依赖性羧化体系功能障碍，使肝脏合成的凝血酶原前体羧化不全，从而形成异常凝血酶原。此外，肝癌细胞自身也具有合成和释放异常凝血酶原的功能。由于此酶在慢性活动性肝炎及肝转移癌阳性率极低，而在 AFP 阴性肝癌的阳性率可达 65.5%，在小肝癌的阳性率可达 62.2%，故在肝癌的诊断中有较重要价值。

4. α-L-岩藻糖苷酶（α-AFU）

肝癌患者血清 α-AFU 活性明显升高。虽然其在慢性活动性肝炎及肝硬化患者血清中活性也可升高，但人们公认 α-AFU 对 AFP 阴性肝癌及小肝癌有着重要的诊断价值，其阳性率分别可达 76%和 70%。

5. 其他

M_2型丙酮酸激酶同工酶（M_2-Pyk）、同工铁蛋白（AIF）、$α_1$-抗胰蛋白酶（AAT）、醛缩酶同工酶 A（ALD-A）、碱性磷酸酶（ALP）对肝癌与良性肝病的鉴别也有一定的价值。高尔基膜蛋白 GP-73 作为新的肝癌标志物已开始引起人们的关注。

上述肝癌标志物在肝癌诊断中的价值存在着差异，其中有肯定诊断价值的是 AFP 及其异质体 LCA 结合型 AFP-L3、GGTⅡ、DCP；有一定诊断价值但特异性尚不高的是 α-AFU、AAT、AIF，此类标志物对 AFP 阴性肝癌有重要的辅助诊断价值；M_2-Pyk 等其他标志物对肝癌诊断有一定提示作用，但需和前两类标志物联合应用。

（二）影像学检查

1. 超声显像

一般可显示直径为 2 cm 以上肿瘤。除显示肿瘤大小、形态、部位以及与血管的关系外，还有助于判断肝静脉、门静脉有无癌栓等。结合 AFP 检查，有助于肝癌早期诊断，因此被广泛用于普查肝癌。彩色多普勒血流成像除显示占位病变外，还可分析病灶血供情况，有助于鉴别病变性质。经肝动脉导管注入二氧化碳微泡后再行超声检查对直径小于 1 cm 病灶的检出率高达67%，接近于肝动脉造影。

2. 电子计算机 X 线断层显像（CT）

CT 是补充超声显像，估计病变范围的首选非侵入性诊断技术，一般可显示直径 2 cm 以上肿瘤，如结合静脉注射碘造影剂进行扫描对 1 cm 以下肿瘤的检出率可达 80%以上，是目前诊断小肝癌和微小肝癌的最佳方法。

3.磁共振显像(MRI)

与CT相比其优点是能获得横断面、冠状面、矢状面三种图像,对肿瘤与肝内血管的关系显示更佳,而且对显示子瘤和瘤栓有重要价值。MRI对肝癌与肝血管瘤、囊肿及局灶性、结节性增生等良性病变的鉴别价值优于CT。

4.肝动脉造影

是目前诊断小肝癌的最佳方法。采用超选择性肝动脉造影、滴注法肝动脉造影或数字减影肝血管造影可显示 0.5～1.0 cm 的微小肿瘤。但由于检查有一定创伤性,一般不列为首选,多在超声显像或CT检查不满意时进行。

5.正电子发射型计算机断层扫描

利用 ^{11}C、^{15}O、^{13}N 和 ^{18}F 等放射性核素标记的配体与相应特异性受体相结合,进行组织器官和代谢分析,能比解剖影像更早探测出组织代谢异常。此外,正电子发射型计算机断层扫描(PET)还对监测肿瘤发展、选择治疗方案有重要指导意义。

(三)肝穿刺活体组织学检查

若通过上述检查仍不能做出诊断时,可在超声或CT引导下用细针穿刺进行活体组织学检查。肝穿刺最常见的并发症为出血,此外穿刺还可造成癌肿破裂和针道转移等。

八、诊断和鉴别诊断

(一)诊断

典型肝癌临床诊断并不难,对小肝癌的诊断除依据 AFP、影像学检查外,有时尚需借助肝穿刺活体组织学检查。

1.非侵入性诊断标准

(1)影像学标准:两种影像学检查均显示有>2 cm 的肝癌特征性占位性病变。

(2)影像学结合 AFP 标准:一种影像学检查显示有>2 cm 的肝癌特征性占位性病变,同时伴有 AFP≥400 μg/L。

2.组织学诊断标准

对影像学检查尚不能确定诊断的<2 cm 的结节影应通过活体组织学检查以发现肝癌的组织学特征。

(二)鉴别诊断

存在原发性肝癌的易患因素和上述临床特征时,诊断并不困难,但要注意与下述疾病相鉴别。

1.肝硬化及活动性肝炎

原发性肝癌多发生在肝硬化基础上,两者鉴别常有困难。肝硬化发展较慢,肝功能损害显著,少数活动性肝炎也可有 AFP 升高,但通常为一过性,且往往伴有转氨酶显著升高。肝癌患者则血清 AFP 持续上升,常超过 400 μg/L,与转氨酶曲线呈分离现象。甲胎蛋白异质体 LCA 非结合型含量>75%,提示活动性肝炎。

2.继发性肝癌

继发性肝癌常有原发癌肿病史,以消化道恶性肿瘤最常见,其次为呼吸道、泌尿生殖系、乳腺等处的癌肿。与原发性肝癌比较,继发性肝癌病情发展较缓慢,症状较轻,除少数原发于消化道的肿瘤外,AFP 一般为阴性。确诊的关键在于找到肝外原发癌的证据。

3.肝脏良性肿瘤

甲胎蛋白阴性肝癌尚需与肝血管瘤、多囊肝、棘球蚴病、脂肪瘤、肝腺瘤等肝脏良性肿瘤相鉴别。鉴别主要依赖于影像学检查。肝血管瘤是肝脏最常见的良性肿瘤,CT 对其有重要诊断价值,平扫时显示密度均匀一致的软组织肿块,增强扫描对肿瘤有明显强化并呈现一系列连续性变化。

4.肝脓肿

急性细菌性肝脓肿较易与肝癌鉴别,慢性肝脓肿吸收机化后有时不易鉴别,但多有感染病史,必要时在超声引导下行诊断性穿刺。慢性肝脓肿经抗感染治疗多可逐渐吸收变小。

九、治疗

原发性肝癌治疗方法的选择应视肿瘤状况、肝功能代偿情况以及全身状态而定。

(一)手术治疗

一期切除即早期根治性切除,是改善肝癌预后的最关键因素。凡肿瘤局限于一叶的肝功能代偿者,均应不失时机争取根治性切除。肿瘤越小,5 年生存率越高,其中小于 3 cm 的单发小肝癌行根治术后效果最好。选择不规则局部根治性切除方式,可在切除肿瘤的同时最大限度地保留肝组织,有利于术后恢复,降低手术死亡率。近年来外科手术指征不断扩大,对伴门静脉癌栓或胆管内癌栓的肝癌,只要肿块可以切除,就可选择手术治疗方法。对合并严重门静脉高压者在肿块切除的同时行断流和脾切除,也常取得满意的效果。

肝移植适用于合并严重肝硬化的小肝癌患者,出现静脉癌栓、肝内播散或肝外器官转移者应列为禁忌。

(二)非手术治疗

1.肝动脉栓塞化疗

肝动脉栓塞(trans-arterial chemoembolization,TACE)化疗是非手术治疗的首选方法,尤其是以右叶为主或多发病灶、或术后复发而不能手术切除者。对于不能根治切除的肝癌,经过多次肝动脉栓塞治疗后,如肿瘤明显缩小,应积极争取二期切除。肝癌根治性切除术后采用肝动脉栓塞化疗可进一步清除肝内可能残存的肝癌细胞,降低复发高峰期的复发率。对姑息性切除术后残癌或根治性术后复发病例亦可采用该治疗方法,但该治疗方法对门静脉癌栓及已播散病灶的疗效有限。

2.经皮穿刺瘤内局部治疗

超声引导下经皮穿刺瘤内注射无水乙醇已在临床广泛应用。适用于肿瘤≤5 cm,病灶一般未超过3 处者。因肿瘤位于肝门部大血管附近、或全身状况差、或切除后复发而不能耐受手术者都可选择该治疗方法。小肝癌组织成分单一,结缔组织少,乙醇弥散完全,疗效可与手术切除相近,对部分病例可获根治效果。严重出血倾向、重度黄疸、中等以上腹水、边界不清的巨大肿瘤以及由其他原因而不能耐受者为本治疗方法的禁忌证。

近年经皮穿刺瘤内注射乙酸、盐水或蒸馏水,或经皮穿刺瘤内射频消融、微波固化、氩氦靶向(氩氦刀)治疗技术发展较快,也已在临床广泛应用。

3.化学药物治疗

尽管近年来新的化疗药物不断出现,但对肝癌的全身化疗效果尚未得到肯定。通过肝动脉灌注将化疗药物与栓塞剂合并应用提高局部浓度,减少全身毒性的治疗方法已得到肯定。

4.生物治疗

生物治疗的基本理论依据是通过调节或增强机体本来就具有的内在性防御机制达到抑制和

杀伤肿瘤细胞或促进恶性细胞分化,降低肿瘤恶性度的目的。目前在临床应用较为普遍的是重组人细胞因子干扰素(IFN)、白细胞介素-2(IL-2)、胸腺肽 α($T\alpha_1$)和肿瘤坏死因子(TNF)等,此外还有免疫效应细胞治疗,如淋巴因子激活的杀伤细胞(LAK)、肿瘤浸润淋巴细胞(TIL)、激活的杀伤性巨噬细胞(AKM)等。

近年来人们利用生长抑素可与某些肿瘤细胞表达的生长抑素受体(SSTR)结合进而抑制促肿瘤生长激素或细胞因子的产生和调整瘤体血供的原理,在临床开展生长抑素类似物治疗肝癌的研究并已表明其的确可提高部分晚期肝癌患者的生活质量并可延长生存时间。肝癌疫苗尤其是树突状细胞疫苗已进入临床试验。基因治疗的实验研究亦取得较大进展,有望在近期内应用于临床。

5.放疗

近年来新发展起来的离子束治疗可靶向聚焦肝癌组织,既提高肝癌细胞对照射的敏感性,又减少其对正常组织的损伤性,大大改善了以往放疗效果。另外,通过对肝癌细胞有亲和力的生长抑素或单克隆抗体进行靶向放疗已进入临床试验研究并获得较好效果。

6.高强度聚焦超声

是通过波长短、易于穿透组织的特点,聚焦于深部肝癌,在短时间内产生高温而杀伤肿瘤组织。因聚焦区域小,受影响因素较多,且需反复治疗,故疗效有待于进一步证实。

十、预后

预后主要取决于能否早期诊断及早期治疗。肝癌切除术后 5 年生存率为 30%～50%,其中小肝癌切除后 5 年生存率为 50%～60%。体积小、包膜完整、尚未形成癌栓及转移、肝硬化程度较轻、免疫状态尚好且手术切除彻底者预后较好。中晚期肝癌如经积极综合治疗也能明显延长其生存时间。

十一、预防

由 HBV 和 HCV 感染引起的病毒性肝炎和肝硬化是原发性肝癌诸多致病因素中被公认的最主要因素,因此通过注射疫苗预防乙型肝炎、采取抗病毒治疗方案中止慢性乙型和丙型肝炎的进展对预防原发性肝癌的发生有着至关重要的作用。

(王京斌)

第七章 胆道疾病

第一节 急性胆囊炎

急性胆囊炎系由于胆囊管梗阻、化学性刺激和细菌感染引起的胆囊急性炎症性病变,约95%以上的患者有胆囊结石,称结石性胆囊炎;5%的患者无胆囊结石,称非结石性胆囊炎。其临床表现可有发热、右上腹疼痛和压痛,恶心、呕吐、轻度黄疸和血白细胞增多等。是仅次于急性阑尾炎的常见急腹症。多见于中年以上女性,男女之比为1:2。

一、病因与发病机制

急性胆囊炎的主要病因是梗阻、感染及缺血。90%的梗阻是由胆结石嵌顿所致。此外尚有蛔虫、梨形鞭毛虫、华支睾吸虫、黏稠炎性渗出物所致梗阻及胆囊管扭转畸形、胆囊管外肿大淋巴结及肿瘤的压迫等原因所致胆囊管梗阻或胆囊出口梗阻。胆囊小结石使胆囊管嵌顿,较大结石可阻塞在胆囊颈部或胆囊壶腹部,使胆囊腔内压力渐次增高,造成严重的胆绞痛。胆囊结石阻塞胆囊颈、管部常发生于进食油腻食物后,当含脂高的食糜通过十二指肠时,十二指肠及上段空肠壁内的细胞分泌胆囊收缩素,可使胆囊发生强有力的收缩,将结石推向颈管部。此外,当患者平卧或向左侧卧位时,胆囊颈管部处于最低位置,结石可滚落到颈部,随着胆囊黏膜分泌黏液,腔内压力增高,将结石嵌入颈管部造成胆绞痛发作。这可理解急性胆囊炎常可由脂肪餐诱发,或在夜间睡眠时发作。当嵌顿结石复位后,胆绞痛可突然缓解;体位的改变,或呕吐时腹内压的改变,有时可促使嵌顿结石复位,如结石持续嵌顿,随着胆囊黏膜对胆汁中水分的吸收,胆汁中有形成分浓度增高,尤其是胆汁酸盐浓度的增加,造成对胆囊壁强烈的化学刺激,使胆囊黏膜水肿和黏液分泌增加,并因胆囊排出障碍而使胆囊膨胀,囊腔内压力增高,囊壁的血管和淋巴管受压而致缺血和水肿加重;胆囊上皮细胞也因炎症损伤而释放出磷脂酶,使胆汁中的卵磷脂变成有毒性的溶血卵磷脂,从而又加重了黏膜上皮的损害,使黏膜屏障遭受破坏。胆囊炎早期以化学性炎症为主,随着病变的发展,胆囊壁缺血和黏膜损伤,胆汁淤滞,可造成继发细菌感染。致病菌多从胆道逆行进入胆囊或血液循环或淋巴途径进入胆囊,在胆汁流出不畅时造成感染。主要是革兰阴性杆菌,以大肠埃希菌最为常见,其次有克雷伯杆菌、粪肠球菌、铜绿假单胞菌等。常合并厌氧菌感染。

急性胆囊炎也可在胆囊内没有结石的情况下发生,称为非结石性胆囊炎。可由胆道感染使细菌逆行侵入胆囊发生,常见于胆道蛔虫症。此外,伤寒杆菌、布鲁杆菌及梨形鞭毛虫使胆囊胆汁感染,也可引起急性胆囊炎,但较少见。胆囊排空发生障碍时,在胆汁淤滞基础上,身体其他部位的感染灶,通过血运播散到胆囊,也可引起急性胆囊炎,此种情况常见于严重创伤和大手术后。某些神经与精神因素的影响:如迷走神经切断术后、疼痛、恐惧、焦虑等,也可使胆囊排空障碍,而导致胆汁淤积,囊壁受到化学性刺激引起胆囊炎。

二、诊断

(一)临床表现特点

常见的症状如下。①腹痛:2/3以上患者腹痛发生于右上腹,也有发生于中上腹者。如系结石或寄生虫嵌顿胆囊管引起的急性梗阻性胆囊炎,疼痛一般是突然发作,通常剧烈可呈绞痛样,多于饱餐,尤其是进食高脂肪食物后发生,也可在夜间或深夜突然发作。如短期内梗阻不能解除,则绞痛可呈刀割样,可随体位改变或呼吸运动而加剧。疼痛可放射至右肩部、右肩胛下部。当引起梗阻的结石一旦松动或滑脱,则疼痛可立即缓解或消失。急性非梗阻性胆囊炎早期,右上腹疼痛一般常不剧烈,并多局限于胆囊区,随着病情的发展,当胆囊化脓或坏疽时则疼痛剧烈,可有尖锐刺痛感,疼痛范围扩大,提示炎症加重,且有胆囊周围炎,甚至腹膜炎的可能。老年人因对疼痛敏感性降低,有时可无剧烈腹痛,甚至无腹痛症状。②恶心、呕吐:60%~70%的患者可有反射性恶心、呕吐,呕吐物量不多,可含胆汁,呕吐后疼痛无明显减轻。胆囊管或胆总管因结石或蛔虫梗阻者呕吐更频繁。严重的呕吐可造成脱水及电解质紊乱。③寒战、发热:热度与炎症范围和严重程度有关。发病初期常为化学性刺激引起的炎症,因而不发热或有低热,随着细菌在淤滞胆汁中繁殖,造成细菌性感染,炎症逐渐加重,体温随之升高。当发生化脓性或坏疽性炎症时,可出现高热。

1.症状

患者多呈急性病容,严重呕吐者可有失水和虚脱征象。约20%的患者有轻度黄疸,多由胆囊炎症、肿大胆囊、结石或乏特乳头水肿阻碍胆汁排出所致。严重黄疸是胆总管结石性梗阻的重要征象。严重病例可出现周围循环衰竭征象。腹部检查可见右上腹部稍膨胀,腹式呼吸受限,右肋下胆囊区有腹肌紧张、压痛、反跳痛、墨菲(Murphy)征阳性。有1/4~1/3的患者在右上腹可扪及肿大的胆囊和炎性包块(胆囊炎症累及网膜及附近肠管而形成的包块)。当腹部压痛及腹肌紧张扩展至腹部其他区域或全腹时,则提示已发生胆囊穿孔、急性弥漫性腹膜炎或急性出血坏死型胰腺炎等并发症。

2.体征

延至腹部其他区域或全腹时,则提示胆囊穿孔,或有急性腹膜炎、重症急性胰腺炎等并发症存在。少数患者有腹部气胀,严重者可出现肠麻痹。

急性胆囊炎经过积极治疗,或嵌顿于胆囊管中的结石发生松动,患者的症状一般于12~24小时后可得到改善和缓解,经过3~7天后症状消退。如果有胆囊积脓,则症状持续数周。如急性胆囊炎反复迁延发作,则可转为慢性胆囊炎。

急性非结石性胆囊炎通常在严重创伤、烧伤、腹部非胆道手术如腹主动脉瘤手术、脓毒症等危重患者中发生。其病理变化与急性结石性胆囊炎相似,但病情发展更迅速。致病因素主要是胆汁淤滞和缺血,导致细菌的繁殖且供血减少,更易出现胆囊坏疽、穿孔。本病多见于男性、老年患者。临床表现与急性胆囊炎相似,腹痛症状常因患者伴有其他严重疾病而被掩盖。因此,临床上对危重的、严重创伤及长期应用肠外营养支持的患者,出现右上腹痛并伴有发热时应警惕本病的发生。若右上腹压痛及腹膜刺激征,或触及肿大的胆囊、墨菲征阳性时,应及时做进一步检查以明确诊断。

(二)辅助检查

一般均增高。白细胞总数和病变的严重程度及有无并发症有关,如白细胞计数$>20\times10^9/L$,且有显著核左移,应考虑并发胆囊穿孔或坏死的可能。

1.白细胞计数及分类

应在未使用抗生素前,先做血培养和药物敏感试验。在超声引导下细针穿刺胆囊中胆汁做细菌培养和药物敏感试验是最有价值的确定病菌的方法。

2.细菌学检查

可测定胆囊和胆道大小、囊壁厚度、结石、积气和胆囊周围积液等征象,对急性胆囊炎的诊断准确率为85%～95%。

3.B超检查

对诊断胆囊肿大、囊壁增厚、胆管梗阻、周围淋巴结肿大和胆囊周围积液等征象有一定帮助,尤其对并发穿孔和囊壁内脓肿形成价值最大。

4.CT和MRI检查

对黄疸不严重、肝功能无严重损害者,可实行静脉胆道造影检查:静脉注射30%胆影葡胺20 mL,如胆管及胆囊均显影,则可排除急性胆囊炎;胆管显影而经4小时后胆囊仍不显影时,可诊断急性胆囊炎;若胆管、胆囊均不显影,多数为急性胆囊炎。

5.胆道造影

对症状不典型的患者,^{99m}Tc-EHIDA检查诊断急性胆囊炎的敏感性97%,特异性87%,由于胆囊管的梗阻,胆囊不显影;如胆囊显影,95%的患者可排除急性胆囊炎。

(三)诊断注意事项

右上腹急性疼痛伴发热、恶心、呕吐,体检右上腹有肌抵抗压痛,墨菲征阳性,白细胞计数增高,B超检查有胆囊壁水肿,放射性核素扫描阳性,即可诊断为本病,如过去有胆绞痛病史,则诊断更可肯定。应注意与以下几种疾病鉴别:急性胰腺炎患者常有饮酒、暴食、腹部外伤等诱因,疼痛为持续刀割样。压痛、肌紧张、反跳痛都集中表现在中上腹部偏左部位。血、尿淀粉酶增高。胆囊结石排入胆总管并在壶腹部嵌顿时,可诱发急性胰腺炎,谓之胆石性胰腺炎。此时患者主要临床表现为急性胰腺炎,可伴发或无急性胆囊炎。B超检查和CT扫描对急性胰腺炎的诊断

1.急性胰腺炎

急性胰腺炎既往病史中常有溃疡病的临床表现,如反酸、胃部不适、规律性疼痛及季节性发病的特点;而胆囊结石常表现为餐后饱胀、嗳气及脂餐诱发胆绞痛时的"胃痛"症状。两者的"胃痛"表现各有特点。溃疡病急性穿孔时疼痛为突发性上腹部剧烈胀痛,并迅速扩散至全腹,出现气腹、板状腹、移动性浊音阳性等体征;而急性胆囊炎体征多局限在右上腹部,很少发生弥散性腹膜炎,因而急性胆囊炎发作时患者辗转不安,不断变动体位,而溃疡病穿孔时患者因疼痛而保持平卧,并拒绝改变体位。两者依据临床特点和辅助检查不难鉴别。

2.溃疡病穿孔

胆囊结石患者心血管病的发病率较高。急性胆囊炎发作时可在原来心血管病的基础上,出

现暂时性心电图改变,易误诊为心绞痛或心肌梗死。而急性心肌梗死患者可有上腹部疼痛的表现;或当出现急性心衰时,肝脏急性淤血肿胀,引起 Glisson 鞘的被动牵拉,导致上腹部出现疼痛、压痛、肌紧张等症状和体征,在既往有胆囊结石病史或胆绞痛病史的患者,易误诊为急性胆囊炎而行急诊手术。因此,对此类患者应常规行心电图检查。

3.冠心病(心绞痛和急性心肌梗死)

急性重症黄疸型肝炎可有右上腹压痛和肌卫,发热,白细胞计数增高,诊断时应注意鉴别。

4.急性病毒性肝炎

尚应注意鉴别的疾病有高位阑尾炎、右下肺炎或胸膜炎、右侧带状疱疹等。青年女性患者应与淋球菌性肝周围炎相鉴别,这是由生殖器官的淋病双球菌感染扩散至右上腹,引起肝周围炎,可有发热、右上腹部疼痛,易误诊为急性胆囊炎。如妇科检查发现附件有压痛,宫颈涂片可见淋病双球菌可资鉴别;如鉴别有困难则可行腹腔镜检查,在本病可见肝包膜表面有特殊的琴弦状粘连带。膈面胸膜炎也可有胆囊区触痛,这也是流行性胸痛的特征。

三、治疗

(一)非手术治疗

卧床休息,轻者可给予清淡流质饮食或暂禁食,严重病例禁食饮,并下胃管进行持续胃肠减压,避免食物及胃酸流经十二指肠时,刺激胆囊收缩素的分泌。应静脉补充营养、水及电解质。

1.一般处理

(1)药物:可选用阿托品 0.5 mg 或山莨菪碱 10 mg 肌内注射,或硝酸甘油 0.3~0.6 mg 舌下含化;疼痛剧烈者可加用哌替啶 50~100 mg 肌内注射。

(2)针灸:针刺足三里、阳陵泉、胆囊穴、中脘、合谷、曲池,采用泻法,留针 20~30 分钟。

2.解痉止痛

口服 50% 硫酸镁 5~10 mL,3 次/天;去氢胆酸片 0.25 g 或胆酸片 0.2 g,3 次/天;消炎利胆片或利胆片亦可服用。

3.利胆药物

运用抗生素是为了预防菌血症和化脓性并发症,应选择在血和胆汁中浓度较高的抗生素。通常选用氨苄西林、克林霉素、氨基糖苷类、第二、第三代头孢菌素和喹诺酮类抗生素。因常伴有厌氧菌感染宜加用甲硝唑或替硝唑。

4.中医药治疗

用大柴胡汤加减,方剂组成:柴胡 9 g、黄芩 15 g、姜半夏 9 g、木香 9 g、广郁金 12 g、生大黄(后下)9 g,热重加板蓝根 30 g、黄檗 9 g,有黄疸者加茵陈蒿 15 g,待呕吐稍减后煎汤服用。

(二)手术治疗

行胆囊切除术是急性胆囊炎的根本治疗。急诊手术指征:①发病在 48~72 小时者;②经非手术治疗无效或病情恶化者;③有胆囊穿孔、弥散性腹膜炎、并发急性化脓性胆管炎、急性重症胰腺炎等并发症者。手术方法有胆囊切除术、部分胆囊切除术、胆囊造口术、超声导引下经皮经肝胆囊穿刺引流术(percutaneous transhepatic gallbladder drainage,PTGD)等。

约 30% 的患者于诊断明确,经补充水、电解质和抗生素治疗后 24~48 小时行胆囊切除术;约 30% 的患者因一时不能确诊,则需做进一步检查;约 30% 的患者因伴有严重心、肺或其他疾病只能先行综合性内科保守治疗;约 10% 的患者在住院观察期间发生急性胆囊炎的并发症(胆囊积脓、气肿性胆囊炎、胆囊穿孔等）而行紧急胆囊造瘘术，以引流脓液及去除结石，一般经过 6～8 周，病情稳定后再行择期切除胆囊。肝硬化患者比正常人群更容易发生胆囊结石。失代偿肝硬化合并胆囊结石患者多伴有门静脉高压和凝血功能障碍，行胆囊切除术治疗风险很高。对失代偿肝硬化合并胆囊结石患者先做脾切除加经网膜右静脉插管，埋置骨髓输注装置。做自体骨髓输注，改善肝功能。一般 3 个月后肝功能基本恢复正常，影像学检查肝脏体积增大，肝硬化程度降低。如果患者没有胆囊结石的症状，可以长期观察。如果胆囊结石合并胆绞痛经常发作，待肝功能重建以后再次手术切除胆囊，手术的风险将明显降低。

（张坤勇）

第二节 慢性胆囊炎

一、概述

慢性胆囊炎是各种致炎因子所导致的胆囊壁全层炎性细胞浸润、溃疡、纤维化等慢性炎性增厚、甚至钙化性改变，胆囊腔缩小，胆囊功能障碍比运动功能减退明显。多为急性胆囊炎后遗改变，急性胆囊炎经积极保守治疗后，虽然胆囊壁炎性水肿可以消退，但炎性细胞浸润后会出现结缔组织增厚和纤维化，甚至肌层为纤维组织所代替，胆囊壁出现瘢痕化。胆囊内结石长期、慢性刺激胆囊壁，可导致胆囊黏膜慢性增厚和纤维化，最终导致胆囊功能丧失。此外，胆固醇代谢异常，肠道、胆道感染和慢性病毒性肝炎，胆道系统运动功能失调（如迷走神经切断术后、EST 术后、胆道支架放置术后），胆囊血管病变均可导致慢性胆囊炎的发生。

二、诊断依据

（一）临床表现

1. 病史

常有急性胆囊炎发作史，胆囊结石病史等。

2. 症状

多不典型，可有厌食油腻，反复上腹饱胀、隐痛不适、右肩背放射痛和沉重感尤其饱食后明显，脂肪泻等，偶有胆绞痛发作。

3. 体征

多无明确腹部体征，墨菲征阴性，部分可有右上腹深压痛，肝区叩击痛。

4. 并发症

胆囊内瘘、梗阻性黄疸、胆囊癌变、胆囊结石形成、胆石性肠梗阻等。老年患者由于对疼痛敏感差，常出现严重并发症方来就医，因此，出现并发症概率显著高于青壮年人群。

（二）辅助检查

1. 实验室检查

多无特殊表现，部分可有转氨酶轻度升高。

2.影像学检查

(1)B超检查:可显示胆囊萎缩、变形(葫芦状等),囊壁增厚、毛糙,囊内结石光团,脂餐后胆囊不收缩或收缩量<1/3。诊断的敏感性和准确率均在90%以上,为首选方法。

(2)CT检查:多应用于鉴别诊断和进一步证实B超诊断,临床应用广泛。可见胆囊萎缩,胆囊壁增厚达3 mm以上、不光滑,胆囊内结石影;增强扫描可见动脉期胆囊壁强化;特殊类型的慢性胆囊炎可见囊壁不均匀、极度增厚、囊腔消失,甚至出现肝脏浸润(黄色肉芽肿性胆囊炎)等。

(3)其他检查:口服胆道造影和静脉胆道造影:胆囊不显影,或脂餐后未见收缩,收缩量小,是传统的诊断方法,目前已很少应用;MRI和MRCP检查:较少应用于慢性胆囊炎的诊断,可用于鉴别诊断。

(三)治疗原则

1.手术治疗

适用于胆绞痛反复发作、症状明显,非手术治疗无效、结石性慢性胆囊炎,以及影像学提示胆囊壁增厚不均或有浸润表现者。基本手术方式为胆囊切除术,多选用腹腔镜手术切除,对有可疑浸润者,术中应送冰冻病理检查。此外,尚包括胆囊部分切除术,适用于胆囊与肝脏粘连严重,难以分离者;胆囊扩大切除术,适宜于黄色肉芽肿性胆囊炎或疑有恶变者。

2.非手术治疗

适用于症状轻微、无明确胆绞痛发作和急性胆囊炎发作史;或年老体弱,不能耐受手术者。方法包括短时间抗生素应用、低脂饮食、消炎利胆中药应用、解痉止痛药和制酸药物应用等。

(四)转归与预后

大部分慢性胆囊炎腹痛症状会反复发作,且频度渐增,最终多需要手术处理,手术效果良好,择期手术并发症发生率低,预后良好。结石性胆囊炎恶变率为0.5%~1%,且随着年龄增长而逐渐增高。

(张坤勇)

第三节 急性梗阻性化脓性胆管炎

急性梗阻性化脓性胆管炎(acute obstructive suppurative cholangitis,AOSC)为急性胆管炎的严重阶段,病程进展迅速,是良性胆管疾病死亡的主要原因。

一、病因

许多疾病可导致AOSC,如肝内外胆管结石、胆道肿瘤、胆道蛔虫、急性胰腺炎、胆管炎性狭窄、胆肠或肝肠吻合口狭窄、医源性因素等,临床以肝内外胆管结石为最常见。随着内腔镜和介入技术的普及,经皮肝穿胆管造影(PTC)、经皮肝穿胆管引流(PTCD)、经内镜逆行胰胆管造影(ERCP)、经T管胆道镜取石等操作所致的医源性AOSC发生率有所上升。

二、病理生理

AOSC的发生和发展与多个因素相关,其中起主要作用的是胆道梗阻和感染,两者互为因果、互相促进。当胆道存在梗阻因素时胆汁淤积,细菌易于繁殖,引起的感染常为需氧菌和厌氧菌混合感染,需氧菌多为大肠埃希菌、克雷伯菌、肠球菌等。胆汁呈脓性,胆管壁充血水肿,甚至糜烂。如果梗阻因素不解除,胆道压力将持续上升,当压力超过 2.94 kPa(30 cmH$_2$O)时,肝细胞停止分泌胆汁,脓性胆汁可经毛细胆管-肝窦返流进肝静脉。此外,脓性胆汁还可经胆管糜烂创面进入相邻的门静脉分支,或经淋巴管途径进入体循环。进入血循环的胆汁含有大量细菌和毒素,可引起败血症、全身炎症反应、感染性休克。病情进一步发展,将出现肝肾综合征、DIC、MODS 而死亡。

因梗阻位置不同,其病理特点也不一致。当梗阻位于胆总管时,整个胆道系统易形成胆道高压,梗阻性黄疸出现早。当梗阻位于肝内胆管时,局部胆管出现胆道高压并扩张,虽然局部胆血屏障遭受破坏,内毒素也会进入血内,但发生败血症、黄疸的概率较小。

三、临床表现

根据梗阻部位的不同,可分为肝外型 AOSC 和肝内型 AOSC。

(一)肝外型 AOSC

随致病原因不同,临床表现有所差别。胆总管结石所致的 AOSC,表现为腹痛、寒战高热、黄疸、休克、神经中枢受抑制(Reynold 五联征),常伴有恶心、呕吐等消化道症状。胆道肿瘤所致的 AOSC,表现为无痛、进行性加重的黄疸,伴寒战高热。医源性 AOSC 常常没有明显腹痛,而以寒战高热为主。体检可见患者烦躁不安,体温达 39~40 ℃,脉快,巩膜皮肤黄染,剑突下或右上腹有压痛,可伴腹膜刺激征,多可触及肿大胆囊,肝区有叩击痛。

(二)肝内型 AOSC

梗阻位于一级肝内胆管所致的 AOSC 与肝外型相类似,位于二级胆管以上的 AOSC 常仅表现为寒战发热,可无腹痛及黄疸,或较轻,早期可出现休克,伴有精神症状。体检见患者神情淡漠或神志不清,体温呈弛张热,脉搏细速,黄疸程度较轻或无,肝脏呈不对称性肿大,患侧叩击痛明显。

四、辅助检查

(一)实验室检查

外周静脉血白细胞计数和中性粒细胞比值明显升高,血小板数量减少,血小板聚集率明显下降;有不同程度的肝功能受损;可伴水电解质紊乱及酸碱平衡失调;糖类抗原 CA19-9 可升高。

(二)影像学检查

B 超、CT、MRCP 检查对明确胆道梗阻的原因、部位及性质有帮助,可酌情选用。

五、诊断

AOSC 诊断标准:胆道梗阻的基础上出现休克,或有以下两项者:①精神症状。②脉搏>120 次/分。③白细胞计数>20×10^9/L。④体温>39 ℃。⑤血培养阳性。结合影像学检查确定分型及梗阻原因,注意了解全身重要脏器功能状况。

六、治疗

AOSC 治疗的关键是及时胆道引流,降低胆管内压力。

(一)支持治疗

及时改善全身状况,为进一步诊治创造条件。主要措施:①监测生命体征,禁食水,吸氧,高热者予物理或药物降温。②纠正休克,包括快速输液,有效扩容,积极纠正水电解质紊乱及酸碱平衡失调,必要时可应用血管活性药物。③联合使用针对需氧菌和厌氧菌的抗生素。④维护重要脏器功能。

(二)胆道引流减压

只有及时引流胆道、降低胆管内压力,才能终止脓性胆汁向血液的反流,阻断病情进一步恶化,减少严重并发症发生。根据不同分型,可选择内镜、介入或手术等方法,以简便有效为原则。

1.肝外型 AOSC

可选择内镜或手术治疗。

(1)经内镜鼻胆管引流术(ENBD):内镜治疗 AOSC 具有创伤小、迅速有效的优点,对病情危重者可于急诊病床边进行。在纤维十二指肠镜下找到十二指肠乳头,在导丝引导下行目标管腔插管,回抽见脓性胆汁,证实进入胆总管后,内置鼻胆管引流即可。如病情允许,可行常规 ERCP,根据造影情况行内镜下括约肌切开术(EST),或用网篮取出结石或蛔虫,去除梗阻病因,术后常规留置鼻胆管引流。ERCP 主要并发症有出血、十二指肠穿孔及急性胰腺炎等,合并食管胃底静脉曲张者不宜应用。

(2)手术治疗:注意把握手术时机,应在发病 72 小时内行急诊手术治疗,如已行 ENBD 但病情无改善者也应及时手术。已出现休克的患者应在抗休克同时进行急诊手术治疗。手术以紧急减压为目的,不需强求对病因做彻底治疗。手术方法为胆总管切开并结合 T 管引流。胆囊炎症较轻则切除胆囊,胆囊炎症严重,与四周组织粘连严重则行胆囊造瘘术。单纯行胆囊造瘘术不宜采用,因其不能达到有效引流目的。术后常见的并发症有胆道出血、胆瘘、伤口感染、肺部感染、应激性溃疡、低蛋白血症等。

2.肝内型 AOSC

可选用介入或手术治疗。

(1)PTCD:对非结石性梗阻导致的肝内型 AOSC 效果较好,适用于老年、病情危重难以耐受手术,或恶性梗阻无手术条件的患者。可急诊进行,能及时减压并缓解病情。主要并发症包括导管脱离或堵塞、胆瘘、出血、败血症等。凝血功能严重障碍者禁用。

(2)手术治疗:手术目的是对梗阻以上胆道进行迅速有效的减压引流。梗阻在一级胆管,可经胆总管切开疏通,并 T 管引流;梗阻在一级胆管以上,根据情况选用肝管切开减压和经肝 U 管引流、肝部分切除+断面引流或经肝穿刺置管引流术等(图 7-1)。

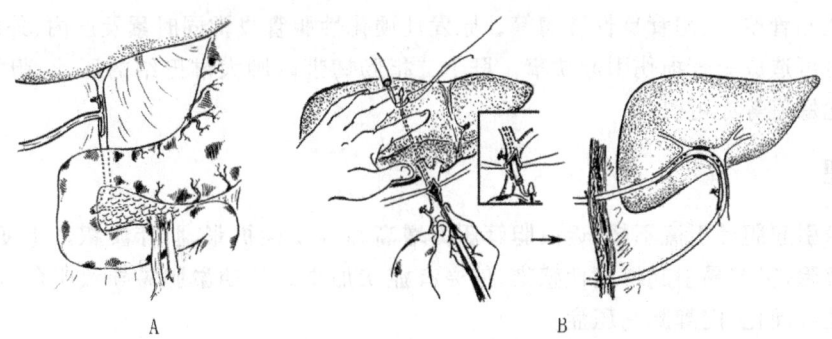

图 7-1 胆总管 T 管引流和经肝 U 管引流

A.胆总管 T 管引流;B.经肝 U 管引流图

(三)后续治疗

待患者病情稳定,一般情况恢复1~3个月后,再针对病因进行彻底治疗。

(张坤勇)

第四节 良性胆管狭窄

良性胆管狭窄(benign biliary stricture,BBS)目前仍然是临床肝胆胰外科医师面临的具有挑战性的问题。其中绝大多数是胆囊切除术的并发症。随着胆道外科手术的广泛开展和腹腔镜手术的不断普及,这一问题更加突出。

一、病因

(一)损伤性

占肝外胆管狭窄的90%左右,主要为医源性损伤。绝大多数胆管损伤发生于胆囊切除术或其他上腹部手术中。腹腔镜胆囊切除术的发生率为0~1.2%,高于传统的开腹胆囊切除术。在临床上,胆管损伤的近期表现为胆漏及梗阻所引起的症状,晚期则表现为胆管狭窄。

(二)炎症性

胆道感染所致胆管壁炎症、溃疡及纤维组织增生均可引起胆管狭窄。常见于胆管结石引起的胆管管壁溃疡后,以胆总管末端(Oddi括约肌狭窄)、肝门部及肝内胆管为主。寄生虫引起的慢性炎症也是原因之一。

(三)肝移植术后

引起移植后狭窄的主要原因是缺血与再灌注损伤、肝动脉或门静脉栓塞、缝合过密、免疫排斥反应,以及吻合口周围积胆汁、积血、Oddis括约肌功能紊乱等所导致吻合口的纤维组织过度增生。

(四)胰腺病变

慢性胰腺炎反复发作,胰腺组织纤维化或形成假性囊肿,可压迫胰内段胆管致其狭窄。

(五)其他

如先天性胆管狭窄、胆管良性肿瘤等。原发性硬化性胆管炎常同时累及肝内、外胆管。上腹部肿瘤放疗也可造成胆管损伤引起狭窄。肝十二指肠韧带内肿大淋巴结的压迫、胆管周围感染形成的纤维化瘢痕等亦可引起。

二、病理

胆管狭窄引起胆汁引流不畅,近段胆管压力增高并继发性扩张,胆汁淤积产生梗阻性黄疸。如果狭窄不解除,很容易引起继发性感染,使原有症状加重。长期淤胆易导致胆色素结石形成,并继发胆汁性肝硬化、门静脉高压症。

三、分型

Bismuth根据狭窄的部位不同将胆管狭窄分为五型。

Ⅰ型：肝总管低位狭窄，狭窄部位距肝门近端＞2 cm。
Ⅱ型：肝总管中位狭窄，狭窄部位距肝门近端＜2 cm。
Ⅲ型：肝总管高位狭窄，狭窄近端达左右肝管汇合处。
Ⅳ型：左右肝管汇合处狭窄。
Ⅴ型：二级肝管狭窄。

四、临床表现

取决于狭窄的程度及感染的范围和轻重。胆道术后所致者症状出现可早可晚，但术后 2 年后出现的胆管狭窄大多由于胆总管结石而非胆道损伤引起。症状无特异性，大多数患者狭窄的初期常表现为上腹部隐痛不适、腹胀、食欲缺乏、发作性黄疸或胆管炎。胆管炎为最常见表现，典型症状包括发作性右上腹痛、寒战、发热及轻度黄疸，抗感染治疗多有效，复发的间歇时间不等。体检常无明显阳性发现。持续性黄疸多见于双侧肝胆管狭窄，单侧肝胆管狭窄容易致患侧肝组织萎缩，健侧则增生、肿大。少数患者确诊时已发生胆汁性肝硬化伴门静脉高压，出现相应的临床表现。

五、诊断

诊断良性胆管狭窄时，在排除恶性病变后，需准确判断狭窄部位、程度、范围、有无相邻血管损伤。此外，还应确定有无并发症，如梗阻性黄疸、肝硬化、胆管炎、脓毒症等，这些资料对选择治疗方式及时机，判断治疗难易和成败以及预测是否容易复发具有重要意义。病史对良性胆管狭窄的诊断具有重要意义。肝移植术后患者发生黄疸，反复胆道感染或是胆管结石形成，即应想到本症可能。

（一）实验室检查

转氨酶可有轻度升高，血清谷氨酰转酞酶（γ-GT）、总胆红素和直接胆红素增高。合并感染时血白细胞计数增高，核左移。病史较长合并肝硬化者可有血清蛋白降低。

（二）影像学检查

可提供胆管狭窄的直接证据，并对狭窄部位、程度、性质及有无结石、内瘘等并发症的诊断有较大价值。

1.口服或静脉胆道造影

图像较模糊，对诊断病理性胆总管狭窄帮助不大，故已很少采用。

2.B超

最简便、安全、无创、应用广泛。但由于十二指肠的影响，对胆管、十二指肠后段和胰腺诊断不令人满意。

3.CT

对胆管扩张、结石、占位性病变均有较高的诊断率，但仅能提供各个切面胆管的断层图像。

4.经内镜逆行胆胰管造影（endoscopic retrograde cholangiopancreatography，ERCP）

基本无创，目前为胆总管狭窄的首选诊断方法。梗阻不完全时，可以显示胆道全貌；梗阻完全时，仅可显示梗阻远侧情况。

5.经皮穿刺肝胆管造影（percutaneous transhepatic cholangiography，PTC）

能清晰显示梗阻近侧胆管，而且对梗阻严重者可行 PTCD 从而达到治疗目的。必要时，联合 ERCP 检查,可以全面了解胆道系统情况。

6.经 T 型管胆道造影检查

对于没有拔除 T 型管的患者可经 T 型管进行胆道造影,以明确狭窄的部位及程度,但要注意无菌操作及同时应用适当的抗生素以预防可能发生的感染。

7.磁共振胆胰管显像(magnetic resonance cholangiopancreatography,MRCP)

系应用核磁共振胆管重建的方法,无须插管,不用造影剂,避免了并发症和造影剂过敏等不良反应,具有简便、安全、无创的优点,不受梗阻程度影响,可显示梗阻近远侧胆管情况,对胆管狭窄的部位、长度、程度和性质的诊断具很高的敏感度和准确性。对 ERCP 失败和不宜行 PTC 或 ERCP 者是最有效的替代方法。在胆树影像上,良性狭窄肝内胆管呈枯树枝状改变,可与恶性狭窄常呈现的软藤征样改变相鉴别。

六、治疗

胆管的良性狭窄是上腹部手术的一个严重并发症,若不治疗可转化为反复发作的胆管炎、胆汁性肝硬化、肝衰竭直至死亡。因此,应强调早诊断早治疗,方可获得较好的治疗效果和预后。

(一)内镜及放射介入治疗

越来越多的外科医师主张首先尝试采用内镜或放射介入治疗胆管损伤与狭窄,尤适合于损伤程度轻、低位胆管狭窄、发现较早的病例以及胆管损伤后病情危重和腹腔镜胆囊切除术后的患者。方法有狭窄段球囊扩张及扩张后置管引流、植入支架等。目前经皮球囊扩张和内镜下放置支架已成为治疗良性胆道狭窄的首选步骤。PTC 和 ERCP 既可用于胆道疾病的诊断也是内镜及放射介入治疗的前提。

1.经 ERCP 途径

(1)内镜下乳头括约肌切开术(endoscopic sphincterectomy,EST):适用于胆总管末端和乳头部狭窄长度小于 1.5 cm 者,也可用于 Oddi 括约肌功能紊乱,Oddi 括约肌压力明显增高者,还可作为各种 ERCP 治疗前的准备。方法是:先行 ERCP,以了解狭窄的部位和范围、判断切口大小,换用高频电凝切开刀,于乳头开口 11~12 点位置通电烧灼。切开方法有退刀切开法、推进切开法和乳头开窗法,其中退刀切开法最为常用。切开长度应不超过十二指肠乳头头侧隆起的根部即冠状带,一般在 1~1.5 cm,大于2.5 cm危险性大大增加。并发症有出血、肠穿孔、急性胰腺炎、胆管炎等。

(2)内镜下引流术:内镜治疗胆道狭窄仅适于胆系尚保持有完整连续性的病例。置管引流治疗可达到减黄消炎的目的,并可扩张狭窄段,为手术创造条件。分内、外引流两种:外引流为通过鼻胆管将胆汁引流到体外;内引流即胆道内支撑,又分塑料支架和金属支架。两种引流各有优缺点,外引流能直接观察引流量及引流物的性状,且能行胆道冲洗,缺点是患者喉头有不适感不易接受,还易引起水电解质紊乱。相反,内引流虽不易引起水电解质紊乱,但不能行胆道冲洗,无法直接观察引流的效果,且金属支架价格昂贵较难普及。

1)内镜下胆管狭窄球囊扩张、支架置入术(内引流术)。

适应证:主要用于不完全性胆管狭窄,尤其是胆总管中上段狭窄。

所需器械材料:>3.2 mm 活检孔道的十二指肠镜,ERCP 造影导管,引导钢丝,胆道扩张探条、气囊,胆道支架(各型号),支架推进器。

方法:支架置放术前应先行 ERCP,以确定狭窄部位、程度、长短,将导丝通过狭窄部位,退出造影导管,换用球囊进行扩张,注意要使球囊跨过狭窄两端,一般压力为53.4 kPa(400 mmHg),维持1~2分钟,反复扩张2~3次即可。为保持扩张效果,退出球囊后应置入内支撑导管或直接置入塑料支架。由于金属支架有良好的形状记忆特性和膨胀性,如置放金属支架,也可不必先行球囊扩张,导丝通过狭窄部位后即以推进器推送支架,X线下定位后,将支架安放于适当位置。近期并发症发生率多在2%~10%,主要是急性胆管炎,急性胰腺炎,胆管穿孔、出血;远期并发症主要为支架堵塞、移位或穿孔。

注意事项:支架有塑料支架(聚四氟乙烯)和金属支架(多为镍钛合金,如Teflon)。塑料支架容易移位而且放置3~6个月后常因堵塞而需要更换。镍钛记忆合金支架具有球囊扩张和胆道支撑双重作用,不易堵塞或移位,置入简便,对机体损伤小,临床应用广泛,缺点是不能更换且价格昂贵。根据管腔狭窄的情况可选用不同直径和长度的支架,一般应使支架直径大于扩张后的胆管直径1~2 mm,支架两端超出狭窄部位2 cm。防止支架扩张不全:置入支架前应用胆道扩张导管充分扩张狭窄段胆道,同时要注意顺应正常胆道解剖走向,逐步扩张,切忌粗暴,以免造成胆道和周围血管的损伤。避免阻塞其他胆道分支。

2)内镜下鼻导管外引流术(endoscopic nasobiliary drainage,ENBD):外引流方法与内镜下支架置放术大致相同,只是于胆管内放置鼻胆管,退出内镜后,再将引流管从口咽转至鼻腔拉出,并固定于面颊部,接引流袋即可。此法最适宜于术前引流减黄,因鼻导管长期存留会对鼻和消化道黏膜刺激、压迫,影响患者的生活,不宜长期保留。

2.经皮途径

(1)经皮肝穿球囊扩张术、胆道内支架置放术。

1)适应证:高位肝外胆管较短的狭窄或胆肠吻合口狭窄,胆管扩张显著,狭窄段距肝门有一段距离者。

2)方法:经皮肝穿球囊扩张术:先行PTC,选择距狭窄段较近的扩张胆管,避开大血管,行经皮经肝胆管引流(PTCD)。若肝内胆管均显著扩张,应选择肝左外下支,因其距腹壁最近,易于操作及B超监测。1周后胆管炎得到控制,瘘道初步形成,用扩张导管或球囊扩张瘘道,每周1~2次,2~3周后即可扩至16F大小,支架放置时间不能少于6个月。

经皮肝穿胆道内支架置放术:先在X线下以seldinger法经皮肝穿刺胆管,置入导丝,并将其通过胆管狭窄部。然后在导丝引导下将内支架插到胆管狭窄部并释放,手术即告完成。Walstent以其弹性回复力,持续、轻柔地扩张狭窄部,在一周左右可扩张到最大直径。术后留置引流管于胆管内行PTCD,并常规应用抗生素、维生素K及保肝药,PTCD管拔除时间可依病情而定。

3)禁忌证:凝血时间延长、出血倾向者。

4)并发症:主要有出血、气胸、胆汁瘘、胆汁性腹膜炎等。减少进针次数,避免损伤大血管,进出肝实质时嘱患者屏气等措施有助于减少并发症发生。

经皮肝穿球囊扩张及内支架置放术属创伤性操作,虽较为简单但有较高的死亡率,多为危重情况下和晚期胆道恶性梗阻时的治疗措施。

(2)经皮经T形管窦道途径 T形管尚保留者均可采用此法。适用于胆肠吻合口狭窄、胆胆吻合口狭窄、胆管下端炎性狭窄等,只要狭窄范围局限,经T形管窦道插管可及者均可。先行T管造影判明病情,经胆道镜沿T形管向狭窄部置入导丝,再沿导丝插入扩张导管,由F8开始,依次换用F10、F12直至F18,将F18导管固定保留,接引流装置即可。扩张亦可分期进行。或用球囊扩张,沿导丝插入扩张球囊,使狭窄部位于球囊中央,向球囊注水,使压力保持在20.0~26.7 kPa(150~200 mmHg),持续10秒左右,反复4~6次,至狭窄段扩张至6~8 mm,每天一次,连续2周,为防止复发,术后应置入支撑导管或内支架6月以防再狭窄形成。

原发性硬化性胆管炎患者,由于其肝内外胆管普遍狭窄,手术、内镜等治疗均不能达到满意治疗效果。

(二)其他

激光、高频电、微波等也有报道用于胆管狭窄的治疗,取得了一定效果,原理是通过内镜活检孔导入激光、高频电、微波探头,利用相应技术达到治疗目的,但远期疗效尚待观察。

(张坤勇)

第五节 胆管囊性疾病

目前胆管囊性疾病的发病率有所增加,这与超声和CT等检查技术的发展有很大关系,很多胆管囊性疾病是在体检或因其他疾病行超声等检查时被诊断的。随着对这种疾病的认识,逐渐发现胆管囊性疾病不是一种单一的疾病,而是纤维化囊性疾病这一大类病变中的一种。这一大类疾病包括多囊肝、错构瘤、先天性肝纤维化、先天性肝内胆管扩张症、胆管囊肿。

纤维化囊性疾病根据不同临床表现主要分为3种类型:第一种是占位性病变,第二种是表现为门静脉高压,第三种表现为胆管炎。此类疾病大多数具有遗传性。先天性肝纤维化、胆管囊肿和先天性肝内胆管扩张症可能会出现癌变,见表7-1。

表7-1 与肝脏和胆囊有关的纤维化囊性疾病

名称	发病年龄	临床表现	相关的肾病
胆管板畸形	新生儿或婴儿	腹胀、肾衰竭、高血压、呼吸衰竭	ARPKD
先天性肝纤维化	青少年>儿童>成人	门静脉高压伴或不伴反复发作的胆管炎、晚期出现肾衰竭	ARPKD、髓样海绵样
Caroli综合征	成人>青少年	反复发作的胆管炎、门静脉高压	ARPKD、肾小管扩张
Caroli病	任何年龄	反复发作的胆管炎	ARPKD
胆管错构瘤	任何年龄	偶然发现	不明
多囊性肝病	成人	腹部肿块、慢性肾衰	ADPKD

注:ARPKD,常染色体隐性遗传的多囊性肾病;ADPKD,常染色体显性遗传的多囊性肾病。

一、胆管囊肿

胆管囊肿是指部分胆管呈囊样扩张,这是一种罕见的先天性异常,发病率小于1/10万。该病的发病率存在地区和性别的差异,亚洲国家发病率高于西方国家,女性发病率是男性的4倍。当胆总管受累,而胆囊、胆囊管和近端肝管未扩张时,可与胆管梗阻引起梗阻部位以上的胆管扩张相鉴别。有时可合并先天性肝内胆管扩张症。

(一)病因与分类

目前病因不明。大多数胆管囊肿患者存在胰胆管结合部的异常(anomalouspancreaticobiliary

junction，APBJ)即胰管和胆总管形成一个过长的共同通道(图7-2)，由于胰管内的压力高于胆管，因此容易引起胰液反流，损伤胆管，考虑胆管囊肿的发病可能与此有关。其他病因还包括感染和遗传因素。Tyler等研究了9例婴儿和儿童胆管囊肿患者，其中8例检测到了呼吸道、肠道病毒。部分其他纤维化囊性疾病患者也可同时合并胆管囊肿，这提示胆管囊肿的发病可能与发育畸形有关。

目前比较常用的是Alonso-Lej分类法的Todani改良版，胆总管囊肿可分为以下5类(图7-3)。

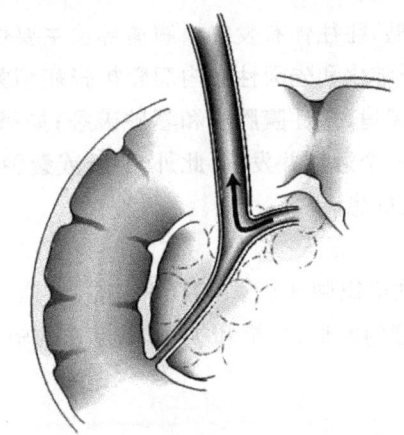

图7-2 胰胆管结合部的异常(APBJ)

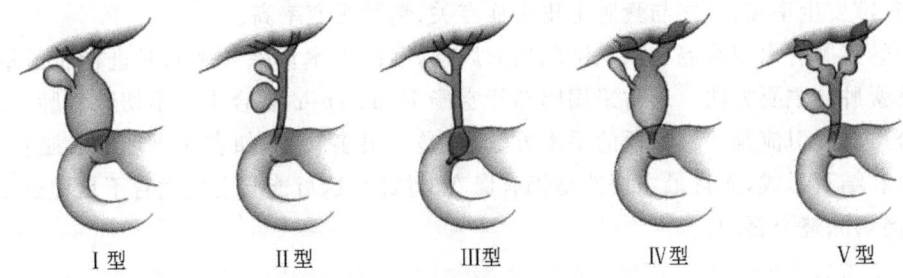

图7-3 胆管囊肿的分类

Ⅰ型：指肝外胆管的扩张，又可分为三个亚型：A胆总管的囊样扩张；B胆总管局限性节段性扩张；C肝外胆道梭形扩张。其中ⅠC型需要与胆管梗阻导致梗阻以上部位的胆管扩张进行鉴别诊断，鉴别点主要是病史。ⅠC型胆总管囊肿无胆石症或胆管手术病史，胆总管直径＞30 mm，胆管造影检查显示胆管结合部异常。

Ⅱ型：胆总管形成憩室样囊肿。

Ⅲ型：胆总管末端在十二指肠腔内形成囊状扩张。

Ⅳ型：A肝内外胆管多发囊肿；B肝外胆管多发囊肿。

Ⅴ型：Caroli病。

其中Ⅰ型和Ⅳ型最常见，而是否将Ⅲ型归类为胆总管囊肿仍有争议。单发的肝内胆管囊状扩张非常罕见。

(二)临床特点

病程进展不一，无固定模式。典型临床症状为"三联征"，包括间歇性黄疸、腹痛和腹部肿块。婴儿期发病往往表现为长期淤胆，有时囊肿破裂引起胆汁性腹膜炎。胆管囊肿曾被认为是一种儿科疾病,然而随后发现成人也有一定的患病率,但是儿童患者比成人更易出现典型症状"三联征",儿童患者 2 个以上典型症状的发生率为 82%,而成人为 25%。

曾经认为 I 型常见于亚裔女婴,具有经典的临床表现"三联征"。但是随着报道的日益增多,发现成年人患病率较前增加,且无经典的"三联征"表现。I 型腹部肿块常为部分腹膜后囊样肿瘤,大小不一,小的为 2～3 cm,大的容积可至 8 L。囊肿内含稀薄的深棕色液体,通常是无菌的,但也可继发感染。有时囊肿会破裂。

黄疸为间歇性的,属于淤胆型,往往伴有发热。腹痛部位主要位于右上腹部,性质为绞痛。

胆管囊肿可能与先天性肝纤维化和先天性肝内胆管扩张症相关。

并发症有:胆管炎、胆结石、黄疸、急性胰腺炎和囊肿破裂;如果胆管囊肿阻塞门静脉可能导致门静脉高压;胆汁性肝硬化是一个远期并发症;此外,胆管或囊肿可能会出现癌变,这是最严重的一个并发症,多累及 50 岁以上的患者。

(三)影像学检查

腹部 X 线片可能发现腹部软组织肿块影。HIDA 扫描、超声、CT 检查可以显示囊性病变,但是 MRCP 能更好地显示出胆管的畸形、狭窄和扩张,是首选的辅助检查手段,但是并不能完全替代 ERCP。

(四)治疗

曾经一度认为囊肿引流是治疗胆管囊肿的最佳方法,但是随后发现囊肿引流存在两个最主要的缺点:狭窄发生率高,可能与囊肿上皮炎症有关;囊肿恶变率高。

由于胆管囊肿有出现腺癌和鳞状细胞癌的风险,因此手术切除囊肿同时进行胆道重建是目前治疗胆管囊肿的主要方法。通常采用胆总管空肠 Roux-en-Y 吻合术。不切除囊肿,仅将囊肿与肠道吻合进行内引流是一种简便的手术方法,但是有很多缺点,如容易出现术后胆管炎、继发性胆管狭窄和结石形成,而且最主要的是仍有癌变的风险,这可能与上皮发育不良和过度增生有关,因此应当切除整个囊肿。

二、胆管错构瘤

通常认为胆管错构瘤是由胆管板异常引起的一大类疾病中的一种。1906 年 Moschowitz 首先报道此类疾病,认为是一种肝内胆管变异。1918 年 von Meyenberg 将其定义为胆管错构瘤,因此本病也被称为 von Meyenberg 综合征。大多数无临床症状,仅在体检行影像学检查或尸检时偶然发现。也会引起门静脉高压,但少见。肾脏髓质会出现海绵样改变。胆管错构瘤可单独出现,也可同时合并其他疾病,如 Caroli 病、先天性肝纤维化、染色体显性遗传的多囊性肾病或多囊性肝病。临床上要注意与肝脏转移瘤进行鉴别诊断。

(一)病史和病因

对于常染色体显性遗传性多囊性肾病和肝病来说,目前普遍认为胆管错构瘤是肝囊肿发病的起因。对于不伴纤维囊性疾病的胆管错构瘤,自然病程尚不清楚。但是有一些关于其癌变的病例报道,恶变的原因主要有 2 个:①胆汁淤积;②与胆汁内致癌因素接触时间长。很少发展为肝硬化。通过对标本进行组织学检查,发现胆管错构瘤是从过度增生或腺瘤样变发展为原位癌的逐步恶变的。腺瘤样变有两种形式:增生的腺体结构形成结节;管状结构围绕肝结节形成偏心或同心的肿瘤样增殖。

(二)病理

胆管错构瘤体积小,直径<0.5 cm,外观呈灰白色或绿色,散在分布于肝脏内。显微镜下,病灶境界清楚,圆形或不规则形,汇管区多见。胆管错构瘤是由许多数目不等的扩张的胆管构成,内衬矮柱状或立方上皮,管腔内含浓缩的胆汁,常位于成熟的胶原基质内(图7-4)。连续切片检查发现,一个单位内的胆管腔是相通的。部分胆管结构内可见水螅样突出突向管腔内,部分胆管结构中心为结缔组织,外周为上皮细胞。通常胆管错构瘤内的胆管结构与其他胆管并不相通,但是经过对胆管错构瘤进行详细的重建之后证实它们是相通的。

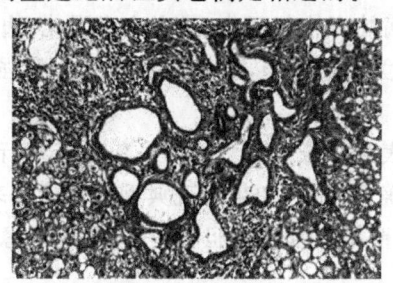

图 7-4 错构瘤
多个内衬立方上皮的胆管腔位于成熟的纤维组织内

胆管错构瘤的形态提示它可能是小的位于外周的小叶间胆管的胆管板畸形形成的部分纤维化遗迹。胚胎时期,肝内胆管是由肝门区开始逐渐发育至远端的,因此那些影响胆管板重建的因素主要发生在肝内胆管胚胎发育的后期。胆管错构瘤常常合并其他胆管板发育异常的疾病,如Caroli病、先天性肝纤维化、多囊性疾病。Redston和Wanless对2 843个尸检肝脏切片标本进行研究后发现,胆管错构瘤在成人和儿童中的患病率分别是5.6%和0.9%,但是对于成人多囊性肾病和肝病患者来说,胆管错构瘤患病率分别为97%和88%。由于仅有11%的胆管错构瘤患者同时合并多囊性肾病,因此多囊性肾病并不是胆管错构瘤发病的唯一因素,可能还有遗传、感染和缺血等因素。

Thommesen对2 000个肝穿标本进行研究后发现12份胆管错构瘤阳性标本,发病率为0.6%。Thommesen同样对尸检标本也进行了研究,发现胆管错构瘤发病率为2.8%。

(三)临床表现

大多数患者无临床症状。通常是在做辅助检查或尸检时被偶然发现。但是也有病例报道,胆管错构瘤引起胆管结石、感染导致患者出现发热、黄疸、右上腹痛。极少引起门静脉高压。肾脏可能会出现髓质海绵样变性。

(四)辅助检查

胆管错构瘤影像学表现多样不一,可为1~2个边界清楚的病灶,也可为多个大小不等直径2~10 mm的病灶。

超声检查可见低回声、高回声或混合回声结构,这种多样性表现可能与胆管错构瘤的构成成分有关,既有扩张的胆管,也有纤维胶原基质成分。现认为多个小的彗星尾状回声是胆管错构瘤的一个特征性表现,具有很高的诊断价值。超声图像上也可见到直径至20 mm表现为无回声区的囊肿。但是超声检查对体积小的胆管错构瘤诊断价值比较低。

对于胆管错构瘤,CT增强扫描的价值高于平扫检查。其在CT检查上常常表现为多个小的低密度病灶,直径为0.5~1.0 cm,由于部分病灶在CT平扫时显示不清,仅在增强扫描时才能发现,因此增强扫描时病灶数目增多,绝大多数不强化,偶见均匀强化者。CT 增强扫描还可发现部分病灶邻近门静脉分支,肝静脉分支旁少见。

MRI 检查时,胆管错构瘤表现为 T_1 加权像上低于肝实质密度,T_2 加权像上明显高于肝实质密度近似水密度的病灶。MRCP 对于显示肝内外胆管畸形、肝囊肿、胆管错构瘤的价值高于 CT 和 MRI。除了很好的显示病灶数目、形态之外,MRCP 还能进一步明确病灶是否与肝内胆管相通,是否合并其他胆管畸形。尤其是静脉注射造影剂 Mn-DPDP 后,能更加证实胆管错构瘤与肝内胆管是否相通。但是胆管错构瘤在增强 MRI 上的表现仍有很大争议,一些学者认为应用钆时,病灶无强化;一些学者认为病灶有均匀强化,或者边缘强化,边缘强化考虑为病灶周围受压的肝实质。有时,胆管错构瘤表现为附壁结节,T_2 加权像上为中等强度信号,延迟期时信号增强。

(五)诊断

由于胆管错构瘤的影像学表现缺乏特异性,因此有时需要行肝穿病理活检。但是 MRI 和 MRCP 对于此病还是有一定的确诊价值,如果出现典型的影像学表现,如多个小于 1 cm 在 T_2 加权像上表现为高信号的病灶,附壁结节且肝内胆管正常,可以考虑诊断此病。

(六)鉴别诊断

需要与之进行鉴别诊断的疾病比较多,首先是肝脏转移瘤。CT 扫描时,肝转移瘤边界不清,增强扫描时有不同程度的强化。而胆管错构瘤很少出现强化,即使有也表现为边缘强化,强化的边缘内为液体样物质。如果不能确诊时,可进行肝穿病理活检或者随访。

其次是肝囊肿,单纯的肝囊肿数目、大小、部位不定,形态多为圆形,比较好鉴别。但是当胆管错构瘤合并肝囊肿或多囊性肝病、多囊性肾病时,鉴别诊断比较困难。

胆管周围囊肿也可伴发于成人常染色体显性遗传多囊性肾病和肝病,因此需要与胆管错构瘤进行鉴别诊断。胆管周围囊肿一般位于肝门区附近,沿着门静脉系统大的分支排列,而胆管错构瘤往往散在分布于肝内,主要位于肝包膜附近。

胆管腺瘤常位于包膜下,表现为孤立的白色纤维结节。组织学上由小胆管构成,内衬单层分泌黏液的立方细胞,管腔内无胆汁。

其他需要进行鉴别的疾病还有:肝脏小脓肿、Caroli 病等。

(七)随访

通过影像学检查进行随访发现胆管错构瘤很少出现较大变化,由于本病属于良性病变,恶变率极低,因此一旦确诊,不需要进行随访。但是如果诊断不明,尤其是伴有其他恶性疾病时,需要进行随访检查。

三、胆管周围囊肿

肝外胆管内以及周围存在着一些腺体,称为管泡状腺体,某些情况下,这些腺体会成为囊样结构。由于胆管周围囊肿与肝内胆管疾病类似,因此正确诊断此病是非常重要的。

(一)病因学

病因尚未明确,大多数患者合并有严重的肝脏疾病。

1.肝病和门静脉高压

Nakanuma 等报道 8 例胆管周围囊肿的患者,其中 7 例有食管静脉曲张,5 例有门静脉血栓,4 例有肝硬化,3 例患有肝癌。Wanless 等曾报道 3 例胆管周围囊肿病例均患有门静脉血栓,其中 2 例合并酒精性肝硬化。

2.多囊性肝病和肾病

胆管周围囊肿容易合并多囊性肝病和肾病。Itai等对64例常染色体显性遗传的多囊性肾病进行研究发现,其中22例确诊合并胆管周围囊肿,19例疑似病例。

3.移植术后并发症

移植术后可能会出现胆管周围囊肿并发症,但非常罕见。有报道在493例接受肝移植手术的患者中,胆管周围囊肿的发生率为2.6%。

关于肝内胆管周围腺体形成囊样扩张,目前认为可能有以下几种原因:门静脉高压和门静脉血栓栓塞导致胆管缺血;先天性畸形;胆管炎导致胆管周围腺体的导管出现堵塞。

(二)病理

1.胆管周围腺体

胆管周围囊肿可分为2种类型:位于胆管壁内,又叫壁内腺体,数量少,部位不定;位于胆管周围结缔组织内,以小叶的形式存在,又叫壁外腺体。根据其在胆管系统中的分布特点,又可分为3种类型:①仅位于胆总管、左右肝管附近;②除位于胆总管、左右肝管附近,还分布于小胆管附近;③介于上述两者之间。

组织学上,壁外腺体由数个腺泡、浆液(72%)、黏液(17%)或二者混合(11%)构成。浆液性腺泡上皮细胞是柱状或立方状,黏液性腺泡上皮细胞为柱状,胞浆清亮。这些腺体构成的小叶有自己的导管,与邻近胆管管腔相通。这些腺体有以下功能:分泌的黏液作为润滑剂进入胆汁;胆管上皮受损时上皮细胞再生;浓缩胆汁;分泌黏液保护黏膜上皮避免受到胆汁和细菌的侵害。

异位胰腺在肝内的发生率约为4.1%,常常与肝内胆管周围腺体相混淆。

2.囊样扩张

一些腺体扩张明显,形成单腔、圆形、壁薄、多发的囊肿,内含浆液,最大直径可达2 cm。组织学上,这些囊样扩张的腺体内衬柱状或立方状上皮,外围薄层纤维组织。

(三)临床表现

由于本病多发生在严重肝脏疾病基础上,因此患者多表现为严重肝病的临床特点,胆管周围囊肿本身常无临床症状。曾报道有1例病例出现梗阻性黄疸,考虑梗阻性黄疸的原因可能为囊肿引起胆管梗阻所致。未发现癌变的报道。

(四)辅助检查

无论何种辅助检查手段,病灶体积小,且沿着胆管两侧分布为本病影像学检查的特征性表现,既可以表现为边界清楚的囊肿,也可表现为管状结构或者类似于异常胆管的线性囊肿。

超声图像上表现为门静脉附近的无回声区。

CT能够比较清楚地显示出病灶分布情况以及其与胆管的关系,尤其是在增强扫描时,由于胆管周围囊肿不强化,因此能够更好地显示清楚。病灶大小不一,小至1 mm,大至超过10 mm。

胆管周围囊肿在MRI上表现为T_1加权像低信号、T_2加权像高信号,静脉注射Mn-DPDP时不强化。本病与肝内胆管扩张症在MRI图像上的鉴别点为:病灶多位于肝门区附近,不累及肝内小胆管。

(五)鉴别诊断

Caroli病:胆管周围囊肿需要与局限性Caroli病相鉴别。

(六)治疗

本病为良性病变,无恶变倾向,无须治疗和随访。

四、Caroli 病和 Caroli 综合征

Caroli 病是一种先天性疾病,主要特征是胆管多处节段性囊状扩张,容易引起反复发作的细菌性胆管炎。此外,扩张的胆管还容易出现结石。本病常常合并先天性肝纤维化,如果合并先天性纤维化,则被称为 Caroli 综合征。

(一)病因与病理

Caroli 病的遗传性尚不明确。Caroli 综合征常常合并纤维囊性肾脏疾病,可能属于常染色体隐性遗传多囊性疾病的范畴。

Caroli 病病灶的主要特点是胆管出现多处节段性扩张。扩张的胆管形成大小不一的囊肿,中间间隔着正常的胆管或规则扩张的胆管。Caroli 病既可以是弥漫性的,累及整个肝内胆管系统,扩张胆管形成的囊肿数目多,也可局限于一部分肝实质,一般上左叶比较常见,扩张胆管形成的囊肿数目少,通常不超过 10 个。

(二)临床表现

Caroli 病是一种先天性畸形,常常出生时就存在,但是通常无临床症状,无症状期可持续 5~20 年不等,甚至有少部分患者终生不发病。无症状时,不引起患者的注意,无法进行早期诊断。Caroli 综合征因合并先天性肝纤维化,因此在诊断先天性肝纤维化时可以发现本病。

Caroli 病任何年龄均可发病,但多见于儿童或年轻的成年人,新生儿也可出现临床表现,约 75% 患者为男性。Caroli 病引起的胆管炎最主要也是最常见的唯一的一个临床症状是发热,与其他原因引起的胆管炎不同,胆总管结石引起的胆管炎除出现发热外,往往伴有腹痛和黄疸。由于只引起发热,因此往往被漏诊。绝大多数患者胆管炎首次发病时无明显诱因,少部分有具体诱因,多发生在胆道手术或有创性操作之后,如胆囊切除术、胆总管切开术、T 管引流、术中胆管造影检查和内镜逆行胰胆管造影。

Caroli 病不引起门静脉高压,但是 Caroli 综合征因合并先天性肝纤维化可引起门静脉高压。

Caroli 病的病程主要是反复发作的胆管炎,但是不同患者发作频率差异很大,部分患者 1 年发作 10~20 次,部分患者 1 年仅发作 1~2 次。对于胆管炎发作频率高的患者来说,预后差,通常在出现反复发作胆管炎之后的 5~10 年内死亡,死因为无法控制的胆管细菌感染。

(三)并发症

并发症有脓肿、毒血症和肝内结石。

胆管炎可引起肝脓肿、毒血症、肝外脓肿和继发性淀粉样变,加重病情。

胆管炎可引起囊肿内结石生成,超声检查和内镜下逆行性胆管造影有助于诊断,如果结石未钙化,CT 可能会漏诊。结石如果移行至胆总管,则会引起胆绞痛、淤胆、急性胰腺炎等。7% 的患者会出现胆管癌。

(四)相关的畸形

Caroli 病患者合并先天性肝纤维化时,也可同时合并与先天性肝纤维化相关的畸形。Caroli 病合并胆总管囊肿也比较常见。此外,Caroli 病还可合并 Laurence-Moon-Biedl 综合征,但罕见。

(五)辅助检查

超声、CT、磁共振胰胆管造影(magnetic resonancecholangiography,MRCP)检查对于诊断 Caroli 病均有很大价值,可见大小不等的囊肿形成,弥漫或局限分布,伴有或不伴有胆管节段性管样扩张。超声或 CT 检查还可发现中心点征,即扩张的肝内胆管内出现小斑点影,这些腔内斑

点为门静脉征象。静脉注射胆管造影剂行增强 CT 检查时,节段性扩张的胆管内呈现浑浊状态。MRCP 对本病有诊断性价值。术中及术后胆管造影检查证实囊肿与肝内胆管相通,但是此检查不适合应用于无症状的 Caroli 病患者。应尽量避免行内镜下或经皮胆管造影检查,因为有引起毒血症的风险,除非治疗有需要时。

(六)治疗与预后

当细菌性胆管炎发作时,主要应用抗生素进行抗感染治疗。但是预防细菌性胆管炎反复发作具有很大的难度,定期应用抗生素仅对部分患者有效。T 管引流效果不佳,尤其当合并先天性肝纤维化时,还可能引起严重的后果,因为胆小管可以分泌大量的水和电解质,T 管引流引起水和电解质的流失,导致严重的脱水。熊去氧胆酸(ursodesoxycholic acid,UDCA)可以用来预防和治疗囊肿内结石,效果佳,推荐所有的 Caroli 病患者应用此药。经肝胆道置管引流对少部分患者有效。胆肠吻合术以及内镜下十二指肠乳头括约肌切开术均可使结石通过胆总管进入肠道,但是不推荐 Caroli 病患者应用上述两种方法,因为可以加重胆管炎的发作次数和严重程度。对于局限性 Caroli 病,可行肝脏部分切除术,效果较好。对于弥漫性 Caroli 病患者来说,如果囊肿明显局限于肝脏某一部分,也可以考虑行肝脏部分切除术,但是由于患者往往合并先天性肝纤维化和门静脉高压,手术难度很大,而且未切除的病变仍可引起反复的胆管炎发作,因此长期效果不佳。对于弥漫性 Caroli 病且合并严重复发性胆管炎的患者,适合行肝移植手术治疗。

预后比较差,死因多为毒血症、肝脓肿、肝衰竭和门静脉高压。

(张坤勇)

第六节 胆管蛔虫病

蛔虫钻入胆管称胆管蛔虫病,在我国特别是经济落后、卫生条件差的地区是常见的消化系急症,多见于儿童和青壮年,女性多于男性。

一、病因和发病机制

由于寄生在小肠中的蛔虫喜碱厌酸和有钻孔的习性,当宿主因发热、饥饿、呕吐、腹泻、驱虫不当等,致胃、肠内环境改变时,蛔虫可上窜钻入胆管,由此引起 Oddi 括约肌强烈痉挛,而发生剧烈的上腹绞痛。蛔虫将肠道内细菌带入胆管,可继发胆管感染。虫体可引起胆管梗阻,加重感染,严重者可发生急性梗阻性化脓性胆管炎。残留在胆管内的死虫及虫卵常成为日后形成结石的核心。钻入胆管的蛔虫可损伤胆管壁引起胆管大出血。如虫体堵塞"共同通道"或引起 Oddi 括约肌痉挛,可并发急性胰腺炎。甚至有人报道过蛔虫钻穿肝脏,进入腹腔或穿破横膈进入胸腔的病例。

二、临床表现

不少患者有排虫、呕虫史,部分患者近期用过驱虫治疗。本病的典型症状为急骤发作的上腹痛,多位于剑突下偏右,呈钻顶样剧痛,较结石引起的绞痛重,一般持续数分钟至 10 余分钟后自行缓解。发作过后,患者可毫无症状或仅有轻度右上腹隐痛。这种发作时剧痛难忍与间歇期如同常人的明显差别是本病的特点之一。疼痛可反复发作。大多数患者在腹痛开始不久即出现恶心、呕吐,部分患者可吐出蛔虫,此对本病有特殊的诊断价值。体征相对较轻,仅有上腹轻度压痛或无体征;症状严重而体征轻微亦是本病的特点之一。

如合并梗阻,起病数天后可出现黄疸。如继发胆管感染,出现发热时,黄疸可加深。

三、实验室和其他检查

(1)外周血中嗜酸性粒细胞比例增高,合并感染时白细胞计数增高。粪便中可找到虫卵,但找不到虫卵也不能排除本病。

(2)B超检查为诊断本症最有价值的检查方法,准确率达95%左右。声像图表现为胆总管内可见直径0.5 cm的强回声影平行光带或多光带,有时呈活动状,可有胆总管轻度扩张。

(3)逆行胆胰管造影(ERCP)能清楚了解胆管内有无蛔虫及其位置、形态和数量,多在内镜治疗时进行。

四、诊断

胆管蛔虫症具有特征性的临床表现,因此,凡年龄<30岁,具下列表现者即可作出临床诊断:①剑突下或右上腹阵发性绞痛,尤其是伴有"钻顶痛",缓解期如同常人。②剧痛时伴呕吐,特别是有呕蛔虫或排虫史。③症状重而体征轻。B超检查有助于确立诊断。

需与胆石症引起的胆绞痛和胆囊炎、急性胰腺炎、溃疡穿孔等急腹症鉴别。

五、治疗

治疗原则为解痉止痛、预防感染、驱蛔,以非手术治疗为主。治疗无效或发生严重并发症者可给予手术治疗。

(一)非手术治疗

1.解痉镇痛

镇痛不但能解除疼痛,且可改善局部血液供应和缓解胆汁淤滞,从而避免或减轻胆管合并感染。常用的解痉剂为抗胆碱药,如阿托品或山莨菪碱,多使用肌内注射。维生素K亦有良好的缓解疼痛作用,可用维生素K_3 8 mg,肌内注射。对疼痛剧烈或疗效不佳者酌情加大剂量,或用维生素K_3 16 mg或维生素K_1 40 mg置于葡萄糖补液500 mL中静脉滴注。必要时加用氯丙嗪或异丙嗪25 mg肌内注射,可加强解痉剂的镇痛作用。对胆管蛔虫症,多数学者认为应尽量避免使用麻醉性镇痛剂,以免加重Oddi括约肌的痉挛。上述药物无效,有时换用硝苯地平10 mg或硝酸甘油0.3 mg舌下含服可能奏效。

2.驱蛔治疗

一旦确立诊断,应立即予以驱虫治疗,驱散上消化道内的蛔虫,并使胆管内的蛔虫退出后不能再进入胆管。

(1)药物驱蛔:宜使用速效麻痹性驱蛔药。常用的药物有枸橼酸哌嗪,成人3.0~3.5 g,或按75 mg/kg计,总量不超过5 g;儿童按100~150 mg/kg计,最多不超过3 g,空腹1次顿服。阿苯达唑,成人400 mg,空腹1次顿服。噻嘧啶成人1.2~1.5 g,空腹1次顿服。

(2)酸驱蛔:由于蛔虫有喜碱怕酸的特性,用酸性物质迫使蛔虫退出胆管且不向上消化道上窜。常用方法有:食醋疗法,将食醋100 mL左右稍加温后1次顿服;补液中加入较大剂量的维生素 C（2~3）g/500 mL 静脉滴注,据研究可酸化胆汁,逼使胆管蛔虫退出胆管。酸驱蛔有辅助治疗作用,可予试用。

(3)中医中药:中药方剂"乌梅丸(汤)"具驱蛔、解痉、利胆的作用;针刺疗法亦有一定效果。

3.抗感染

由于虫体会将肠道细菌带入胆管,加上虫体部分堵塞胆管致胆汁引流不畅,故易合并胆管感染,严重者可并发急性梗阻性化脓性胆管炎,故一般宜给予抗感染治疗,特别是已证实有感染者更应积极进行抗感染治疗。由蛔虫带入胆管的细菌多为肠道革兰阴性杆菌,首选治疗是针对这类细菌的抗生素。

(二)内镜治疗

ERCP 不仅能诊断本症,并能进行有效治疗。当蛔虫嵌于十二指肠乳头处,部分虫体尚留在肠腔时,可在内镜下用圈套器或取异物钳等迅速夹住虫体,将蛔虫拉出胆管。对胆总管内的蛔虫,可将 Dormia 网篮插入胆总管内将蛔虫套住,再拉出胆总管外,如十二指肠乳头的口径较小,可先行乳头切开术后再插入网篮。熟练者做内镜下取虫的成功率在 85% 以上,是目前治疗胆管蛔虫最可靠、快捷的方法,操作并不复杂而安全性大。值得注意的是,应尽量避免在胆内截断蛔虫,若发生时则应用气囊导管将残留虫体取尽,否则残留虫体会成为继发结石的核心。内镜治疗后仍应给予药物驱虫治疗。

(三)手术治疗

对非手术治疗失败或出现严重并发症者,应考虑手术治疗,指征:①保守治疗 1 周无效,腹痛仍剧烈,发作频繁,胆管感染严重。②合并急性梗阻性化脓性胆管炎、胆管大出血、急性坏死性胰腺炎、胆管或肝穿破等。

(张坤勇)

第七节 胆 石 症

胆石症是指胆管系统(包括胆囊和胆管)任何部位发生结石的疾病,是世界范围内的常见病。女性好发,患病率随年龄递增,约 2/3 患者无症状。患者可出现胆绞痛、胆囊炎、胆管炎、胰腺炎等临床表现和并发症,严重者可出现胆囊坏疽和穿孔等严重并发症。

一、病因和发病机制

胆结石形成的机制尚未完全明了。胆结石分为胆固醇性结石和色素性结石。西方国家中 75% 以上的胆结石为胆固醇性,且多发生于胆囊,而在亚洲、非洲国家则以色素性结石常见,且胆结石常伴胆管结石。遗传因素及生活方式,如饮食习惯可能与胆结石的形成有关。胆固醇结石与胆色素结石的发病机制不同。

(一)胆固醇结石与脂质代谢有关

体内总胆固醇池是由自身从乙酰 CoA 合成或饮食中吸收的,多数溶解,且以原形分泌到胆汁中或转化为胆酸,形成肝内胆固醇池,约 20% 系肝脏新合成。

1.代谢障碍

各种代谢障碍引起胆固醇池循环平衡失调,导致胆汁胆固醇绝对高分泌或胆汁酸相对低分泌,或两者并存。肝脏合成的胆固醇在胆汁中与胆汁酸、磷脂形成微胶粒后具有水溶性。胆汁中的胆固醇、胆汁酸与磷脂含量的比例对维持胆固醇的溶解状态很重要。肥胖、年老、药物效应、激素治疗均引起胆汁胆固醇分泌过多,而胆汁酸分泌相对减少,如广泛小肠切除或 PSC 等引起胆汁过度饱和,使胆固醇易从胆汁中析出成为胆固醇结晶。除了微胶粒,磷脂大泡也是一种胆固醇载体。大泡主要由磷脂及胆固醇组成,存在于所有胆汁中,是胆固醇从肝脏分泌至胆小管的原始形式。在胆盐浓度很低时,大泡携带肝胆汁中几乎所有的胆固醇,通常,大泡内胆固醇与磷脂的克分子比例为 1∶1,可达 5∶2,而在微胶粒中胆固醇与磷脂的比例为 1∶(2~5),因此大泡比微胶粒能更有效地携带胆固醇。大泡和微胶粒的平衡和两者所含胆固醇的比例与胆盐的浓度有关,在胆盐浓度很低时(如在肝胆汁中),大多数胆固醇由大泡携带,而在胆盐浓度高时(如在胆囊内),部分大泡因微胶粒的作用成为可溶性而转移至微胶粒。在胆固醇与磷脂的比例增高时(如在大泡内比例为 3∶2,微胶粒中为 1∶3),就超过了携带能力而达到亚稳态浓度,胆固醇就有沉淀的倾向。高胆固醇与磷脂比例缩短了成核时间,而大泡的积聚可能是胆固醇形成结晶的重要步骤,钙的存在可能有促进大泡积聚的作用。

2.胆囊的作用

在胆固醇结石形成过程中,胆囊对成核、晶体形成与结石成长具有重要意义。胆汁在胆囊中浓缩而使黏稠度增高,饥饿时胆汁排空减少而有胆汁潴留,机械或炎症因素使胆汁淤积,妊娠或服用避孕药使胆囊松弛而排空不全,以及胆汁在胆囊中不均匀的分层等都有利于结石的形成。此外,胆囊及胆管中分泌的糖蛋白对胆固醇结晶的形成有重要意义。糖蛋白是高分子蛋白,包括黏液、黏多糖与黏蛋白,黏蛋白是促核形成因子,不仅可增加胆汁的黏稠度,而且使呈饱和状态的胆固醇形成结晶。胆石症患者胆囊黏蛋白分泌亢进。

3.其他

除上述因素外细菌感染、年龄增加、女性、遗传、肥胖、高胆固醇饮食等也与胆结石形成有关。

(二)胆色素结石

胆色素结石又分黑色和棕色。黑色胆色素结石可发生于无诱发因素者,与黑色胆色素结石有关的因素包括慢性溶血、珠蛋白生成障碍性贫血、心瓣膜病、高龄、长期肠外营养及肝硬化,黑色胆色素结石很少与胆固醇性结石共存。亚洲多见胆囊及胆管褐色胆色素结石,与细菌感染有关,如胆石中含大肠埃希杆菌,胆汁分泌性 IgA 减少。

黑色和棕色素性结石含胆红素钙,故色素性结石的发病机制包含胆红素的非结合和诱导。在慢性溶血患者,肝管分泌结合胆红素的能力增加 10 倍,细菌 β-葡萄糖苷酸水解酶水解结合胆红素为不可溶胆红素,引起感染相关的褐色胆色素结晶。淤胆能为胆红素二葡萄糖苷酸非酶水解提供机会,而长期肠外营养可加重淤胆。其他胆囊对形成色素性结石也有作用,胆囊上皮可酸化胆汁,增加碳酸钙溶解度,而胆囊炎症不能酸化胆汁有助于形成色素性结石。此外,胆囊上皮分泌一种糖蛋白黏液基质入胆汁,可结合胆红素及其他胆汁成分。

二、临床表现

(一)胆绞痛

约 1/3 胆石症患者有症状,其中 70%~80% 诉胆绞痛,系胆石移行至胆囊管引起内脏痉挛痛。胆绞痛时,胆囊黏膜无急性炎症,疼痛由梗阻的胆囊管处功能性痉挛引起。而急性胆囊炎疼痛则由胆囊壁炎症引起。胆绞痛的特征为发作性中上腹剧烈疼痛,可位于右上腹、左上腹或心前区、下腹部。可由进食大量食物,特别是油腻食物引发,也可无诱因发生。典型的疼痛为突然发作,15分钟内疼痛急剧加重达高峰,持续3小时,疼痛缓解较慢。如疼痛持续6小时以上,应怀疑胆囊炎。痛可放射至肩胛间区或右肩部,可伴呕吐、出汗。患者常坐卧不安,一次发作后上腹残余压痛可持续。一般一旦发生胆绞痛,则再次发作的危险性很大,两次发作间隔期不定,可能为数周、数月或数年。发作时血常规及生化检查无异常。

真正的胆绞痛应与非特异性消化不良鉴别。有或无胆结石者均常有胀气、胃灼热、吞气症、腹部不适、脂肪性食物不耐受。胆石症引起的胆绞痛行胆囊切除可治愈,而非特异性消化不良伴胆结石患者行胆囊切除后症状依然存在,故在术前予以鉴别很重要。

(二) 急性胆囊炎

急性胆囊炎最常见的原因是胆结石阻塞胆囊管,导致胆囊急性炎症。90%的胆囊炎与胆石症有关。梗阻可破坏胆囊黏膜,引起炎症反应。胆汁脂质(如磷脂酰胆碱)水解和胆盐重吸收可能起作用。前列腺素及其他化学介质可能亦参与炎症发展。急性胆囊炎的胆汁中常发现细菌,可能为继发性,细菌感染可进展至胆囊积脓。急性胆囊炎患者既往多有胆绞痛发作。疼痛常持续超过3小时,且第3小时末,疼痛从上腹部转移到右上腹并出现局部压痛。疼痛的强度可减弱,但压痛越来越明显。常伴呕吐,体温常不超40℃,白细胞计数常升高伴核左移。老年患者症状可很轻微,墨菲征可阳性。30%~40%可扪及胆囊及附着的网膜块物。即使无胆石症和梗阻,15%的急性胆囊炎患者伴黄疸,可能与炎症的胆囊管水肿和压迫有关。

(三) 慢性胆囊炎

慢性胆囊炎患者常有胆囊结石、反复胆绞痛发作或急性胆囊炎的病史,这可导致胆囊壁增厚、纤维化。疼痛发作时常不能扪及胆囊,患者与胆囊有关的症状很少,但常有反复胰腺炎、胆管结石和胆管炎等相关并发症。约15%的胆结石患者同时有胆总管结石,后者可引起胆管炎、胰腺炎。

(四) 胆总管结石和胆管炎

小的胆囊结石可从胆囊经过胆总管进入十二指肠,结石也可留在胆总管引起并发症。大多数胆总管结石与胆囊结石成分一致,但一些因沉积了胆红素钙及其他钙盐而变得更松软,颜色褐色。胆总管结石是引起梗阻性或外科性黄疸的原因之一,应与肝细胞性或内科性黄疸鉴别。胆管梗阻可引起黄疸、瘙痒。瘙痒的机制不清,可能系胆汁潴留刺激感觉神经末梢或内源性阿片激动剂潴留所致,有时瘙痒可为主要症状。胆管梗阻引起大便白色或白陶土样很少见,因为梗阻很少为完全性,而这种大便在胆总管恶性狭窄中更多见。胆总管梗阻引起胆管压力升高,出现肝外及肝内胆管扩张,超声和CT检查可发现,可行胆管造影,如ERCP或PTC,以确定梗阻的原因和水平。临床可发现轻度肝大或右上腹压痛。不像恶性胆总管梗阻,胆总管结石常不伴无痛性胆囊肿大。胆管梗阻常不完全,且胆囊本身常因慢性胆囊炎已纤维化瘢痕而不能扩张,但不是绝对的。随着梗阻时间延长,可继发肝实质损伤,常见转氨酶、ALP、淀粉酶升高和出现黄疸。胆管梗阻致纤维化增加可继发胆汁性肝硬化。发生肝硬化的倾向因梗阻的完全性和持续时间而不同。胆管结石引起继发性胆汁性肝硬化的平均时间约5年,可出现门静脉高压或肝功能衰竭。不完全性梗阻更常表现为食管静脉曲张破裂出血,而完全性梗阻患者则更常出现肝功能衰竭。即使患者有肝硬化,也应采取各种手段改善梗阻,以逆转或部分逆转门静脉高压和继发性胆汁性肝硬化。

胆总管结石的常见并发症是胆管炎,因为细菌感染常发生在梗阻或淤胆情况下。70%的患者出现典型的临床表现,包括腹痛、黄疸、寒战高热(Charcot 三联征),体征无特异性,可有轻度肝大、压痛及反跳痛,随着疾病的发展,可出现肝脏多发脓肿、多器官衰竭或休克。血培养常阳性,反映胆管微生物感染,最常见的病原菌是大肠埃希菌、克雷伯杆菌、假单胞菌和肠球菌,15%同时感染厌氧菌。

(五)胰腺炎

胆结石或胆泥经过胆总管可引起急性胰腺炎,胆泥或镜下结石引起一部分隐源性胰腺炎。

三、诊断和鉴别诊断

(一)诊断

胆管疾病的临床症状与体征无高度特异性,应仔细根据患者病史、体格检查、实验室检查进行诊断。临床拟诊胆绞痛应经影像学检查证实,其中 B 超、PTC、ERCP 及 mRCP 对胆石症有确诊价值。超声检查对诊断胆结石具有很高的特异性和敏感性,表现为强回声伴声影。

(二)鉴别诊断

(1)胆结石可能同其他疾病共存,故发现胆结石并不能排除其他引起患者类似胆绞痛临床征象的疾病。对其他内脏器官的疾病,包括上消化道、结肠、肾脏、胰腺疾病等应予排除。腹部以外的疾病也可引起类似的临床征象,如心绞痛、主动脉瘤夹层分离、脊神经痛、胸膜炎、心包炎及少见的代谢性疾病,如遗传性血管性水肿和急性间歇性卟啉病。

(2)除了疼痛,急性胆囊炎患者可表现为局部炎症的症状和体征(如右上腹块物、压痛),以及全身性毒性反应(如发热、白细胞计数升高),鉴别诊断包括引起腹部炎症或感染的其他原因。急性阑尾炎时,脐周腹痛转移至右下腹,并出现炎性包块。因胆囊部位可较低或阑尾部位可较高位于肝后,因此可与胆绞痛胆囊炎症相混淆。两者均可出现发热、白细胞计数增多。超声或肝胆闪烁显像有助于鉴别。

(3)急性胰腺炎与胆囊炎鉴别较困难,两者压痛部位互相重叠。急性胰腺炎可由胆结石引起,故胆囊炎和胰腺炎可并存。急性胆囊炎可伴高淀粉酶血症,但胰腺炎的淀粉酶水平更高。胆管闪烁显像和影像学检查,如超声和 CT 检查对诊断有帮助。肝胆闪烁显像可确诊或排除急性胆囊炎的诊断,敏感性和特异性高。禁食 2~4 小时,静脉注射 ^{99m}Tc 标记的亚氨基二乙酸衍生物(iminodiacetic acid derivative,IAD),后者可分泌入胆管,并在 γ 照相机下成像。在正常人,胆囊、胆总管和小肠在 30~45 分钟显像。^{99m}Tc-IAD 正常可排除腹痛患者急性胆囊炎的诊断。^{99m}Tc 胆囊未显影,而肝脏、胆总管、小肠显影,则强烈提示急性梗阻性疾病。检查前禁食或禁食时间延长可导致假阳性。

(4)溃疡穿孔起更剧烈的疼痛和腹膜炎体征。腹部 X 线片或 CT 检查可见腹腔内游离气体。如未见游离气体且仍怀疑有溃疡穿孔,应急诊行胃肠道碘油造影检查以证明穿孔。

四、治疗

胆石症的治疗主要包括急性发作期的治疗和排石治疗。急性发作期应禁食脂肪食物,严重者禁食;胆绞痛者给予阿托品肌内注射,必要时与镇痛药,如哌替啶或吗啡合用;合并感染者给予抗生素治疗(见胆囊炎和急性化脓性胆管炎部分)。发作间歇期仍应注意进清淡饮食,避免过饱。

排石治疗有非外科手术治疗和外科手术治疗两大类方法。一般而言,选择排石方法要对有无胆石症状,患者的年龄和身体状况,胆石的部位、性质及数量,胆囊功能是否良好,手术的可能性和并发症以及患者的意愿等因素,进行综合考虑。现就不同部位结石的排石疗法分述如下。

(一)胆囊结石的治疗

胆石症胆囊切除术是有症状的胆囊结石患者的主要治疗方法。适应证为:①临床上有反复发作的胆绞痛。②有胆囊结石并发症,如急性胆囊炎、急性胰腺炎、胆瘘等。③预计有发生胆囊结石并发症的潜在危险,如同时有胆囊腺瘤样息肉、口服胆囊造影剂不显影等。

手术方法有常规胆囊切除术和腹腔镜胆囊切除术。后者的优点是创伤小、愈合快、住院期短,但对胆囊萎缩、腹腔广泛粘连,以及急性胆囊炎合并化脓、坏疽或穿孔和出血性疾病的患者为禁忌。对疑为同时有胆管结石者,腹腔镜检查前应做 ERCP 检查;开腹手术时则要做术中胆管探查。

对无症状的胆囊结石是否应做预防性胆囊切除术,一直存在争论。近年通过长期随诊研究发现,这类患者中症状出现率在 5 年、10 年、15 年分别为 10%、15%和 18%,故认为对这类患者以进行观察为宜。尽管长期胆囊结石可能有 1%~4%的患者发生胆囊癌,但毕竟是少数,且癌变前往往有胆囊炎症状,可提示手术,何况胆囊切除术后右半结肠癌的发生率还高于正常人。对仅表现为消化不良症状的胆囊结石,术后症状常不能缓解或仅有暂时缓解,故手术选择宜慎重。

胆囊结石的非手术疗法包括口服药物溶石和体外震波碎石。口服鹅去氧胆酸(chenodeoxycholic acid,CDCA)500 mg,每天 2~3 次,或熊去氧胆酸(ursodeoxycholic acid,UDCA)150~300 mg,每天 2 次,疗程 6~24 个月。每半年复查 B 超及胆囊造影,如结石已消失,继续用药 3 个月复查。停药后约 50%的患者复发,故多要终身服药。不良反应为腹泻、一过性转氨酶升高,长期服用时少部分患者有肝损害。UDCA 比 CDCA 不良反应少,但价格昂贵。口服药物溶石对胆囊内胆固醇结石(一般为透过 X 线的阴性结石)、直径<20 mm 且胆囊收缩功能良好者有效;由于需长期服药,且价格较贵,一般仅适于老年患者或因其他原因不能耐受手术者,或作为体外震波碎石后的辅助治疗。体外震波碎石(ESWL)对透过 X 线的阴性结石,直径<25 mm 的单个或<15 mm 的 2~3 个结石,且胆囊收缩功能良好者有效,一般很安全,但妊娠者禁忌。其效果远不如该法对治疗肾结石的效果好,故尚未被普遍推广。应用时可配合 UDCA 或 CDCA 或其他中西医结合疗法,以加强疗效。如何提高非手术排石治疗的疗效,仍有待进一步研究。

(二)胆总管结石的治疗

凡有胆总管结石者均必须积极治疗。

1. 非外科手术治疗

近年来,通过十二指肠镜做乳头括约肌切开(EST)取石术治疗胆管结石,尤其适用于胆囊已切除的胆总管复发结石或残余结石,以及年老体弱手术风险大或不愿手术者。对胆总管大结石(直径>20 mm),可通过内镜做机械碎石、液电碎石、激光碎石或药物溶石等方法解决。当发生胆总管结石梗阻,引起化脓性胆管炎、急性胆石性胰腺炎等严重并发症时,可行紧急 EST 并置入内引流或鼻胆引流管减轻胆总管压力,从而迅速控制病情发展。

2. 外科手术治疗

当非外科手术治疗不成功或有内镜治疗的禁忌证时,应行外科手术治疗。手术为胆总管探查或切开取石及 T 管引流,手术时要力求将结石取尽,故术中应做胆管造影及胆管镜检查。术后残余结石可通过 T 管窦道处理或 EST 取石。如术后发生残余结石又不能用非手术方式取出时,需再次手术者,或第 1 次手术发现为泥沙样色素性结石者,一般都加做胆管肠道内引流术,以让胆石顺畅地排入肠腔。

3.肝内胆管结石的治疗

肝内胆管结石以手术治疗为主。手术原则为:①尽量取尽结石和解除胆管梗阻。②在矫正胆管狭窄和解除梗阻的基础上做胆肠内引流术(一般为肝管、肝胆管或胆总管与空肠的 Roux-en-Y 吻合术),以扩大胆管流出道。③如病变局限在左侧肝叶,可做肝叶切除以根治病灶。术后对残余结石可通过 T 管窦道放入胆管镜至胆管内,在直视下用取石篮取出结石,也可结合进行各种碎石、溶石术。

由于肝内胆管结石手术治疗很难彻底,故手术后常需长期用中西利胆药物,这对保证胆管引流通畅,促使残余结石的排出和减少结石复发有重要作用。

(张坤勇)

第八节 胆道肿瘤

一、胆囊良性肿瘤

(一)概述

胆囊良性肿瘤少见,且一般无临床症状,多数是在超声检查时发现胆囊息肉样病变,这些病变的性质如何、怎样处理,值得引起我们的注意。胆囊息肉样病变在超声图像上常显示为等回声病变,凸向胆囊腔内,后方无声影,不随体位变换而移动。超声诊断的正确率为 50%~90%。

胆囊良性肿瘤根据性质可分为真性肿瘤和假性肿瘤。真性肿瘤包括腺瘤、脂肪瘤和平滑肌瘤;假性肿瘤包括胆固醇息肉、炎性息肉和腺肌瘤病。①腺瘤:可单发或多发,超声图像上密度与肝脏基本相同,表面光滑,通常无蒂。②胆固醇息肉:常见,常常多发,回声强于肝脏,有蒂,表面不光滑呈桑葚样。病理学特点为增生的绒毛上积聚胆固醇晶体。

(二)治疗

随访发现,80%~90%胆囊息肉样病变体积不发生变化,但是仍有一小部分腺瘤会发生恶变,建议有以下情况时,考虑行胆囊切除术:有症状的患者;病变直径超过 10 mm,恶变概率会增大;出现其他恶变的征象,包括无蒂、与肝脏等回声、增长迅速。

一些胆囊的良性肿瘤会自行消失,但大多数不会。对于后者,一部分患者会选择行胆囊切除术一劳永逸。对于大多数没有选择手术的患者,建议定期随访,一般每 6 个月做一次超声检查,监测肿瘤是否增大。总之,对于无症状患者,且超声检测显示肿瘤直径<10 mm 以及无恶性征象者,建议保守治疗,定期随访。如果经腹超声检查不能确诊,建议行内镜下超声检查,后者诊断正确率达到 80%。

二、胆囊癌

(一)流行病学

胆囊癌少见,但是由于与慢性胆固醇性胆石症有关,因此世界范围内胆囊癌的发病率地区差异很大。在美国最常见的胃肠道恶性肿瘤中,胆囊癌位列第6位。但是近年来由于其他原因行胆囊切除术的概率增加,导致胆囊癌患病率有所降低。

(二)病因学

75%的胆囊癌患者合并胆囊结石,尤其是大的、多发的结石,很多患者合并慢性胆囊炎,这可能与胆固醇性胆结石引起胆囊黏膜慢性炎症导致上皮细胞增生,增加了癌变的概率有关。钙化胆囊容易癌变,其他可能与胆囊癌发病的相关因素包括胆肠瘘、胰胆管结合部变异导致胰液反流、Mirizzi综合征、接触化学致癌物和伤感杆菌感染。其中胆囊的慢性伤寒杆菌感染使胆囊癌发生的概率增加167倍,因此应当应用抗生素或胆囊切除术积极治疗慢性伤寒和副伤寒携带者。

另外,一些胆囊的良性病变也可发生恶变,如胆囊腺瘤,尤其是直径超过10 mm的腺瘤性息肉。胆囊腺癌的危险因素包括孤立的腺瘤性息肉、有症状的腺瘤性息肉、合并胆囊结石以及年龄超过50岁。胆固醇性胆囊息肉不是癌前病变。

一些基因突变也可能参与了胆囊癌的发病,如 $p53$、$K\text{-}ras$。

(三)病理学

最常见的恶性肿瘤类型是高分化的腺癌,可表现为乳头状。乳头状腺癌早期表现为疣状的赘生物,慢慢长大至充满整个胆囊。类黏液样癌生长迅速,转移早,容易出现胶状腹膜癌。鳞状细胞癌和硬癌容易被识别。发生退行性变的肿瘤恶性度尤其高。

肿瘤常起源于胆囊底或胆囊颈,但是由于肿瘤生长迅速,导致起源部位难以判定。胆囊有着丰富的淋巴和静脉回流系统,因此淋巴结转移出现早。胆囊癌容易侵及肝脏、腹膜、胃、结肠,形成消化道瘘或者引起压迫症状。

(四)临床表现

随着年龄的增长,发病率逐渐增加,通常老年人多发,女性发病率为男性的3倍。患者常常有胆囊结石导致的长期慢性胆囊炎病史。临床症状有右上腹疼痛、恶心、呕吐、不能耐受高脂食物。如果病情进展,会出现体重减轻、黄疸。查体发现右上腹部压痛,胆囊区触及一个肿块,质地硬,腹水。有时在胆囊切除手术组织标本病理学检查上发现胆囊癌,特别小的病灶甚至在术中都不能被发现。

(五)辅助检查

(1)胆管梗阻时,血清、尿液和粪便检查提示胆汁淤积。

(2)常用的胃肠道肿瘤标志物如CA19-9、CEA对诊断胆囊癌的敏感性和特异性比较低。

(3)超声检查发现胆囊腔内有肿块,有时肿块充满整个胆囊腔,早期胆囊癌可表现为胆囊壁增厚,与急性或慢性胆囊炎引起的胆囊壁增厚,有时候很难相鉴别。CT检查发现胆囊区有肿块。超声和CT对胆囊癌的检测率达到60%~70%,超声或CT发现胆囊癌时,病情往往已经进展,手术切除概率低。内镜下超声检测得到的肿瘤图像与组织学浸润深度成正比,有助于肿瘤分期。

(4)黄疸患者行ERCP检查显示胆管受压。血管造影检查显示肝动脉和门静脉受压移位。术前确诊率仅50%。

(5)术前经皮细针穿刺有助于诊断,同时可以评估手术切除范围,明确治疗方案,如术前放化疗。

(六)治疗

胆囊癌患者大致有以下3种情况:①疑似胆囊良性病变手术切除后病理检查诊断为胆囊癌;

②术前检查显示手术切除概率大;③晚期,失去手术机会。目前胆囊癌的治疗方案由疾病分期决定,手术切除是唯一治愈方案,但是只有10%~30%患者适合手术切除。胆囊癌的根治术包括部分肝切除术和淋巴结清扫术。但是这种根治术的效果仍有很大争议。

1.手术切除

手术切除是治愈胆囊癌的唯一方法。对于原位癌(Tumor in situ,T_{is})或T_{1a},如果胆囊管未受肿瘤侵及,可仅行胆囊切除术。T_{1a}期淋巴结转移概率低,为2.5%,如果对T_{1a}期患者采取包括淋巴结清扫术在内的扩大切除术,潜在的病死率增加,获益小。T_2期肿瘤发生淋巴结转移概率大,达56%,需要行包括局部淋巴结清扫术在内的扩大胆囊切除术,扩大胆囊切除术切除范围包括肝脏胆囊窝(Ⅳb和Ⅴ段)的楔形切除,预后较好。对在胆囊切除术时偶然发现的胆囊癌进行二期根治术后,5年生存率为61%~75%。有报道,T_3和T_4期肿瘤根治术后的5年生存率为21%~44%。对于局部浸润型胆囊癌,肝脏切除范围与胆囊窝和肝门受累程度有关。体积大的肿瘤可能需要行肝右叶切除术,术前以及术中很难对肝十二指肠韧带是否受累作出正确诊断,因此有学者建议行肝外胆管切除术以及淋巴结清扫术。但是大多数学者仍然支持仅在有明确肿瘤浸润证据时行肝外胆管切除术。

2.姑息疗法

局部浸润不能手术切除的胆囊癌患者常出现黄疸、腹痛和肠梗阻等临床症状。这些患者,尤其是伴有肝脏或腹膜转移者的生存期一般只有数月,这时,应当采取能最大程度缓解症状同时病死率又比较低的治疗方法。内镜下或经皮穿刺胆管引流是一个可取的治疗方法,对于并发肠梗阻者,可采取肠旁路术。

目前放疗和化疗的疗效欠佳。

(七)预后

影响胆囊癌预后的最主要的因素是淋巴结转移情况。其他提示预后差的因素包括非乳头状腺癌、血管受侵。由于大部分胆囊癌患者确诊时已失去手术时机,因此预后差。50%患者确诊时已存在远处转移。$T_{1~2}$期患者(癌灶局限于胆囊壁内)5年生存率为32%,$T_{3~4}$期患者(进展期)确诊后5年生存率为10%。

而有些患者因胆囊结石行胆囊切除术时发现胆管癌,这些患者预后较好。确诊后平均生存期为3个月,1年生存率14%,壶腹部癌和分化好的胆囊癌生存期较长。

三、肝外胆管的良性肿瘤

肝外胆管的良性肿瘤少见,早期不易发现,多在出现胆管梗阻和胆管炎时才引起注意。确诊肿瘤非常重要,因为手术切除即可治愈。

(一)乳头状瘤

乳头状瘤突入胆总管腔内,肿瘤体积小,质地软,血管丰富,可以有蒂或无蒂,可单发或多发,可是囊性的,也可恶性变,肿瘤分泌黏液时可引起梗阻性胆管炎。胆管造影多表现为光滑的肿瘤突入到胆管腔内。

(二)腺肌瘤

腺肌瘤可出现在胆管的任何位置。质地硬,边缘清楚,体积多变,最大直径可达到15 cm。手术切除可治愈。

(三)纤维瘤

纤维瘤体积小,质地硬,早期即可引起胆管梗阻。

(四)颗粒细胞瘤

颗粒细胞瘤起源于间叶细胞,多累及青年女性,可出现胆汁淤积,需与胆管癌和局部硬化性胆管炎鉴别。手术切除即可治愈。

四、胆管癌

胆管癌是一种发生在胆管上皮的恶性肿瘤,发病率低。胆管的任何一个位置都可出现胆管癌。根据发病部位可分为肝内胆管癌和肝外胆管癌,肝外胆管癌又分为肝门区或高位胆管癌和低位胆管癌。肝内胆管癌常表现为肝脏肿块,肝外胆管癌常阻塞胆管引起梗阻性黄疸。手术切除是唯一治愈方法,但是很多患者不适合手术治疗。

(一)流行病学

胆管癌发病率低,美国大约为 0.85/10 万人。常见于 65 岁以上的老年人,男性发病率高于女性。肝外胆管肿瘤发病率高于肝内胆管肿瘤,但是肝内胆管癌的发生率正在增加,英国、威尔士、美国的研究发现从 20 世纪 70 年代早期到 90 年代中期,发病率增加了 10 倍,原因尚不清楚,可能与经皮穿刺技术的发展有关。但是肝外胆管癌的死亡率却有所下降。

(二)病因学

病因不明。目前发现胃肠道的恶性肿瘤如胰腺癌、胃癌和结肠癌与慢性炎症有关,胆管癌可能也与慢性炎症有关。与胆管癌发病相关的因素可以分为两大类:一类与局部地区有关,如胆道寄生虫感染和肝内结石。亚洲国家肝吸虫感染较多,华支睾吸虫在中国、韩国、日本比较常见,这些国家的原发性肝脏肿瘤中有 20% 是胆管癌。泰国肝吸虫感染在泰国、老挝和马来西亚西部比较常见。这些寄生虫可以产生致癌物和自由基,刺激肝内胆管上皮细胞增生,诱发 DNA 突变。另一类在大范围区域内,如原发性硬化性胆管炎(primarysclerosing cholangitis,PSC)、溃疡性结肠炎和胆管先天性囊性疾病。大多数 PSC 合并胆管癌的患者同时患有溃疡性结肠炎。钍造影剂不仅与肝血管肉瘤有关,还可能与胆管癌发病有关。其他可能与胆管癌有关的化学物品有氡、亚硝胺、二噁英、石棉。

(三)病理学

癌灶常起源于胆囊管与肝总管或左、右肝管交汇处。肝管的肿瘤可以向肝内浸润,可以引起肝外胆管的完全堵塞、肝内胆管扩张、肝脏增大、胆囊萎缩。如果肿瘤局限于一侧肝管,那么胆管梗阻是不完全性的,不会出现黄疸,这侧胆管引流的肝叶会发生萎缩,另一侧则代偿性增生。

胆总管处的肿瘤往往表现为实质性的肿块,引起环形狭窄,也会形成溃疡。肿瘤沿着胆管生长,穿透胆管壁。

尸检发现,仅有一半的患者出现局部和远处转移。转移时常常累及腹膜、腹部淋巴结、横膈、肝脏和胆囊,很少累及血管壁,腹腔外转移少见。

目前广泛使用的胆管癌分类系统有两个,一个是 Weinbren 和 Mutum 分类系统,描述了胆管癌的三种组织学亚型,即结节状、硬化型和乳头状;另一个是 Klatskin 分类系统,描述了肝门区胆管癌大体标本的 3 种亚型,即小硬结节型、节段狭窄型和乳头状生长型。日本学者提出了一种新的大体标本分类方法,分为 3 种亚型,即肿块型、管周浸润型和管内生长型,见图 7-5。这与 Weinbren 和 Mutum 分类系统相吻合。

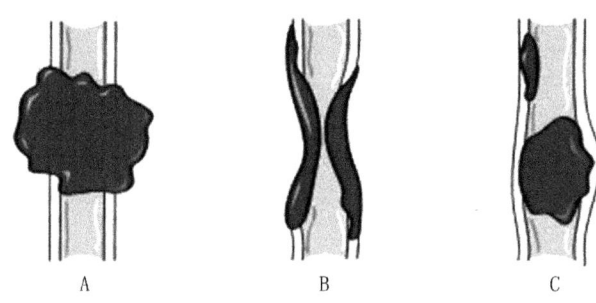

图 7-5 胆管癌形态分类

A.肿块型(mass-forming,MF);B.管周浸润型(periductal-infiltrating, PI);C.管内生长型(intraductal-growing,IG)

组织学上大多是分泌黏液的腺癌。镜下癌灶累及的范围远远超过肉眼可观测到的肿瘤范围。高位胆管癌往往分化较好,相反低位胆管癌分化较差。肝门区肿瘤表现为纤维间质丰富的硬化,远处的肿瘤往往为结节状或乳头状。

(四)分子学变化

12密码子 *K-ras* 原癌基因的点突变被发现与胆管癌相关。p53蛋白在高分化胆管癌中表达。非整倍体型与肝门区胆管癌、神经受累和生存期缩短有关。

胆管癌细胞包含生长抑素受体。生长抑素类似物可以抑制细胞的生长。

(五)分级和分期

美国癌症联合委员会(American Joint Committee on Cancer,AJCC)分级指南认为肝内胆管肿瘤的诊断和治疗与原发性肝脏肿瘤一致。

1.分级

肝门区胆管癌 Bismuth-Corlette 分级详见图 7-6。

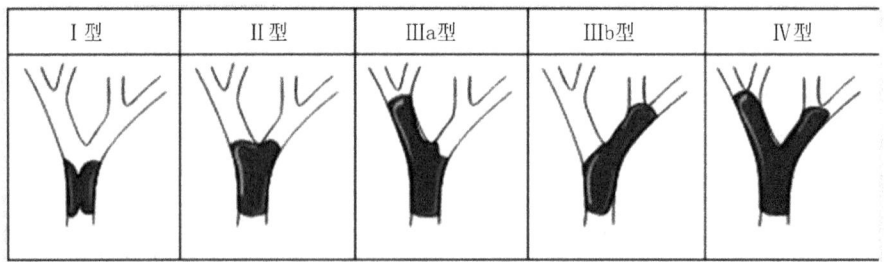

图 7-6 肝门区胆管癌 Bismuth-Corlette 分级图

2.分期

(1)肝癌(包括肝内胆管癌)分期(表 7-2)如下。①原发肿瘤(T):T_x,无法评估的原发肿瘤;T_0,无肿瘤;Tis,原位癌;T_1,孤立肿瘤,无血管浸润;T_2,孤立肿瘤伴血管浸润或肿瘤多发但单个癌灶不超过 5 cm;T_3,肿瘤多发超过 5 cm 或肿瘤浸润门静脉或肝静脉的主要分支;T_4,肿瘤直接浸润除胆囊外的其他相邻器官或腹膜脏层穿孔。②淋巴结(N):N_x,远处淋巴结转移情况无法评估;N_0,无淋巴结转移;N_1,有淋巴结转移。③远处转移(M):M_x,无法评估;M_0,无远处转移;M_1,有远处转移。

表 7-2　肝癌(包括肝内胆管癌)分期

分期	详细
Ⅰ	T_1, N_0, M_0
Ⅱ	T_2, N_0, N_0
ⅢA	T_3, N_0, M_0
ⅢB	T_4, N_0, M_0
ⅢC	任何 T, N_1, M_0
Ⅳ	任何 T,任何 N, M_1

(2)肝外胆管癌分期(表 7-3)如下。①原发肿瘤(T):T_x,无法评估的原发肿瘤;T_0,无肿瘤;T_{is},原位癌;T_1,组织学证实肿瘤局限于胆管内;T_2,肿瘤浸润至胆管外;T_3,肿瘤浸润肝脏、胆囊、胰腺和/或门静脉或肝动脉的同侧分支;T_4,肿瘤浸润以下任一部位,门静脉主干或其双侧分支、肝总动脉或其他邻近器官(结肠、胃、十二指肠或腹壁)。②淋巴结(N):N_x,远处淋巴结转移情况无法评估;N_0,无淋巴结转移;N_1,有淋巴结转移。③远处转移(M):M_x,无法评估;M_0,无远处转移;M_1,有远处转移。

表 7-3　肝外胆管癌分期

分期	详细
0	T_{is}, N_0, M_0
Ⅰ	T_1, N_0, M_0
Ⅱ	T_2, N_0, N_0
ⅢA	T_3, N_0, M_0
ⅢB	T_4, N_0, M_0
ⅢC	任何 T, N_1, M_0
Ⅳ	任何 T,任何 N, M_1

(六)临床表现

黄疸是最常见的临床表现,表现为梗阻性黄疸的特点,如尿液颜色加深、陶土样大便和瘙痒。常伴有一些非特异的胃肠道症状,如厌食、恶心、体重减轻、乏力。

有时胰管因癌栓堵塞导致以急性胰腺炎为首发症状,但这种情况非常少见。有时因检查其他疾病发现血液生化或者影像学结果出现异常而发现此病。肝内胆管癌常常因患者自己触到腹部肿块或者自觉腹胀、上腹部疼痛而发现此病。胆管炎少见,但接受手术、内镜干预的患者也可以出现胆管炎。

(七)辅助检查

1.实验室检查

(1)血清生化学检查:提示胆汁淤积。血清胆红素、碱性磷酸酶和谷氨酰转肽酶明显增高。如果增高的水平出现波动常提示胆管不完全性梗阻或仅一个肝管受累。

(2)大便常规:大便颜色为灰白色,便中脂肪增多,潜血试验常为阳性。

(3)血常规检查:提示贫血,但贫血并非由于失血所致,目前机制不明。白细胞为正常高值,多形性白细胞增多。

(4)肿瘤标志物:血清 CA19-9 水平常增高,但血清 CA19-9 增高也可见于胆管炎和胆汁淤积。血清 CA19-9 诊断 PSC 患者合并胆管癌的敏感性是 50%～60%,同时检查 CA19-9 和 CEA 并不能提高敏感性。但是应用 CA19-9 监测原发性硬化胆管炎患者胆管癌的发生具有一定的价值。

2.影像学检查

(1)超声检查:显示肝外胆管正常,肝内胆管扩张。80%的病例可探查到肿块,多普勒超声检查可以准确地探测到累及门静脉的肿块,但是不能很好地显示肝动脉是否受累。胆管内超声检查仍处于试验阶段,但是对于肿瘤在胆管内以及胆管周围的侵及范围仍能提供重要信息。

(2)增强 CT:检查可以发现胆管扩张,40%～70%患者可以检测出肿瘤。螺旋 CT 对于小至直径 15 mm 胆管癌的检出率达到 90%,而且能够很好显示肝实质、肝内胆管和门静脉受累情况,但是螺旋 CT 会低估肝外胆管、肝动脉和淋巴结受累情况。

(3)MRI 和 MRCP:对诊断胆管结石、狭窄的准确率超过 90%,对胆管癌引起胆管梗阻和肝门区肿瘤的准确率达到 80%。MRI 和 MRCP 对治疗肿瘤引起的肝门区狭窄提供了重要帮助,但是不能取代有创性胆管造影检查,因为后者可以进行刷片细胞学检查和胆汁引流。

(4)ERCP、PTC:CT 和 MRI 检查可以检测到胆管梗阻和肿块,但是需要进行有创性操作获取细胞学和活检标本以区分炎性和恶性的胆管狭窄。随着新的无创性影像学检查技术的发展,直接胆管造影检查的价值也发生了变化,一些专家依靠多普勒超声和 MRCP 检查,避免在手术前进行胆管有创性操作。

(5)PET-CT:在胆管癌诊断和分期中的价值有待研究,目前不是胆管癌术前常规检查项目。有报道 Fluoro-2-deoxy-D-glucose(FDG)-PET 扫描诊断胆管癌的敏感性高达 90%。

(6)血管造影检查:DSA 数字减影血管造影检查可以显示肝动脉、门静脉以及在肝内的分支。应当先进行彩色多普勒超声、CT 和 MRI 检查,根据结果考虑是否行 DSA 检查。

3.内镜下以及经皮胆管造影术

仍然具有重要价值。它的一个重要优点是可以取活检进行组织学检查,需要注意胆管注射造影剂之后必须置管引流,以免出现感染。但是并不能在超声检查发现肝门区胆管梗阻之后立即进行这些检查,仅对脓毒症或肾衰竭患者需要立即处理减轻黄疸时进行。建议先应用无创性方法对肝门区肿物的质地和大小进行检测,评估治疗方案,然后再进行胆管造影检查、细胞学检查和胆管引流。

(1)ERCP:对于肝门区胆管癌,ERCP 显示胆总管和胆囊正常,肝门区梗阻,通过造影剂显示狭窄部位以上的胆管扩张,导丝通过狭窄部位,可进行细胞学检查和置入支架。

(2)经皮穿刺胆管造影检查:显示狭窄部位以上的胆管扩张。当左、右肝管均被堵塞时,需要分别对左右肝管进行穿刺,才能更好地显示梗阻部位和特点。经皮穿刺胆管造影能更清楚地显示肿瘤在肝脏以及肝内胆管的浸润程度。

(八)诊断与鉴别诊断

由于胰腺癌是引起梗阻性黄疸的一个常见病因,因此对于梗阻性黄疸患者,首先进行腹部 CT 扫描以明确梗阻原因和部位。

CT 检查显示肝内胆管扩张。如果梗阻部位在肝门区,那么胆总管往往是正常的,如果是肝外胆管梗阻,那么胆总管在梗阻部位以上是扩张的。如果 CT 检查显示肝门区胆管梗阻,接下来进行 MRCP 检查。如果 MRCP 未能清楚显示梗阻部位以上的肝脏及胆管情况,建议行经皮胆管造影检查,同时行刷片细胞学检查。

如果 CT 未发现胆管扩张,则需要考虑其他可能引起胆汁淤积的疾病,包括药物性肝炎和原发性胆汁性肝硬化。必要时需要进行肝穿组织活检。如果疑似原发性硬化性胆管炎,则胆管造影检查是有诊断意义的。对于发生在肝门区的胆管梗阻,鉴别诊断还应包括良性肿瘤和转移癌,需要结合病史以及其他检查进行诊断。

(九)治疗

1.手术

胆管癌的切除率已经从 20 世纪 70 年代的 5%～20% 增加到了 90 年代的 30% 以上,这与早期确诊、正确的术前评估以及手术操作的发展有关。目前存在的问题是如何彻底切除肿瘤,达到无肿瘤的边缘区。肝门区胆管癌手术时需要切除包括尾叶在内的部分肝脏、胰腺以上的肝外胆管、肝门区和腹腔淋巴结。低位胆管癌的手术原则和切除范围与胰腺癌相同。肝内胆管癌手术原则与其他肝内恶性肿瘤手术原则一致,即切除肿瘤至镜下无肿瘤边缘区,同时保留足够的肝组织。

2.肝移植

由于大部分肝内胆管癌早期复发率高,不适合行肝移植治疗。

3.辅助放、化疗

可以应用铱丝或镭针内放疗联合胆管引流,但是疗效尚未得到证实。外放疗的疗效目前还有争议。细胞毒性药物治疗胆管癌无效。

4.姑息疗法

姑息疗法的目的是缓解黄疸和瘙痒、延长生命。可以通过内镜下、经皮甚至手术的方法置入支架缓解黄疸和瘙痒。肝门区胆管癌可行手术姑息治疗,将左肝叶Ⅲ段肝内胆管与空肠吻合,75% 的患者黄疸至少可缓解 3 个月。如果Ⅲ段胆管萎缩,则可将Ⅴ段胆管与右侧肝内胆管吻合。

(十)预后

胆管癌的预后与肿瘤位置、组织学恶性程度有关。肝门区的胆管癌不易手术切除。组织学恶性程度低的胆管癌预后好。息肉样胆管癌预后好。

部分胆管癌生长慢,转移晚。如果不能手术切除胆管癌,那么 1 年生存率是 50%,2 年生存率是 20%,3 年生存率是 10%。手术切除肿瘤、内镜下或经皮穿刺植入支架可以缓解黄疸。能否手术切除肿瘤取决于其生长部位,并非恶性程度。由于手术切除术后平均生存期比较长,因此对胆管癌患者应当进行合适的治疗方案评估。

(张坤勇)

第八章 胰腺疾病

第一节 急性胰腺炎

急性胰腺炎(acute pancreatitis,AP)是胰腺的急性炎症和细胞损害过程,在不同程度上波及邻近组织和其他脏器系统。其临床表现为腹痛、恶心及呕吐,伴有血淀粉酶、脂肪酶升高,或伴有胰腺炎症、水肿或坏死的影像学表现。急性胰腺炎可分为轻症急性胰腺炎、中重症急性胰腺炎和重症急性胰腺炎3型。

一、流行病学

急性胰腺炎的年发病率为13~45/10万。近年来急性胰腺炎发病呈逐年增加趋势,与胆石症、饮酒、高脂饮食增加有关。CT、超声内镜和ERCP等检查手段的广泛使用也使急性胰腺炎的诊断率更高。

二、病因与发病机制

(一)病因分类
引起急性胰腺炎的病因很多。

1.常见病因

胆石症、酒精和高脂血症,占70%以上。

2.其他病因

其他病因约占10%,包括自身免疫性、先天性、医源性、感染性、代谢性、坏死性、梗阻性、中毒性、创伤性、血管源性等。

3.特发性

特发性指经各项检查仍不能确定病因者。

(二)发病机制
各种胰酶原的不适时提前激活是急性胰腺炎形成的主要始动因素。正常情况下,胰腺腺泡细胞内酶蛋白的形成与分泌过程处于与细胞质隔绝状态。胰腺实质与胰管、胰管与十二指肠之间存在压力差,胰液的分泌压也大于胆汁分泌压,一般情况下,十二指肠液和胆汁不会反流进入胰腺,激活胰酶。同时,正常胰管具有黏膜屏障作用,可以抵挡少量蛋白酶的消化作用。如胆汁中的细菌等有害因子破坏了胰管的黏膜屏障后,胰腺就有可能因各种自身酶的消化而产生炎症。

另外,胰腺有多种机制应对酶原的自体激活,如胰腺分泌小粒中存在胰腺分泌胰蛋白酶抑制剂,可与胰蛋白酶的活化位点1:1结合,抑制其活性。但如被激活的胰蛋白酶原超过10%,该机制就失去作用。任何负性影响该机制的因素均可导致胰腺炎。

1.十二指肠液反流

十二指肠内压力异常增高(呕吐、肠系膜上动脉压迫综合征)或感染等因素引起肝胰壶腹部括约肌松弛,可致十二指肠液反流,通过与前述类似的机制诱发急性胰腺炎。

2.酗酒

长期饮酒可明显增强胰腺对胆碱能和促胰酶素的反应,引起富含酶的胰液分泌增加。同时,长期饮酒者胰腺溶酶体的脆性增加,溶酶体酶可激活胰蛋白酶。酒精代谢酶 5-二磷酸尿嘧啶核苷葡萄糖醛酸转移酶的基因多态性与酒精性胰腺炎的易感性有关,环境因素、抽烟和高脂肪膳食等亦可影响机体对酒精性胰腺炎的易感性。

3.胰管梗阻

结石、虫卵、肿瘤使胰管发生完全或不完全阻塞,胰液分泌物不能通过胰管及时排泄,导致胰管内压力增高而胀破胰管,胰液反流入胰实质破坏胰腺。

4.高脂血症

胰腺毛细血管床中的脂肪酶作用于血清中高水平的甘油三酯,产生有毒性的游离脂肪酸,损伤胰腺小血管内皮,产生炎症细胞和血栓。该型胰腺炎血清淀粉酶可不升高,但脂肪酶升高。

5.炎症介质

胰腺炎期间,产生并释放出多种炎症介质,募集活化炎症细胞,贴附于血管壁,或直接造成细胞损伤,也可引起系统性炎症反应综合征,发生多系统脏器衰竭。

三、病理

急性胰腺炎的病理变化表现为水肿到出血坏死等一系列改变。从病理上可分为间质水肿型胰腺炎和坏死型胰腺炎两种。

(一)间质水肿型胰腺炎

外形肿大、质地结实;胰周组织可有少量坏死。显微镜下见胰腺间质充血、水肿和炎症细胞浸润为主,可见少量腺泡坏死,血管变化常不明显,内外分泌腺无损伤表现。CT 表现为胰腺实质均匀强化,胰周脂肪间隙模糊,可伴有胰周积液。

(二)坏死型胰腺炎

基本病变为:①胰实质坏死;②血管损害引起水肿、出血和血栓形成;③脂肪坏死;④伴随的炎症反应。大体形态上可见钙皂,呈大小不等、稍隆起的象牙色斑点或斑块,散落于大网膜和胰腺。胰腺灌注损伤和胰周坏死的演变需要数天,早期增强 CT 有可能低估胰腺及胰周坏死程度,起病 1 周后的增强 CT 更有价值。

四、临床表现

(一)症状

1.腹痛

95%的急性胰腺炎患者有腹痛,多呈突然发作,与饱餐和酗酒有关。腹痛为持续性刀割样,也可为束带样,多位于中上腹,其次可见于右上或左上腹,脐周和下腹部极少见。50%的腹痛可向左背部放射,呈"一"字样分布;蜷曲体位和前倾体位可使疼痛缓解。腹痛通常可持续 48 小时,偶可超过 1 周。腹痛的机制主要为:①胰腺的急性水肿、炎症刺激和牵拉其包膜上的神经末梢;②胰腺的炎性渗出液刺激毗邻的腹膜和腹膜后组织,产生局限性腹膜炎;③胰腺炎症累及肠道,引起肠充气和麻痹性肠梗阻;④胰管阻塞或伴胆囊炎、胆石症引起疼痛。极少数患者可以无腹痛,仅表现为明显腹胀。

2.发热

多为中度发热,少数为高热,一般持续 3~5 天。如发热不退或逐日升高,尤其持续 3 周以上者,要警惕胰腺脓肿可能。发热由胆道感染或胰腺炎症、坏死组织吸收等引起。

3.恶心、呕吐

多数患者有恶心、呕吐。酒精性胰腺炎患者的呕吐常于腹痛时出现,胆源性胰腺炎患者的呕吐常于腹痛发生后出现。呕吐物为胃内容物,重者可混有胆汁,甚至血液。呕吐后患者无舒适感。

4.黄疸

病情较轻的急性胰腺炎可无黄疸。下列原因可引起黄疸:①胆道感染、胆石症引起胆总管梗阻;②肿大的胰头压迫胆总管;③合并胰腺脓肿或胰腺假囊肿压迫胆总管;④合并肝脏损害等情况。不同原因导致的黄疸持续时间不同。

(二)体征

(1)患者常表现为腹胀伴肠鸣音减弱。临床体征轻者有上腹部或全腹部的轻压痛;重者可出现肌紧张、压痛、反跳痛等腹膜刺激三联征。三联征可局限于左上腹,也可累及整个腹腔。

(2)10%~20%的患者可在上腹部扪及块状物。块状物常为急性胰腺假囊肿或胰腺脓肿,一般见于起病 4 周以后。

(3)大多数患者有持续 24~96 小时的假性肠梗阻表现。

(4)少数重症患者可出现皮下发绀表现,出现在两肋部者,称为 Grey-Tuner 征;出现在脐部者,称为 Cullen 征。Grey-Tuner 征是由于血性液体从肾旁间隙后面渗透至腰方肌后缘,然后再通过肋腹部筋膜流到皮下;Cullen 征是由于后腹膜出血渗入镰状韧带,随后由覆盖于韧带复合体周围的结缔组织进入皮下。

(5)其他:气急、胸腹水等。

五、并发症

(一)局部并发症

1.急性胰周液体积聚

急性胰周液体积聚发生于病程早期,表现为胰周或胰腺远隔间隙液体积聚,缺乏完整包膜,可单发或多发。

2.急性坏死物积聚

急性坏死物积聚发生于病程早期,表现为混合有液体和坏死组织的积聚,坏死物包括胰腺实质或胰周组织。

3.胰腺假性囊肿

起病 4 周后,随着时间的推移,持续存在的急性胰周液体积聚形成囊壁包裹,称为胰腺假性囊肿。

4.包裹性坏死

包裹性坏死是一种包含胰腺和/或胰周坏死组织且具有清晰界限炎性包膜的囊实性结构,多发生于起病4周后。

(二)全身并发症

1.低血压及休克

重症者常有低血压及休克,患者烦躁不安,皮肤苍白、湿冷,呈花斑状,脉搏细弱,血压下降,少数患者可在发病后短期内死亡。

2.消化道出血

患者可表现为呕血或便血。呕血是应激性溃疡或胃黏膜糜烂,或胃黏膜下多发性脓肿引起;便血可由胰腺坏死穿透横结肠引起,便血者预后极差。

3.细菌及真菌感染

重症患者的机体抵抗力低下,极易发生感染。感染一般出现在起病后2周至2个月内,可引起胰周脓肿、腹腔脓肿、败血症,以及呼吸道、泌尿系统感染等。早期病原菌以革兰阴性杆菌为主,后期常为双重或多重细菌感染。大量使用广谱抗生素造成严重菌群失调时,加上机体抵抗力明显低下,极易引起真菌感染,常见病原菌为白念珠菌和酵母菌。

4.慢性胰腺炎和糖尿病

慢性胰腺炎与胰腺腺泡大量破坏及胰腺外分泌功能不全有关,糖尿病发生与胰腺β细胞破坏、胰岛素分泌减少有关,发生率为4%。

5.代谢异常

重症患者可有下列代谢异常。①低钙血症:30%～60%患者出现,血钙<2 mmol/L(8 mg/dL)。血钙<1.75 mmol/L(7 mg/dL)且持续数天者,预后多不良。其产生机制:磷脂酶A和脂肪酶激活,产生脂肪酸,脂肪酸与血钙发生皂化作用;重症时,清蛋白水平降低可使总钙的测定数值降低;降钙素分泌增加时血钙下降;钙-甲状旁腺轴失平衡,后者对低血钙的反应性减弱,钙被转移至脂肪、肌肉和肝组织中。②高脂血症:约20%患者可发生,患者可出现血清脂质微粒凝聚,产生脂肪栓塞。③糖代谢异常:约50%患者出现暂时性高血糖,30%患者有糖尿,偶可发生糖尿病酮症酸中毒或高渗性昏迷;1%～5%患者可并发低血糖,糖代谢异常与急性胰腺炎时胰岛素、胰高血糖素、生长抑素及糖皮质激素的浓度及相互作用有关。

6.血液学异常

血液学异常包括贫血、弥漫性血管内凝血、门静脉和/或脾静脉栓塞。重症急性胰腺炎时,患者纤维蛋白原和凝血因子Ⅷ升高,引起高凝状态,出现血栓形成和局部循环障碍,严重时可发生弥漫性血管内凝血。

7.心功能不全或衰竭

50%患者可有ST-T改变、传导阻滞、期前收缩为主的心电图变化。少数患者还可出现心力衰竭和严重心律失常。

8.肾功能不全或衰竭

20%重症患者可出现肾衰竭,与其有关的死亡率可达80%,发生原因与低血容量、休克和激肽-缓激肽系统作用有关。

9.呼吸功能不全或衰竭

呼吸功能不全或衰竭是最严重的并发症。气急可能是呼吸功能不全的唯一症状,如不注意观察和及时诊断治疗,患者往往会发展到急性呼吸衰竭(成人呼吸窘迫综合征),可有明显气急、发绀等,常规的氧气疗法不能缓解;血气分析PaO_2<8.0 kPa(60 mmHg)。为减少成人呼吸窘迫综合征的发生和及早发现、及早治疗,建议在重症患者入院初期,每天至少做2次动脉血气分析。

10.胰性脑病

胰性脑病发生率为5.9%～11.9%,表现为神经精神异常,定向力缺乏,精神错乱,伴有幻想、幻觉、躁狂状态等。常为一过性,可完全恢复,也可留有精神异常。

11.多脏器功能衰竭

多脏器功能衰竭包括心功能不全、肾功能不全、呼吸功能不全等。

六、辅助检查

(一)实验室检查

1.血淀粉酶

急性胰腺炎起病6小时后,淀粉酶>500 U/L(Somogyi单位)或12小时后尿淀粉酶>1 000 U/L可作为参考。血清酶活性高低与病情程度无相关性。

2.淀粉酶同工酶

淀粉酶有腮腺型和胰腺型两种同工酶,测定淀粉酶同工酶有利于急性胰腺炎的诊断,胰腺型淀粉酶同工酶的参考值:血清<53 U/L,尿液<325 U/L。

3.血脂肪酶

急性胰腺炎时血清脂肪酶水平增高与淀粉酶平行。但脂肪酶增高持续时间较长,有助于发作后胰腺炎的诊断。应注意在巨淀粉酶血症和腮腺炎时脂肪酶水平正常。

4.血清标志物

C反应蛋白发病72小时后>150 mg/L,提示胰腺组织坏死。动态测定IL-6水平增高提示预后不良。

5.血常规

白细胞总数与分类均增高,重者有血细胞比容降低。

6.血钙

血钙值的明显下降提示胰腺有广泛脂肪坏死,血钙<1.75 mmol/L(7 mg/dL)提示预后不良。

7.其他

约半数病例可见血清胆红素和转氨酶、碱性磷酸酶的水平增高,与胰腺发炎压迫胆总管,或病变严重时伴随非梗阻性胆汁淤积有关。清蛋白从腹膜后炎症区和腹膜表面外渗,可使血中清蛋白水平减低。所有患者都应测定血清甘油三酯的水平,还须由此分析血清淀粉酶意外不增高的现象。酗酒者甘油三酯多呈中度暂时增高,因此可能只是胰腺炎的表象而非真正的病因。

(二)辅助检查

1.胸、腹部X线平片

胸、腹部X线平片对发现有无胸腔积液、肠梗阻有帮助。

2. B超

轻型急性胰腺炎时，可见胰腺弥漫性、均匀地增大、外形饱满，界限模糊，内部回声减弱，但比较均匀，也可有胰腺局部肿大。重症急性胰腺炎时，胰腺实质肿胀，失去正常形态，内部回声不规则，可表现为回声减弱或增强，或出现无回声区，回声的改变取决于胰腺坏死和内出血的情况。B超还可用于判断有无胆道结石和胰腺水肿、坏死。

3. CT扫描

CT扫描能确切显示胰腺解剖，是诊断急性胰腺炎的标准方法，可确定急性胰腺炎是否存在及其严重程度以及有无局部并发症，鉴别囊性或实质性病变，判断有无出血坏死，评价炎症浸润的范围，且不受肠道气体的干扰。平扫CT对坏死性胰腺炎诊断的敏感性较低，增强CT敏感性明显提高。改良的CT严重指数评分（modified CT severity index, MCTSI）常用于炎症反应及坏死程度的判断，轻症急性胰腺炎的MCTSI评分＜4分，中重症及重症急性胰腺炎的MCTSI评分≥4分。

4. MRI

MRI检查对于胰腺炎的诊断价值并不优于CT。可通过胆胰管造影（MRCP）判断有无胆胰管梗阻。

5. ERCP和超声内镜

对急性胰腺炎的诊治均有重要作用。超声内镜主要用于诊断，尤其对于鉴别诊断恶性肿瘤和癌前病变（如壶腹部肿瘤、微小结石病等）有重要意义。ERCP主要用于治疗，但对于一些少见病因（如Oddi括约肌功能障碍等）有帮助诊断作用。

七、诊断

(一) 诊断

任何有上腹疼痛，难以解释的休克或血尿淀粉酶增高的患者，均应考虑急性胰腺炎的可能。急性胰腺炎的诊断标准为：①与急性胰腺炎相符合的腹痛症状；②血清淀粉酶和/或脂肪酶至少高于正常上限3倍；③腹部影像学检查符合急性胰腺炎影像学改变。具有上述3项的2项标准可诊断急性胰腺炎。

当急性胰腺炎有：①B超检查见胆总管内结石或胆总管扩张＞4mm（胆囊切除者胆总管扩张＞8mm）；②血清SB＞40μmol/L；③胆囊结石伴AKP和/或ALT高于正常上限的3倍，即可诊断为胆源性胰腺炎。

(二) 严重程度分级

多数急性胰腺炎为轻症，且多为自限性，仅需短期住院治疗。重症急性胰腺炎占15%～20%，根据是否出现持续的器官衰竭（＞48小时），可分为中重症急性胰腺炎和重症急性胰腺炎。同时根据APACHE Ⅱ评分、Ranson评分、BISAP评分等动态评估急性胰腺炎的严重程度及其预后。

1. 轻症急性胰腺炎

不伴有器官功能衰竭及全身并发症，通常在1至2周内恢复，病死率极低。Ranson评分＜3分，APACHE Ⅱ评分＜8分，BISAP评分＜3分，MCTSI评分＜4分。

2. 中重症急性胰腺炎

中重症急性胰腺炎伴有一过性（≤48小时）的器官功能障碍，或伴有局部或全身并发症而无持续器官功能衰竭。早期病死率低,后期如坏死组织合并感染,病死率增高。Ranson 评分≥3 分,APACHE Ⅱ 评分≥8 分,BISAP 评分≥3 分,MCTSI 评分≥4 分。

3.重症急性胰腺炎

重症急性胰腺炎占急性胰腺炎的 5%～10%,伴有持续(>48 小时)的器官功能衰竭。重症急性胰腺炎早期病死率高,如后期合并感染则病死率更高。器官功能衰竭的诊断标准依据改良 Marshall 评分系统,任何器官评分≥2 分可定义为存在器官功能衰竭(表 8-1)。

表 8-1 改良 Marshall 评分系统

评分	项目				
	0	1	2	3	4
呼吸(PaO_2/FiO_2)	>400	301～400	201～300	101～200	≤101
心血管(收缩压,mmHg)	>90	<90,输液有应答	<90,输液无应答	<90,pH<7.3	<90,pH<7.2
肾脏(血肌酐,$\mu mol/L$)	≤134	135～169	170～310	311～439	>439

注:PaO_2 为动脉血氧;FiO_2 为吸入氧浓度,非机械通气患者中,室内空气(FiO_2 为 21%),吸氧 2 L/min(FiO_2 为 25%),4 L/min(FiO_2 为 30%),6～8 L/min(FiO_2 为 40%),9～10 L/min(FiO_2 为 50%)。既往有慢性肾衰竭患者的评分依据基线肾功能进一步恶化的程度而定。

此外,还有一些有临床价值的严重度判别指标,如体重指数>28 kg/m^2、胸膜渗出尤其双侧胸腔积液、72 小时后 C 反应蛋白>150 mg/L 并持续升高等。

八、治疗

(一)轻症急性胰腺炎

轻症急性胰腺炎以内科治疗为主,但对于有胆囊结石的轻症急性胰腺炎患者,在病情控制后应尽早行胆囊切除术;胆源性轻症急性胰腺炎在治疗过程中出现病情进展,可行鼻胆管引流或内镜下十二指肠乳头括约肌切开术。

1.支持治疗

早期足量的静脉水化,给予每小时 250～500 mL 的等渗晶体液(如乳酸林格氏液),除非患者存在心血管或肾脏疾病等禁忌证。在早期 12～24 小时给予足量的静脉水化,获益最大,超过此时间窗后获益减少。在起病后 24～48 小时,以降低血尿素氮为足量静脉水化的目标,同时结合患者病情,每隔 6 小时重新评估患者所需补液量。

2.抑制胰腺分泌

(1)禁食及胃肠减压:可减少胰腺分泌。轻症急性胰腺炎待恶心呕吐和腹痛消失,即可逐步开放进食,可先给予少量无脂流质,逐步过渡到低脂固体饮食。若有复发表现,需再度禁食。

(2)H_2 受体拮抗剂或质子泵抑制剂:抑制胃酸以保护胃黏膜及减少胰腺分泌。

(3)生长抑素及类似物具有多种内分泌活性:抑制胃酸分泌;抑制胰腺外分泌,使胰液量、碳酸氢盐、消化酶分泌减少;抑制胰岛素、胰高血糖素、缩胆囊素等,被认为对胰腺细胞有保护作用,可阻止急性胰腺炎的进展。早期应用能迅速控制病情、缓解临床症状,使血淀粉酶快速下降并减少并发症,提高治愈率。施他宁的剂量为首剂 250 μg 加入 10% 葡萄糖溶液 20 mL 中缓慢静脉推注,继而 3～6 mg 加入 10% 葡萄糖溶液 500 mL 静脉滴注维持 12～24 小时。善宁首剂为 0.1 mg 加入 10% 葡萄糖溶液 20 mL 缓慢静脉推注,继而 0.6 mg 加入 10% 葡萄糖溶液 500 mL 静脉滴注维持治疗 12～24 小时。

3.抗生素

胆源性急性胰腺炎可选用氨基糖苷类、喹诺酮类、头孢菌素类及抗厌氧菌药物,其他病因的轻型急性胰腺炎不推荐静脉使用抗生素预防感染。

4.抑制胰酶活性,减少胰酶合成。

(1)抑肽酶:抑制肠肽酶,中断瀑布效应,应早用,剂量宜大。参考剂量:第1天50 000 U/h,总量100 000～250 000 U,随后20 000～40 000 U/d,疗程1～2周。

(2)加贝酯:为一种非肽类蛋白分解酶抑制剂,对胰蛋白酶、血管舒缓素、磷脂酶A_2等均有极强的抑制作用,并有松弛肝胰壶腹部括约肌作用。用法:100 mg加入250 mL液体内,3次/天,静脉滴注3天,症状减轻后100 mg,1次/天,静脉滴注,疗程7～10天,滴速为1 mg/(kg·h),不宜>2.5 mg/(kg·h)。用药期间要注意皮疹及过敏性休克。

(3)乌司他丁:为一种蛋白酶抑制剂,可抑制胰蛋白酶等各种胰酶,还可稳定溶酶体膜、抑制溶酶体酶释放、抑制心肌抑制因子产生和炎性介质释放。用法:100 000 U+液体500 mL,静脉滴注,1～2小时内滴完,每天1～3次。

5.镇痛

急性重症胰腺炎患者常有明显疼痛,甚至可导致休克,因此镇痛非常重要。常用的有哌替啶肌内注射、0.1%普鲁卡因静脉滴注,一般不宜使用吗啡和胆碱能受体拮抗剂。

(二)中重症急性胰腺炎及重症急性胰腺炎

1.内科治疗

(1)禁食和胃肠减压:可减少胰腺分泌,减少胃酸的刺激及减轻胀气和肠麻痹。

(2)营养支持:营养支持对保护肠黏膜屏障功能、降低感染等并发症十分重要,应贯穿中重症急性胰腺炎及重症急性胰腺炎的整个治疗。在血流动力学和心脏功能稳定情况下,应早期进行营养支持,初期主要是肠外营养,但应尽早(发病48小时内)过渡到肠内营养。重症急性胰腺炎患者胃肠功能一旦恢复,即应实施肠内营养。

发生中重症及重症急性胰腺炎时,炎症反应、肠道菌群失调、生长因子缺乏和肠黏膜上皮细胞过度凋亡等因素可导致肠黏膜屏障损伤,进而发生肠道衰竭,导致细菌及内毒素易位,肠源性细菌到达胰腺,形成胰腺及胰腺周围组织继发感染与脓毒症,与多器官功能衰竭的发生密切相关。因此,肠道衰竭被称为多器官功能衰竭的"发动机"。肠内营养是防止肠道衰竭的重要措施,可维持肠屏障功能,增加肠黏膜血流灌注和促进肠蠕动,避免肠道菌群易位,维持肠道内细菌平衡,改善肠道通透性,限制由肠道介导的全身炎症反应。

(3)液体复苏:液体复苏、维持水电解质平衡和加强监护是早期治疗的重点,由于全身的炎症反应引起毛细血管渗漏综合征,导致血液成分大量渗出,造成血容量丢失与血液浓缩。复苏液首选乳酸林格氏液,对于需要快速复苏的患者可适量选用代血浆制剂。补液速度控制在250～500 mL/h,但扩容治疗需避免液体复苏不足或过度,可通过动态监测中心静脉压或肺毛细血管楔压、心率、血压、尿量、血细胞比容及混合静脉血氧饱和度等指标作为指导。

建议以下患者转入重症监护病房进行治疗:①持续性呼吸困难或心动过速者;②入院6～8小时内对初始复苏无应答的呼吸衰竭或低血压者;③呼吸衰竭须机械通气者;④肾功能不全须透析者。

(4)抗生素:无感染的急性胰腺炎不推荐静脉使用抗生素预防感染。伴有感染的中重症及重症急性胰腺炎应常规使用抗生素。选择抗生素应注意:①抗菌谱广,因为每一病例都可分离出数种病原菌;②对主要病原菌应有强大的杀灭、抑制作用;③兼顾厌氧菌,推荐方案为碳青霉烯类、第三代头孢菌素联合抗厌氧菌药物、青霉素联合内酰胺酶抑制剂。疗程14天,可根据病情延长应用时间。临床上无法用细菌感染来解释发热等表现时,应考虑到真菌感染的可能,可经验性应用抗真菌药,同时进行血液或体液真菌培养。

(5)生长抑素和生长激素联合疗法:生长激素的作用主要是促进蛋白合成、调节免疫和可能的抗感染。生长激素用量一般为4~8 U皮下注射,每天2次,应注意高血糖等不良反应。

(6)糖皮质激素:一般不用,除非出现重要脏器严重并发症,常用甲基泼尼松龙,40~80 mg/d,静脉滴注,每天1~2次。

(7)中药:常用大承气汤和生大黄。生大黄对胰蛋白酶、胰脂肪酶、胰淀粉酶有明显的抑制作用,并有止血和降低血管通透性的作用,防止休克发生,并可改善胰腺的血液循环;所含的番泻苷甲可促进肠道排空以减少胰腺分泌。用法:生大黄25~30 g/d,开水100~200 mL浸泡15~30分钟,去渣分3次服用。

(8)血浆置换:如有严重高脂血症(血甘油三酯>11.3 mmol/L),可用血浆置换法降低血中甘油三酯含量,尽量降至5.65 mmol/L以下。对于高脂血症性急性胰腺炎,要限用脂肪乳剂,避免应用升高血脂的药物。

2.减少腹腔内有毒液体

重症急性胰腺炎患者腹腔内积液中有大量血管活性物质及毒性细胞因子,对胰腺炎的恶化和全身病理生理影响很大。传统方法为手术清除加引流,但创伤大、感染机会多,目前国内有人试用在腹腔镜下腹腔灌洗,并获初步成功。

3.手术治疗

主要针对胰腺局部并发症继发感染或产生压迫症状,如消化道梗阻、胆道梗阻等,以及胰瘘、消化道瘘、假性动脉瘤破裂出血等。胰腺及胰周无菌性坏死积液无症状者无须手术治疗。

4.内镜治疗

条件具备时应尽早行内镜下诊断与处理。对疑有胆源性胰腺炎的患者早期(发病后24~72小时)进行内镜逆行胰胆管造影术,可清除胆管结石、恢复胆流,并减少胆汁性胰腺炎的反流,使患者病情迅速改善并减少复发,疗效优于传统常规治疗,成功率可达90%以上。

5.对局部并发症的处理

大多数急性胰周液体积聚在发病后数周内可自发吸收,一般不发生感染。在这个阶段穿刺引流可继发感染,故应避免干预。仅在感染性急性胰周液体积聚时才有穿刺引流的指征。假性囊肿亦很少需要干预,仅在感染或有症状时考虑穿刺引流。临床上出现脓毒血症、CT检查出现气泡征、细针穿刺抽吸物涂片或培养找到细菌或真菌时,可诊断为感染性坏死。EUS引导下胰腺假性囊肿和胰腺脓肿穿刺引流术已在临床广泛应用,能对胰腺假性囊肿、胰腺脓肿进行准确的定位评估,并对进针过程实时监测,可准确穿刺并引流病灶,与传统引流术及外科手术相比,创伤小,安全性高,且术后并发症较少。

(田瑞龙)

第二节 慢性胰腺炎

慢性胰腺炎是指各种病因引起的胰腺组织和功能不可逆改变的慢性炎症性疾病,病理特征为胰腺腺泡萎缩、破坏和间质纤维化,胰腺实质钙化、胰管扩张、胰管结石。临床以反复发作的上腹疼痛和/或胰腺内、外分泌功能不全为主要症状。

一、流行病学

全球发病率每年 4.4/10 万~11.9/10 万,我国患病率约为 13/10 万,且有逐年增多的趋势。男女比为 1.86:1。男女发病年龄无显著差异。

二、病因和发病机制

(一)胆道疾病

胆道疾病者占病因 36%~65%。胆囊、胆管结石约占 77%,其次为胆囊炎、胆道狭窄、肝胰壶腹括约肌功能障碍等。胆道疾病可诱发频发的胰腺炎,胰腺弥漫性纤维化,胰管狭窄、钙化。胆囊炎还可通过淋巴管炎而引起慢性胰腺炎。

(二)慢性酒精中毒

发达国家最主要的病因。患者的纯酒精摄入量≥70 g/d,嗜酒史 5~15 年。由于酒精本身和/或其代谢产物的毒性和低蛋白血症,造成胰实质进行性的损伤和纤维化;酒精刺激胰腺分泌,使胰液中胰酶和蛋白质的含量增加,钙离子浓度增高,形成小蛋白栓阻塞小胰管,导致胰腺结构发生改变形成慢性胰腺炎。酒精性慢性胰腺炎胰腺钙化较多。

(三)自身免疫因素

自身免疫因素约占 2.8%。

(四)营养因素

亚非发展中国家,最常见类型是营养不良诱发的(热带)胰腺炎。这些地区的食用植物木薯,能使血清硫氰酸水平增高,细胞内自由基生成增多,造成胰腺损伤。此外,低脂肪、低蛋白饮食,硒、铜等微量元素缺乏,维生素 A、维生素 B_6 等不足可能有关。

(五)基因突变

如阳离子胰蛋白酶原(PRSS1)基因、丝氨酸蛋白酶抑制剂 Kazal I 型基因、囊性纤维化跨膜传导调节因子基因、糜蛋白酶原 C 基因、钙离子敏感受体基因为常见突变基因。

(六)高钙血症

约 10% 甲状旁腺功能亢进患者发生慢性胰腺炎。始动因素是高钙血症。其机制有:①钙沉积形成胰管内钙化,阻塞胰管;②钙促进胰蛋白酶原活化,促发自身消化;③直接影响胰腺腺泡细胞的蛋白分泌。高钙血症也见于维生素 D 中毒、甲状旁腺癌、多发性骨髓瘤等疾病。

(七)高脂血症

家族性高脂血症中 I、IV、V 型患者易致胰腺炎反复发作。其机制可能为:①过高的乳糜微粒血症使胰腺的微血管阻塞;②胰腺毛细血管内高浓度的甘油三酯被脂肪酶大量分解,所形成的大量游离脂肪酸引起毛细血管栓塞或内膜损伤致胰腺炎发生。

(八) 其他因素

其他因素:①吸烟可显著增加慢性胰腺炎发病危险性;②上腹部手术后,可致肝胰壶腹部括约肌痉挛、狭窄、胰腺损伤或供血不良而引起胰腺炎;③一部分复发性和急性重症胰腺炎可发展成慢性胰腺炎;④胰供血动脉硬化,及胃十二指肠后壁穿透性溃疡等,均可引起慢性胰腺炎。

(九) 特发性

特发性占6%~37.5%,多见于年轻人和老年人,发病率无明显性别差异。随着诊断手段的不断提高,所占比例将逐渐下降。已发现一部分"特发性慢性胰腺炎"与肝胰壶腹括约肌功能异常有关。

除上述传统的病因分类,目前国际上普遍使用的还有TIGAR-O危险因子分类。

三、病理

慢性胰腺炎的基本病理变化包括不同程度的腺泡组织萎缩、胰腺间质纤维化、胰管扩张、胰管内结石形成和囊肿形成等。按其病理变化可分为慢性钙化性胰腺炎、慢性梗阻性胰腺炎和慢性炎症性胰腺炎,慢性钙化性胰腺炎最多见。

四、临床表现

临床表现轻重不一。可无症状或轻度消化不良,而中度以上的CP可有腹痛、腹胀、黄疸等胰腺炎急性发作症状,胰腺内、外分泌功能不足表现,腹水、感染等。

(一) 腹痛

腹痛占60%~100%,疼痛间歇性或慢性,常在上腹部,可放射至左、右季肋部,左侧肩部及背部。开始时,持续几小时到几天,随疾病进展,腹痛日趋频繁,持续时间增加。腹痛在仰卧位时加剧,屈膝位或俯卧位时缓解;饮酒、进油腻食物可诱发腹痛。后期随着胰腺内、外分泌功能下降,疼痛可能会减轻,甚至消失。

(二) 胰腺外分泌不足的表现

轻中度患者仅有食欲减退、腹胀等消化不良症状。脂肪酶排量降低到正常的10%以下时才会出现脂肪泻,排出大量恶臭有油脂的粪便。同样,胰蛋白酶低于正常10%时才会有粪便中蛋白丢失。由于害怕疼痛而进食很少,体重减轻,并有多种维生素特别是脂溶性维生素缺乏的表现。

(三) 胰腺内分泌不足的表现

6%~46%的患者有糖尿病或糖耐量异常。糖尿病常在出现临床症状后5~10年发生。

(四) 黄疸

黄疸发生率为1%~28.2%。主要是由于胰头显著纤维化或假性囊肿压迫胆总管下段所致。

(五) 体征

上腹部压痛,急性发作时可有腹膜刺激征。当并发巨大假性囊肿时可扪及包块。由于消化吸收功能障碍可导致消瘦,亦可出现其他并发症相关体征。

五、并发症

患者除脂肪泻和糖尿病或糖耐量减退外,尚可有下列并发症。

（一）胰源性门静脉高压和上消化道出血

胰源性门静脉高压和上消化道出血可出现呕血和黑便。其病因如下。①胰源性门静脉高压：脾静脉受压及血栓形成引起区域性门静脉高压，脾大和胃底静脉曲张破裂出血；②胰腺假性囊肿壁的大血管或动脉瘤受胰腺分泌的消化酶侵蚀而破裂出血；③胰腺分泌碳酸氢盐减少并发消化性溃疡和出血。

（二）胰腺假性囊肿

胰腺假性囊肿见于10%的患者，形成机制：①胰管内压力增高致胰管破裂，胰液外渗。因无活动性炎症，胰液常为清亮。②活动性炎症合并脂肪坏死（也可能有胰腺实质的坏死），胰液自小胰管外渗。因含坏死组织，胰液常有变色。

（三）胆道或十二指肠梗阻

胆道或十二指肠梗阻见于5%~10%的患者，主要是由于胰头部炎症或纤维化、假性囊肿所致。

（四）胰源性胸、腹水

形成的机制可能是由于胰管破裂，与腹腔和胸腔形成瘘管，或是假性囊肿的破溃致胰液进入胸、腹腔。胰源性胸、腹水可呈浆液性、血性或乳糜性，后两者较少见。胰源性胸腔积液以左侧多见，具有慢性、进行性、反复发作及胸腔积液量多的特点。

（五）胰腺癌

约4%患者在20年内并发胰腺癌。

（六）胰瘘

胰瘘包括胰腺外瘘和内瘘。外瘘常发生于胰腺活检、胰腺坏死、外科引流术后、手术中的胰腺损伤或腹部钝伤后。内瘘常发生于慢性胰腺炎主胰管或假性囊肿破裂后，酒精性胰腺炎易出现内瘘。

（七）其他

少数患者可有胰性脑病；胰腺与脾粘连或胰腺假性囊肿侵蚀促发脾破裂；皮下脂肪坏死和骨髓脂肪坏死等。

六、实验室和辅助检查

（一）实验室检查

1.粪便的显微镜检查

粪便中含有未消化的肌肉纤维和脂肪滴。

2.胰腺外分泌功能测定

胰腺外分泌功能测定分为直接外分泌功能试验和间接外分泌功能试验两大类，两者均通过测量胰腺分泌的胰液量、胰液电解质浓度和胰酶量来评估胰腺外分泌的功能。包括胰泌素试验、Lundh试餐试验、血、尿苯甲酰-酪氨酰-对氨基苯甲酸(BT-PABA)试验、胰月桂酸试验(PLT)、粪便试验（苏丹三染色、粪便脂肪定量测定和弹力蛋白酶Ⅰ测定）及核素胰腺外分泌功能试验（^{131}I-甘油三酯/油酸吸收试验、双标记Schilling试验及^{13}C-呼气试验）等。仅在胰腺功能严重受损时才有阳性结果，且难以和小肠吸收障碍性疾病相区别。

3.胰腺内分泌功能测定

胰腺内分泌功能测定包括糖耐量异常、血胰岛素、C肽和血浆胰多肽减少。继发于慢性胰腺炎的糖尿病归类为Ⅲ型,诊断标准为糖化血红蛋白≥6.5%,空腹血糖≥7 mmoL/L。但只有晚期(胰腺功能损失90%以上)方出现变化,敏感度低。

4.血清 CCK 测定

血清 CCK 正常为 30～300 pg/mL,CP 患者可高达 8 000 pg/mL。

5.其他实验室检查

急性发作期时血清淀粉酶、脂肪酶可升高;胰源性胸腹水中淀粉酶明显升高。血清 CA19-9 值可增高,但通常升幅较小,如明显升高,应警惕合并胰腺癌可能。其他指标如 IgG4、血钙、血脂、甲状旁腺素、病毒等检查有助明确 CP 病因。

(二)影像学检查

1.腹部平片

腹部 X 线平片可发现部分患者胰腺区域的钙化灶、结石影。

2.超声及其相关技术

(1)腹部超声:可见胰腺形态改变;胰腺纤维化时,胰腺内部回声增强;胰管有不规则扩张及管壁回声增强;有结石或钙化时可见光团及声影;有囊肿时可见液性暗区。敏感度和特异度较差,可作为 CP 的初筛检查。

(2)内镜超声(EUS):避免了肠道气体和肠壁脂肪的干扰,克服了体外超声诊断胰腺疾病的不足,主要表现为胰实质回声增强、主胰管钙化等。但 EUS 对慢性胰腺炎的早期诊断尚不敏感,EUS-FNA 可提高敏感性和特异性。

(3)胰管内超声(IDUS):是将超声探头经十二指肠乳头逆行插至主胰管中,可对主胰管内局灶性狭窄病变进行鉴别诊断。

3.胰腺 CT

胰腺 CT 为首选检查方法。可见胰腺失去正常结构,呈弥漫性增大或萎缩,密度不均;胰管不规则扩张或粗细不匀;胰管内结石或钙化征象。对中晚期慢性胰腺炎诊断准确性较高,对早期的诊断价值有限。CT 有助于并发症的诊断,包括假性囊肿、门脾静脉血栓、假性动脉瘤以及胰管胸膜瘘。

4.磁共振成像

对慢性胰腺炎诊断价值优于 CT,尤对胰实质异常改变敏感,主要包括 T_1 抑脂加权像信号强度降低,加对比剂后延迟增强,且增强不明显。

5.胰胆管影像学检查

胰胆管影像学检查包括内镜逆行胰胆管造影术和磁共振胰胆管造影术。内镜逆行胰胆管造影术主要显示胰管形态改变,以往是重要诊断依据。但是有创性检查,仅在诊断困难时选用,更多是一种治疗手段。磁共振胰胆管造影术可清楚显示胰管病变的部位、程度和范围。剑桥分类是最常用的胰管造影标准。胰泌素增强磁共振胰胆管造影术能观察胰管顺应性;评估胰管分支数量或出现的新分支;通过碳酸氢盐及胰液的分泌量间接评估胰腺外分泌功能。

6.胰管镜检查

胰管镜检查可直接观察胰管内病变,如狭窄、结石、阻塞等,同时还能进行组织学活检、收集胰液及细胞学刷检等,对 CP 早期诊断及胰腺癌鉴别诊断有意义。

7.正电子发射体层成像(PET)

^{18}FDG-PET 对不明原因的胰腺肿块进行检查有助于与胰腺癌鉴别,胰腺癌可表现为核素浓

聚区,但在合并急性炎症时可出现假阳性结果。

8.胰腺活检

组织活检是诊断的金标准,主要用于与胰腺癌鉴别诊断。方法包括CT或超声引导下经皮胰腺穿刺活检;EUS引导下胰腺活检,包括细针穿刺抽吸及活检;手术或腹腔镜下胰腺活检。

七、诊断和鉴别诊断

(一)诊断

主要诊断依据:①典型临床表现,如反复发作上腹痛或急性胰腺炎等;②影像学检查提示胰腺钙化、胰管结石、胰管狭窄或扩张等;③病理学特征性改变;④胰腺外分泌功能不全表现。其中②或③可确诊,①+④拟诊。

根据临床表现、形态学改变和胰腺内外分泌功能受损程度,慢性胰腺炎分为4期。

1.早期

早期出现腹痛、血清或尿淀粉酶升高等临床症状,CT、超声检查多无特征性改变,超声内镜、内镜逆行胰胆管造影术或组织学检查可有轻微改变。

2.进展期

进展期主要表现为反复腹痛或急性胰腺炎发作,胰腺实质或导管出现特征性改变,胰腺内外分泌功能无显著异常,病程可持续数年。

3.并发症期

临床症状加重,胰腺及导管形态明显异常,胰腺实质明显纤维化或炎性增生改变,可出现假性囊肿、胆道梗阻、十二指肠梗阻、胰源性门静脉高压、胰源性胸腹水等并发症。胰腺内外分泌功能异常,但无显著临床表现。

4.终末期

腹痛发作频率和严重程度可降低,甚至疼痛症状消失;胰腺内外分泌功能显著异常,临床出现腹泻、脂肪泻、体重下降和糖尿病。

(二)鉴别诊断

1.胰腺癌

两者鉴别甚为困难。可用的方法:①血清CA19-9、CA125、CA50、CA242,在胰腺癌诊断中有一定参考价值,但有假阳性;②胰液检查:通过ERCP获取胰液,如检出癌细胞,则确诊;同时胰液CA19-9及K-ras基因检测有一定鉴别诊断价值;③实时超声及EUS导引下细针胰腺穿刺,如发现癌细胞,可确诊,但阴性不能排除诊断;④CT、MRI和PET有助于鉴别。

2.消化性溃疡

十二指肠球部后壁穿透性溃疡可与胰腺粘连而引起顽固性疼痛。内镜检查可鉴别。

3.原发性胰腺萎缩

原发性胰腺萎缩多见于50岁以上的患者。无腹痛、脂肪泻、体重减轻、食欲减退和全身水肿等临床表现。超声及CT检查等一般能鉴别。

八、治疗

慢性胰腺炎的治疗原则为去除病因、控制症状、改善胰腺功能、治疗并发症和提高生活质量等。

(一)一般治疗

慢性胰腺炎患者须戒烟,避免过量高脂饮食。

(二)内科治疗

1.去除病因

戒酒和积极治疗胆道疾病。戒酒能使半数以上酒精性慢性胰腺炎患者疼痛缓解,延缓胰实质破坏进展。TG>500 mg/dL需以他汀类药物控制。硫唑嘌呤等药物能引起胰腺炎,故应注意清除这些可能的原因。

2.急性发作期的治疗

治疗原则同急性胰腺炎。

3.胰腺外分泌功能不全的治疗

胰腺外分泌功能不全的治疗主要应用外源性胰酶制剂替代治疗并辅助饮食疗法,有助于改善消化吸收不良、脂肪泻。比较理想的胰酶制剂应是肠溶型、含高活性脂肪酶、超微微粒型,建议餐中服用。

4.止痛

(1)胰酶制剂等非镇痛药物:胰酶可抑制CCK的释放和胰酶分泌而缓解疼痛。H_2RA或PPI可减少胰液分泌,降低胰管内压,减轻疼痛,可增加胰酶制剂疗效,因为保持胰酶活性的最佳pH应>6.0。CCK受体拮抗剂(丙谷胺 600 mg/d)也有一定疗效。如经治疗疼痛无改善甚或加重者,可试用生长抑素衍生物奥曲肽治疗,每次餐前100~200 μg,皮下注射。

(2)镇痛药物:宜以对乙酸氨基酚和非甾体抗炎药物开始,效果不佳可选择弱阿片类药物,仍不能缓解甚或加重选用强阿片类镇痛药物。吗啡能使肝胰壶腹部括约肌痉挛,应避免使用。

(3)腹腔神经丛麻醉或内脏神经切除:上述方法不能缓解的非梗阻性疼痛者,可使用CT或超声内镜介导的腹腔神经丛阻滞治疗。

5.内分泌不足的替代治疗

内分泌不足的替代治疗主要是糖尿病的治疗。采用强化的常规胰岛素治疗方案,维持CP患者最佳的代谢状态。由于慢性胰腺炎合并糖尿病患者对胰岛素较敏感,应注意预防低血糖的发生。

6.营养

营养不良者给予足够的热能、高蛋白、低脂饮食(脂肪摄入量限制在总热量的50%以下,一般不超过75 g/d),严重脂肪泻患者可静脉给予中长链甘油三酯。补充脂溶性维生素及水溶性维生素B_{12}、叶酸等。有条件者可应用要素饮食或全肠外营养。

(三)内镜介入治疗

内镜治疗主要用于胰管减压和取石,及胰腺假性囊肿等。包括十二指肠乳头括约肌切开、鼻胆管和鼻胰管引流、胰管胆管支架置入和扩张、内镜下网篮取石及气囊扩张取石、碎石、囊肿引流等。对内镜取出困难的、>5 mm的胰管结石,可行体外震波碎石术。

(四)外科治疗

手术的目的为解除胰管梗阻、缓解疼痛及保证胰液和胆汁流出的通畅。手术治疗分为急诊手术和择期手术。急诊手术适应证:慢性胰腺炎并发症引起的感染、出血、囊肿破裂等。择期手术适应证:①内科和介入治疗无效者;②压迫邻近脏器导致胆道、十二指肠梗阻,内镜治疗无效者;③假性囊肿、胰瘘或胰源性腹水,内科和介入治疗无效者;④不能排除恶变者。

九、预后及预防

慢性胰腺炎诊断后的 20～25 年死亡率为 50%，15%～20% 的患者死于并发症。

（田瑞龙）

第三节 自身免疫性胰腺炎

自身免疫性胰腺炎是由自身免疫介导、以胰腺和胰管结构改变（胰腺弥漫或局灶性肿大和胰管不规则狭窄）为特征、激素治疗有效的一种特殊类型的慢性胰腺炎。

一、流行病学

自身免疫性胰腺炎在全球各地区散在分布，全球报道自身免疫性胰腺炎以 1 型为主。1 型自身免疫性胰腺炎在亚洲地区多见，欧美 2 型自身免疫性胰腺炎相对多见。国外报道的自身免疫性胰腺炎病例数占同期 CP 的 2%～10%，我国报道的这一比例为 3.6%～9.7%。自身免疫性胰腺炎的男女患者比例约为 2:1，多见于老年人。

二、发病机制

发病机制尚未明确，但证据高度提示自身免疫性胰腺炎的发病与机体免疫相关。基因多态性是自身免疫性胰腺炎的易感因素。自身免疫性胰腺炎患者胰腺组织以及外周血中激活的、携带 HLA-DR 的 $CD4^+$ 及 $CD8^+$ T 细胞显著增加。此外，IgG 及 IgG4 水平升高、多种自身抗体阳性（包括抗碳酸酐酶抗体、抗乳铁蛋白抗体、抗泛素连接酶抗体、抗胰蛋白酶抗体、抗分泌型胰蛋白酶抑制物抗体、抗核抗体、Hp 抗体等）以及激素治疗有效也间接反映了自身免疫性胰腺炎发病的免疫机制。

三、临床表现

自身免疫性胰腺炎临床症状无特异性。

1 型自身免疫性胰腺炎常见临床表现为梗阻性黄疸、不同程度的腹痛、后背痛、乏力、体重下降等。其中无痛性梗阻性黄疸最常见，可在几周内形成，因此常常被误诊为胰腺癌。50%～70% 自身免疫性胰腺炎患者合并糖尿病或糖耐量异常，1/3 患者有体重减轻。40%～90% 自身免疫性胰腺炎患者有胰腺外器官受累，包括硬化性胆管炎、硬化性泪腺及涎腺炎、腹膜后纤维化、炎症性肠病、纵隔或肺门淋巴结肿大、间质性肺炎、间质性肾炎、甲状腺功能减低和慢性甲状腺炎等。胰腺外表现可与自身免疫性胰腺炎同时发生，也可在其之前或之后出现。

2 型自身免疫性胰腺炎更多表现为急性胰腺炎，包括腹痛、血清胰酶高于正常上限的 3 倍。除 20% 合并炎症性肠病尤其是溃疡性结肠炎外，少有其他胰腺外器官受累。1 型和 2 型自身免疫性胰腺炎的比较见表 8-2。

表 8-2　1 型和 2 型自身免疫性胰腺炎的比较

特点	1 型自身免疫性胰腺炎	2 型自身免疫性胰腺炎
流行病学	亚洲＞美国，欧洲	欧洲＞美国＞亚洲
平均发病年龄	60 岁左右	50 岁左右
性别差异	多为男性	无性别差异
临床表现	梗阻性黄疸 75% 急性胰腺炎 15%	梗阻性黄疸 50% 急性胰腺炎 33%
血清 IgG4 水平	多数升高	一般不升高
影像学	胰腺弥漫性增大或呈局灶性肿块，前者比例较高；主胰管不规则狭窄；肝内胆管狭窄；硬化性胆管炎	胰腺弥漫性增大或呈局灶性肿块，后者比例较高；主胰管不规则狭窄
胰腺组织病理学		
淋巴细胞浆细胞浸润	有	有
席纹样纤维化	有	少见
闭塞性静脉炎	有	少见
IgG4 阳性细胞	有	极少见或无
粒细胞性上皮损害	无	有
导管破坏	无	有
胰腺外器官受累	有	无
伴发炎症性肠病	2%～6%	20%～30%
类固醇激素疗效	有效	有效
长期预后	可复发	一般不复发

四、辅助检查

(一) 血清学

血清 IgG4 升高已成为诊断自身免疫性胰腺炎最有价值的血清学指标，敏感度 67%～94%，特异度 89%～100%。但血清 IgG4 不能单独用于诊断自身免疫性胰腺炎，其水平正常并不能排除自身免疫性胰腺炎。临床上可用于监测病情。仅发现血清指标升高而无临床症状和影像学证据时，称为血清学复发。

(二) 影像学

影像学表现在自身免疫性胰腺炎诊断中至关重要，包括腹部超声、CT/MRI、ERCP 和 MRCP 及胰管内超声等。近年来，超声内镜的诊断作用日显重要，它不仅能观察胰腺和胰管系统，并可通过超声内镜引导下细针穿刺检术行活组织病理检查。

自身免疫性胰腺炎的影像学特点为：①胰腺呈弥漫性或局灶性肿大，典型者为"腊肠样"改变，部分不典型病例可出现局部肿块，需要与胰腺癌鉴别；通常自身免疫性胰腺炎患者无胰腺钙化、结石和假性囊肿等；②主胰管弥漫性变细或节段性、局灶性狭窄，病变累及胆总管下段时可造成局部呈陡然向心性狭窄，狭窄区往往较细长；少见胰管扩张；③CT 检查可见胰腺实质延迟强化。由于胰周积液、炎性反应或脂肪组织纤维化而出现胰周低密度包膜样边缘。MRI 检查示胰腺 T_1WI 信号减低、T_2WI 信号增强。

(三)组织病理学

自身免疫性胰腺炎的大体特征表现胰腺肿胀增大,疾病后期胰腺实质广泛纤维化。根据胰腺病变范围可分为弥漫性增大和局灶性肿块两种。弥漫性增大较常见,局灶性肿块多位于胰头部。自身免疫性胰腺炎通常没有胰腺钙化、胰管扩张、假性囊肿或结石。

两种亚型均有胰腺导管周围淋巴细胞浆细胞浸润及纤维化,但又存在不同之处。1型自身免疫性胰腺炎患者胰腺组织学变化的特点:①小叶内、小叶间及胰周脂肪组织弥漫性淋巴细胞浆细胞浸润和纤维化,常合并有嗜酸性粒细胞浸润,但无中性粒细胞浸润。炎症细胞浸润于导管上皮周围,导管上皮未受浸润及损害;②大量(>10个细胞)IgG4阳性浆细胞浸润;③席纹状纤维化;④闭塞性静脉炎。

典型2型自身免疫性胰腺炎组织病理学表现为:①中、小胰管的管腔及胰管上皮组织中有大量中性粒细胞浸润,即粒细胞性上皮损害,引起导管上皮毁损、管腔闭塞,有时见小叶内导管有微脓肿形成,腺泡内也可有粒细胞浸润;②免疫组化显示无或仅有少量IgG4阳性浆细胞(≤10个)。

五、诊断

诊断主要有以下几点:①影像学表现为胰腺弥漫性或局灶性肿大,主胰管节段性或弥漫性不规则狭窄;②实验室检查血清IgG4升高,或自身抗体阳性;③组织学检查见淋巴浆细胞浸润和胰腺组织纤维化;④胰腺外器官受累;⑤皮质激素治疗有效。

六、治疗

(一)口服激素治疗

大多数患者皮质激素治疗有效。用法尚未统一,常用泼尼松治疗,可选择0.6~1 mg/(kg·d)为起始剂量,4周后根据临床症状、影像学、实验室检查综合评价疗效,酌情减量,每1~2周减少5 mg为宜,维持剂量为2.5~5 mg/d。维持治疗时间尚无共识,根据疾病活动程度及激素相关不良反应等情况选择维持1~3年。小剂量激素维持治疗可减少复发,有报道在维持治疗或停药后复发率为17%~24%。

(二)免疫调节剂和利妥昔单抗

硫唑嘌呤(AZA)、6-巯基嘌呤(6-MP)或吗替麦考酚酯(MMF)等免疫调节剂可用于激素治疗无效的患者。初步研究表明,CD20抗体利妥昔单抗(RTX)对激素和免疫调节剂抵抗的自身免疫性胰腺炎患者效果良好。

(三)熊去氧胆酸

有研究报道熊去氧胆酸治疗自身免疫性胰腺炎患者,并发的糖尿病、肝功能损害明显改善,胰腺体积减小。价值有待进一步研究证实。

(四)内镜介入治疗

若对糖皮质激素应用有顾虑或激素治疗风险较大则可对梗阻性黄疸行内镜介入治疗。

(五)外科治疗

不建议手术治疗,但临床难以排除恶性肿瘤时可考虑手术。

七、预后

1型自身免疫性胰腺炎复发率较高,20%~40%的患者初次激素治疗停药后可能复发,但再次应用激素仍可有效。2型自身免疫性胰腺炎少有复发。

(田瑞龙)

第四节 胰岛素瘤

胰岛素瘤是一种罕见肿瘤,但在胰腺内分泌瘤中却最常见。约95%为良性。男:女比约为2:1。胰岛素瘤是起源于胰岛β细胞的肿瘤。β细胞分泌胰岛素,大量的胰岛素进入血流,引起以低血糖为主的一系列症状。

一、病理

胰岛素瘤90%以上是单发的圆形肿瘤,直径多在1~2 cm,在胰头、胰体和胰尾三部分的发生率基本相等。但胰岛素瘤的大小,以及数目可以有很大变异。与其他内分泌肿瘤一样,肿瘤的大小和功能不一定呈平行关系。胰岛素瘤常有完整的包膜,呈红色或褐色,与正常胰腺组织分界较清楚。它主要由β细胞构成,间质一般很少,常有淀粉样变。电镜下瘤细胞内可见β细胞分泌颗粒。从形态学上鉴别良性和恶性胰岛细胞瘤有一定困难,诊断恶性胰岛素瘤的最可靠指标是发现有转移灶。

二、临床表现

胰岛素瘤可发生在任何年龄,平均年龄40岁左右,男性较女性多见(2:1)。常在空腹时发作,主要表现为低血糖引起的中枢神经系统和自主神经系统方面的症状。

(一)意识障碍

意识障碍为低血糖时大脑皮质受到不同程度抑制的表现,如嗜睡、精神恍惚以至昏睡不醒,也可表现为头脑不清,反应迟钝,智力减退等。

(二)交感神经兴奋

交感神经兴奋为低血糖引起的代偿反应,如出冷汗、面色苍白、心慌、四肢发凉、手足颤软等。

(三)精神异常

精神异常为反复多次发作低血糖,大脑皮质受到损害的结果。

(四)癫痫样发作

癫痫样发作为最严重的神经精神症状,发作时意识丧失,牙关紧闭,四肢抽搐,大小便失禁等。

三、诊断

该病的诊断首先要依靠医务人员,如果他们能意识到本病的可能性,及时检查血糖,则多数患者可得到早期诊断。空腹血糖一般在2.8 mmol/L(50 mg/dL)以下。Whipple三联征对提示本病有重要的意义。

(1)症状往往在饥饿或劳累时发作。

(2)重复测定血糖在2.8 mmol/L(50 mg/dL)以下。

(3)口服或静脉注射葡萄糖后症状缓解。

现代的诊断手段可以提供定性和定位诊断,B超、CT、MRI以及选择性腹腔动脉造影对胰岛素瘤的发现和定位均有帮助。经皮经肝门静脉内置管,分段采血,测定胰岛素浓度,可达到定性和定位的目的,且可发现多发性胰岛素瘤的部位,有助于术中找到和不致遗漏多发的肿瘤。

四、治疗

一旦诊断明确,应及早进行手术治疗,以免引起脑细胞进一步损害。如为恶性肿瘤,延迟手术将会增加转移的机会,手术应注意:

(1)彻底检查胰腺各部分,特别注意胰腺背部、钩突部肿瘤。术中B超帮助瘤体定位非常有效。

(2)摘除一个肿瘤后,仍应警惕有多发肿瘤存在的可能,要避免遗漏,术中可连续测血糖以了解肿瘤组织是否切净。

(3)应以冰冻切片检查手术中摘除物是否为肿瘤组织。

(4)如病理检查证实为胰岛增生,则往往需要切除80%以上的胰腺组织。对于微小而数量众多不能切除干净的胰岛素瘤和已有转移的恶性胰岛素瘤可采用药物如二氮嗪、链佐星等,但这些药物长期应用均有一定不良反应。

(田瑞龙)

第五节 胰 腺 癌

近年来,胰腺癌的发病率逐年上升。目前,胰腺癌的发病率居常见癌症死因的第四位,居消化道疾病死因的第二位。导致胰腺癌的直接病因尚不清楚,根据流行病学方面的研究,考虑以下因素可能与胰腺癌的发生、发展有一定关系:吸烟、高蛋白及高胆固醇饮食、糖尿病、慢性胰腺炎、遗传因素、消化道手术史、长期酗酒及长期暴露于特殊的职业和环境因素。

胰腺位于腹腔深部,胰腺癌早期因病灶较小且局限于胰腺内,可无任何症状。随病情进展,肿瘤逐渐增大,累及胆囊、胰管及胰周组织时,方可出现上腹部不适及隐痛、黄疸、消瘦、食欲缺乏、消化不良、发热等非特异的症状。往往很容易被忽视和漏诊。胰腺癌可发生在胰腺的头、体、尾或累及整个胰腺,但以胰头最多。分别为60%、15%和5%,弥漫性累及全部腺体者占20%。胰腺癌由于生长较快,加之胰腺血管、淋巴管丰富,而胰腺本身包膜又不完整,往往早期就发生转移。

手术切除是唯一有望根治胰腺癌的治疗方式,但80%以上的患者在诊断时已经无法通过手术切除治愈,且即使在最佳条件下,接受切除术的患者中位生存期为15～19个月,5年生存率为20%。切缘阴性、肿瘤拷贝数低、肿瘤体积小及没有淋巴结转移是最强的长期生存预后因素。而对于无法手术的患者,中位生存期仅为6个月左右。

总而言之,胰腺癌作为一种发病隐匿、进展迅速、治疗效果及预后极差的消化道恶性肿瘤,正在受到国际上众多国家越来越多的关注。

胰腺癌的临床分期对手术选择及治疗方法的优劣具有重要的意义。

一、接诊要点

(一)病史

绝大多数的胰腺癌在早期没有任何自觉症状,只有在肿瘤发展增大到一定程度时才开始出现症状,所以绝大多数的胰腺癌在其就诊时已为晚期。其临床症状最初主要由肿块效应所产生,它的临床表现也主要取决于肿块的大小和部位,同时也与有无胆管和/或胰管梗阻、胰管破坏程度及是否存在远隔部位转移等有关。

1. 腹痛

为胰腺癌的早期症状,出现在 2/3 以上的患者中。疼痛位于上腹部、脐周或右上腹,性质为绞痛,阵发性或持续性、进行性加重的钝痛,大多向腰背部放射,卧位及晚间加重,坐、立、前倾位或走动时疼痛可减轻。

2. 黄疸

胰腺癌患者在病程的某一阶段可有黄疸,一般以胰头癌患者黄疸较多见,且出现较早。大多是因为胰头癌压迫胆总管引起,少数是由胰体尾癌转移至肝内或肝(胆)总管淋巴结所致。黄疸多属阻塞性,呈进行性加深,伴有皮肤瘙痒,尿色如浓茶,粪便呈陶土色。胰腺癌黄疸出现的早晚与肿瘤的位置密切相关,无痛性黄疸提示靠近胆总管部位的体积较小的肿瘤,而胰体尾癌则未必出现黄疸表现。

3. 消瘦

约 90% 患者有迅速而显著发展的体重减轻,在胰腺癌晚期常伴有恶病质。消瘦原因包括癌的消耗、食欲缺乏、焦虑、失眠、消化和吸收障碍等。

4. 消化道症状

常见的消化道症状是食欲缺乏和消化不良,其他消化道症状包括恶心、呕吐、腹胀、腹泻、便秘等。晚期可出现脂肪泻。上述消化道症状是由胆管和胰管的阻塞导致胆汁和胰液不能进入肠道内,影响食物的消化吸收特别是造成脂类的吸收障碍有关。

5. 糖尿病

胰腺癌与糖尿病的关系密切。在老年人中,突然发生的糖尿病可能是中晚期胰腺癌的信号,特别是糖尿病合并食欲下降和体重减轻者更高度提示可能存在有胰腺癌。

6. 精神神经症状

部分胰腺癌患者表现有抑郁、焦虑、个性躁狂等精神神经症状,其中以抑郁最为常见。机制暂不明确。

有研究者认为 40 岁或 40 岁以上的有下列任何临床表现的患者应该怀疑有胰腺癌:①梗阻性黄疸;②近期出现的无法解释的体重下降超过 10%;③近期出现的不能解释的上腹或腰背部疼痛;④近期出现的模糊不清又不能解释的消化不良而钡餐检查消化道正常;⑤突发糖尿病而又没有使之发病的因素,如家庭史或者是肥胖;⑥突发无法解释的脂肪泻;⑦自发性的胰腺炎的发作。如果患者是嗜烟者应加倍怀疑。

(二)查体

体格检查早期一般无明显体征。典型者可见消瘦、黄疸、上腹部压痛。晚期可于上腹部触及结节状、质硬之肿块。如黄疸伴有胆囊肿大,则为胰头癌的重要依据。由于胆汁淤积,常可扪及肝脏肿大,如癌肿压迫脾静脉或脾静脉血栓形成时,可扪及脾大。部分胰腺体、尾部癌肿可见肢体静脉的血栓性静脉炎,而造成局部肢体水肿。晚期胰腺癌病例可出现腹水,并可在左锁骨上或直肠前陷凹扪及坚硬及肿大的转移淋巴结。

(三)辅助检查

1.生化检查

(1)血、尿、便常规:早期无明显异常。部分患者有贫血、尿糖升高、便潜血阳性。

(2)血淀粉酶、脂肪酶:此两项异常升高,对胰腺癌早期诊断有一定价值。但晚期由于胰腺组织萎缩,上述指标可降至正常。

(3)血糖:由于胰岛细胞被肿瘤破坏,约40%的患者可出现血糖升高,糖耐量异常。

2.肿瘤标志物

临床较为常用的胰腺癌肿瘤标志物包括 CA19-9、CA242、CA50、CA72-4、CEA 等。这类标志物在多数胰腺癌患者中明显增高,但受较多其他因素影响。因此,其敏感性及特异性不高,在胰腺癌的诊断过程中仅作为参考。

3.影像学检查

(1)CT:在胰腺癌的诊断和分期中,CT 是使用最为广泛、得到充分验证的影像学检查手段,胰腺专用规程 CT 包括使用多探头进行三期(动脉期、动脉晚期和静脉期)薄层断层扫描及螺旋 CT 扫描。除了可用于胰腺癌诊断,CT 还可用来区分术前可接受根治性切除和不可切除的患者。不同于其他许多肿瘤,CT 是胰腺癌分期判定的首要方式。CT 三期扫描可选择性地显示一些重要的血管,因此,能用于评估肿瘤的血管浸润情况。研究显示,经 CT 判定为肿瘤可切除的患者中,有 70%~85%最终能接受手术切除。

(2)MRI:对于无法接受 CT 或有禁忌证的患者(如造影剂过敏),增强磁共振显像(MRI)也能用于胰腺癌的诊断和分期,尽管在这种情况下并未显示 MRI 优于 CT。在胰腺癌分期方面,MRI 是 CT 的有益补充,尤其在检测高危患者中胰腺外病灶方面。

(3)超声检查:胰腺癌肿块<1 cm 时,超声较难发现;超过 1 cm 时,图像表现为肿块向外突起,或向周围呈蟹足样或锯齿样浸润。同时,胰管和胆道扩张及周围血管和脏器受压、浸润或转移,对胰腺癌的筛查有一定的帮助。

超声检查比 CT 费用低,易于得到,并可见到肝脏、肝内和肝外胆管肿瘤,其敏感性和特异性超过 90%。超声波诊断的准确性受到操作者的技术、患者肥大的体型和胃肠道气体的限制。通常,超声检查作为 CT 的补充检查来运用。

(4)经内镜逆行胰胆管造影(ERCP):ERCP 检查能够发现主胰管狭窄、管壁僵硬、扩张、中断、移位及不显影或造影剂排空延迟等胰腺癌的影像学间接征象,其诊断准确性可达 90%。如发现有压缩或堵塞的情况(双管征),可诊断为小的胰头病变。此外,ERCP 还能够直接观察十二指肠乳头及其周围情况,并可以收集胰液做脱落细胞学检查。

(5)选择性血管造影(SAG):SAG 是一种损伤检查,但在肿瘤 1 cm 时即可做出诊断。能显示胰腺周围动脉的形态,对判断肿瘤有无血管侵犯意义重大。还可根据 SAG 所见判断手术的可行性和选择手术方式。在平常影像学结果不能明确诊断时选用,准确率高于 90%。

(6)正电子发射型计算机断层成像(PET):胰腺癌 PET 表现为胰腺内局灶性异常放射性浓聚,明显高于周围正常组织。PET 可显示早期的胰腺癌,并可显示肝脏及远处器官的转移,腹部可检测出小至 0.5 cm 的转移淋巴结,其鉴别肿瘤复发及手术后改变的能力优于 CT,但在术前评估肿瘤可切除性方面不及 CT。随着 PET 在肿瘤诊断中的重要作用,PET 被认为是目前最具潜力的影像学技术。

(7)超声内镜(EUS):EUS 可为一些胰腺癌患者提供有用的分期信息,尤其是在评估某些类型的血管浸润方面。EUS 也可以用于评估壶腹周围肿块,区分浸润性或非浸润性病灶。另外,EUS 还可以更好地描述胰腺囊性病灶的特征。尽管 EUS 评估某些静脉受累情况(如门静脉)的准确度较高,但在显示肿瘤浸润 SAM 方面不够准确。

(四)鉴别诊断

1.胃部疾病

胃部疾病也有腹部疼痛,但多与饮食有关,少有黄疸,胃镜检查可以进行鉴别。

2.黄疸型肝炎

黄疸型肝炎有肝炎接触史,早期肝酶明显增高,黄疸多在 3 周后逐渐消退,血清碱性磷酸酶多不高。

3.胆石症、胆囊炎

胆石症、胆囊炎有阵发性腹部绞痛,急性期伴发热及血中白细胞数增高,无明显体重减轻。超声检查可发现胆囊内及胆囊壁异常改变。

4.原发性肝癌

原发性肝癌有肝炎或肝硬化病史、血清甲胎蛋白升高,病变后期可出现黄疸,腹痛不随体位改变而变化,超声等影像学检查可发现肝占位性病变。

5.急、慢性胰腺炎

急性胰腺炎多在酗酒后出现,急性起病,血中白细胞、尿淀粉酶明显升高。慢性胰腺炎可有胰腺肿块(假囊肿)和黄疸,表现易与胰腺癌相混淆。腹部 X 线片发现胰腺钙化点对诊断慢性胰腺炎有帮助,细针穿刺胰腺穿刺活检亦可帮助鉴别。

6.壶腹周围癌

壶腹周围癌亦有黄疸、消瘦、皮痒、消化道出血等症状。而壶腹癌本身质地软而有弹性,故引起的黄疸常呈波动性;腹痛不显著,常并发胆囊炎,反复寒战、发热较多见。但两者鉴别仍较困难,要结合超声和 CT 来提高确诊率。壶腹癌的切除率在 75% 以上,术后 5 年存活率较胰头癌高。

二、治疗

胰腺癌手术成功率低,病情恶变快,患者疼痛剧烈,目前治疗以缓解症状,延长生命为主。此后再考虑如何治愈。至于能否行手术治疗,可根据 NCCN 2011 年的指南进行分析。

(一)非手术治疗

1.适应证

根治性手术切除前后辅助治疗;胰腺癌伴转移;局部进展无法切除胰腺癌、手术或其他治疗后复发转移。

2.治疗措施

(1)化疗:由于胰腺位置深在,胰腺癌临床表现隐匿,大部分患者在就诊时病变已累及周围组织器官或已转移至肝脏、腹膜,无法手术切除。即使能够手术治疗的患者,其术后局部复发和远处转移的发生率也比较高。因此,要改善胰腺癌的预后,化疗作为重要的辅助治疗手段得到越来越多国内外学者的广泛关注。胰腺癌化疗主要用于术前降低肿瘤分期、术后预防局部复发和远期转移,以及晚期胰腺癌患者的姑息治疗。

在众多胰腺癌化疗药物中,5-FU 和吉西他滨具有里程碑式的意义。5-FU 是胰腺癌治疗中应用最早的药物之一,也是 20 世纪 90 年代中期之前,胰腺癌术后及姑息性化疗中的标准一线方案。而最新的研究发现,吉西他滨单药治疗晚期胰腺癌效果显著。目前,吉西他滨 $1\ g/m^2$,30 分钟静脉滴注,每周 1 次,连续 4 周为一个周期,作为晚期胰腺癌治疗的一线方案,地位已经明确。

(2)放疗:由于胰腺癌多数对放疗不敏感,而且其所在解剖部位的特殊性,周围小肠、胃、肝脏、脾脏等均属于对放疗敏感器官,因此,以往胰腺癌放疗多用于姑息止痛治疗。近年来,由于放疗技术的发展,三维适形放疗、调强放疗、放射增敏剂和放化疗综合方法的应用,部分胰腺癌可以通过放疗在内的综合治疗取得较好的疗效。对于可能手术的患者,可先行放疗缩小肿瘤体积,以期达到完全切除(即新辅助治疗)。对于不能手术切除的胰腺癌患者,目前尚无确定的治疗方案,多数研究推荐放化疗联合治疗。其效果优于单纯化疗或单纯放疗。

(二)手术治疗

1.手术指征

肿瘤位于胰头,无肝门、腹腔动脉周围、肠系膜根部及远处淋巴结转移,无肠系膜上动脉及下腔静脉侵犯,未侵及或仅局部侵及门静脉,无脏器的转移可采用手术治疗。

2.手术并发症处理

(1)胰瘘:胰十二指肠术后最常见的并发症,发生率为 5%~25%,致死率为 20%~50%。一般发生在术后 5~10 天,如术后 5~10 天腹腔引流液增多,淀粉酶升高,可能出现胰瘘。其处理方法必须保持腹腔引流通畅,充分引流,静脉输注生长抑素抑制胰液分泌,同时注意造口护理,防止胰液积存或腐蚀皮肤。

(2)胆瘘:主要表现为腹腔引流管中引流液含有胆汁,严重者可出现化学性腹膜炎。需维持引流管通畅,以便充分引流胆汁,降低胆道内压力。

(3)腹腔出血:一般在术后一周或者两周内发生,表现为呕血、柏油便或从胃管内引出大量血性液,患者表现为面色苍白、脉细数、血压下降,应静脉扩容、给予止血药,并输血。保守治疗失败时,可行消化内镜明确出血部位并尝试止血,必要时,需二次手术。

(4)胃排空延迟:指术后 10 天仍不能规律进食或仍需胃肠减压。处理原则为:祛除病因(如腹腔内感染或胰瘘)、保持内环境稳定、持续胃肠减压、应用胃肠动力药物及营养支持。多数患者经保守治疗 3~6 周可恢复。

(5)感染:是一种严重并发症,多由胰瘘、胆瘘或腹腔渗血所致。可有腹痛高热,身体消耗,发生贫血、低蛋白血症等。加强全身支持治疗,应用高效广谱抗生素。

(田瑞龙)

参考文献

[1] 王韶峰.消化系统常见疾病内镜表现及治疗图谱[M].长春:吉林大学出版社,2022.
[2] 袁洪,左笑丛.消化系统疾病处方速查[M].北京:人民卫生出版社,2021.
[3] 唐艳.消化内科常见疾病诊疗方法[M].西安:陕西科学技术出版社,2021.
[4] 黄明河.实用消化内科疾病基础与临床[M].天津:天津科学技术出版社,2020.
[5] 谭松.消化系统疾病临床诊断与治疗[M].昆明:云南科技出版社,2020.
[6] 穆红.消化系统疾病诊疗[M].天津:天津科学技术出版社,2020.
[7] 戴文玲.现代消化内科疾病诊治与护理[M].长春:吉林科学技术出版社,2020.
[8] 李岩,万苹,宋正已,等.消化内科疾病及消化内镜临床诊治指南汇编[M].昆明:云南科技出版社,2020.
[9] 王毅.现代内科临床研究[M].长春:吉林科学技术出版社,2020.
[10] 田淇第,陈爱武,张其昌.消化系统慢性病诊断与治疗[M].郑州:河南科学技术出版社,2021.
[11] 付肖岩.消化道早癌内镜诊断图谱[M].福州:福建科学技术出版社,2021.
[12] 丁彦青,张庆玲.消化系统疾病[M].北京:人民卫生出版社,2020.
[13] 王岩.实用消化系统疾病诊断与治疗[M].沈阳:沈阳出版社,2020.
[14] 张敬芝.内科疾病诊治与护理[M].北京:科学技术文献出版社,2020.
[15] 冯念苹.常见内科疾病治疗与用药指导[M].北京:中国纺织出版社,2022.
[16] 玄进,边振,孙权.现代内科临床诊疗实践[M].北京:中国纺织出版社,2020.
[17] 吕毅,董卫国,兰平.消化系统与疾病[M].北京:人民卫生出版社,2021.
[18] 刘绍能.疑难杂病证治 消化[M].郑州:河南科学技术出版社,2021.
[19] 王桥霞.临床内科疾病诊疗[M].北京:科学技术文献出版社,2020.
[20] 冯忠华.新编消化与血液内科疾病诊疗学[M].西安:陕西科学技术出版社,2020.
[21] 刘瑞宝.消化系统疾病介入治疗[M].北京:人民卫生出版社,2020.
[22] 许珍.精编临床消化系统疾病诊疗常规[M].长春:吉林科学技术出版社,2020.
[23] 张超.消化系统疾病诊治[M].北京:科学技术文献出版社,2020.
[24] 李卿.现代消化内科疾病诊疗精要[M].北京:科学技术文献出版社,2020.

[25] 邱清武.功能性消化不良研究 基础与临床[M].福州:福建科学技术出版社,2021.
[26] 林晔.现代消化内科疾病诊疗学[M].昆明:云南科技出版社,2020.
[27] 周平红,钟芸诗,姚礼庆.消化内镜治疗学[M].上海:复旦大学出版社,2020.
[28] 赵勇.肝炎肝硬化基础与临床[M].北京:科学技术文献出版社,2020.
[29] 施瑞华.内镜下消化病微创治疗[M].北京:科学技术文献出版社,2020.
[30] 何兴祥.早期消化道肿瘤学[M].北京:清华大学出版社,2021.
[31] 沙金平.消化内科疾病临床诊治学[M].南昌:江西科学技术出版社,2020.
[32] 宋刚.消化系统疾病影像诊断[M].沈阳:沈阳出版社,2020.
[33] 张国欣,张莉,柳朝晴.消化内科常见疾病治疗与护理[M].北京:中国纺织出版社,2021.
[34] 刘磊.消化系统疾病中西医诊断与治疗[M].昆明:云南科技出版社,2020.
[35] 张萌.消化系统常见疾病诊治要点[M].北京:科学技术文献出版社,2020.
[36] 王艳.丙型病毒性肝炎流行特征及感染预防[J].医学信息,2020,33(5):45-48.
[37] 王晓波.肝硬化患者肝功能检验临床分析[J].中国卫生标准管理,2020,11(6):127-128.
[38] 兰方荣,洪可.肝脓肿患者超声造影特点及诊断价值分析[J].实用肝脏病杂志,2020,23(3):435-438.
[39] 刘肖,李天然,徐小波,等.消化性溃疡的研究进展[J].世界最新医学信息文摘,2020(58):85-86.
[40] 张晓燕,金海燕.重症急性胰腺炎的诊治进展[J].世界最新医学信息文摘,2020(58):45-46.